临床医学专业"十三五"规划教材/多媒体融合创新教材

供临床医学类、护理学类、相关医学技术类等专业使用

妇产科学

FUCHANKEXUE

主编⊙黄会霞　赵　萍

郑州大学出版社

图书在版编目(CIP)数据

妇产科学/黄会霞,赵萍主编. —郑州:郑州大学出版社,
2018.6
ISBN 978-7-5645-5425-5

Ⅰ.①妇… Ⅱ.①黄…②赵… Ⅲ.①妇产科学
Ⅳ.①R71

中国版本图书馆 CIP 数据核字(2018)第 076915 号

郑州大学出版社出版发行　　　　　　　　　　邮政编码:450052
郑州市大学路 40 号　　　　　　　　　　　　　发行电话:0371-66966070
出版人:张功员
全国新华书店经销
河南龙华印务有限公司印制
开本:850 mm×1 168 mm　1/16
印张:24.25
字数:589 千字
版次:2018 年 6 月第 1 版　　　　　　　　　　印次:2018 年 6 月第 1 次印刷

书号:ISBN 978-7-5645-5425-5　　　　　　　　定价:49.00 元
本书如有印装质量问题,由本社负责调换

作者名单

主　编　黄会霞　赵　萍

副主编　郭兰春　郑巧荣　韩清晓
　　　　　曹姣玲

编　委　（按姓氏笔画排序）
　　　　　王运贤　王雪莉　冯艳奇
　　　　　朱前进　吴凤兰　张　蕾
　　　　　郑巧荣　赵　萍　姚素环
　　　　　郭兰春　黄会霞　曹姣玲
　　　　　韩清晓

临床医学专业"十三五"规划教材/多媒体融合创新教材

建设单位

（以单位名称首字拼音排序）

安徽医学高等专科学校

安徽中医药高等专科学校

安阳职业技术学院

达州职业技术学院

汉中职业技术学院

河南大学

河南护理职业学院

河南医学高等专科学校

河南科技大学

湖南医药学院

黄河科技学院

嘉应学院

金华职业技术学院

开封大学

临汾职业技术学院

洛阳职业技术学院

漯河医学高等专科学校

南阳医学高等专科学校

平顶山学院

濮阳医学高等专科学校

商丘医学高等专科学校

三门峡职业技术学院

山东医学高等专科学校

邵阳学院

襄阳职业技术学院

新乡医学院

新乡医学院三全学院

信阳职业技术学院

邢台医学高等专科学校

永州职业技术学院

郑州澍青医学高等专科学校

郑州大学

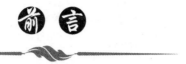

前　言

　　近年来，随着医学科学的进步和妇产科学知识的不断更新，为了更好地适应我国高等医学教育改革和发展的需要，新版《妇产科学》的问世势在必行。临床医学专业专科教育目标是面向基层，面向医疗卫生事业培养一线的医务人员和高技能的应用型人才。要求在教材的编写过程中，更要注重教材的思想性、科学性、实用性、先进性和启发性。2013 年底，新版《妇产科学》中的一些内容做了相关调整，因此我们决定重新编写一套最新专科教材。

　　根据妇产科学的基本知识和技能要求，同时也依照全国执业医师考试大纲的要求，全书共编排 27 章，内容根据产科、妇科、计划生育的顺序排列。在产科学内容中依照产前、产时、产后三阶段循序排列，在各个时段内又按先生理后病理连接排列；在妇科学中，根据妇科炎症、妇科肿瘤、生殖内分泌依次排列。根据用书对象的教学要求及需要，本书突出了技能性和实用性。

　　教材编写要求每章确定学习目标，有利于指导学生学习，帮助学生加强对基本理论和基本知识的掌握。每章后的思考题，尤其是病例分析题，增加了学生分析问题、解决问题的综合能力，也使学生尽早熟知执业医师考试常见题型，为参加全国助理执业医师考试奠定基础。

　　鉴于医学发展较快，加之编者们知识面和临床实践的局限性，本书难免存在不足之处，敬请广大读者提出宝贵意见。

编者

2018 年 4 月

目录

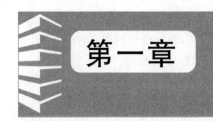

第一章

绪　论

　　妇产科学是临床医学中涉及范围广、整体性强的专业课之一，以研究女性一生不同时期生殖系统的生理和病理及生殖调控的一门临床学科，包括妇科学、产科学和计划生育三大部分。对临床医学专科生而言，是一门必修的主干课程。

（一）妇产科学的范畴

　　妇产科学由妇科学、产科学、计划生育三大部分组成。

　　妇科学是一门研究女性非妊娠期生殖系统的生理和病理改变，并对其进行诊断、处理的临床医学学科，主要包括女性生殖系统炎症、肿瘤及内分泌疾病三大模块，还包括生殖器官损伤性疾病、内膜异位症等。

　　产科学是一门研究妊娠、分娩和产褥全过程中孕产妇、胚胎及胎儿的生理、病理变化，并对该过程中所发生的一切生理、病理改变进行诊断、处理及预防，以及协助新生命诞生的临床医学学科。通常包括产科学基础、生理产科、病理产科、胎儿及新生儿四大部分。随着临床医学的不断发展，减少和避免新生儿出生缺陷性疾病的发生，围生医学已经成为产科学的重要组成部分，产前筛查和产前诊断也日渐被人们重视，以达到母婴健康和提高人口素质的目的。

　　计划生育是我国的特色，是长期以来的基本国策，主要研究育龄期妇女避孕、节育及优生优育的亚学科，可以指导最佳生育年龄、间隔及数量，对非意愿妊娠进行控制和终止。

（二）妇产科学的近代发展

　　大约在公元前 1500 年，古埃及 Ebers 古书中就有关于妇产科学的专论。公元前 460 年，"医学之父"希波克拉底（Hippocrates）汇编成《希波克拉底全集》，该巨著描述了古希腊包含妇产科学在内的医学理论。公元前 200 年，印度医师 Charack 论述了公元前 1500—1000 年古印度妇产科学。公元前 50—25 年，古罗马医师 Celsus 描述了子宫的结构，并记录了用烙术治疗宫颈糜烂。Rubbonla 主教于公元 400 年在 Edssa 创立了第一家妇人医院。公元 500 年，印度外科学家 Siismta 首次报道了产褥感染，分析了感染原因，从此强调助产人员在接生前必须修剪指甲并洗净双手。而我国早在夏、商、周时代，就有关于难产、种子、胎教理论记载。魏晋南北朝及隋代脉学和病源证候学的成就推动了妇产科学的发展。宋代时产科已正式确立为独立的学科，为当时规定的九科之一。从宋朝到清朝的 1000 年间，妇产科学发展到了一定的规模，出现了很多妇产科专著,对后世医家产生了巨大影响。19世纪末,受封建礼教和旧社会腐败制度的影响,妇产科学在我国的发展非常缓慢。直至1949年新中国成立,我国的妇产科学才开始空前迅速地发展。20世纪70年代末,我国开始引入围产医学,并很快在我国城乡发展起来。20世纪90年代开始,随着现代医学科学的新知识、新理论、新技术的涌现和临床诊疗仪器,如各种监护仪、内窥镜、超声检查、CT和磁共振成像等的临床应用和不断更新,我国妇产科的发展一日千里。主要表现在以下几个方面:

1.产科学理论体系的转变　既往的产科学是以母亲为中心的理论体系,近年代的以母子统一管理的理论体系,不但使母婴死亡率显著下降,而且诞生了围生医学、新生儿学等分支学科。广泛开展围生期监护技术和使用电子监护仪器,通过产科医生和儿科医生合作,使新生儿死亡率明显下降。

2.产前诊断技术不断创新　在孕早期、孕中期对于某些遗传性疾病和先天性畸形的筛查,尤其是遗传学的新技术,临床上采用的新技术如无创DNA的运用,使新生儿出生缺陷性疾病的发生率明显降低,胎儿心电监护技术也减少了胎儿宫内窒息的发生,提高了新生儿出生质量。

3.辅助生殖技术的迅速发展　解决了某些女性的不孕问题,减少了遗传性疾病患儿出生率,也促进了生殖生理学的迅速发展。

4.女性内分泌学的发展　女性内分泌学的临床研究已从器官水平发展到分子水平。随着许多新药的问世,月经失调、子宫内膜异位症和围绝经期综合征等生殖内分泌异常疾病的诊治进入了一个新的阶段,激素替代治疗也得到了合理有效的推广应用。

5.妇科肿瘤学发展迅猛　妇科肿瘤学是发展较快的一门分支学科。在病因学方面形成的众多基础理论解决了女性激素、病毒、癌基因及细胞因子等之间的影响问题。另外,检查手段和肿瘤标志物的发现,使妇科肿瘤尽可能能够早发现、早诊断和早治疗。特别是腹腔镜技术的应用,标志着妇科手术已进入微创手术的崭新时代。妇科恶性肿瘤的预防也日渐被人们重视,如宫颈癌疫苗的研发和使用将使肿瘤的防治进入新的阶段。

(三)妇产科学课程的特点与学习要点

妇产科学隶属于临床学科,但有其自身特点。第一,妇产科学涉及女性生殖系统,但与整体分不开。比如妊娠发生在子宫内,但全身的各个系统都会因此发生改变。妊娠对于女性来说是一生理过程,但又会出现有别于非妊娠期的生理改变,如血细胞、血糖、胰岛素的分泌等;第二,产科学和妇科学互相关联,产科疾病会引起妇科症状和不适,如产后出血会引起希恩综合征,患者会出现性腺、甲状腺及肾上腺的功能改变,输卵管炎症会影响妊娠发生、发展,导致不孕症或异位妊娠的发生;第三,妇产科学不仅是临床医学,同时也是预防医学,如遗传咨询、产前检查、宫颈癌的筛查等。正确认识妇产科学的课程特点,对于全面掌握妇产科学的理论和实践非常重要。

妇产科学的学习分为理论学习、实训操作和临床实习三个阶段。理论学习是按教学大纲的要求系统学习,讲授重点内容,强调理论联系实际,突出重点、难点,采用讲授、点拨、多媒体教学、模型演示、病例分析、讨论。

对于临床理论课的学习,应当:①课前预习,《妇产科学》课程专业性强,学生可适当预习将要学习相应章节的内容,对一些重要的基础知识,如人体解剖学、生理学、病理学和诊断学的相关知识要提前温习,对疾病的诊断全面考虑,依据症状—体征—辅助检查三个方面综合判断,对于症状相似疾病的鉴别要把握主次,为学好妇产科学奠定基础。②课堂认真听讲:在教师课堂授课过程中,要集中精力,认真听讲,最大限度在课堂上消化所学知识,提高学习效率。③课后及时总结:一个课程阶段授课完毕后,要及时总结,将知识系统化,通过同学之间讨论或与教师沟通,及时弄清尚未明白的知识点。

实训课的学习:①课前复习理论课内容,明确实训目的,参照实训指导亲自动手操作;②课中充分利用教具、模型,认真积极练习,模拟场景进行病例分析、角色扮演、回顾理论知识,体会典型症状体征,结合教师讲评、思考所见、实践所学、与患者良好沟通;③课后小结、明确优点与不足,并改进、完善。

临床实习阶段:要把理论和实际结合起来,掌握妇产科学的常见病、多发病的诊断和处理原则,牢固树立"以患者为中心"的服务理念,使自己成为一名名副其实的合格的医生。

（河南医学高等专科学校　黄会霞）

第二章

女性生殖系统解剖

学习目标

1. 掌握：女性内、外生殖器的解剖及与邻近器官的关系。
2. 熟悉：女性骨盆的形态、结构，盆腔血管的分布。
3. 了解：盆腔淋巴的分布与回流及神经的分布。

女性生殖系统

第一节　外生殖器官

女性外生殖器又称外阴，指生殖器官的外露部分，位于两股内侧之间，前为耻骨联合，后为会阴，包括阴阜、大阴唇、小阴唇、阴蒂和阴道前庭（图2-1）。

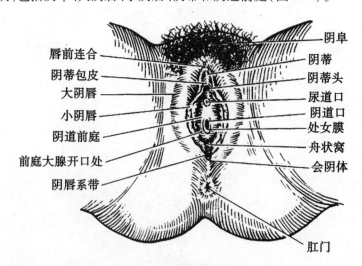

图2-1　女性外生殖器

1. 阴阜　为耻骨联合前面的隆起，皮下脂肪丰富。青春期该部皮肤开始生长阴毛，呈倒三角形分布，阴毛的疏密、色泽存在种族和个体差异。

2.大阴唇 为两股内侧一对纵行隆起的皮肤皱襞,前接阴阜,后连会阴。大阴唇外侧面为皮肤,有阴毛和色素沉着,内含皮脂腺和汗腺;内侧面湿润似黏膜。皮下为疏松结缔组织和脂肪组织,富含血管、淋巴管和神经,外伤后易形成血肿。未产妇两侧大阴唇自然合拢,产后向两侧分开,绝经后大阴唇可萎缩。

3.小阴唇 为位于大阴唇内侧的一对薄皮肤皱襞。表面无毛,湿润、褐色,含丰富的神经末梢。两侧小阴唇前端融合并分为前后两叶,前叶包绕阴蒂形成阴蒂包皮,后叶形成阴蒂系带。大、小阴唇后端会合,在正中线形成阴唇系带。

4.阴蒂 位于两小阴唇顶端的联合处,与男性阴茎同源,由海绵体构成,在性兴奋时有勃起性。阴蒂分为三部分,前为阴蒂头,暴露于外阴,富含神经末梢,对性刺激敏感;中为阴蒂体;后为两阴蒂脚,附着于两侧耻骨支上。

5.阴道前庭 为两小阴唇之间的菱形区,前为阴蒂,后为阴唇系带。阴道口与阴唇系带之间有一浅窝,称为舟状窝(又称为阴道前庭窝),经产妇受分娩影响此窝消失。阴道前庭有以下结构:

(1)前庭球 又称球海绵体,位于前庭两侧,由具有勃起性的静脉丛构成。其前端与阴蒂相接,后端膨大,紧邻同侧的前庭大腺,表面被球海绵体肌覆盖。

(2)前庭大腺 又称巴多林腺,位于大阴唇后部,被球海绵体肌覆盖,如黄豆大,左右各一。腺管细长(1~2 cm),向内侧开口于阴道前庭后方小阴唇与处女膜之间的沟内。在性兴奋时,前庭大腺分泌黏液起润滑作用。正常情况下此腺体不能触及,若腺管口堵塞,可形成前庭大腺囊肿或脓肿。

(3)尿道外口 位于阴蒂头后下方,圆形。其后壁上有一对并列腺体,称尿道旁腺。该腺体开口小,容易有细菌潜伏。

(4)阴道口及处女膜 阴道口位于尿道外口后方,前庭的后部。其周缘覆有一层较薄的黏膜皱襞,称为处女膜,内含结缔组织、血管与神经末梢。处女膜中央有一孔,孔呈圆形或新月形,少数呈筛状或伞状。孔的大小因人而异,有的小至不能通过一指,甚至处女膜闭锁,有的大至可容两指,甚至处女膜缺如。处女膜可因性交或剧烈运动而破裂,受分娩影响产后仅留有处女膜痕。

课后小结:

1.大阴唇皮下含丰富的血管,外伤后易形成血肿。

2.小阴唇和阴蒂含丰富的神经末梢,对性刺激敏感。

3.前庭大腺若腺口闭塞,可形成囊肿或脓肿。

第二节　内生殖器官

女性内生殖器位于真骨盆内,包括阴道、子宫、输卵管和卵巢,后两者合称附件(图2-2)。

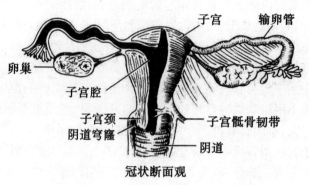

子宫　输卵管
卵巢
子宫腔
子宫颈
阴道穹窿　子宫骶骨韧带
阴道

冠状断面观

图 2-2　女性内生殖器（后面观）

考点：
内生殖器解剖

（一）阴道

阴道是性交器官，也是月经血排出和胎儿娩出的通道。

1. 位置和形态　阴道位于真骨盆下部中央，为一上宽下窄的管道。前壁长 7 ~ 9 cm，与膀胱和尿道相邻；后壁长 10 ~ 12 cm，与直肠贴近。阴道上端包绕宫颈阴道部，下端开口于阴道前庭后部。其环绕宫颈周围形成的圆周状隐窝称为阴道穹窿，按其位置分为前、后、左、右四部分，其中后穹窿最深，与盆腔最低的直肠子宫陷凹紧密相邻（图 2-3），临床上可经此处穿刺或引流。

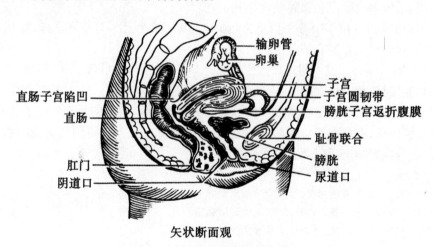

输卵管
卵巢
直肠子宫陷凹　子宫
子宫圆韧带
直肠　膀胱子宫返折腹膜
耻骨联合
膀胱
肛门　尿道口
阴道口

矢状断面观

图 2-3　女性内生殖器（矢状面观）

2. 组织结构　阴道壁自内向外由黏膜、肌层和纤维组织膜构成。黏膜层由非角化复层鳞状上皮覆盖，淡红色，无腺体，有许多横行皱襞，伸展性较大，受性激素影响有周期性变化。肌层由内环和外纵两层平滑肌构成，纤维组织膜与肌层紧密粘贴。阴道壁含有丰富的静脉丛，损伤后易出血或形成血肿。

（二）子宫

子宫是产生月经、孕育胚胎和胎儿的器官。

1. 位置　子宫位于盆腔中央，前邻膀胱，后邻直肠，下端接阴道，两侧有输卵管和卵巢。子宫底位于骨盆入口平面以下，宫颈外口位于坐骨棘水平稍上方。当膀胱空虚时,子宫呈轻度前倾前屈位。子宫的正常位置依靠子宫韧带、骨盆底肌和筋膜的支托,任何原因引起的盆底组织结构破坏或功能障碍均可导致子宫脱垂。

2. 形态　子宫为一肌性器官,壁厚、腔小。成年人子宫呈前后略扁的倒置梨形,重50～70 g,长7～8 cm,宽4～5 cm,厚2～3 cm,宫腔容量约5 mL。子宫上部较宽称为子宫体,子宫体顶部称宫底,宫底两侧为子宫角,与输卵管相通。子宫下部较窄呈圆柱状称为子宫颈。子宫体与子宫颈的比例因年龄和卵巢功能而异,青春期前为1∶2,育龄期妇女为2∶1,绝经后为1∶1(图2-4)。

子宫腔为上宽下窄的三角形,两侧通输卵管,尖端朝下通宫颈管。在子宫体与子宫颈之间形成最狭窄的部分,称为子宫峡部,非孕期长约1 cm,妊娠期逐渐伸展变长,妊娠末期可达7～10 cm,形成子宫下段,成为软产道的一部分。峡部上端因解剖上较狭窄,称为解剖学内口;下端因子宫内膜在此处转变为宫颈黏膜,称为组织学内口。

子宫颈内腔称宫颈管,呈梭形,成年妇女长2.5～3.0 cm,其下端称宫颈外口,通向阴道。子宫颈以阴道为界,分为上下两部分,在阴道以上的部分称宫颈阴道上部,两侧与子宫主韧带相连,占宫颈的2/3;伸入阴道内的部分称宫颈阴道部,占宫颈的1/3 (图2-5)。未产妇的宫颈外口呈圆形,经产妇的宫颈外口受分娩影响形成横裂,被分为前唇和后唇。

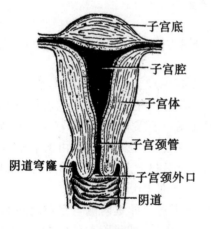

图2-4　子宫冠状断面

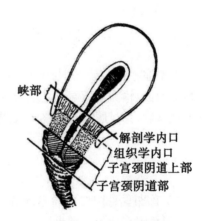

图2-5　子宫矢状断面

3. 组织结构　宫体和宫颈的组织结构不同。

(1)子宫体　宫体壁由3层组织构成,由内向外分别为子宫内膜层、子宫肌层和子宫浆膜层。

子宫内膜层:覆盖宫腔表面,无内膜下层组织。子宫内膜分为3层:致密层、海绵层和基底层。内膜表面2/3层为致密层和海绵层,统称为功能层,受卵巢性激素影响,发生周期性变化而脱落;靠近子宫肌层的1/3内膜,称为基底层,不受卵巢性激素影响,无周期性变化。

子宫肌层:由大量平滑肌组织、少量弹力纤维及胶原纤维所组成,非孕时厚约0.8 cm。子宫肌层分3层:内层肌纤维环行排列,痉挛性收缩时可形成收缩环;中层肌纤维交叉排列,呈"8"字形环绕在血管周围,收缩时血管被压迫,可有效制止子宫出血;外层肌纤维纵行排列,极薄,是子宫收缩的起始点。

子宫浆膜层：为覆盖宫底部及宫体前后面的脏层腹膜。在子宫前面近子宫峡部处浆膜层向前反折覆盖膀胱，形成膀胱子宫陷凹。在子宫后面，浆膜层沿子宫壁向下，至宫颈后方及阴道后穹窿再折向直肠，形成直肠子宫陷凹，也称道格拉斯腔。

（2）子宫颈　主要由结缔组织构成，亦含有少量平滑肌纤维、弹力纤维及血管。宫颈管黏膜为单层高柱状上皮，黏膜内腺体可分泌碱性黏液，其成分和性状受性激素的影响，发生周期性变化。宫颈阴道部为复层鳞状上皮覆盖，表面光滑。宫颈外口柱状上皮与鳞状上皮交界处是宫颈癌的好发部位。

4.子宫韧带　共有四对（图2-6）。

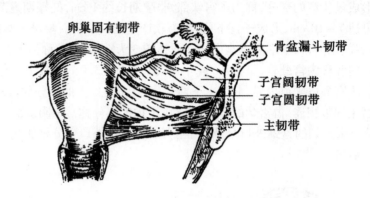

图2-6　子宫各韧带

（1）子宫圆韧带　为一对圆索形结构，长10～12 cm，由平滑肌与结缔组织组成。起自宫角的前面、输卵管近端的稍下方，在子宫阔韧带前叶的覆盖下向前外侧走行，到达骨盆壁侧壁后，穿过腹股沟管终于大阴唇前端。子宫圆韧带使子宫保持前倾位置。

（2）子宫阔韧带　位于子宫两侧，为一对双层翼状腹膜皱襞，由覆盖子宫前后壁的腹膜自子宫侧缘向两侧延伸达盆壁而形成，能限制子宫向两侧倾斜。子宫阔韧带分前后两叶，其上缘游离，内2/3部包绕输卵管（伞部无腹膜遮盖），外1/3部形成骨盆漏斗韧带（又称卵巢悬韧带），卵巢动静脉由此经过。卵巢内侧与宫角之间的阔韧带稍增厚，称卵巢固有韧带或卵巢韧带。在输卵管以下、卵巢附着处以上的阔韧带称输卵管系膜。卵巢与阔韧带后叶相接处称卵巢系膜。宫体两侧的阔韧带中有丰富的血管、淋巴管、神经及大量的疏松结缔组织，称宫旁组织。子宫动静脉和输尿管均从子宫阔韧带基底部穿过。

（3）主韧带　又称宫颈横韧带。为一对坚韧的平滑肌与结缔组织纤维束，在子宫阔韧带的下部，横行于宫颈两侧和骨盆侧壁之间。主韧带是固定宫颈位置、防止子宫下垂的重要结构。

（4）子宫骶韧带　起自宫体和宫颈交界处后面的上侧方，向两侧绕过直肠到达第2、3骶椎前面的筋膜。韧带外覆腹膜，内含平滑肌、结缔组织和支配膀胱的神经，临床上做广泛性子宫切除术时，可因切断韧带损伤神经引起尿潴留。宫骶韧带短厚有力，向后向上牵引宫颈，维持子宫前倾位置。

（三）输卵管

输卵管为一对细长而弯曲的肌性管道，位于子宫阔韧带上缘内，内侧与宫角相连通,外端游离呈伞状,与卵巢接近。输卵管全长8~14 cm,为卵子与精子相遇的场所,也是运送受精卵的管道。输卵管由内向外可分为4部分(图2-7)。①间质部:潜行于子宫壁内的部分,管腔最窄,长约1 cm;②峡部:在间质部外侧,管腔较窄,长2~3 cm;③壶腹部:在峡部外侧,管腔宽大且弯曲,壁薄,长5~8 cm,内含丰富皱襞,受精常发生于此;④伞部:为输卵管的最外侧端,长1.0~1.5 cm,开口于腹腔,管口处有许多细长的指状突起,有"拾卵"作用。

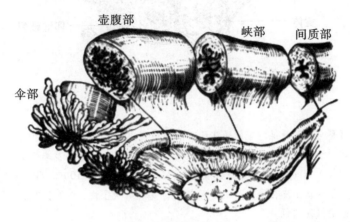

图2-7　输卵管各部

输卵管壁由3层结构构成:外层为浆膜层,是腹膜的一部分;中层为平滑肌层,肌肉收缩,使输卵管由远端向近端蠕动,协助拾卵和运送受精卵,还一定程度上能阻止经血逆流和宫腔内感染向腹腔内扩散;内层为黏膜层,由单层高柱状上皮覆盖。上皮细胞分为纤毛细胞、无纤毛细胞、楔形细胞及未分化细胞4种。纤毛细胞的纤毛摆动,能协助运送受精卵;无纤毛细胞有分泌作用,又称分泌细胞;楔形细胞可能为无纤毛细胞的前身;未分化细胞又称游走细胞,为上皮的储备细胞。输卵管肌肉的收缩和黏膜上皮细胞的形态、分泌及纤毛摆动均受性激素影响,有周期性变化。

(四)卵巢

卵巢为一对扁椭圆形的器官,是产生与排出卵子,并分泌甾体激素的性腺。由外侧的骨盆漏斗韧带和内侧的卵巢固有韧带悬于子宫和盆壁之间,卵巢前缘借卵巢系膜与子宫阔韧带后叶相连。卵巢前缘中部有卵巢门,卵巢血管和神经通过骨盆漏斗韧带经卵巢系膜在此出入卵巢;卵巢后缘游离。青春期前,卵巢表面光滑;青春期开始排卵后,表面逐渐凹凸不平。育龄期妇女的卵巢大小约4 cm×3 cm×1 cm,重5~6 g,呈灰白色;绝经后妇女卵巢逐渐萎缩变小变硬。

卵巢表面无腹膜,由单层立方上皮覆盖,称生发上皮。上皮的下面有一层致密纤维组织,称卵巢白膜。再往内为卵巢实质,外层为皮质,内层为髓质。皮质由各级发育卵泡、黄体和它们退化形成的残余结构及间质组织组成;髓质与卵巢门相连,含疏松结缔组织及丰富的血管、神经、淋巴管及少量与卵巢韧带相延续的平滑肌纤维(图2-8)。

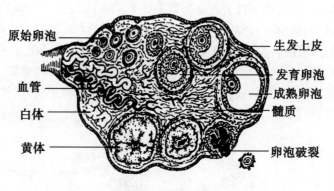

图2-8 卵巢剖面

课后小结:

1.阴道后穹窿与盆腔最低的直肠子宫陷凹紧密相邻,临床上可经此处穿刺或引流。

2.在子宫体与子宫颈之间最狭窄的部分为子宫峡部,其上端为解剖学内口,下端为组织学内口。峡部非孕期长约1 cm,妊娠期逐渐伸展变长,妊娠末期可达7~10 cm,形成子宫下段。

3.子宫颈黏膜柱状上皮在子宫颈阴道部转化为复层鳞状上皮,宫颈外口柱状上皮与鳞状上皮交界处是宫颈癌的好发部位。

4.输卵管为肌性管道,受精常发生在壶腹部。

5.卵巢为女性的性腺器官,外层为皮质,内层为髓质。皮质是其主体,由各级发育卵泡、黄体和它们退化形成的残余结构及间质组织组成。

第三节 血管、淋巴及神经

女性生殖器官的血管与淋巴相伴行,各器官间静脉及淋巴管以丛、网状相吻合。

(一)动脉

女性内、外生殖器官的血液供应主要来自卵巢动脉、子宫动脉、阴道动脉和阴部内动脉。

1.卵巢动脉 自腹主动脉分出,在腹膜后沿腰大肌前行,向外下行至骨盆缘处,跨过输尿管与髂总动脉下段,经骨盆漏斗韧带向内横行,再向后经卵巢系膜,分支经卵巢门进入卵巢。卵巢动脉在进入卵巢前,发出分支走行于输卵管系膜内营养输卵管,其末梢在宫角附近与子宫动脉上行的卵巢支相吻合。

2.子宫动脉 为髂内动脉前干分支,在腹膜后沿骨盆侧壁向下向前走行,经子宫阔韧带基底部、宫旁组织到达子宫外侧,于宫颈内口水平约2 cm处,横跨输尿管至子宫侧缘,此后分为上下两支:上支称宫体支,沿子宫体侧缘迂曲上行,至宫角处又分为宫底支(分布于宫底部)、输卵管支(分布于输卵管)及卵巢支(与卵巢动脉末梢吻合);下支称宫颈-阴道支,分布于宫颈及阴道上段。

3.阴道动脉 为髂内动脉前干分支,分布于阴道中下段前后壁、膀胱顶及膀胱颈。阴道动脉与子宫动脉的宫颈-阴道支和阴部内动脉分支相吻合。阴道上段的血液由子宫动脉宫颈-阴道支供应,中段由阴道动脉供应,下段主要由阴部内动脉和痔中动脉供应。

4.阴部内动脉　为髂内动脉前干终支,经坐骨大孔的梨状肌下孔穿出骨盆腔,绕过坐骨棘背面,再经坐骨小孔到达坐骨肛门窝,并分出4支。①痔下动脉:分布于直肠下段及肛门部;②会阴动脉:分布于会阴浅部;③阴唇动脉:分布于大、小阴唇;④阴蒂动脉:分布于阴蒂及前庭球。

(二)静脉

盆腔静脉均与同名动脉伴行,数目比动脉多,在相应器官及周围形成静脉丛且相互吻合,故盆腔静脉感染容易蔓延。右侧卵巢静脉汇入下腔静脉,左侧汇入左肾静脉,故左侧盆腔静脉曲张较多见。

(三)淋巴

女性生殖器官和盆腔具有丰富的淋巴系统,淋巴结一般沿相应的血管成群或成串分布,其数目和确切位置均变异较大。分为两组:外生殖器淋巴与盆腔淋巴。

1.外生殖器淋巴　分为深浅两部分。

(1)腹股沟浅淋巴结　分上下两组,上组沿腹股沟韧带排列,收纳外生殖器、会阴、阴道下段及肛门部的淋巴;下组位于大隐静脉末端周围,收纳会阴及下肢的淋巴。其输出管大部分汇入腹股沟深淋巴结,少部分汇入髂外淋巴结。

(2)腹股沟深淋巴结　位于股静脉内侧,收纳阴蒂、腹股沟浅淋巴,汇入髂外、闭孔等淋巴结。

2.盆腔淋巴　分为三组。

(1)髂淋巴组　由闭孔、髂内、髂外及髂总淋巴结组成。

(2)骶前淋巴组　位于骶骨前面。

(3)腰淋巴组　位于腹主动脉旁,又称腹主动脉旁淋巴组。

阴道下段淋巴主要汇入腹股沟浅淋巴结。阴道上段淋巴回流基本与宫颈淋巴回流相同,大部分汇入髂内与闭孔淋巴结,小部分汇入髂外淋巴结,经髂总淋巴结汇入腰淋巴结和(或)骶前淋巴结。宫底、输卵管、卵巢淋巴大部分汇入腰淋巴结,小部分汇入髂内外淋巴结。宫体两侧淋巴汇入腹股沟浅淋巴结。宫体前后壁淋巴分别回流至膀胱淋巴结和直肠淋巴结。当生殖器官发生感染或癌瘤时,往往沿各部回流的淋巴管扩散或转移。

(四)神经

女性生殖器官由躯体神经和自主神经共同支配。

1.外生殖器的神经支配　主要由阴部神经支配。阴部神经由第Ⅱ、Ⅲ、Ⅳ骶神经分支组成,含感觉和运动神经纤维,走行途径同阴部内动脉。在坐骨结节内侧下方分成3支,即会阴神经、阴蒂背神经及肛门神经(又称痔下神经),分布于会阴、阴唇及肛门周围。

2.内生殖器的神经支配　主要由交感神经与副交感神经支配。交感神经纤维自腹主动脉前神经丛分出,下行入盆腔后分为两部分。①卵巢神经丛:分布于卵巢和输卵管;②骶前神经丛:大部分在宫颈旁形成骨盆神经丛,分布于宫体、宫颈、膀胱上部等。骨盆神经丛中有来自第Ⅱ、Ⅲ、Ⅳ骶神经的副交感神经纤维及向心传导的感觉神经纤维。子宫平滑肌有自主节律活动,完全切除其神经后仍能有节律收缩,还能完成分娩活动。临床上可见低位截瘫的产妇仍能自然分娩。

课后小结：

1. 盆腔静脉的数目多于动脉，并在相应的器官及其周围形成静脉丛。

2. 女性生殖器官和盆腔有丰富的淋巴系统，各部的淋巴回流途径不尽相同。

3. 女性生殖器官由躯体神经和自主神经共同支配。

第四节 骨盆

骨盆是躯干和下肢之间的骨性连接，是支持躯干和保护盆腔脏器的重要器官，女性骨盆又是胎儿娩出时必经的骨性产道，其形状、大小直接影响分娩过程。通常女性骨盆较男性骨盆宽而浅，有利于胎儿娩出。

一、骨盆的组成

1. **骨盆的骨骼** 骨盆由骶骨、尾骨及左右两块髋骨组成。每块髋骨又由髂骨、坐骨及耻骨融合而成；骶骨由5~6块骶椎融合而成，呈楔形，其上缘明显向前突起，称为骶岬；尾骨由4~5块尾椎融合而成（图2-9）。

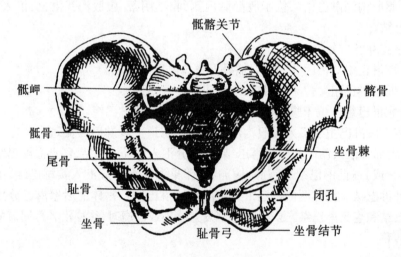

图2-9 正常女性骨盆

2. **骨盆的关节** 包括耻骨联合、骶髂关节和骶尾关节。在骨盆的前方，两耻骨之间由纤维软骨连接，称为耻骨联合，妊娠期受性激素影响稍有松动，分娩过程中可发生轻度分离，有利于胎儿娩出。在骨盆后方由骶骨和两髂骨相连，形成骶髂关节。骶骨与尾骨相连，形成骶尾关节，该关节有一定的活动度，分娩时尾骨后移可加大出口前后径。

考点：
　骨盆的组成、分界和类型

3. **骨盆的韧带** 骨盆各部之间的韧带中有两对与分娩密切相关的韧带，一对是骶、尾骨与坐骨结节之间的骶结节韧带，另一对是骶、尾骨与坐骨棘之间的骶棘韧带，骶棘韧带宽度即坐骨切迹宽度，是判断中骨盆是否狭窄的重要指标。妊娠期受性激素影响，韧带松弛，有利于胎儿娩出。

二、骨盆的分界

以耻骨联合上缘、髂耻缘及骶岬上缘的连线为界,将骨盆分为假骨盆和真骨盆。假骨盆又称大骨盆,位于骨盆分界线以上,其前部为腹壁下部,两侧为髂骨翼,后方为第5腰椎。真骨盆又称小骨盆,位于骨盆分界线以下,是胎儿娩出的骨产道。真骨盆有上、下两口,即骨盆入口与骨盆出口,两口之间为骨盆腔。骨盆腔后壁是骶骨与尾骨,两侧为坐骨、坐骨棘和骶棘韧带,前壁为耻骨联合和耻骨支。坐骨棘位于真骨盆中部,是分娩过程中衡量胎先露下降程度的重要标志,两坐骨棘连线的长短是衡量中骨盆横径的重要径线。耻骨两降支的前部相连构成耻骨弓。骨盆腔呈前浅后深的形态,其中轴为骨盆轴,又称产轴,分娩时胎儿循此轴娩出。

三、骨盆的类型

骨盆按形状可分为4种类型:女性型、扁平型、类人猿型及男性型,临床以混合型骨盆多见。骨盆的形态、大小常受种族、遗传、营养及性激素等因素的影响。

1. 女性型 骨盆入口呈横椭圆形,入口横径较前后径稍长,耻骨弓较宽,骨盆侧壁陡直,坐骨棘不突出,坐骨棘间径≥10 cm。为女性正常骨盆,我国妇女占52.0%～58.9%。

2. 扁平型 骨盆入口呈扁椭圆形,入口横径大于前后径,耻骨弓宽,骶骨失去正常弯度,变直向后翘或呈深弧形,故骨盆浅。我国妇女占23.2%～29.0%。

3. 类人猿型 骨盆入口呈长椭圆形,入口前后径大于横径,耻骨弓较窄,骨盆侧壁稍内聚,坐骨棘较突出,坐骨切迹较宽,骶骨向后倾斜,故骨盆前部较窄而后部较宽。骶骨往往有6节,该骨盆较其他类型深。我国妇女占14.2%～18.0%。

4. 男性型 骨盆入口略呈三角形,耻骨弓较窄,骨盆侧壁内聚,坐骨棘突出,坐骨切迹窄呈高弓形,骶骨较直而前倾,致出口后矢状径较短。骨盆腔呈漏斗形,往往造成难产。我国妇女占1.0%～3.7%。

课后小结:

1. 真骨盆是胎儿娩出的通道。女性骨盆的任何形态、大小的异常均影响分娩过程。

2. 坐骨棘和骶棘韧带宽度是判断中骨盆是否狭窄的重要指标。

第五节 骨盆底

骨盆底的前方为耻骨联合和耻骨弓,后方为尾骨尖,两侧为耻骨降支、坐骨升支及坐骨结节。两侧坐骨结节前缘的连线将骨盆底分为前、后两部分:前部为尿生殖三角,向后下倾斜,有尿道和阴道通过;后部为肛门三角,向前下倾斜,有肛管通过。

骨盆底由多层肌肉和筋膜组成,封闭骨盆出口,承载并保持盆腔脏器于正常位置。若骨盆底结构和功能异常,可导致盆腔脏器脱垂、膨出或功能障碍。分娩会不同程度地损伤骨盆底组织或影响其功能。

骨盆底自外向内分为3层:

1.外层 外层位于外生殖器、会阴皮肤及皮下组织的下面,由会阴浅筋膜及其深面的3对肌肉及一括约肌组成。此层肌肉的肌腱汇合于阴道外口和肛门之间,形成会阴中心腱。

(1)球海绵体肌 覆盖前庭球及前庭大腺,向前经阴道两侧附着于阴蒂海绵体根部,向后与肛门外括约肌交叉混合。此肌收缩时能紧缩阴道,又称阴道括约肌。

(2)坐骨海绵体肌 始于坐骨结节内侧,沿坐骨升支与耻骨降支前行,向上止于阴蒂海绵体(阴蒂脚处)。

(3)会阴浅横肌 自两侧坐骨结节内侧面中线向中心腱汇合。

(4)肛门外括约肌 为围绕肛门的环行肌束,前端汇合于中心腱。

2.中层 中层为泌尿生殖膈。覆盖在由耻骨弓与两坐骨结节所形成的骨盆出口前部三角形平面上,又称三角韧带,其中有尿道和阴道穿过。由上、下两层坚韧筋膜及一对会阴深横肌和尿道括约肌组成。

(1)会阴深横肌 自两侧坐骨结节内侧面伸展至中心腱处。

(2)尿道括约肌 环绕尿道,控制排尿。

3.内层 内层为盆膈,是骨盆底最坚韧的一层,由肛提肌及其内外两层筋膜组成。自前向后依次有尿道、阴道及直肠穿过。

肛提肌是位于骨盆底的成对扁阔肌,向下向内合成漏斗形。每侧肛提肌自前内向后外由3部分组成。①耻尾肌:为肛提肌的主要部分,肌纤维起自耻骨降支内侧,绕过阴道、直肠,向后止于尾骨,其中有小部分肌纤维终止于阴道和直肠周围。耻尾肌受损伤可导致膀胱、直肠脱垂。②髂尾肌:起自腱弓(即闭孔内肌表浅筋膜的增厚部分)后部,向中间、向后走行,与耻尾肌汇合,绕肛门两侧止于尾骨。③坐尾肌:起自两侧坐骨棘,止于尾骨及骶骨。在盆底肌肉中,肛提肌起最重要的支持作用,又因部分肌纤维在阴道及直肠周围密切交织,还有加强肛门与球海绵体肌的作用。

会阴:广义的会阴是指封闭骨盆出口的所有软组织,前至耻骨联合下缘,后至尾骨尖,两侧为耻骨降支、坐骨升支、坐骨结节和骶结节韧带。狭义的会阴是指阴道口与肛门之间的软组织,厚3~4 cm,呈楔状,又称会阴体。由表及里为皮肤、皮下脂肪、筋膜、部分肛提肌和会阴中心腱。会阴中心腱由部分肛提肌及其筋膜和会阴浅横肌、会阴深横肌、球海绵体肌和肛门外括约肌的肌腱共同交织而成。会阴伸展性大,妊娠晚期会阴组织变软有利于分娩。

课后小结:

1.骨盆底的功能是维持盆腔脏器的正常位置。

2.在盆底肌肉中,肛提肌起最重要的支持作用。

3.分娩会损伤盆底组织,使其支持作用减弱,导致盆腔器官松弛、脱垂或功能缺陷。

第六节 内生殖器邻近器官

考点:
内生殖器与邻近器官的关系

女性生殖器官与膀胱、尿道、输尿管、直肠和阑尾相邻。当某一器官有病变时,如创伤、感染、肿瘤等,易累及邻近器官。

1.膀胱 为一囊状肌性器官。排空的膀胱位于耻骨联合与子宫之间,膀胱充盈时可突向盆腔甚至腹腔。膀胱底部与宫颈和阴道前壁相邻,其间组织较疏松,盆底肌肉及其筋膜受损时,膀胱和尿道可随宫颈及阴道前壁一并脱出。

2.尿道　为一肌性管道,长4～5 cm,直径约0.6 cm,始于膀胱三角尖端,穿过泌尿生殖膈,止于阴道前庭部的尿道外口。肛提肌及盆筋膜对尿道有支持作用,在腹压增加时提供抵抗使尿道闭合,如发生损伤可出现张力性尿失禁。女性尿道短而直,又邻近阴道,易发生泌尿系统感染。

3.输尿管　为一对圆索状肌性管道,全长约30 cm,粗细不一,内径最细3～4 mm,最粗7～8 mm,管壁厚1 mm。女性输尿管在腹膜后,从肾盂开始沿腰大肌前面偏中线侧下行(腰段),在骶髂关节处经髂外动脉起点的前方进入骨盆腔(骨盆段),沿髂内动脉继续下行,于子宫阔韧带基底部向前内方走行,于宫颈外侧约2.0 cm处,在子宫动脉的下方穿过,在宫颈阴道上部的外侧1.5～2.0 cm处,斜向前内穿越输尿管隧道进入膀胱。在输尿管走行过程中,供给肾、卵巢、子宫及膀胱的血管在其周围分支并相互吻合,形成丰富的血管丛营养输尿管。在盆腔手术时,应避免损伤输尿管,并注意保护输尿管血运,以防因缺血形成输尿管瘘。

4.直肠　位于盆腔后部,上接乙状结肠,下接肛管,前为子宫及阴道,后为骶骨,全长15～20 cm。直肠前面与阴道后壁相连,当盆底肌肉及筋膜受损伤时,常与阴道后壁一并脱出。肛管长2～3 cm,借会阴体与阴道下段分开,阴道分娩时应注意保护会阴,避免损伤肛管。

5.阑尾　为盲肠内侧壁的盲端细管,状似蚯蚓,通常位于右髂窝内,其位置、长短、粗细变异较大,下端有时可达右输卵管及卵巢部,因此妇女患阑尾炎时可能累及右侧附件及子宫。妊娠时增大的子宫可使阑尾向外上方移位。阑尾也是黏液性肿瘤最常见的原发部位,故卵巢黏液性癌手术时应常规切除阑尾。

课后小结:

1.女性生殖器官邻近器官有膀胱、尿道、输尿管、直肠和阑尾,各邻近器官的解剖和病理变化可影响女性生殖器官。

2.女性生殖器官手术时应避免损伤邻近器官。

同步练习

1.假骨盆与真骨盆的分界线组成应是　　　　　　　　　　　　　　　　（　　）

A.耻骨联合上缘,髂耻缘及骶岬中部的连线

B.耻骨联合上缘,髂耻缘及骶岬上缘的连线

C.耻骨联合下缘,髂耻缘与骶岬下缘的连线

D.耻骨联合上缘,骶岬与骶岬上缘的连线

E.耻骨联合上缘,骶岬及骶岬下缘的连线

2.关于女性内生殖器,错误的描述是　　　　　　　　　　　　　　　　（　　）

A.子宫重约50 g,宫腔容积约5 mL

B.输卵管功能受性激素影响,有周期性变化

C.宫颈外口柱状上皮与鳞状上皮交界处是宫颈癌的好发部位

D.卵巢表面无腹膜,为皮质覆盖

E.直肠子宫陷凹是盆腔位置最低处

3.子宫动静脉和输尿管从哪对韧带的基底部穿过 （　）

    A.子宫圆韧带   B.子宫阔韧带

    C.主韧带   D.子宫骶韧带

    E.骶棘韧带

4.右卵巢动脉发自哪条动脉 （　）

    A.腹主动脉   B.髂总动脉

    C.髂内动脉   D.髂外动脉

    E.肾动脉

5.关于子宫峡部,下列哪项是错误的 （　）

    A.指宫体与宫颈间最狭窄的部分

    B.子宫峡部的上端为解剖学内口

    C.子宫峡部的下端为组织学内口

    D.在非孕期长约 1 cm

    E.妊娠足月拉长达 5～6 cm

参考答案:1.B 2.D 3.B 4.A 5.E

（南阳医学高等专科学校　赵　萍）

第三章
女性生殖系统生理

学习目标

1. 掌握：卵巢的周期性变化，卵巢分泌的激素及激素的生理作用，子宫内膜的周期性变化。
2. 熟悉：月经的表现及内分泌调节机制。
3. 了解：妇女一生各阶段的生理特点。

第一节　妇女一生各阶段的生理特点

女性生殖系统

女性从胎儿形成到衰老是一个渐进的生理过程，也是下丘脑-垂体-卵巢轴功能发育、成熟和衰退的过程。根据生理特点将妇女一生分为七个阶段，各阶段无截然界限，可受遗传、营养、环境等因素影响而有个体差异。

（一）胎儿期

受精卵是由父系和母系来源的23对（46条）染色体组成的新个体，其中1对为性染色体，性染色体X与Y决定胎儿的性别，XX合子发育为女性，XY合子发育为男性。原始性腺于胚胎6周后开始分化，若胚胎细胞不含Y染色体，性腺分化缓慢，至胚胎8~10周性腺组织才出现卵巢结构。卵巢形成后，因无雄激素及副中肾管抑制因子，所以中肾管退化，副中肾管发育成为女性生殖道。

（二）新生儿期

出生后4周内称为新生儿期。女性胎儿在母体内受到胎盘及母体卵巢所产生的女性激素影响，出生时新生儿外阴较丰满，乳房略隆起甚至有少许乳汁分泌。出生后离开母体环境，体内女性激素水平迅速下降，可出现少量阴道流血。这些生理变化短期内能自然消失。

（三）儿童期

出生后4周到12岁左右称为儿童期。儿童早期（约在8岁之前），体格持续增长和发育，但下丘脑-垂体-卵巢轴的功能处于抑制状态，生殖器仍为幼稚型，阴道狭长，

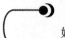

上皮薄,无皱襞,细胞内缺乏糖原,阴道酸度低,抵抗能力弱,容易发生炎症;子宫小,宫颈较长,约占子宫全长的2/3,子宫肌层亦很薄;输卵管弯曲且很细;卵巢长而窄,卵泡虽能大量生长,但仅发育到窦前期即萎缩、退化。子宫、输卵管及卵巢均位于腹腔内。儿童后期(约8岁后),下丘脑促性腺激素释放激素抑制状态解除,垂体开始分泌促性腺激素,卵巢内的卵泡受垂体促性腺激素的影响有一定程度发育并分泌性激素,但不能达到成熟阶段。卵巢形态逐步变为扁卵圆形。子宫、输卵管及卵巢逐渐向骨盆腔内下降,皮下脂肪在胸、髋、肩部及耻骨前面堆积,乳房开始发育,女性特征开始显现。

(四)青春期

青春期是儿童到成人的过渡期,是体格、生殖器官、内分泌逐渐发育至成熟的阶段。世界卫生组织(World Health Organnization,WHO)规定青春期为10~19岁。

青春期发动一般始于8~10岁,发动的时间主要取决于遗传因素,与居住地的地理位置、营养状况、体质及精神心理因素也有关。

青春期女性第一性征的变化是在促性腺激素作用下,卵泡开始发育并分泌雌激素,生殖器官从幼稚型逐渐转变为成人型。阴阜隆起,大、小阴唇变肥厚并有色素沉着;阴道长度及宽度增加,上皮变厚并出现皱襞;子宫增大,宫体与宫颈的比例变为2∶1;输卵管变粗,弯曲度变小,黏膜出现许多纤毛与皱襞;卵巢增大,皮质内有不同发育阶段的卵泡,使卵巢表面稍呈凹凸不平。青春期初步具备生育能力,但整个生殖系统的功能尚不完善。

生殖器官以外的其他女性的特征为第二性征,包括音调变高、乳房发育、阴毛分布、骨盆横径大于前后径,以及胸、肩部皮下脂肪堆积等。

青春期先后经历以下四个阶段,共需4~5年的时间。

1.乳房萌发 是女性最早出现的第二性征。一般在接近10岁时乳房开始发育,经过3~5年的时间发育为成熟型。

2.肾上腺功能初现 青春期肾上腺雄激素分泌增加促使阴毛、腋毛的生长,称为肾上腺功能初现。阴毛先发育,约2年后腋毛开始发育。肾上腺功能初现提示下丘脑-垂体-肾上腺雄性激素轴功能近趋完善。

3.生长加速 青春期生长加速是由于雌激素、生长激素和胰岛素样生长因子-I(IGF-I)分泌增加所致。11~12岁青春期少女体格生长呈直线加速,平均每年生长9 cm,月经初潮后生长缓慢。

4.月经来潮 第一次月经来潮,称月经初潮,是青春期的重要标志。月经来潮提示卵巢产生的雌激素足以促使子宫内膜增殖,当雌激素达到一定水平且有明显波动时,引起子宫内膜脱落而出现月经。但此时中枢对雌激素的正反馈机制尚未成熟,有时卵泡成熟却不能排卵,故初潮后月经周期常不规律,经5~7年卵巢有周期性排卵后,月经才能正常规律来潮。

5.生长加速 此期体格生长呈直线加速,月经初潮后增长速度减慢。

(五)性成熟期

性成熟期一般自18岁左右开始,历时约30年,是女性生殖功能和内分泌功能最旺盛的时期,又称生育期。此期卵巢功能成熟,能周期性排卵并分泌性激素,生殖器官及乳房在卵巢性激素的作用下发生周期性变化。

(六)绝经过渡期

绝经过渡期指从开始出现绝经趋势直至最后一次月经的时期,可始于40岁,历时短则1~2年,长则10~20年。此期卵巢内卵泡数量明显减少且易卵泡发育不全,不能成熟及排卵,出现月经不规律,常为无排卵性月经。最终由于卵巢内卵泡耗竭或剩余卵泡对垂体促性腺激素丧失反应,导致卵巢功能衰竭而不再有月经来潮。月经永久性停止称为绝经。我国妇女平均绝经年龄为49.5岁。从卵巢功能开始衰退直至绝经后1年内的时期称为围绝经期。此期由于雌激素水平降低,可出现血管舒缩障碍和神经精神症状,表现为潮热、出汗、情绪不稳定、抑郁或烦躁、失眠等,称绝经综合征。

(七)绝经后期

绝经后期指绝经后的生命时期。早期阶段,虽然卵巢停止分泌雌激素,但卵巢间质分泌的少量雄激素在外周可转化为雌酮,成为血液中的主要雌激素。一般60岁后妇女机体逐渐老化进入老年期。此期卵巢功能完全衰竭,雌激素水平更低,不足以维持女性第二性征,生殖器官进一步萎缩,骨代谢失常引起骨质疏松,易发生骨折。

课后小结:

1. 女性一生分为7个不同的生理阶段,即胎儿期、新生儿期、儿童期、青春期、性成熟期、绝经过渡期和绝经后期。

2. 月经初潮是青春期的重要标志。

3. 性成熟期是卵巢功能最旺盛的时期。

4. 绝经提示卵巢功能衰竭。

第二节　月经及月经期的临床表现

1. 月经　指伴随卵巢周期性变化而出现的子宫内膜周期性脱落及出血。规律月经是生殖功能成熟的重要标志。

2. 月经初潮　月经第一次来潮称月经初潮。初潮年龄多在13~14岁之间,可早至11岁或迟至15岁。若15岁以后尚无月经来潮,应引起临床重视。初潮时间的早晚主要受遗传因素控制,营养、体重也是重要的影响因素。

3. 月经血的特征　月经血呈暗红色,除血液外,还有子宫内膜碎片、宫颈黏液及脱落的阴道上皮细胞。月经血中含有前列腺素和来自子宫内膜的纤维蛋白溶酶,因此月经血是不凝固的,只有出血量多时才出现血凝块。

4. 正常月经的临床表现

(1)月经周期　月经出血的第1日为月经周期的开始,相邻两次月经第1日的间隔时间称为一个月经周期,一般为21~35 d,平均为28 d。

(2)经期　每次月经持续的时间为经期,一般为2~8 d,平均为4~6 d。

(3)经量　一次月经总的失血量为经量,正常经量为20~60 mL,超过80 mL为月经量过多。

(4)月经期的症状　经期由于盆腔充血及前列腺素的作用,有些妇女可有下腹及腰骶部下坠感或子宫收缩痛,也可出现腹泻等胃肠功能紊乱症状,少数妇女可有头痛及轻度神经系统不稳定症状。

课后小结:

1. 月经是伴随卵巢周期的子宫内膜剥脱及出血。

2. 规律月经的出现是生殖功能成熟的标志。

3. 正常的月经周期一般为 21~35 d,平均为 28 d;经期一般为 2~8 d,平均为 4~6 d;经量为 20~60 mL,超过 80 mL 为月经量过多。

第三节 卵巢功能及其周期性变化

一、卵巢的功能

卵巢是女性的性腺,具有产生卵子并排卵和分泌女性激素的功能,即生殖功能和内分泌功能。

考点:
卵巢功能与卵巢周期性变化

二、卵巢生殖功能的周期性变化

从青春期开始至绝经前,卵巢在形态和功能上发生周期性变化,称为卵巢周期。

1. 卵泡的发育与成熟 始基卵泡是卵巢的基本生殖单位。卵泡自胚胎形成后即进入自主发育和闭锁的轨道,胎儿期的卵泡不断闭锁,出生时始基卵泡总数约 200 万个,儿童期多数卵泡退化,至青春期卵泡数只剩约 30 万个。进入青春期后,卵泡由自主发育推进至发育成熟的过程依赖促性腺激素的刺激。生育期每月发育一批(3~11 个)卵泡,经过募集、选择,一般只有一个卵泡发育成熟并排卵,称为优势卵泡。其余的卵泡发育到一定程度自行退化闭锁,称为闭锁卵泡。妇女一生一般只有 400~500 个卵泡发育成熟并排卵。

卵泡生长过程分为以下阶段。

(1)始基卵泡 由一个初级卵母细胞及环绕其周围的单层梭形前颗粒细胞层围绕而形成。

(2)窦前卵泡 始基卵泡的梭形前颗粒细胞分化为单层立方形颗粒细胞后成为初级卵泡,此时颗粒细胞合成和分泌黏多糖,在卵子周围形成透明带。当初级卵泡颗粒细胞增殖层数至 6~8 层,卵泡增大,形成次级卵泡。此时,颗粒细胞内出现卵泡刺激素(follicle-stimulating hormone,FSH)、雌激素(estrogen,E)和雄激素(androgen,A)受体,具备了对上述激素的反应性。卵泡基底膜附近的梭形细胞形成卵泡内膜和卵泡外膜。卵泡内膜细胞出现黄体生成素(luteinizing hormone,LH)受体,具备了合成甾体激素的能力。

(3)窦卵泡 在雌激素和卵泡刺激素的作用下,颗粒细胞间积聚的卵泡液增加,最后融合形成卵泡腔,卵泡增大直径达 500 μm,称为窦卵泡。窦卵泡发育的后期相当于前一卵巢周期的黄体晚期及本周期的卵泡早期。血清 FSH 水平及其生物活性增高,超过一定阈值后,卵巢内有一组窦卵泡群进入"生长发育轨道",称为募集。约在月经周期第 7 日,被募集的卵泡群中,FSH 阈值最低的一个卵泡发育成为优势卵泡,其余的卵泡逐渐退化闭锁,这个现象称为选择。月经周期第 11~13 日,优势卵泡增大至 18 mm 左右,分泌雌激素量增多,并且颗粒细胞内又出现了黄体生成素受体和催乳素

(prolactin，PRL)受体，具备了对上 LH、PRL 的反应性。此时便形成了排卵前卵泡。

（4）排卵前卵泡　为卵泡发育的最后阶段，又称格拉夫卵泡。卵泡液急骤增多，卵泡体积增大，直径达 18～23 m，突向卵巢表面。其组织结构自外向内依次为卵泡外膜、卵泡内膜、颗粒细胞、卵泡腔、卵丘、放射冠和透明带。

始基卵泡发育远在月经周期起始之前，从始基卵泡至形成窦前卵泡需 9 个月以上的时间。从窦前卵泡经历窦卵泡，直至发育到成熟卵泡，共需 85 d，实际跨越了 3 个月经周期（图 3-1）。一般卵泡生长的最后阶段需 15 d 左右，是月经周期的卵泡期。

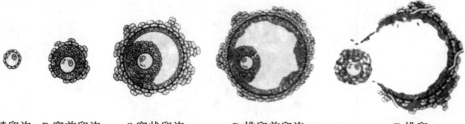

A.始基卵泡　B.窦前卵泡　　C.窦状卵泡　　D.排卵前卵泡　　　E.排卵

图 3-1　发育成熟的卵泡

2.排卵　卵细胞和它周围的卵丘颗粒细胞一起被排出的过程称排卵。排卵前，成熟卵泡分泌的雌激素高峰对下丘脑产生正反馈，下丘脑释放大量促性腺激素释放激素（GnRH），刺激垂体释放促性腺激素（LH 和 FSH）并出现 LH/FSH 峰值，LH 峰是即将排卵的重要指标，出现于卵泡破裂前 36 h。在 LH 峰作用下，成熟卵泡黄素化，产生少量孕酮，在 LH/FSH 排卵峰和孕酮协同作用下完成排卵过程。排卵时随卵细胞同时排出的有透明带、放射冠及少量卵丘内的颗粒细胞。排卵多发生于下次月经来潮前 14 d 左右。卵子可由两侧卵巢轮流排出，也可由一侧卵巢连续排出。

3.黄体形成及退化　排卵后，卵泡液流出，卵泡腔内压下降，卵泡壁塌陷，形成许多皱襞，卵泡颗粒细胞和卵泡内膜细胞向内侵入，周围由卵泡外膜包围，共同形成黄体。此时的颗粒细胞及卵泡内膜细胞在 LH 排卵峰作用下进一步黄素化，形成颗粒黄体细胞和卵泡膜黄体细胞。于排卵后 7～8 d（相当于月经周期第 22 日左右），黄体体积和功能达最高峰，直径 1～2 cm，外观色黄（图 3-2）。若卵子未受精，黄体在排卵后 9～10 d 开始退化。黄体功能限于 14 d。退化的黄体组织纤维化，外观色白，称为白体。黄体衰退后月经来潮，卵巢中又有新的卵泡发育，开始新的周期。若排出的卵子受精，黄体则在胚胎滋养细胞分泌的人绒毛膜促性腺激素（human chorionic gonadotropin，HCG）作用下增大，转变为妊娠黄体，直至妊娠 3 个月末退化。

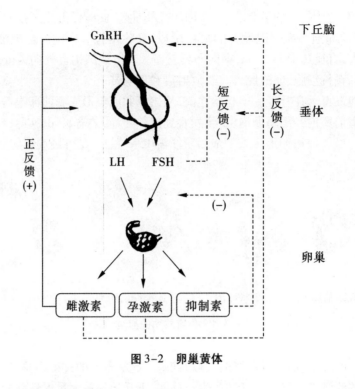

图 3-2 卵巢黄体

三、卵巢内分泌功能的周期性变化

卵巢合成及分泌的性激素,主要为雌激素、孕激素和少量雄激素,均为甾体激素。卵泡膜细胞为排卵前雌激素的主要来源,排卵后黄体细胞分泌大量的孕激素及雌激素,雄激素(睾酮)主要由卵巢间质细胞和门细胞产生。正常妇女卵巢激素的分泌随卵巢周期而变化。

1. 雌激素 卵泡开始发育时,雌激素分泌量很少,随着卵泡渐趋成熟,分泌的雌激素也逐渐增加,于排卵前达高峰;排卵后卵泡液中的雌激素释放入腹腔,使循环中的雌激素暂时下降,排卵后 1~2 d,黄体开始分泌雌激素,使循环中的雌激素又逐渐上升,至排卵后 7~8 d 黄体成熟时形成又一高峰,但峰值低于排卵前高峰。黄体萎缩时,雌激素水平急骤下降,在月经期达最低水平。

2. 孕激素 卵泡期卵泡不分泌孕激素,当 LH 排卵峰发生时,排卵前成熟卵泡的颗粒细胞黄素化,分泌少量孕酮,排卵后黄体形成,孕激素分泌量开始增加,在排卵后 7~8 d 黄体成熟时,分泌量达最高峰,之后逐渐下降,到月经来潮时降到卵泡期水平。

3. 雄激素 女性的雄激素大部分来自肾上腺,小部分来自卵巢,包括睾酮、雄烯二酮和脱氢表雄酮。卵泡内膜层是合成分泌雄烯二酮的主要部位,卵巢间质细胞和门细胞主要合成分泌睾酮。排卵前循环中雄激素升高,可促进非优势卵泡闭锁并提高性欲。

四、卵巢性激素的生理作用

1. 雌激素的生理作用

(1)子宫肌　促使子宫肌细胞的增生和肥大,促进和维持子宫发育,增加子宫平滑肌对缩宫素的敏感性。

(2)子宫内膜　使子宫内膜腺体和间质增生、修复。

(3)子宫颈　使宫颈口松弛,黏液分泌增加,质地变稀薄,易拉成丝状。

(4)输卵管　促进输卵管肌层发育和上皮分泌,增强输卵管平滑肌节律性收缩的振幅。

(5)阴道　使阴道上皮细胞增生和角化,黏膜变厚,增加细胞内糖原含量,维持阴道酸性环境。

(6)外生殖器　使阴唇发育丰满,色素加深。

(7)卵巢　协同 FSH 促进卵泡发育。

(8)乳房　使乳腺腺管增生,乳头、乳晕着色。

(9)下丘脑、垂体　雌激素通过对下丘脑和垂体的正负反馈调节,控制促性腺激素的分泌。

(10)代谢作用　促进水钠潴留;促进肝高密度脂蛋白合成,抑制低密度脂蛋白合成,降低循环中胆固醇水平;维持和促进骨基质代谢。

2. 孕激素的生理作用

(1)子宫肌　降低子宫平滑肌兴奋性及其对缩宫素的敏感性,抑制子宫收缩,有利于胚胎及胎儿在宫内生长发育。

(2)子宫内膜　使增生期子宫内膜转化为分泌期内膜,为受精卵着床做好准备。

(3)子宫颈　使宫颈口闭合,黏液分泌减少,质变黏稠,拉丝度降低。

(4)输卵管　抑制输卵管肌节律性收缩的振幅。

(5)阴道　加快阴道上皮细胞脱落。

(6)乳房　促使乳腺腺泡发育。

(7)下丘脑、垂体　月经中期,孕激素能增强雌激素对垂体 LH 排卵峰释放的正反馈作用;黄体期,孕激素对下丘脑、垂体有负反馈作用,抑制促性腺激素的分泌。

(8)体温　兴奋下丘脑体温调节中枢,使基础体温(basal body temperature,BBT)在排卵后升高 0.3～0.5 ℃,可作为判定排卵日的标志。

(9)代谢作用　促进水、钠的排泄。

3. 雄激素的生理作用　雄激素能促进外阴部的发育,阴毛、腋毛的生长;促进蛋白质的合成,促进肌肉生长,刺激骨髓中红细胞增生;在性成熟前,促使长骨骨基质生长和钙的保留,性成熟后导致骨骺关闭,生长停止;促进肾远曲小管对水、钠的重吸收并保留钙;雄激素还与性欲有关。雄激素过多会对抗雌激素的作用,长期使用雄激素,可出现男性化的表现。

课后小结:

1. 卵巢具有生殖和内分泌功能。

2. 青春期至绝经前卵巢形态和功能呈现周期性变化,卵巢周期历经卵泡的发育与成熟、排卵、黄体的形成与退化。

3.卵巢合成和分泌雌激素、孕激素和少量的雄激素。

第四节 子宫内膜及生殖器官其他部位的周期性变化

考点：
　　子宫内膜的周期性变化

卵巢周期使女性生殖器发生一系列周期性变化,子宫内膜的周期性变化最为显著。

一、子宫内膜的周期性变化

子宫内膜在结构上分为基底层和功能层。功能层受卵巢激素的影响呈周期性变化,基底层在月经后再生而形成新的功能层,修复子宫内膜创面。以一个正常月经周期28 d为例,依据子宫内膜的组织学变化将其周期性改变分为3个阶段。

(一)增殖期

月经周期第5~14日,与卵巢周期中的卵泡期相对应。此期雌激素使子宫内膜上皮、腺体、血管、间质呈增殖性变化,子宫内膜的厚度自0.5 mm增生至3~5 mm。增殖期可分为早、中、晚3期。

1.增殖早期　月经周期第5~7日。内膜薄,仅1~2 mm;腺体短、直、细且稀疏,腺上皮细胞呈立方形或低柱状;间质较致密,细胞呈星形;间质中的小动脉较直,壁薄。

2.增殖中期　月经周期第8~10日。内膜腺体数增多、增长并稍弯曲;腺上皮细胞增生活跃,细胞呈柱状,有分裂象;此期间质水肿最明显。

3.增殖晚期　月经周期第11~14日。内膜增厚至3~5 mm,表面略呈波浪形;腺体更长,呈弯曲状,腺上皮呈高柱状,增殖为假复层上皮,核分裂象增多;间质细胞呈星状,并相互结合成网状;组织水肿明显;小动脉增生,呈弯曲状,管腔增大。

(二)分泌期

月经周期第15~28日,与卵巢周期中的黄体期相对应。此期雌、孕激素使子宫内膜继续增厚,腺体更长而弯曲,并出现分泌现象;血管迅速增加,更弯曲;间质疏松、水肿。此期内膜厚且松软,营养物质丰富,利于受精卵的着床和发育。分泌期可分为早、中、晚3期。

1.分泌早期　月经周期第15~19日。内膜腺体更长,屈曲更明显,腺上皮细胞开始出现含糖原的核下空泡,是该期的组织学特征;间质水肿,螺旋小动脉继续增生、弯曲。

2.分泌中期　月经周期第20~23日。内膜进一步增厚呈锯齿状。腺体内的分泌上皮细胞顶端胞膜破裂,细胞内的糖原溢入腺腔,称顶浆分泌,为该期的组织学特征。内膜的分泌还包括血浆渗出,血液中许多重要的免疫球蛋白与上皮细胞分泌的结合蛋白结合,进入子宫内膜腔。此期间质更加疏松、水肿,螺旋小动脉进一步增生并弯曲。

3.分泌晚期　月经周期第24~28日。此期为月经来潮前期,子宫内膜厚达10 mm,呈海绵状。内膜腺体向宫腔开口,有糖原等分泌物溢出,间质更疏松、水肿。表面上皮细胞下的间质细胞分化为肥大的蜕膜样细胞和小圆形的内膜颗粒细胞。螺旋小动脉迅速增长,超出内膜厚度并更弯曲,血管管腔也扩张。

(三)月经期

月经周期第 1~4 日。此期雌、孕激素水平下降,使内膜中前列腺素的合成活化,前列腺素刺激子宫肌收缩而引起功能层内膜的螺旋小动脉痉挛性收缩,导致远端血管壁及组织缺血坏死、剥脱,脱落的内膜碎片及血液一起从阴道流出,即月经来潮。子宫内膜功能层从基底层崩解脱落是孕酮和雌激素撤退的最后结果。

二、生殖器官其他部位的周期性变化

1.阴道黏膜的周期性变化　在月经周期中,随着雌、孕激素的消长,可以引起阴道黏膜的周期性改变,这种改变在阴道上段最明显。排卵前,阴道上皮在雌激素的影响下,底层细胞增生,并逐渐演变为中层与表层细胞,表层细胞出现角化,使阴道上皮增厚,其程度在排卵期最为明显。雌激素还使细胞内富含糖原,寄生在阴道内的阴道杆菌分解糖原产生乳酸,使阴道内保持一定酸度,可以防止致病菌的繁殖。排卵后,在孕激素的作用下,主要表现为表层细胞脱落。在临床上,可借助阴道脱落细胞的变化了解体内雌激素水平和有无排卵。

2 宫颈黏液的周期性变化　在卵巢激素的影响下,宫颈黏液的分泌量及其物理、化学性质均有明显的周期性改变。月经干净后体内雌激素水平较低,宫颈分泌细胞分泌的黏液量很少。雌激素可刺激分泌细胞的分泌功能,随着雌激素水平的不断提高,黏液分泌量增加,至排卵期最多,黏液稀薄、透明,拉丝度可达 10 cm 以上。若将黏液做涂片检查,干燥后可见羊齿植物叶状结晶,这种结晶在月经周期第 6~7 日开始出现,至排卵期最为清晰而典型。排卵后,受孕激素影响,黏液分泌量逐渐减少,质地变黏稠而混浊,拉丝度差,易断裂,涂片检查时羊齿植物叶状结晶逐渐模糊,至月经周期第 22 日左右完全消失,而代之以排列成行的椭圆体。宫颈黏液的周期性变化,可反映卵巢的功能。

宫颈黏液是含有糖蛋白、血浆蛋白、氯化钠和水分的水凝胶。黏液中的氯化钠含量,在月经前后仅占黏液干重的 2%~20%,而在排卵期占 40%~70%。氯化钠比例的增加势必导致水分的相应增加,故排卵期的宫颈黏液量多而稀薄。宫颈黏液中的糖蛋白,在电镜下可见其排列成网状,近排卵时,在大量雌激素的影响下网眼变大。根据上述变化可见,排卵期宫颈黏液最适宜精子通过。

3.输卵管的周期性变化　输卵管的周期性变化包括形态和功能两方面的变化,均受到雌、孕激素调控。孕激素与雌激素间有许多制约的作用。在雌激素的作用下,输卵管黏膜上皮纤毛细胞生长,体积增大;非纤毛细胞分泌增加,为卵子提供运输和种植前的营养物质。雌激素还促进输卵管发育及输卵管肌层的节律性收缩振幅,而孕激素则抑制输卵管的节律性收缩振幅。孕激素还可抑制输卵管黏膜上皮纤毛细胞的生长,降低分泌细胞分泌黏液的功能。雌、孕激素的共同作用保证受精卵在输卵管内的正常运行。

4.乳房的周期性变化　雌激素促进乳腺管增生,孕激素则促进乳腺小叶及腺泡的生长。在月经前期,有的女性出现乳房肿胀或疼痛感,可能是由于乳房间质水肿及乳腺管的扩张、充血所致,随着雌、孕激素的撤退,月经来潮后上述症状即消退。

课后小结:

1.卵巢周期使女性生殖器发生一系列周期性变化,以子宫内膜的周期性变化最为显著。

2.在雌激素作用下子宫内膜出现增殖期变化,在雌、孕激素共同作用下增殖期内膜出现分泌期变化,雌、孕激素撤退后分泌期子宫内膜脱落形成月经。

3.阴道黏膜、宫颈黏液、输卵管和乳腺在卵巢周期作用下发生周期性变化。

第五节　月经周期的内分泌调节机制

卵巢的周期性变化,引起整个生殖器官各部发生周期性变化,此变化称为性周期。月经是性周期最明显的表现。月经周期的调节机制极为复杂,主要涉及下丘脑、垂体和卵巢。下丘脑分泌促性腺激素释放激素(GnRH),通过调节垂体促性腺激素的分泌,调控卵巢功能。卵巢分泌的性激素对下丘脑、垂体又有反馈调节作用。下丘脑、垂体和卵巢之间相互影响、相互调节,形成一个完整而协调的神经内分泌系统,称为下丘脑-垂体-卵巢轴(hypothalamic-pituitary-ovarian axis,H-P-O)。HPO轴的神经内分泌活动还受大脑高级中枢及其他内分泌腺的影响。

(一)下丘脑促性腺激素释放激素

下丘脑分泌的促性腺激素释放激素(GnRH)呈脉冲式释放,通过垂体门脉系统输送到腺垂体,调节垂体促性腺激素的合成与分泌。下丘脑是HPO的启动中心,GnRH的分泌受垂体促性腺激素和卵巢性激素的反馈调节。

(二)腺垂体生殖激素

腺垂体分泌的与生殖调节直接有关的激素有促性腺激素和催乳素两种。

1.促性腺激素　包括卵泡刺激素(FSH)和黄体生成激素(LH)。受GnRH脉冲式分泌的刺激,腺垂体促性腺激素细胞分泌促性腺激素,也呈脉冲式,并受卵巢性激素和抑制素的调节。FSH是卵泡发育必需的激素,其主要生理作用是直接促进卵泡的生长发育;促进雌二醇的合成与分泌;促使卵巢内窦卵泡群的募集;调节优势卵泡的选择和非优势卵泡的闭锁;在卵泡晚期与雌激素协同,诱导颗粒细胞生成LH受体,为排卵及黄素化做准备。LH的主要生理作用是在卵泡期刺激卵泡膜细胞合成雄激素,主要是雄烯二酮,为雌二醇的合成提供底物;排卵前促使卵母细胞进一步成熟及排卵;在黄体期维持黄体功能,促进孕激素、雌二醇的合成与分泌。

2.催乳素(prolactin,PRL)　由腺垂体催乳细胞分泌,具有促进乳汁合成的功能。其分泌主要受下丘脑分泌的多巴胺(PRL抑制因子)抑制性调节,促甲状腺激素释放激素(TRH)亦能刺激PRL的分泌。

(三)卵巢性激素的反馈作用

1.雌激素　雌激素对下丘脑产生负反馈和正反馈两种作用。在卵泡期早期,一定水平的雌激素负反馈作用于下丘脑,抑制GnRH的释放,并降低垂体对GnRH的反应性,实现对垂体促性腺激素脉冲式分泌的抑制。随着卵泡的发育成熟,在卵泡期晚期,当雌激素的分泌达到阈值(≥200 pg/mL)并维持48 h以上,雌激素即可发挥正反馈作用,刺激LH分泌高峰出现。在黄体期,协同孕激素对下丘脑产生负反馈作用。

2.孕激素 在排卵前,低水平的孕激素可增强雌激素对促性腺激素的正反馈作用。在黄体期,高水平的孕激素负反馈抑制促性腺激素的脉冲式分泌。

(四)月经周期的调节机制

下丘脑-垂体-卵巢轴是完整而协调的神经内分泌系统。下丘脑通过分泌 GnRH 来调节垂体 FSH 和 LH 的释放,调控性激素的分泌及性腺发育。卵巢在促性腺激素的作用下周期性排卵,并周期性分泌性激素;而卵巢性激素对中枢生殖调节激素的合成与分泌又有反馈作用,使 FSH 和 LH 的分泌也呈周期性变化(图3-3)。

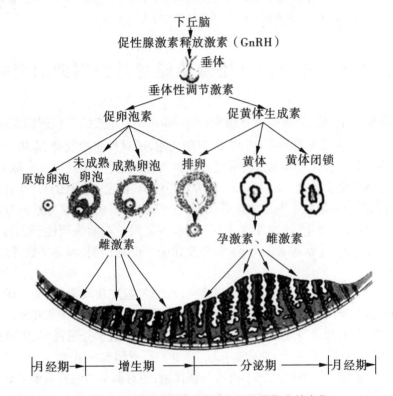

图3-3　下丘脑-垂体-卵巢轴在月经周期中的变化

在一次月经周期的黄体萎缩后,雌、孕激素水平降至最低,解除了对下丘脑、垂体的抑制,下丘脑又开始分泌 GnRH,刺激垂体分泌 FSH,促进卵泡发育并分泌雌激素,使子宫内膜发生增生期变化。随着卵泡的发育,雌激素水平逐渐升高,其对下丘脑的负反馈逐渐增强,抑制下丘脑分泌 GnRH,使垂体分泌的 FSH 减少。当卵泡发育接近成熟时,雌激素达到 200 pg/mL 以上并持续 48 h,对下丘脑、垂体产生正反馈,形成排卵前 LH 和 FSH 峰,从而促使成熟卵泡排卵。排卵后,循环中 LH 和 FSH 均急剧下降,在少量 LH 和 FSH 的作用下,黄体形成并逐渐发育成熟。黄体主要分泌孕激素,也分泌雌二醇,使子宫内膜发生分泌期变化。于排卵后 7~8 d 孕激素达高峰,雌激素亦达又一高峰。大量的雌、孕激素联合抑制 FSH 和 LH 合成与分泌,使 FSH 和 LH 的分泌减少,黄体开始萎缩,雌、孕激素分泌减少,子宫内膜失去雌、孕激素的支持而坏死、脱落、出血及月经来潮。雌、孕激素的减少解除了对下丘脑和垂体的负反馈抑制,FSH 分泌增加,卵泡开始发育,下一个月经周期开始,如此周而复始的进行。月经来潮是一

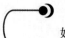

个性周期的结束,又是一个新的性周期的开始。

月经周期主要受 HPO 轴的神经内分泌调控。HPO 轴的神经内分泌活动受到大脑皮质神经中枢的影响,如精神因素、外界环境等均可影响月经周期。大脑皮质、下丘脑、垂体、卵巢任何一个环节出现问题,都会导致卵巢功能紊乱,月经失调。

课后小结:

1. 下丘脑合成和分泌 GnRH,通过调节腺垂体的 FSH 和 LH 的合成与分泌来调控卵巢功能。

2. 卵巢产生的性激素对下丘脑和垂体有正、负反馈调节作用。

3. 月经周期主要受下丘脑-垂体-卵巢轴的神经内分泌调控,下丘脑-垂体-卵巢轴的神经内分泌活动也受大脑皮质的影响,如精神因素、外界环境等均可影响月经周期。

第六节　其他内分泌腺功能对月经周期的影响

1. 甲状腺　甲状腺分泌的甲状腺素(thyronine, T_4)和三碘甲状腺原氨酸(triiodo-thyronine, T_3),不仅参与机体各种物质的新陈代谢,还对性腺的发育、生殖功能和月经周期有重要影响。若在青春期以前发生甲状腺功能减退,可出现性发育障碍,使青春期延迟。青春期则会出现月经失调,表现为月经过少、稀发,甚至闭经。生育期多合并不孕,自然流产和畸胎发生率增加。甲状腺功能轻度亢进时,甲状腺素的分泌与释放增加,子宫内膜过度增生,导致月经过多、过频,甚至发生功能失调性子宫出血。甲状腺功能重度亢进时,甲状腺素的分泌、释放及代谢等受到抑制,则会导致月经减少、稀发,甚至闭经。

2. 肾上腺　肾上腺除了合成和分泌糖皮质激素、盐皮质激素,还能合成和分泌少量雄激素和极微量的雌激素、孕激素。女性雄激素主要来源于肾上腺皮质。正常妇女的阴毛、腋毛、肌肉和全身发育必需少量雄激素,但若雄激素分泌过多,则可抑制下丘脑分泌 GnRH,并对抗雌激素,使卵巢功能受到抑制,进而出现闭经,甚至男性化表现。

3. 胰腺　胰腺分泌的胰岛素不仅参与糖代谢,还对卵巢功能有重要的影响。胰岛素依赖型糖尿病患者常伴有卵巢功能低下。高胰岛素血症患者,过多的胰岛素促进卵巢产生过多的雄激素,进而发生高雄激素血症,导致月经失调,甚至闭经。

课后小结:

1. 下丘脑-垂体-卵巢轴之外的内分泌腺功能也对月经有影响。

2. 甲状腺、肾上腺和胰腺等功能异常可导致月经失调。

同步练习

1. 下述哪项对判断排卵是无用的　　　　　　　　　　　　　　　　　　　　( )

  A. 基础体温 　　　　　　　　　　　　　　B. 宫颈黏液检查

  C. 测尿中孕二醇 　　　　　　　　　　　　D. 测尿中雌三醇

  E. 阴道脱落细胞检查

2. 卵巢排卵一般发生在　　　　　　　　　　　　　　　　　　　　　　　　( )

  A. 月经来潮前的 8 d 　　　　　　　　　　B. 月经干净的第 10 天

  C. 下次月经前的 14 d 　　　　　　　　　　D. 月经来潮的当天

E. 以上都不是

3. 下列哪项不是青春期的特点 　　　　　　　　　　　　　　　( )

　A. 在 13～18 岁 　　　　　　　　B. 月经初潮是进入青春期的标志

　C. 卵泡可发育成熟 　　　　　　　D. 月经周期规则

　E. 生殖器发育迅速

4. 雌激素的生理功能正确的是 　　　　　　　　　　　　　　　( )

　A. 降低子宫对缩宫素的敏感性 　　B. 使宫颈黏液分泌减少

　C. 使乳腺腺泡增生 　　　　　　　D. 有升高体温作用

　E. 使子宫内膜增生

5. 属于孕激素生理作用的是 　　　　　　　　　　　　　　　　( )

　A. 使子宫内膜增殖 　　　　　　　B. 促使子宫肌层增殖

　C. 使宫颈黏液易拉成丝状 　　　　D. 使阴道上皮细胞脱落加快

　E. 有助于降低血液循环中的胆固醇水平

参考答案:1. D　2. C　3. D　4. E　5. D

(赵　萍)

第四章

妊娠生理

学习目标

1. 掌握:妊娠的定义、胎儿的附属物及胎盘的功能。
2. 熟悉:各期胎儿发育特征。
3. 了解:受精卵的形成、胎儿的生理特点及孕期母体的变化。

考点:
妊娠的定义及起止时间

妊娠是胚胎和胎儿在母体内发育成长的过程。精子与卵子的结合是妊娠的开始,胎儿及其附属物从母体排出是妊娠的终止。此过程约为 266 d,临床上以末次月经第一天算起,整个妊娠时间约 280 d(40 周),相当于 10 个妊娠月。

第一节　受精及受精卵发育、输送与着床

(一)受精卵形成

精子与卵子结合的过程称受精。受精通常发生在输卵管壶腹部,整个受精过程约需 24 h。卵子从卵巢排出后,由输卵管伞部"拾入"输卵管内。精液射入阴道内,精子经宫颈、宫腔向输卵管运行。在此运行过程中,精子顶体表面糖蛋白被女性生殖道分泌物中的酶降解,从而获得受精能力,此过程称为获能(capacitation)。获能的精子与卵子相遇,精子顶体外膜破裂,释放顶体酶,称顶体反应。借助顶体酶的作用,精子穿越放射冠和透明带(此为受精的开始),精子进入卵母细胞,卵原核与精原核融合(为受精完成)形成受精卵。一旦精子穿过透明带,即可阻止其他精子的进入。

(二)受精卵着床

受精卵形成后,借助输卵管蠕动和纤毛摆动,向子宫腔方向运行。同时进行有丝分裂,形成多个子细胞。受透明带限制,子细胞数虽增多,受精卵体积并不增大,适应在狭窄的输卵管腔中移动。在受精后第 3 日,形成由 16 个细胞组成的实心细胞团,称桑葚胚,随后形成早期囊胚。受精后第 4 日,早期囊胚进入宫腔。至受精后第 5~6 日,早期囊胚的透明带消失,总体积迅速增大,继续分裂发育形成晚期囊胚。晚期囊胚侵入子宫内膜的过程,称受精卵着床。受精卵经过定位、黏附、侵入 3 个过程完成着

床。受精卵着床必须具备的条件:①透明带消失;②囊胚细胞滋养细胞分化出合体滋养细胞;③囊胚和子宫内膜同步发育且功能协调;④孕妇体内有足够数量的孕酮。

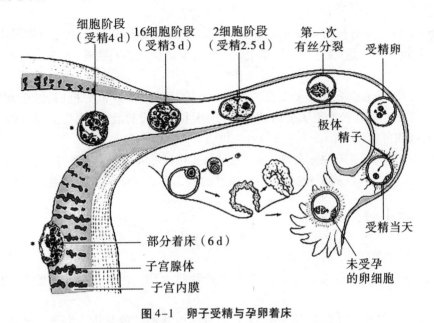

图 4-1 卵子受精与孕卵着床

第二节 胚胎、胎儿发育特点及胎儿的生理特点

一、胚胎、胎儿发育特征

妊娠 10 周(受精后 8 周)内的人胚称胚胎,此阶段主要器官分化已完成。自妊娠 11 周(受精第 9 周)起称胎儿,为各器官进一步发育成熟的时期。胚胎及胎儿各期的发育特征如下。

考点:
胎儿各期发育特点

4 周末:可辨认胚盘与体蒂。

8 周末:胚胎初具人形,能分辨出眼、耳、鼻、口、手指及足趾,B 型超声可见心脏搏动。

12 周末:胎儿身长约 9 cm,顶臀长 6~7 cm。外生殖器已发育,部分可辨认胎儿性别,胎儿四肢可活动。

16 周末:胎儿身长约 16 cm,顶臀长 12 cm,体重约 110 g。从外生殖器可辨认胎儿性别。胎儿已开始出现呼吸运动,部分孕妇已能自觉胎动。

20 周末:胎儿身长约 25 cm,顶臀长 16 cm,体重约 320 g。全身皮肤有毳毛及胎脂,开始有吞咽、排尿功能,行腹部检查时可听到胎心音。胎儿运动明显增加。

24 周末:胎儿身长约 30 cm,顶臀长 21 cm,体重约 630 g。各脏器已发育,皮下脂肪开始沉积,因量不多皮肤呈皱缩状。出生后可有呼吸,但生存力极差。

28 周末:胎儿身长约 35 cm,顶臀长 25 cm,体重约 1 000 g。生后能啼哭,有呼吸运动,出生后可存活,但易患特发性呼吸窘迫综合征。

32 周末:胎儿身长约 40 cm,顶臀长 28 cm,体重约 1 700 g。胎儿面部毳毛已脱落,皮肤深红,生活力尚可,出生后加强护理可以存活。

36 周末:胎儿身长约 45 cm,顶臀长 32 cm,体重约 2 500 g。胎儿全身毳毛明显减少,面部皱纹消失,指(趾)甲已达指(趾)端,出生后能啼哭及吸吮,生活力良好,基本可以存活。

40 周末:胎儿身长约 50 cm,顶臀长 36 cm,体重约 3 400 g。皮肤粉红色,皮下脂肪多,男性胎儿睾丸已降至阴囊内,女性胎儿外生殖器发育良好,出生后哭声响亮,吸吮力强,能很好存活。

胎儿身长的增长有一定规律,可用以下公式估计胎儿身长。前 5 个妊娠月的胎儿身长(cm)= 妊娠月数的平方,后 5 个妊娠月的胎儿身长(cm)= 妊娠月数×5。

二、胎儿的生理特点

(一)循环系统

胎儿循环不同于成人,营养供给和代谢产物排出均需由脐血管经过胎盘、母体来完成。

1. 解剖学特点 ①脐静脉一条,来自胎盘的血液经脐静脉进入肝及下腔静脉,出生后胎盘循环停止,脐静脉闭锁成肝圆韧带,脐静脉的末支——静脉导管闭锁成静脉韧带;②脐动脉两条,来自胎儿的血液经脐动脉注入胎盘与母血进行物质交换,生后脐动脉闭锁,与相连的闭锁的腹下动脉形成腹下韧带;③动脉导管位于肺动脉及主动脉弓之间,出生后 2~3 个月完全闭锁成动脉韧带;④卵圆孔位于左右心房之间,右心房的血液可经卵圆孔直接进入左心房。生后出现自主呼吸,肺循环建立,胎盘循环停止,左心房压力增高,右心房压力降低,卵圆孔开始关闭,多在生后 6 个月完全闭锁。

2. 血液循环特点 ①来自胎盘的血液沿胎儿腹前壁进入体内分为 3 支:一支直接入肝,一支与门静脉混合入肝,此两支的血液经肝静脉入下腔静脉;另一支为静脉导管直接入下腔静脉。可见进入右心房的下腔静脉血是混合血,有来自脐静脉含氧量较高、营养较丰富的血液,也有来自胎儿身体下半身含氧量较低的血液。②卵圆孔位于左右心房之间,由于卵圆孔开口处正对着下腔静脉入口,从下腔静脉进入右心房的血液,绝大部分经卵圆孔进入左心房。而上腔静脉进入右心房的血液,很少通过甚至不通过卵圆孔流向右心房,随后进入肺动脉。③由于肺循环阻力较大,肺动脉血液大部分经动脉导管流入主动脉,首先供应心、头部及上肢,仅约 1/3 血液经肺静脉入左心房。左心房的血液进入左心室,继而进入升主动脉、降主动脉直至全身后,经腹下动脉再经脐动脉进入胎盘,与母血进行交换。可见胎儿体内无纯动脉血,而是动静脉混合血,各部位血氧含量只有程度上的差异。进入肝、心、头部及上肢的血液含氧量较高及营养较丰富以适应需要,注入肺及身体下半部的血液含氧量及营养较少。

(二)血液系统

1. 红细胞生成 胎儿血循环约于受精后 3 周末建立,其红细胞主要来自卵黄囊。于妊娠 10 周,肝是红细胞生成的主要器官。以后骨髓、脾逐渐具有造血功能。于妊娠足月,骨髓产生 90% 红细胞。于妊娠 32 周,红细胞生成素大量产生,故妊娠 32 周以后的早产儿及妊娠足月儿的红细胞数均增多,约为 $6.0 \times 10^{12}/L$。胎儿红细胞的生命周期短,仅为成人的 2/3,故需不断生成红细胞。

2. **血红蛋白生成** 在妊娠前半期,均为胎儿血红蛋白,至妊娠最后 4 ~ 6 周,成人血红蛋白增多,至临产时胎儿血红蛋白仅占 25%。

3. **白细胞生成** 妊娠 8 周以后,胎儿血液循环出现粒细胞。于妊娠 12 周,胸腺、脾产生淋巴细胞,成为体内抗体的主要来源,构成防止病原体感染及对抗外来抗原的又一道防线。妊娠足月时白细胞计数可高达 $(15 ~ 20) \times 10^{9}/L$。

(三)呼吸系统

胎儿呼吸功能是由母儿血液在胎盘完成气体交换。胎儿出生前已具备呼吸道(包括气管直至肺泡)、肺循环及呼吸肌的发育。B 型超声于妊娠 11 周可见胎儿胸壁运动,妊娠 16 周时出现能使羊水进出呼吸道的呼吸运动。

(四)消化系统

妊娠 11 周时小肠有蠕动,妊娠 16 周胃肠功能基本建立,胎儿吞咽羊水,吸收水分,同时能排出尿液控制羊水量。尽管胎儿蛋白分解能力尚未发育成熟,但其胃肠确实能吸收氨基酸、葡萄糖及其他可溶性营养物质,吸收脂肪功能较差。胎儿肝功能尚不健全,因肝内缺乏许多酶,以致不能结合因红细胞破坏产生的大量游离胆红素。胆红素主要经胎盘排出,并由母体肝代谢后排出体外。仅有小部分在肝内结合,经胆道排入小肠氧化成胆绿素。胆绿素的降解产物导致胎粪呈黑绿色。此外,胎肝还参与妊娠期雌激素的代谢。

(五)泌尿系统

妊娠 11 ~ 14 周时胎儿肾已有排尿功能,于妊娠 14 周胎儿膀胱内已有尿液,B 型超声可测出膀胱内尿量。胎儿通过排尿参与羊水的循环。

(六)内分泌系统

胎儿甲状腺于妊娠第 6 周开始发育,是胎儿发育的第一个内分泌腺。在妊娠 12 周已能合成甲状腺激素。甲状腺激素对胎儿各组织器官的正常发育均有作用,尤其是大脑的发育。胎儿肾上腺发育良好,其重量与胎儿体重之比远超过成年人,且胎儿肾上腺皮质主要由胎儿带组成,约占肾上腺的 85% 以上。能产生大量甾体激素,与胎儿肝、胎盘、母体共同完成雌三醇的合成。因此,测定孕妇血或尿液雌三醇值,已成为了解胎儿胎盘功能最常用的方法。妊娠 12 周胎儿胰腺开始分泌胰岛素。

(七)生殖系统及性腺分化发育

胎儿的性别由性染色体决定,胎儿性腺的发育对性别表型也起到辅助作用。性染色体 XX 或 XY 在受精卵形成时已确定,胚胎 6 周内胎儿的性别尚不能区分。此后,在 Y 染色体的作用下,原始生殖细胞逐渐分化为睾丸。睾丸形成后刺激间质细胞分泌睾酮,促使中肾管发育,支持细胞产生副中肾管抑制物质,副中肾管发育受到抑制而退化。外阴部 5α-还原酶使睾酮衍化为二氢睾酮,外生殖器向男性分化发育。男性胎儿睾丸于临产前才降至阴囊内,右侧睾丸高于左侧且下降较迟。若胚胎细胞不含 Y 染色体,原始生殖细胞分化为卵巢,因缺乏副中肾管抑制物质,致使副中肾管系统发育,形成阴道、子宫、输卵管。外阴部缺乏 5α-还原酶,外生殖器向女性分化发育。女性胎儿受母体雌激素影响,子宫内膜及阴道上皮增生,宫颈腺体分泌黏液,可在出生后出现撤激素性阴道流血或液性白带,无须特殊处理。

第三节　胎儿附属物的形成与功能

胎儿附属物包括胎盘、胎膜、脐带和羊水。

一、胎盘

胎盘是母体与胎儿间进行物质交换的器官,由底蜕膜、叶状绒毛膜及羊膜组成。

(一)胎盘的形成及结构

1. 蜕膜　受精卵着床后,在孕酮作用下子宫内膜腺体增大弯曲,腺上皮细胞内及腺腔中含大量糖原,血管充血,结缔组织肥大,此时的子宫内膜称蜕膜。依蜕膜与囊胚的关系,将其分为三部分(图4-2)。

(1)底蜕膜　位于囊胚和子宫肌层之间的蜕膜,以后发育成胎盘的母体部分。

(2)包蜕膜　覆盖在囊胚表面的蜕膜,随着囊胚发育逐渐突向宫腔,由于缺乏营养而逐渐退化,最终因包蜕膜与真蜕膜相贴近而逐渐融合。

(3)真蜕膜　底蜕膜及包蜕膜以外覆盖子宫腔的蜕膜。妊娠14~16周羊膜腔明显增大,包蜕膜与真蜕膜相贴近,宫腔消失。

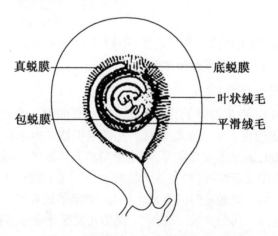

图4-2　早期妊娠子宫蜕膜与绒毛的关系

2. 绒毛膜　囊胚着床后,滋养层细胞迅速分裂增殖,在绒毛膜表面形成毛状突起,分支形成绒毛。滋养层内层为细胞滋养细胞,外层为合体滋养细胞,二者共同构成绒毛干。随着绒毛生长,胚外中胚层长入绒毛干内,形成绒毛间质,继而,胚胎血管深入绒毛间质,胎儿胎盘循环建立。与底蜕膜相接触的绒毛,因营养丰富发育良好,称为叶状绒毛膜(也叫丛密绒毛膜),为胎盘的主要构成部分。与包蜕膜相接触的绒毛因营养缺乏而逐渐退化,称平滑绒毛膜,之后构成胎膜的一部分。

绒毛干之间的间隙称绒毛间隙。滋养细胞侵蚀母体子宫血管,使之直接开口于绒毛间隙,绒毛间隙内充满母体血液。胎儿血液经脐动脉流至绒毛毛细血管,经由毛细血管壁、绒毛间质及绒毛滋养细胞等组成的血管合体膜,与绒毛间隙中的母血进行物质交换,经脐静脉返回胎儿体内;母血经子宫螺旋动脉开口进入绒毛间隙,再经螺旋静脉返回孕妇体内。胎儿血液与母血并不直接相通,之间隔着的血管合体膜构成母胎界面,有胎盘屏障的作用(图4-3)。

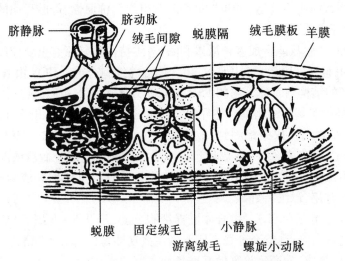

图4-3 胎盘的结构与胎儿-胎盘循环模式图

3.羊膜 为胎盘的胎儿部分,构成胎盘的最内层,正常羊膜厚0.02~0.05 mm,光滑,无血管、神经及淋巴。

妊娠足月胎盘呈圆形或椭圆形,重450~650 g,直径16~20 cm,中间厚,边缘薄。胎盘分为胎儿面和母体面。胎儿面的表面被覆羊膜,脐带附着于胎儿面的中央或偏侧,脐血管从附着处分支向四周呈放射状分布直达胎盘的边缘。母体面表面呈暗红色,相邻绒毛间隙残留的底蜕膜形成胎盘隔,一般不超过胎盘全层的2/3。胎盘隔把胎盘的母体面分成15~20个胎盘小叶。

(二)胎盘的功能

1.气体交换 相当于胎儿出生后呼吸系统的功能。O_2是由母血向胎儿血液扩散,CO_2从胎儿血液向母血扩散,均以简单扩散方式进行交换。若孕妇合并心功能不全、贫血、肺功能不良或某些导致血管合体膜增厚的疾病,均可使胎儿获O_2不足而发生胎儿窘迫。

2.营养物质供应 可替代胎儿消化系统的功能。葡萄糖以易化扩散方式,氨基酸、钙、磷、碘、铁以主动运输方式,游离脂肪酸、脂溶性维生素及部分电解质以简单扩散方式通过胎盘。胎盘可产生多种酶,能将复杂化合物如蛋白质、脂质分别分解为氨基酸、游离脂肪酸等,也可将简单物质合成后供给胎儿,如将葡萄糖合成糖原、氨基酸合成蛋白质等。

3.排出胎儿代谢产物 相当于出生后肾的功能,胎儿的代谢产物(尿素、尿酸、肌酐、肌酸等)经胎盘进入母体血液,由母体排出。

4.防御功能 母血中免疫抗体 IgG 能通过胎盘,使胎儿从母体获得被动免疫力。

一般细菌、弓形虫、衣原体、支原体及螺旋体等不能通过胎盘。但胎盘的防御功能很有限,上述病原体数量多时,可在胎盘部位形成病灶,破坏绒毛结构后,感染胎儿;各种病毒(如风疹病毒、巨细胞病毒等)及大部分药物也可通过胎盘进入胎儿体内,影响胎儿。

5. 免疫功能　胎儿及胎盘作为同种半异体移植物能在母体子宫内存活,而不被排斥,其具体机制目前尚不清楚,可能与早期胚胎组织无抗原性、母胎界面的免疫耐受及妊娠期母体免疫力低下有关。

6. 合成功能　胎盘能合成多种激素和酶,对维持正常妊娠有重要作用。

(1)人绒毛膜促性腺激素(HCG)　由合体滋养细胞合成。HCG由α和β两个亚基组成,α亚基的结构与垂体分泌的FSH、LH和TSH等基本相似,其抗体相互间能发生交叉反应,而β亚基的结构具有特异性。HCG于受精后第6日开始分泌,受精后第10日可以在孕妇血清及尿中检测到,成为诊断早孕的最敏感方法。HCG至妊娠8~10周血清浓度达高峰,持续1~2周后迅速下降,妊娠中、晚期时血清浓度仅为峰值的10%,正常产后1~2周消失。HCG的主要功能为使月经黄体增大成为妊娠黄体,增加雌、孕激素的分泌,以维持妊娠。

(2)人胎盘生乳素(hPL)　由合体滋养细胞分泌,于孕5~6周后出现在母血中,至孕34~36周达高峰,维持至分娩。HPL的主要功能是促进乳腺腺泡发育、刺激乳腺上皮细胞的蛋白合成,为产后泌乳做好准备。

(3)雌激素　孕10周后,雌激素合成需由胎儿-胎盘单位完成。可以应用测定雌三醇值来监测胎盘功能。

(4)孕激素　妊娠10周后,孕激素主要由胎盘合体滋养细胞产生,随妊娠进展,母血中孕酮值逐渐增高,至妊娠末期可达高峰。与雌激素共同维持正常妊娠生理过程。

胎盘还能合成并释放缩宫素酶、妊娠特异性蛋白、耐热性碱性磷酸酶及多种类型的细胞因子和生长因子。

二、胎膜

胎膜由羊膜和平滑绒毛膜组成。胎膜内层为羊膜,与覆盖胎盘、脐带的羊膜层相连;胎膜外层为平滑绒毛膜。随着胎儿长大及羊膜腔的不断扩大,子宫腔为羊膜腔所占据。胎膜含多量花生四烯酸(前列腺素前身物质)的磷脂及能催化磷脂生成游离花生四烯酸的溶酶体,因此,胎膜在分娩发动上有一定作用。

三、脐带

考点:
脐带中的血管

脐带是连于胎儿脐部与胎盘间的条索状组织。足月胎儿脐带长30~100 cm,平均55 cm,直径0.8~2.0 cm,表面被覆羊膜。内含两条脐动脉、一条脐静脉,中间填充华通胶,具有保护脐血管的作用。脐带是母体与胎儿间进行物质交换的唯一通道,若脐带受压致使血流受阻时,可发生胎儿宫内窘迫,甚至造成胎儿死亡。

四、羊水

羊膜腔内的液体称羊水。

1. 羊水的来源和吸收 妊娠早期的羊水主要是母体血清经胎膜进入羊膜腔的透析液,妊娠中期以后胎儿的尿液是羊水的主要来源。妊娠晚期胎儿肺参与羊水的生成,每日 600~800 mL 液体从肺泡分泌至羊膜腔。约 50% 的羊水由胎膜吸收,胎儿吞咽羊水,足月妊娠胎儿每日可吞咽羊水 500~700 mL,是羊水吸收的另一重要途径。

2. 羊水量、性状及成分 妊娠 38 周时羊水量最多,约 1 000 mL,之后逐渐减少,妊娠 40 周时约为 800 mL。妊娠足月羊水略混浊,比重为 1.007~1.025,呈中性或弱碱性,pH 值为 7.20,羊水中悬有胎脂、胎儿脱落上皮细胞、毳毛、毛发及少量白细胞等。

3. 羊水的功能 ①保护胎儿:羊水为胎儿提供了适宜的温度、环境和活动空间;防止胎体与羊膜粘连;羊水能减轻外界环境对胎儿的机械损伤力;临产时,羊水可使宫缩压力均匀分布,避免胎儿局部受压。②保护母体:妊娠期羊水可减轻因胎动引起的母体不适感;临产后羊水有助于扩张宫颈;破膜后羊水具有润滑和清洁产道作用,减少感染机会。

第四节 妊娠期母体的变化

妊娠期在胎盘产生的各种激素的作用下,母体各系统发生一系列变化,从而适应胎儿生长发育的需要。了解妊娠期母体发生的变化,有助于鉴别异常病理情况。

一、生殖系统的变化

1. 子宫

(1)宫体 妊娠期间宫体逐渐增大变软。子宫由非孕时的 7~8 cm×4~5 cm×2~3 cm,增大到孕足月时的 35 cm×25 cm×22 cm;宫腔容量非孕时为 5 mL,足月妊娠时为 5 000 mL;子宫重量非孕时为 50 g,足月妊娠时为 1 100 g。子宫增大主要是肌细胞肥大,肌浆内充满具有收缩活性的蛋白,为临产后子宫收缩提供物质基础。妊娠 12 周后,子宫逐渐超出盆腔,在耻骨联合上方可触及。由于盆腔左侧有乙状结肠占据,增大的子宫常发生不同程度的右旋。妊娠足月时,子宫的血流量为 500~700 mL/min,其中 80%~85% 供应胎盘,子宫收缩时,胎盘血流量明显减少。妊娠 12~14 周起,子宫出现稀发的无痛性收缩,称 Braxton Hicks 收缩。

(2)子宫峡部 非孕时长约 1 cm,孕 12 周后,子宫峡部逐渐拉长、变薄,分娩时可伸展至 7~10 cm,成为软产道的一部分,称为子宫下段,是产科手术学的重要解剖结构。

(3)宫颈 妊娠时宫颈呈紫蓝色、肥大、质地柔软。宫颈的主要成分为胶原丰富的结缔组织,不同时期这些结缔组织的重新分布,使妊娠期宫颈关闭维持至足月,分娩期宫颈扩张及产褥期宫颈迅速复旧。宫颈腺体分泌的黏液增多,形成黏液栓,堵塞于宫颈管,可防止细菌侵入宫腔。

2.卵巢 妊娠期卵巢略增大,停止排卵。受孕后卵巢内月经黄体转变为妊娠黄体,产生大量雌、孕激素,对维持早期妊娠具有重要作用。

3.阴道 妊娠时阴道黏膜充血、水肿,外观呈紫蓝色,阴道肌层肥厚,周围结缔组织变软,白带增多。妊娠时阴道上皮细胞内糖原积聚,经阴道杆菌作用后成为乳酸,使阴道 pH 值降低,抑制致病菌生长,利于防止感染。

4.外阴 妊娠期外阴部充血,会阴肥厚变软,大小阴唇有色素沉着,组织变软,利于胎儿娩出。

二、乳房及皮肤的变化

妊娠期在多种激素的作用下,乳腺腺管及腺泡增生,使乳房增大。乳头变大,乳头乳晕着色加深,乳晕区皮脂腺肥大,形成散在的结节状小隆起,称蒙氏结节。妊娠期间无乳汁分泌,与大量雌激素抑制泌乳有关。妊娠末期挤压乳房,可见数滴稀薄黄色液体溢出,称为初乳。

妊娠期间孕妇乳头、乳晕、腹白线、外阴等处色素加深;面颊部呈蝶状褐色斑,称妊娠斑。多于产后逐渐消退。孕妇腹部可见不规则平行的紫色或淡红色裂纹,称妊娠纹,是由腹壁弹力纤维断裂所致,产后呈银白色。

三、循环系统的变化

心

1.心脏 妊娠末期因膈肌升高,心脏向左、上、前移位,心浊音界稍扩大。因孕期血流量增加及心脏移位致大血管扭曲,多数孕妇的心尖区可闻及Ⅰ～Ⅱ级柔和吹风样收缩期杂音。妊娠 10 周心搏出量开始增加,妊娠 32～34 周达高峰,较未孕时约增加30%,临产后,尤其在第二产程,心搏出量增加更为显著。妊娠晚期心率每分钟增加10～15 次。

2.血压 由于孕期胎盘形成动静脉短路、血液稀释、血管扩张等,妊娠早期及中期血压偏低。妊娠晚期血压可轻度升高,脉压稍增大。妊娠期由盆腔回流至下腔静脉的血流量增加,加之增大的子宫使下腔静脉血液回流受阻,致使静脉压升高,易发生下肢、外阴静脉曲张和痔。孕妇仰卧位时下腔静脉受压,回心血量、心搏出量减少,血压下降,称仰卧位低血压综合征。侧卧位可解除子宫对下腔静脉的压迫。

四、血液系统的改变

1.血容量 孕 6～8 周血容量开始增加,至孕 32～34 周时达高峰,增加 40%～45%。血浆增加约 1 000 mL,红细胞增加约 450 mL,因血浆增加多于红细胞的增加,出现生理性血液稀释。

2.血液成分

(1)红细胞 由于血液稀释,红细胞计数约为 $3.6 \times 10^{12}/L$(孕前约为 $4.2 \times 10^{12}/L$),血红蛋白值约为 110 g/L(孕前约为 130 g/L),血细胞比容为 0.31～0.34(孕前为 0.38～0.47)。

(2)白细胞 白细胞增加于妊娠 30 周达高峰,为 $(5～12) \times 10^9/L$,有时可达 $15 \times 10^9/L$。主要是中性粒细胞增加。

(3)凝血因子 妊娠期间血小板略有减少,凝血因子 Ⅱ、Ⅴ、Ⅶ、Ⅷ、Ⅸ、Ⅹ均增加,血浆纤维蛋白原在妊娠晚期增至 4~5 g/L(孕前约为 3 g/L),使孕妇血液处于高凝状态,利于产后胎盘剥离面迅速止血。

五、新陈代谢的变化

1. 基础代谢率 于妊娠中期逐渐增高,至妊娠晚期可增高15%~20%。

2. 糖、脂肪、蛋白质代谢 妊娠期间胰岛功能旺盛,分泌胰岛素增多,故孕妇空腹血糖值稍低于非孕妇女,但孕妇对胰岛素的需要量增加,到妊娠晚期可出现胰岛素相对不足,血糖升高;妊娠期肠道吸收脂肪的能力增强,血脂增高;孕妇对蛋白质的需要量增加,呈正氮平衡。

3. 无机盐代谢 胎儿生长发育需要大量钙、磷、铁。妊娠末期胎儿体内绝大部分的钙、磷为妊娠最后 2 个月内所积累,所以妊娠晚期应补充维生素 D 和钙。胎儿造血需要铁,铁在体内储存不多,孕期应补充铁。

4. 体重 妊娠早期体重改变不明显,妊娠13周起,孕妇体重平均每周增加350 g,如超过 500 g 可能有隐性水肿,至妊娠足月体重平均增加 12.5 kg。

六、其他系统的变化

1. 泌尿系统的变化 妊娠期肾血流量比孕前增加约 35%,肾小球滤过率(glomerular filtration rate,GFR)约增加 50%。当肾小球滤过能力超过肾小管重吸收能力时,少量葡萄糖可随尿排出,称妊娠生理性糖尿。约有 15% 的孕妇饭后可出现糖尿。在孕激素作用下,泌尿系统平滑肌松弛,输尿管增粗、蠕动减弱,尿流缓慢,且右旋子宫压迫右侧输尿管,妊娠期易患急性肾盂肾炎,以右侧多见。

2. 呼吸系统的变化 妊娠期肺活量无明显改变,肺通气量增加,有过度通气现象。由于子宫增大致使膈肌活动幅度减小,以胸式呼吸为主。上呼吸道黏膜增厚,轻度充血、水肿,易发生感染。

3. 消化系统的变化 受孕激素的作用,贲门括约肌松弛,胃内容物反流到食管,可出现胃部"灼热"感。胃肠道平滑肌张力降低,蠕动减弱,胃排空时间延长,容易出现腹部饱胀感、便秘等。妊娠期间由于胆道平滑肌松弛,胆汁黏稠,易并发胆囊炎及胆结石。

4. 内分泌系统的变化 妊娠期腺垂体增生肥大。促性腺激素(FSH 和 LH)分泌减少,促甲状腺激素(TSH)、垂体催乳素(PRL)、促黑素细胞刺激素(MSH)等分泌增多。肾上腺分泌增加,使孕妇血中皮质醇、醛固酮浓度明显增高,因与血浆蛋白结合,孕妇无肾上腺皮质功能亢进表现。妊娠期间甲状腺均匀增大。

课后小结:

1. 妊娠是胚胎和胎儿在母体内发育成长的过程。精子与卵子的结合是妊娠的开始,胎儿及其附属物从母体排出是妊娠的终止。此过程约为 266 d,临床上以末次月经第一天算起,整个妊娠时间约 280 d(40 周),相当于 10 个妊娠月。

2. 精子和卵子结合的过程称为受精。部位在输卵管壶腹部。

3. 晚期囊胚侵入子宫内膜的过程,称植入(着床)。

4. 胎儿附属物:胎盘、胎膜、脐带、羊水。

5.胎盘由底蜕膜、叶状绒毛膜、羊膜组成。

6.胎盘是胎儿和母体进行物质交换的重要器官,有气体交换、营养物质供应、排出胎儿代谢产物、防御功能、免疫功能、合成功能。

7.胎盘合成的激素有人绒毛膜促性腺激素(HCG)、胎盘生乳素(hPL)、雌激素、孕激素。

8.胎膜由平滑绒毛膜(外层)和羊膜(内层)组成。

9.脐带平均55 cm,有2条脐动脉和1条脐静脉。

10.足月羊水量约为800 mL,呈弱碱性。

11.妊娠8周末超声显像可见早期心脏搏动,16周末部分孕妇可自觉胎动,20周末,临床上可听到胎心音。

12.妊娠12周子宫超出盆腔,孕晚期子宫略向右旋(盆腔左侧有乙状结肠)。

13.子宫峡非妊娠期长约1 cm,临产时达7～10 cm,形成子宫下段。临产后成为软产道的一部分。

14.妊娠期血容量和心搏出量增加,于妊娠32～34周达高峰。

15.妊娠晚期心脏听诊可闻及Ⅰ～Ⅱ级柔和吹风样收缩期杂音。

16.妊娠期血容量增加,血浆的增加多于红细胞的增加,血液相对稀释,呈生理性贫血;晚期血液处于高凝状态。

同步练习

1.临床计算妊娠开始的时间是从 （　）
  A.受精之日   B.排卵之日
  C.末次月经的第1天   D.末次月经干净之日
  E.出现早孕反应之日

2.胎盘的防御功能正确的是 （　）
  A.胎盘的屏障作用是非常完善的   B.IgG可以通过胎盘进入胎儿体内
  C.药物不能通过胎盘进入胎儿体内   D.流感、风疹等病毒不能感染胎儿
  E.母体内的各种抗体均能通过胎盘

3.不属于胎盘分泌的激素是 （　）
  A.人绒毛膜促性腺激素   B.胎盘生乳素
  C.雄激素   D.雌激素
  E.孕激素

4.妊娠前5个月胎儿身长(cm)计算公式为 （　）
  A.月份×5   B.月份平方
  C.月份立方×2   D.月份立方×3
  E.月份立方×4

5.脐带中的静脉数是 （　）
  A.1条   B.2条
  C.3条   D.4条
  E.5条

6.妊娠期母体血液系统的变化不正确的是 （　）
  A.血容量增加32～34周达高峰
  B.血浆增加多于红细胞,出现生理性贫血
  C.增大的子宫压迫下腔静脉易出现外阴及下肢静脉曲张

D. 在孕妇心尖区可闻及Ⅲ～Ⅳ级吹风样收缩期杂音

E. 妊娠期多种凝血因子增加使孕妇血液处于高凝状态

7. 妊娠期晚期孕妇不宜长时间采取的体位是   ( )

 A. 抬高下肢   B. 端坐位

 C. 左侧卧位   D. 半坐卧位

 E. 仰卧位

8. 关于妊娠早期孕妇呼吸系统的变化,正确的是   ( )

 A. 过度通气   B. 呼吸次数增加

 C. 呼吸次数减少   D. 呼吸较浅

 E. 腹式呼吸为主

9. 妊娠期血容量增加达高峰的时间是   ( )

 A. 妊娠28～30周   B. 妊娠32～34周

 C. 妊娠34～36周   D. 妊娠36～38周

 E. 妊娠38～40周

10. 妊娠早期孕妇泌尿系统可出现的临床表现是 ( )

 A. 尿频   B. 尿急

 C. 尿痛   D. 尿潴留

 E. 尿失禁

11. 关于妊娠期母体生理变化的描述,错误的是 ( )

 A. 妊娠32～34周血容量增加达高峰

 B. 妊娠晚期易发生外阴及下肢静脉曲张

 C. 子宫峡部在妊娠后期形成子宫下段

 D. 妊娠期孕妇血液处于低凝状态

 E. 妊娠期卵巢停止排卵

参考答案:1. C 2. B 3. C 4. B 5. A 6. D 7. E 8. A 9. B 10. A 11. D

(洛阳职业技术学院 朱前进)

第五章

妊娠诊断

学习目标

1. 掌握:早、中晚期妊娠的临床表现、辅助检查;胎方位的定义及种类。
2. 熟悉:妊娠的分期。
3. 了解:胎产式、胎先露的定义及种类。

临床上将妊娠全过程分为 3 个时期,妊娠 13 周末以前称早期妊娠,第 14~27 周末称中期妊娠,第 28 周及其以后称晚期妊娠。

第一节　早期妊娠的诊断

早期妊娠也称早孕,是胚胎形成、胎儿器官分化的重要时期,因此早期诊断主要是确定妊娠、胎数、胎龄,排除异位妊娠等病理情况。

(一)症状与体征

1. **停经**　停经是妊娠最早、最重要的症状。凡月经周期规律,有正常性生活的生育年龄妇女,月经过期 10 d 以上,应疑为妊娠,若停经已达 2 个月,妊娠的可能性更大。但停经不一定就是妊娠,需加以鉴别。

2. **早孕反应**　在停经 6 周左右约半数妇女出现头晕、乏力、嗜睡、食欲不振、偏食、厌油腻、恶心、晨起呕吐等症状,称为早孕反应。多在妊娠 12 周左右自然消失。可能与体内人绒毛膜促性腺激素增多、胃肠功能紊乱有关。

3. **尿频**　妊娠早期出现尿频,是由于呈前倾位的子宫增大压迫膀胱所致,孕 12 周以后宫体进入腹腔,解除了对膀胱的压迫,尿频症状即消失。

4. **乳房的变化**　乳房逐渐增大,孕妇可自觉乳房胀痛及乳头疼痛。乳头、乳晕着色加深,乳头周围出现蒙氏结节。

5. **生殖器官的变化**　阴道黏膜和宫颈充血,呈紫蓝色,质软,子宫体增大变软。停经 6~8 周时,由于子宫峡部变得极软,双合诊检查时感觉宫颈与宫体似不相连,称为黑加征(Hegar sign)。孕 5~6 周时宫体呈球形,至孕 8 周时,子宫体约为非孕时的

2倍,孕12周时为非孕时的3倍,子宫超出盆腔,可在耻骨联合上方触及。

(二)辅助检查

1.妊娠试验 妊娠后滋养细胞分泌HCG进入孕妇血中,经尿液排出。临床常用试纸法测定尿中HCG,若白色显示区上下呈现两条红色线为阳性,提示妊娠;白色显示区上端呈现一条红色线为阴性。也可用放射免疫法和酶免疫法检测β-HCG。

考点:
　早期妊娠最常用及确诊的方法

2.超声检查

(1)B型超声显像法 是检查早孕快速准确的方法,最早可于孕5周时在增大的子宫轮廓中见到呈圆形或椭圆形的妊娠囊(gestational sac,GS)光环,环内为液性暗区(图5-1);孕6~8周后妊娠囊内可见胎芽及原始心血管搏动,是确诊早期妊娠、活胎的可靠依据。

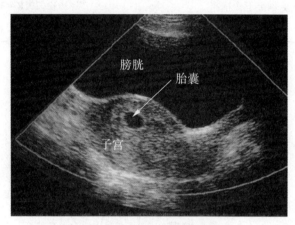

膀胱　胎囊　子宫

图5-1　早孕期B型超声图像

(2)超声多普勒法 在增大的子宫区内听到节律性的单一高调胎心音,频率为150~160次/min,最早于妊娠7周时即可听到。

3.黄体酮试验 利用孕激素在体内突然撤退可引起子宫出血的原理,对月经过期疑为早孕的妇女,每日肌内注射黄体酮20 mg,连用3~5 d,停药后2~7 d出现阴道流血,可以排除妊娠。停药超过7 d仍未出现阴道流血,则妊娠的可能性大。

4.基础体温(BBT)测定 基础体温曲线呈双相型,高温相持续18 d仍不下降,早孕的可能性大。

第二节　中、晚期妊娠的诊断

中、晚期妊娠是胎儿生长和各器官发育成熟的重要时期,主要的妊娠诊断是判断胎儿生长发育情况、宫内状况和发现胎儿畸形。

(一)症状与体征

经历早期妊娠的过程,感到腹部逐渐增大和自觉胎动。

1.子宫增大 随妊娠进展子宫逐渐增大,行腹部检查时,根据手测子宫底高度及尺测耻骨联合上子宫长度(表5-1,图5-2),可推测妊娠周数。

表 5-1 不同妊娠周数的宫底高度及子宫长度

妊娠周数	手测子宫底高度	尺测耻上子宫长度(cm)
12 周末	耻骨联合上 2~3 横指	
16 周末	脐耻之间	
20 周末	脐下 1 横指	18(15.3~21.4)
24 周末	脐上 1 横指	24(22.0~25.1)
28 周末	脐上 3 横指	26(22.4~29.0)
32 周末	脐与剑突之间	29(25.3~32.0)
36 周末	剑突下 2 横指	32(29.8~34.5)
40 周末	脐与剑突之间或略高	33(30.0~35.3)

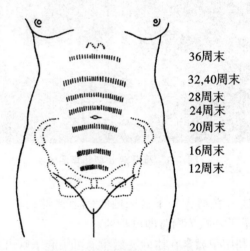

图 5-2 妊娠周数与宫底高度

2. 胎动 胎儿在子宫内的活动称为胎动。孕妇于妊娠 18~20 周开始自觉胎动,正常每小时 3~5 次,随妊娠周数增加,胎动渐活跃,至妊娠末期胎动又逐渐减少。

3. 胎心音 于妊娠 18~20 周后,用听诊器经孕妇腹壁能听到胎心音。若听到胎心音即可确诊妊娠且为活胎。胎心音呈双音,似钟表的“滴答”声,正常胎心率为 110~160 次/min。胎心音在胎儿背部所在侧听诊最清楚,听诊时应将胎心音与子宫杂音、腹主动脉音及脐带杂音相鉴别。

4. 胎体 妊娠 20 周以后,经腹壁可触到子宫内胎体,妊娠 24 周始可区分胎头、胎背、胎臀及胎儿肢体。胎头圆而硬,有浮球感,胎背宽而平坦,胎臀宽而软,形状略不规则,胎儿肢体小且有不规则活动。

(二)辅助检查

1. 超声检查 妊娠中、晚期应用超声检查可检测胎儿数目、胎产式、胎先露、胎方位及有无胎心搏动,了解胎盘的位置及分级,测量胎儿的多条径线,并可观察有无胎儿体表畸形。多普勒超声可测量胎盘及胎儿血流,在监护胎儿生长发育和早期诊断先天性心血管畸形方面有重要价值。

2.胎儿心电图　一般采用间接法,经孕妇腹壁行胎儿心电图检查,妊娠20周后显示图形成功率较高。胎儿心电图可反映胎儿心脏的活动情况。

第三节　胎产式、胎先露、胎方位

妊娠28周以前,由于羊水相对较多,胎儿较小,胎儿在子宫内有较大的活动范围,其位置和姿势容易改变。随妊娠进展,胎儿生长迅速,胎儿在子宫内活动范围逐渐减小,至妊娠32周后,胎儿的位置和姿势相对恒定。为适应椭圆形宫腔的形状,胎儿在子宫内所取的姿势(简称胎势)为:胎头俯屈,脊柱略向前弯,四肢屈曲交叉于胸腹前。

由于胎儿在子宫内的位置不同,即形成了不同的胎产式、胎先露及胎方位。

(一)胎产式

胎体纵轴与母体纵轴的关系称胎产式。两纵轴相互平行者称纵产式,占妊娠足月分娩总数的99.75%;两纵轴互相垂直者称横产式,占妊娠足月分娩总数的0.25%(图5-3);两纵轴交叉成角度者称斜产式,属暂时的,在分娩过程中多数转为纵产式,偶尔转为横产式。

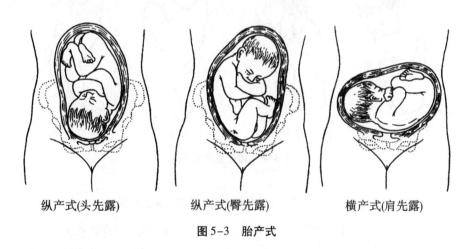

纵产式(头先露)　　　纵产式(臀先露)　　　横产式(肩先露)

图5-3　胎产式

(二)胎先露

最先进入骨盆入口的胎儿部分称胎先露(fetal presentation)。纵产式有头先露和臀先露,横产式为肩先露。头先露根据胎头屈伸程度不同又分为枕先露、前囟先露、额先露及面先露(图5-4)。臀先露因入盆的先露部分不同,又分为混合臀先露、单臀先露、单足先露和双足先露(图5-5)。偶见胎头或胎臀与胎手或胎足同时入盆,称复合先露。

(三)胎方位

胎儿先露部的指示点与母体骨盆的关系称胎方位,简称胎位。枕先露以枕骨、面

考点:
胎方位的定义及种类

先露以颏骨、臀先露以骶骨、肩先露以肩胛骨为指示点。根据指示点与母体骨盆前、后、左、右、横的关系而有不同的胎方位(表5-2)。例如:枕先露时,胎儿枕骨若位于母体骨盆的右前方,称枕右前位,其余可类推。正常的胎方位为枕左前位和枕右前位。

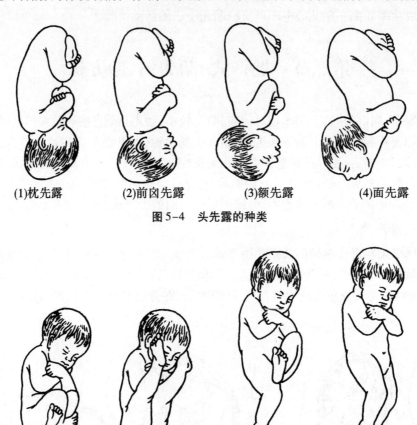

(1)枕先露　　(2)前囟先露　　(3)额先露　　(4)面先露

图5-4　头先露的种类

(1)混合臀先露　(2)单臀先露　　(3)单足先露　　(4)双足先露

图5-5　臀先露的种类

表5-2　胎产式、胎先露和胎方位的关系及种类

纵产式 (99.75%)	头先露 (95.75%~ 97.75%)	枕先露 (95.55%~ 97.55%)	枕左前(LOA)、枕左横(LOT)、枕左后(LOP) 枕右前(ROA)、枕右横(ROT)、枕右后(ROP)
		面先露 (0.2%)	颏左前(LMA)、颏左横(LMT)、颏左后(LMP) 颏右前(RMA)、颏右横(RMT)、颏右后(RMP)
	臀先露 (2%~4%)		骶左前(LSA)、骶左横(LST)、骶左后(LSP) 骶右前(RSA)、骶右横(RST)、骶右后(RSP)
横产式 (0.25%)	→肩先露		肩左前(LScA)、肩左后(LScP) 肩右后(RScA)、肩右横(RScP)

课后小结：

1. 妊娠 13 周末以前称早期妊娠,14~27 周末称中期妊娠,28 周后称晚期妊娠。

2. 早期妊娠最早、最重要的症状是停经。

3. 早孕反应 6 周出现,12 周消失。

4. 黑加征指孕早期由于子宫峡部变得极软,双合诊检查时感觉宫颈与宫体似不相连。

5. 诊断早孕最常用的方法是妊娠试验(测定孕妇尿中 HCG 含量)。

6. B 型超声是诊断早孕快速、准确的方法。最早在妊娠 5 周时可见圆形妊娠囊。

7. 妊娠 18~20 周,用听诊器可在孕妇腹壁上听胎心音,正常胎心率为 110~160 次/min。

8. 孕妇妊娠 18~20 周自觉胎动,每小时 3~5 次。

9. 胎产式是指胎儿身体纵轴与母体身体纵轴之间的关系。正常胎产式为纵产式。

10. 胎先露指最先进入骨盆入口平面的胎儿部分,最常见的为枕先露。

11. 胎方位指胎儿先露部的指示点与母体骨盆的关系,最常见的正常胎位为枕左前位和枕右前位。

同步练习

1. 在孕妇腹壁上听诊,下列哪种音响与母体心率一致 　　　　　　　　(　　)

 A. 胎心音 　　　　　　　　　　B. 子宫动脉音

 C. 脐带杂音 　　　　　　　　　　D. 胎动音

 E. 肠蠕动音

2. 足月妊娠时,胎心率正常的范围是每分钟 　　　　　　　　(　　)

 A. 100~140 次 　　　　　　　　　　B. 110~140 次

 C. 110~160 次 　　　　　　　　　　D. 130~170 次

 E. 140~180 次

3. 早孕出现最早、最重要的症状是 　　　　　　　　(　　)

 A. 停经 　　　　　　　　　　B. 恶心、呕吐

 C. 尿频 　　　　　　　　　　D. 腹痛

 E. 乳房胀痛

4. 妊娠 28 周末宫底高度应在 　　　　　　　　(　　)

 A. 脐下一指 　　　　　　　　　　B. 平脐

 C. 脐上一指 　　　　　　　　　　D. 脐上三指

 E. 剑下三指

5. 属于横产式的是 　　　　　　　　(　　)

 A. 枕左前 　　　　　　　　　　B. 肩左前

 C. 骶左前 　　　　　　　　　　D. 颏左前

 E. 枕左后

6. 诊断早孕首选的辅助检查方法是 　　　　　　　　(　　)

 A. 阴道脱落细胞学检查 　　　　　　　　　　B. 基础体温测定

 C. 尿妊娠试验 　　　　　　　　　　D. 黄体酮试验

 E. 宫颈黏液涂片镜检

7. 用于早期妊娠诊断下列哪项是错误的 　　　　　　　　(　　)

 A. 妊娠试验 　　　　　　　　　　B. 黄体酮试验

 C. B 型超声 　　　　　　　　　　D. X 射线检查

E. 基础体温测定

8. 正常妊娠,在孕妇腹部开始听到胎心音的时间是　　　　　　　　　　（　　）

　　A. 孕 5～6 周　　　　　　　　　　　　B. 孕 8～10 周

　　C. 孕 12～16 周　　　　　　　　　　　D. 孕 18～20 周

　　E. 孕 22～24 周

9. 关于先露部指示点,错误的一项是　　　　　　　　　　　　　　　　（　　）

　　A. 枕先露——枕骨　　　　　　　　　　B. 肩先露——肩胛骨

　　C. 面先露——颧骨　　　　　　　　　　D. 臀先露——骶骨

　　E. 足先露——骶骨

10. 胎头矢状缝衔接骨盆入口右斜径,枕骨在母体骨盆左前方应诊断为　（　　）

　　A. 枕左前　　　　　　　　　　　　　　B. 枕右前

　　C. 枕左后　　　　　　　　　　　　　　D. 枕右横

　　E. 枕左横

11. 某已婚妇女,29 岁,停经 40 d,晨起呕吐 2 d,盆腔检查:宫颈呈紫蓝色,子宫稍大,呈球形,质
软。根据下列何种检查结果可排除早孕　　　　　　　　　　　　　　　（　　）

　　A. 妊娠试验阳性、黄体酮试验无阴道出血

　　B. 妊娠试验阴性、黄体酮试验无阴道出血

　　C. 妊娠试验阳性、B 型超声未见原始心血管搏动

　　D. 黄体酮试验有阴道出血、B 型超声子宫腔内未见妊娠囊

　　E. 超声多普勒未听到胎心音、黄体酮试验无阴道出血

12. 26 岁初孕妇,腹部检查:宫底位于脐上 1 横指,头先露,胎背位于母体左前方,胎心音听诊于
脐的左下方最清楚,下列诊断正确的是　　　　　　　　　　　　　　　（　　）

　　A. 孕 24 周、枕左后位　　　　　　　　B. 孕 28 周、枕右前位

　　C. 孕 24 周、枕左前位　　　　　　　　D. 孕 28 周、枕左前位

　　E. 孕 24 周、枕右前位

参考答案:1. B　2. C　3. A　4. D　5. B　6. C　7. D　8. D　9. C　10. A　11. D　12. C

（朱前进）

第六章

异常妊娠

学习目标

1. 掌握：各种异常妊娠的概念，临床表现和处理要点。
2. 熟悉：各种异常妊娠的病因，病理及常用的辅助检查。
3. 了解：各种异常妊娠的并发症。

第一节　流　产

流产是指妊娠不足 28 周、胎儿体重不足 1 000 g 而终止者。按照发生时间分为早期流产和晚期流产。妊娠 12 周以前终止者称为早期流产，妊娠 12 周至不足 28 周终止者称为晚期流产。流产又分为自然流产与人工流产。其中，自然流产的发病率占全部妊娠的 10% ~ 15%，多数为早期流产。

考点：
流产的概念

【病因】

1. 胚胎因素　染色体异常是早期流产的主要原因。染色体异常包括：①染色体数目异常，如唐氏综合征、X 单体、三倍体等；②染色体结构异常，如染色体异位、嵌合体等，染色体倒置、缺失、重叠也有报道。染色体异常的胚胎多发生早期流产，少数妊娠至足月，出生后仍会发生畸形或有功能缺陷。如发生流产，妊娠产物多为一空孕囊或已退化的胚胎。

2. 母体因素

（1）全身性疾病　孕妇妊娠期全身感染或严重高热可刺激子宫收缩导致流产；细菌毒素和病毒（如单纯疱疹病毒、巨细胞病毒等）通过胎盘进入胎儿血液循环，使胎儿死亡可导致流产。此外，孕妇患心力衰竭、严重贫血或慢性肾炎、高血压等，可导致胎儿宫内缺氧或胎盘发生梗死而引起流产。

（2）生殖器官异常　宫腔粘连、子宫畸形（如子宫发育不良、子宫纵隔、双子宫等）、子宫肿瘤（如子宫黏膜下肌瘤等），均可影响胚胎着床和发育而导致流产。宫颈内口松弛、宫颈重度裂伤可导致胎膜早破而发生晚期自然流产。

（3）内分泌异常　黄体功能不足、甲状腺功能减退症等可导致流产。

（4）其他　严重休克；孕妇有吸烟、酗酒、吸毒等不良习惯或有过度紧张、焦虑、恐惧等不良的心理刺激；孕妇妊娠期特别是妊娠早期有手术、劳累过度、腹部撞击、性交过频等诱因均可导致流产。

3. 胎盘因素　滋养细胞发育或功能不足是胚胎早期死亡并流产的重要原因之一，胎盘早剥引起的胎盘血液循环障碍可导致晚期流产。

4. 免疫功能异常　妊娠类似同种异体免疫，能否正常妊娠与母体对胚胎和胎儿的免疫耐受有关。如果妊娠期间母体对胚胎和胎儿的免疫耐受降低，则可导致流产。与流产有关的免疫因素有夫妇双方的组织相容性抗原（HLA）和滋养层细胞抗原（TA）相容性增加，母儿血型不合（ABO 或 Rh 血型），孕妇封闭抗体不足、抗磷脂抗体产生过多及存在抗精子抗体等。

5. 环境因素　放射性物质、噪声及高温等物理因素或砷、铅、苯、甲醛、氯丁二烯、氧化乙烯等化学物质接触过多，均可直接或间接对胚胎和胎儿造成损害，引起流产。

【病理】

自然流产发生的时间不同，病理过程有所不同。妊娠 8 周前发生流产，胚胎多先死亡，随后底蜕膜出血，造成胚胎绒毛与底蜕膜分离、出血，已分离的胚胎组织如同异物，引起子宫收缩而被排出。由于此时胎盘绒毛发育不成熟，与子宫蜕膜联系不牢固，妊娠物多可以完全排出，出血不多。妊娠 8 ~ 12 周时，胎盘绒毛发育茂盛，与底蜕膜联系较牢固，流产时妊娠产物往往不易完全排出，部分组织滞留在宫腔内，影响子宫收缩，出血量较多。妊娠 12 周后胎盘已完全形成，流产过程与足月分娩相似，往往是先出现腹痛，然后排出胎儿、胎盘。

【临床表现】

自然流产的主要症状为停经后阴道流血和下腹疼痛。体征为宫颈口是否扩张、是否破膜及子宫的大小，以上体征出现与流产的类型有关。根据自然流产发展过程的不同，分以下几种临床类型。

1. 先兆流产　指妊娠 28 周前先出现少量阴道流血，量少于月经量，常为暗红色或仅出现血性白带，无妊娠物排出，继而出现阵发性下腹痛或腰背痛。妇科检查宫颈口未开，胎膜未破，子宫大小与停经周数相符。经休息及治疗，若症状消失可继续妊娠；若阴道流血量增多或下腹痛加剧，可发展为难免流产。

2. 难免流产　指流产不可避免。由先兆流产发展而来，表现为阴道流血增多，阵发性下腹痛加剧，或因胎膜破裂出现阴道流液。妇科检查宫颈口已扩张，但组织物尚未排出，有时可见胚胎组织或胎囊堵塞于宫颈口内，子宫大小与停经周数相符或略小。

3. 不全流产　难免流产继续发展，妊娠物部分排出体外，尚有部分残留于宫腔内或嵌顿于宫颈口处，影响子宫收缩，导致阴道流血不止，严重时发生失血性休克。妇科检查见宫颈口已扩张，不断有血液自宫颈口流出，宫颈口或阴道有时可见妊娠物，子宫小于停经周数。

4. 完全流产　妊娠物已完全排出，阴道流血逐渐停止，腹痛逐渐消失。妇科检查宫颈口已关闭，子宫近正常大小或略大。一般流产的发展过程如下：

$$正常妊娠 \rightarrow 先兆流产 \begin{array}{l} \nearrow 难免流产 \nearrow 完全流产 \\ \searrow 继续妊娠 \searrow 不全流产 \end{array}$$

此外,流产尚有以下三种特殊类型:

1.稽留流产　又称过期流产。指胚胎或胎儿已经死亡滞留在宫腔内未能及时自然排出者。表现为早孕反应消失,有先兆流产症状或无任何症状,子宫增大不明显。若已到中期妊娠,孕妇腹部不见增大,胎动消失。妇科检查宫颈口闭,子宫小于停经周数,质地不软,听诊未闻及胎心。

2.复发性流产　指连续自然流产3次或3次以上者。每次流产多发生于同一妊娠月份,其临床经过与一般流产相同。早期流产常见原因为胚胎染色体异常、黄体功能不足、免疫因素异常、甲状腺功能低下等。晚期流产常见原因为子宫畸形或发育不良、宫颈内口松弛、子宫肌瘤等。其中,因宫颈内口松弛而发生的习惯性流产多发生于妊娠中期。

3.流产合并感染　流产过程中,若阴道流血时间长,有组织残留于宫腔内或非法堕胎等,有可能引起宫腔感染,严重时感染可扩展到盆腔、腹腔甚至全身,并发盆腔炎、腹膜炎、败血症及感染性休克等,称流产合并感染。

考点:
流产不同类型的诊断

【诊断】

诊断流产一般并不困难,根据病史及临床表现多能确诊,少数病例需行辅助检查。

1.病史　应询问患者有无停经史,有无早孕反应、阴道出血,出血时间及出血量。出血时有无腹痛、腹痛程度、部位、性质。出血时间长的还要询问有无发热、异常分泌物等,可协助诊断流产合并感染。

2.体格检查　测定体温、脉搏、呼吸、血压。有无贫血及感染征象。消毒外阴后行妇科检查,注意宫颈口是否扩张,羊膜囊是否膨出,有无妊娠物堵塞于宫颈口内;子宫大小与停经周数是否相符,有无压痛;双侧附件区有无压痛、增厚或包块。疑为先兆流产者,操作应轻柔。

3.辅助检查

(1)B型超声检查　B型超声可显示宫腔内是否有胎囊、胎囊的形态、有无胎心搏动和胎动等,确定胚胎、胎儿是否存活或是否已经排出,从而帮助诊断和鉴别流产及其类型,指导正确处理。

(2)妊娠试验　临床多选用早孕诊断试纸检测尿液判断是否妊娠,用放射免疫法连续进行血 β-HCG 的定量测定了解流产的预后。

(3)激素测定　主要通过测定血黄体酮水平,协助判断先兆流产的预后。

【鉴别诊断】

各种不同分类型流产的鉴别详见表6-1。早期流产还要注意与病理妊娠的异位妊娠、葡萄胎等相区别。

表6-1　不同类型流产的鉴别要点

类型	出血	腹痛	妊娠产物排出	宫颈口	子宫大小与孕周
先兆流产	少	轻	无	闭	相符
难免流产	中或多	加剧	流液	扩张	相符
不全流产	少或多	减轻	部分	扩张	小于
完全流产	少或无	消失	完全	闭	正常

考点:
流产的处理

【治疗】

确诊流产后,需根据自然流产的不同类型进行相应的治疗。

1. 先兆流产 卧床休息,禁止性生活,减少刺激,必须阴道检查时注意动作轻柔。必要时给予危害小的镇静剂,对黄体功能不足者,可每日给予黄体酮 10~20 mg 或隔日 1 次肌内注射,口服维生素 E 保胎治疗;甲状腺功能低下者可给予小剂量甲状腺素片。治疗过程中密切观察病情,及时行超声检查,以了解胚胎发育情况,如腹痛加剧或阴道流血量多于月经量等,表明病情加重,不宜继续保胎,须及时终止妊娠。同时应重视心理疏导,使其减轻焦虑,增强信心。

2. 难免流产 确诊后应尽早使胚胎及胎盘组织完全排出。早期流产应及时行刮宫术,妊娠物送病理检查。晚期流产可用缩宫素促进子宫收缩,使胎儿、胎盘娩出,必要时刮宫以清除宫腔内残留的妊娠物。

3. 不全流产 应及时行刮宫术或钳刮术,以消除宫腔内残留组织。出血多有休克者应同时输血输液,并给予抗生素预防感染。

4. 完全流产 若无感染征象,一般无须特殊处理。

5. 稽留流产 一旦确诊,应尽早排空子宫腔。因胎盘组织有时机化,与子宫壁紧密粘连,造成刮宫困难。稽留时间过长可能发生凝血功能障碍,导致弥散性血管内凝血(disseminated intravascular coagulation,DIC);母体雌激素水平下降,子宫肌层对缩宫素不敏感,两者都能造成严重出血。因此处理前应做血常规和凝血功能检查,有凝血功能障碍者先予以纠正,并应用雌激素提高子宫平滑肌对缩宫素的敏感性,再行刮宫术或引产术,术中应小心操作,避免子宫穿孔,一次刮不净者可于 5~7 d 后再次刮宫,子宫大于妊娠 12 周者,应静脉滴注缩宫素,促使胎儿、胎盘排出。

6. 复发性流产 针对病因,以预防为主。孕前应进行卵巢功能检查、夫妇双方染色体检查与血型鉴定及其丈夫的精液检查,染色体异常夫妇应于孕前进行遗传咨询,确定是否可以妊娠。女方尚需进行生殖道检查,确定有无子宫畸形及病变,有无宫颈内口松弛等,并对因处理。原因不明有流产先兆者可使用黄体酮或人绒毛膜促性腺激素治疗,确诊妊娠后继续给药至妊娠 10 周或超过以往发生流产的月份,同时注意休息、禁止性生活,补充维生素 E,给予必要的心理疏导稳定情绪。

7. 流产合并感染 治疗原则为积极控制感染,尽快清除宫内残留物。阴道流血不多者,控制感染后再行刮宫。阴道流血多者,抗感染、输血的同时,用卵圆钳将宫腔内残留组织夹出后予以广谱抗生素,切不可用刮匙全面搔刮宫腔,以免造成感染扩散。待感染控制后再彻底刮宫。

课后小结:

1. 流产多为早期流产,其中 50%~60% 与胚胎染色体异常有关。

2. 流产主要临床表现为停经后阴道出血;B 型超声和妊娠试验是主要的检查手段。

3. 流产的处理有两种:保胎和清宫。

第二节 早产

妊娠满 28 周至不足 37 周之间分娩者称为早产。此时娩出的新生儿称为早产儿,出生体重为 1 000 ~ 2 499 g。各器官发育尚不成熟,有较高的并发症和死亡率。

　　早产儿约有 15% 在新生儿期死亡,随着近年早产儿治疗学和监护手段的进步,早产儿生存率有明显的提高。

【病因】

考点:
早产的概念

　　诱发早产的常见因素如下:

　　1. 孕妇因素　①妊娠合并症与并发症:妊娠期高血压疾病、妊娠期肝内胆汁淤积症、妊娠合并心脏病、病毒性肝炎、严重贫血等;②下生殖道及泌尿道感染:尤其是性传播疾病;③生殖器官病变:如子宫肌瘤、子宫畸形、子宫颈内口松弛等;④其他:如孕妇抽烟、酗酒、精神受刺激及压力过大、外伤及过度劳累也会引起早产。

　　2. 胎儿、胎盘因素　羊水过多、多胎、前置胎盘、胎膜早破、胎儿窘迫、胎儿畸形等可引起早产。

【临床表现】

考点:
　早产的临床表现

　　早产的临床表现与足月产相似,但胎膜早破的发生率较高,既往有晚期流产、早产史及产伤史的孕妇容易出现早产。临床上,早产可分为先兆早产和早产临产两个阶段。

　　1. 先兆早产　表现为不规则子宫收缩,伴有少量阴道出血或血性分泌物。

　　2. 早产临产　与足月临产相似。出现规律性子宫收缩,间隔 5 ~ 6 min,持续 30 s 以上,伴有进行性宫颈管缩短,宫颈口扩张 2 cm 以上或胎膜已破者,则为先兆临产。

【诊断】

　　诊断早产并不困难,但应与妊娠晚期出现的生理性子宫收缩相区别。生理性子宫收缩一般不规则、无疼痛感,且不伴有宫颈管缩短和宫口扩张等改变。早产发生时,要注意 B 型超声检查判断胎儿大小,了解胎盘成熟度,估计羊水量等。胎心监护监测宫缩、胎心、胎盘功能即胎儿血供情况。

【治疗】

　　治疗原则:若胎膜完整,母胎情况允许时尽量保胎至 34 周。

　　1. 卧床休息　若胎儿存活,胎膜未破、无胎儿窘迫,无严重妊娠合并症及并发症时,通过休息和药物治疗控制宫缩,尽可能延长孕周。

　　2. 药物　若胎膜已破,早产已不可避免时,应设法提高早产儿存活率,给予促使胎儿肺成熟的治疗药物如地塞米松等。根据孕周、胎儿等多因素综合分析,尽早决定合理的分娩方式。大部分早产可阴道分娩,临产后慎用抑制新生儿呼吸中枢的药物,如吗啡、哌替啶;给产妇吸氧,停用抑制宫缩的药物。第二产程行会阴切开,预防新生儿颅内出血等。对于胎位异常者,可考虑行剖宫产术结束分娩。

　　课后小结:

　　1. 对有高危因素的孕妇进行早产预测并及时处理,方法有 B 型超声及阴道分泌物胎儿纤连蛋白检测。

　　2. 治疗原则为尽可能延长孕周,同时促使胎儿肺部成熟和抑制宫缩。

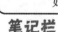

第三节　过期妊娠

凡平时月经周期规律,妊娠达到或超过42周尚未分娩者,称过期妊娠。发生率占妊娠总数的3%～15%。过期妊娠的围生儿患病率、死亡率均增高,且随妊娠期延长而增加,属高危妊娠之一。

【病因】

过期妊娠可能与以下因素有关:①妊娠晚期雌、孕激素比例失调,导致孕激素优势,抑制前列腺素和缩宫素的作用,延迟分娩发动;②头盆不称,使胎先露部不能紧贴子宫下段及宫颈内口,致使反射性子宫收缩减少;③胎儿畸形;④遗传因素等。

【病理】

1. 胎盘　过期妊娠的胎盘病理有两种类型:一种是胎盘功能正常,另一种是胎盘功能减退。

2. 羊水　正常妊娠38周后,羊水量逐渐减少,妊娠42周后羊水迅速减少,约30%的患者减至300 mL以下,羊水污染率明显增多。

3. 胎儿　过期妊娠胎儿生长模式与胎盘功能有关,可分为如下三种:

(1)正常生长及巨大儿　胎盘功能正常者,能维持胎儿继续生长,约25%成为巨大儿。

(2)胎儿过熟综合征　与胎盘血流不足、缺氧及养分供应不足有关,过期儿表现为身体瘦长,缺乏皮下脂肪,容貌如老人。

(3)胎儿生长受限　小样儿与过期妊娠共存,过期妊娠增加胎儿的危险性,约1/3过期妊娠死产儿为生长受限。

【对母儿影响】

1. 胎盘功能正常　胎儿继续发育可出现巨大胎儿或因颅骨钙化变硬、骨缝变窄造成分娩困难,手术助产机会多,母体和新生儿产伤明显增加。

2. 胎盘功能减退　胎盘供血供氧不足,可导致胎儿发育停滞,或并发成熟障碍,出生后貌似"小老人",且易导致胎儿缺氧、胎儿窘迫甚至死亡。羊水量减少,亦可导致脐带受压,更易导致胎儿宫内缺低,胎儿窘迫、胎粪吸入综合征、新生儿窒息等围生儿发病率及死亡率增高。

【诊断】

1. 准确核实孕周,确定胎盘功能是否正常是关键。

2. 测体重、宫底高度和腹围,评估是否与妊娠周数相符。检查胎方位、胎先露衔接情况,听胎心,了解胎儿宫内情况。如子宫符合足月妊娠,宫颈已成熟,羊水渐减少,孕妇体重不再增加或稍减轻,孕周已达到或超过42周可诊断为过期妊娠。

3. B型超声检测羊水量、胎头双顶径值、股骨长度、胎盘成熟度等对确定妊娠周数有重要意义。通过胎动计数,血、尿雌三醇值测定,胎儿电子监护等可了解胎盘功能及胎儿安危情况。

【治疗】

妊娠40周以后胎盘功能逐渐减退,42周以后明显下降,因此,妊娠41周以后即应考虑终止妊娠,尽量避免过期妊娠。根据胎盘功能、胎儿大小、宫颈成熟度等综合分析,选择合适的分娩方式。

1.促宫颈成熟　一般认为,Bishop评分≥7分者直接引产;<7分,促宫颈成熟后引产。目前,促宫颈成熟的方法有PGE_2阴道制剂和宫颈扩张球囊。

2.剖宫产　过期妊娠时,胎盘功能减退,胎儿储备能力下降,需适当放宽剖宫产指征。

课后小结:

1.核准孕周和判断胎盘功能是处理过期妊娠的关键。

2.分娩方式依胎儿情况选择引产和剖宫产;宫颈不成熟者应先促宫颈成熟。

3.妊娠41周以后的孕妇可常规引产。

第四节　异位妊娠

正常妊娠时,受精卵着床于子宫体腔内。如果受精卵在子宫体腔以外着床,称为异位妊娠,俗称宫外孕。异位妊娠是妇产科常见的急腹症之一,发病率约1%,是孕产妇死亡的主要原因之一。异位妊娠根据受精卵着床部位不同分为输卵管妊娠、卵巢妊娠、腹腔妊娠、宫颈妊娠及阔韧带妊娠等(图6-1),其中以输卵管妊娠最常见,占异位妊娠的95%。本节重点叙述输卵管妊娠。输卵管妊娠以发生部位的不同又分为间质部、峡部、壶腹部和伞部妊娠,以壶腹部妊娠多见,约占78%,其次为峡部妊娠,伞部和间质部妊娠较少见。

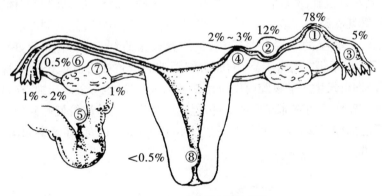

图6-1　异位妊娠的发生部位
①输卵管壶腹部妊娠;②输卵管峡部妊娠;③输卵管伞部妊娠;④输卵管间质部妊娠;⑤腹腔妊娠;⑥阔韧带妊娠;⑦卵巢妊娠;⑧宫颈妊娠

【病因】

1.输卵管炎症　异位妊娠的主要病因,可分为输卵管黏膜炎和输卵管周围炎。输卵管黏膜炎使输卵管管腔黏膜粘连,管腔变窄,纤毛功能受损,受精卵的运行受阻而于此处着床;输卵管周围炎常造成输卵管扭曲,管腔狭窄,输卵管蠕动功能减弱而影响受精卵的运行。淋球菌和沙眼衣原体感染所致的输卵管炎常累及黏膜,而流产和分娩后感染往往引起输卵管周围炎。

2.输卵管发育不良或功能异常　输卵管过长、肌层发育差、黏膜纤毛缺乏等发育不良,可造成输卵管妊娠。输卵管肌层的蠕动、纤毛的摆动及上皮细胞的分泌功能,受雌、孕激素的影响,若雌、孕激素分泌失常,可影响受精卵的正常运行。此外,精神因素可引起输卵管痉挛和蠕动异常,干扰受精卵运送。

3.输卵管手术史　输卵管绝育史及手术史者,输卵管妊娠的发生率为10% ~ 20%。尤其是腹腔镜下电凝输卵管及硅胶环套术绝育,因输卵管瘘或再通可导致输卵管妊娠。因不孕接受过输卵管粘连分离术、输卵管成形术者,再次妊娠时,输卵管妊娠的可能性增加。

4.辅助生殖技术　近年来,辅助生殖技术的开展造成输卵管妊娠发生率增加。

5.其他　宫内节育器避孕失败、子宫肌瘤或卵巢肿瘤压迫输卵管、子宫内膜异位症等,均可增加受精卵着床于输卵管的可能性,从而导致异位妊娠。

【病理】

由于输卵管管腔狭窄,管壁薄,缺乏黏膜下组织,肌层不如子宫肌壁厚,不利于胚胎的生长发育,常发生以下结局。

1.输卵管妊娠流产　多见于输卵管壶腹部妊娠,发病多在妊娠8 ~ 12周。受精卵种植在输卵管黏膜皱襞内后,由于形成的蜕膜不完整,发育中的囊胚常向管腔突出,最终突破包膜而出血,囊胚与管壁分离(图6-2)。若整个囊胚剥离落入管腔,刺激输卵管逆蠕动经伞端排到腹腔,即形成输卵管妊娠完全流产,出血一般不多。若囊胚剥离不完整,妊娠产物部分排出到腹腔,部分仍然附着于输卵管壁,即为输卵管妊娠不全流产,此时,滋养细胞继续侵蚀输卵管壁,导致反复出血,血液不断流出并积聚在直肠子宫陷凹,形成盆腔积血,量多时可流入腹腔,出现腹膜刺激症状,同时引起休克。

2.输卵管妊娠破裂　多见于输卵管峡部妊娠,发病多在妊娠6周左右。囊胚生长发育时绒毛侵蚀管壁的肌层及浆膜层,最终穿破浆膜层,形成输卵管妊娠破裂(图6-3)。由于输卵管肌层血管丰富,输卵管妊娠破裂所致的出血远较输卵管妊娠流产严重,短期内即可发生大量腹腔内出血使患者出现休克,也可反复出血,在盆腔与腹腔内形成血肿。输卵管间质部妊娠虽少见,但结局几乎均为输卵管妊娠破裂。由于输卵管间质部管腔周围肌层较厚,因此破裂常发生于孕12 ~ 16周,其破裂如同子宫破裂,症状更为严重。

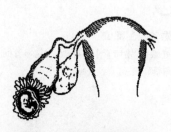 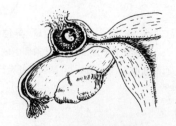

图6-2　输卵管妊娠流产　　　　图6-3　输卵管妊娠破裂

3.陈旧性宫外孕　输卵管妊娠流产或破裂未得到及时治疗,长期反复内出血形成的盆腔血肿不消散,血肿机化变硬并与周围组织粘连,临床上称为陈旧性宫外孕。

4.继发性腹腔妊娠　输卵管妊娠流产或破裂,排到腹腔或子宫阔韧带内的胚胎多数死亡,不再生长发育,偶尔也有存活者。若存活胚胎的绒毛组织种植于原附着处或排至腹腔、子宫阔韧带后而获得营养,可继续生长发育,形成继发性腹腔或子宫阔韧带妊娠。

输卵管妊娠和正常妊娠一样,合体滋养细胞产生的 HCG 维持黄体生长,使甾体激素分泌增加,导致月经停止来潮,子宫增大变软,子宫内膜出现蜕膜反应。若胚胎受损或死亡,滋养细胞活力消失,蜕膜即坏死脱落,呈碎片排出。若蜕膜完整剥离,可随阴道流血排出三角形蜕膜管型。排出的组织见不到绒毛,组织学检查无滋养细胞,对宫外孕有诊断价值。

【临床表现】

输卵管妊娠的临床表现,与受精卵着床部位、有无流产或破裂、出血量多少及时间长短等有关。典型的症状为停经后腹痛与阴道流血。

1.症状

(1)停经　除输卵管间质部妊娠停经时间较长外,输卵管妊娠的停经时间多在 6～8 周。有 20%～30% 患者无明显停经史,或将异位妊娠时出现的不规则阴道流血误认为是月经,或因月经过期仅数日而不认为是停经。

(2)腹痛　是输卵管妊娠患者就诊的主要症状。输卵管妊娠发生流产或破裂前,常表现为一侧下腹部隐痛或酸胀感。当输卵管妊娠发生流产或破裂时,突感一侧下腹部撕裂样疼痛,常伴恶心、呕吐。血液由病变区流向全腹,疼痛亦由下腹部向全腹部扩散,甚至刺激膈肌,引起肩胛部放射性疼痛及胸部疼痛。血液若积聚于直肠子宫陷凹处时,可出现肛门坠胀感。

(3)阴道流血　胚胎死亡后,常出现不规则阴道流血,色暗红或深褐,量少呈点滴状,一般不超过月经量。可伴有蜕膜管型或蜕膜碎片排出,系子宫蜕膜剥离所致。阴道流血一般在病灶去除后停止。

(4)晕厥与休克　急性大量腹腔内出血及剧烈腹痛可引起患者晕厥或休克。症状严重程度与腹腔内出血的速度和出血量有关,与阴道出血量不呈正比。

(5)腹部包块　输卵管妊娠流产或破裂形成的血肿时间过久,可与周围组织或器官(如子宫、输卵管、卵巢、肠管或大网膜等)发生粘连形成包块,包块较大或位置较高者,腹部可扪及。

2.体征

(1)一般情况　腹腔内出血多者,患者呈贫血貌,出现面色苍白、脉搏细速、血压下降等休克体征。体温一般正常,休克时略低,腹腔内出血吸收时可略高,但一般不超过 38 ℃。

(2)腹部检查　下腹有明显压痛、反跳痛,以患侧较为显著,腹肌紧张不明显。出血多时,腹部叩诊有移动性浊音。有的在下腹部可触及包块。

(3)盆腔检查　阴道内常见来自宫腔的少许血液。输卵管妊娠未发生流产或破裂者,除子宫略大较软外,仔细检查可触及胀大的输卵管,有轻压痛。输卵管妊娠流产或破裂者,阴道后穹窿饱满,有触痛。轻轻上抬或左右摆动宫颈时会引起剧烈疼痛,称为宫颈举痛或摇摆痛,这是输卵管妊娠的主要体征之一。内出血多时,检查子宫有漂浮感。子宫一侧或后方可触及边界不清、压痛明显的包块。病变持续较久时,可触及质硬、边界清楚的肿块。输卵管间质部妊娠时,子宫大小与停经月份基本符合,但子宫不对称,一侧角部突出。

【诊断】

输卵管妊娠未发生流产或破裂时,临床表现不明显,诊断比较困难,需采用辅助检查才能确诊。

1. 阴道后穹隆穿刺 是一种简单可靠的诊断方法,适用于疑有腹腔内出血的患者。如果抽出暗红色不凝血液,说明腹腔内有内出血。陈旧性宫外孕时,可抽出小血块或不凝固的陈旧血液。如果未能抽出不凝血,不能否定输卵管妊娠的存在,可能是无内出血、内出血量很少、血肿位置较高或直肠子宫陷凹有粘连(图6-4)。

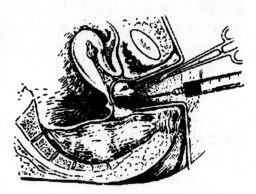

图6-4 阴道后穹隆穿刺术

2. 超声诊断 B型超声有助于诊断异位妊娠。阴道B型超声检查较腹部B型超声检查准确性高。若宫腔内空虚,宫旁出现低回声区,其内探及胚芽及原始心管搏动,可确诊异位妊娠。有时宫内可见假妊娠囊(蜕膜管形与血液形成),应注意与宫内妊娠的区别。

3. 血HCG测定 是早期诊断异位妊娠的重要方法。由于异位妊娠患者体内HCG水平较宫内妊娠低,需采用灵敏度高的放射免疫法定量测定血β-HCG来评价保守治疗的效果。

4. 孕酮测定 血清孕酮的测定对判断正常妊娠胚胎的发育情况有帮助。输卵管妊娠时,血清孕酮水平偏低,多数在10～25 ng/mL之间。如果血清孕酮>25 ng/mL,异位妊娠的概率<1.5%;如果血清孕酮<5 ng/mL,应考虑宫内妊娠流产或异位妊娠。

5. 腹腔镜检查 目前是诊断异位妊娠的金标准,而且在确定诊断的情况下可起到治疗作用。适用于原因不明的急腹症鉴别及输卵管妊娠尚未破裂或流产的早期。大量腹腔内出血或伴有休克者,禁做腹腔镜检查。

6. 诊断性刮宫 仅适于阴道流血较多的患者,以排除宫内妊娠流产。将宫腔刮出物或排出物送病理检查,如果仅见蜕膜未见绒毛有助于诊断异位妊娠。

【治疗】

异位妊娠的治疗原则以手术治疗为主,非手术治疗为辅。

1. 手术治疗 主要适用于:①生命体征不稳定或有腹腔内出血征象者;②诊断不明确者;③异位妊娠有进展者(如血β-HCG处于高水平,附件区大包块等);④随诊不可靠者;⑤期待疗法或药物治疗禁忌证者。手术治疗分为保守手术、根治手术。保守手术为保留患侧输卵管的手术,适用于有生育要求的年轻妇女,特别是对侧输卵管已经切除或有明显病变者;根治手术为切除患侧输卵管的手术,适用于无生育要求的输卵管妊娠内出血并发休克的急症者。腹腔镜手术是近年治疗异位妊娠的主要方法,多数输卵管妊娠可在腹腔镜直视下穿刺输卵管的妊娠囊,吸出部分囊液后注入药物或行输卵管切除术。

期待疗法主要适用于:①疼痛轻微,出血少;②随诊可靠;③无输卵管妊娠破裂的证据;④血 β-HCG<1 000 U/L,且继续下降;⑤输卵管妊娠包块<3 cm 或未探及;⑥无腹腔内出血。

2.药物治疗 主要适用于早期输卵管妊娠,要求保存生育能力的年轻妇女。符合下列条件可采用此法:①无药物治疗禁忌证;②无输卵管妊娠破裂的证据;③妊娠囊直径输卵管妊娠包块≤4 cm;④血 β-HCG<2 000 IU/L;⑤无腹腔内出血。主要的禁忌证:①生命体征不稳定;②输卵管妊娠破裂;③妊娠囊直径输卵管妊娠包块≥4 cm 或≥3.5 cm 伴有胎心搏动。

化疗一般采用全身用药,常用甲氨蝶呤(MTX),治疗机制是抑制滋养细胞增生,破坏绒毛,使胚胎组织坏死、脱落、吸收而免于手术。化疗期间应同时进行 B 型超声和血 β-HCG 监测,并注意孕妇的病情变化和药物的毒副反应。亦可采用局部用药,在 B 型超声引导下穿刺或在腹腔镜下将甲氨蝶呤直接注入输卵管的妊娠囊内。

课后小结:

1.输卵管妊娠的主要症状为停经早期的剧烈腹痛。

2.输卵管妊娠流产或破裂者首选后穹窿穿刺检查,确诊后首选手术治疗。

3.腹腔镜检查是诊断的金标准。

第五节 妊娠期高血压疾病

妊娠期高血压疾病,是妊娠期特有的疾病,我国的发病率在9.4% ~10.4%,多在妊娠期出现一过性高血压、蛋白尿症状,分娩后即随之消失,是导致孕产妇和围生儿死亡的主要原因。

【病因】

可能的高危因素有:初产妇、孕妇年龄小于 18 岁或大于 35 岁,多胎妊娠、妊娠期高血压病史或家族史,慢性高血压、慢性肾炎、糖尿病、严重营养不良和低社会经济状况等。确切病因不明,可能与异常滋养层细胞侵入子宫肌层、免疫机制、血管内皮细胞受损、遗传因素、营养缺乏和胰岛素抵抗等有关。

【病理】

1.基本病理变化 本病的基本病理变化是全身小血管痉挛。由于全身各系统各脏器血液灌注量减少,对母儿均造成危害,严重者导致母儿死亡。

2.主要脏器的病理变化及对母儿的影响 由于心、脑、肝、肾、胎盘各重要脏器小动脉痉挛,使各器官组织因灌流量不足,缺血、缺氧而受到不同程度的损害,严重时可导致母体出现脑水肿、脑梗死、脑出血、心肾衰竭、肺水肿、肝被膜下出血及 HELLP 综合征等,危及母儿生命。因血管痉挛,胎盘血流灌注量不足,胎盘功能减退,容易出现胎儿生长受限或胎儿窘迫。若胎盘着床处血管破裂,可导致胎盘早剥,严重时导致母儿死亡。

【分类与临床表现】

妊娠期高血压疾病的分类不同,其临床表现也不完全相同,具体表现如下。

1. 妊娠期高血压　特征为妊娠期首次出现血压≥140/90 mmHg(1 mmHg = 0.133 kPa),产后12周恢复正常;尿蛋白(−);可伴有上腹部不适或血小板减少。产后方可确认。

2. 子痫前期

(1)轻度　妊娠20周后出现血压≥140/90 mmHg,尿蛋白定量测定≥0.3 g/24 h或随机尿蛋白(+),可伴有轻度自觉症状,如上腹部不适、头痛等。

(2)重度　血压≥160/110 mmHg;尿蛋白定量测定≥5.0 g/24 h或随机尿蛋白≥(+++)及伴有以下至少一种征象者,如:血清肌酐>106 μmol/L;血小板<100×10⁹/L;持续头痛或其他脑神经或视觉障碍;持续性上腹部不适等。

3. 子痫　子痫前期的孕妇发生抽搐不能用其他原因解释的称子痫。子痫抽搐发展迅速,前驱症状短暂,表现为抽搐、面部充血、口吐白沫、深昏迷;随后深部肌肉僵硬,很快发展成典型的全身高张性阵挛惊厥、肌肉有节律的收缩和紧张,持续1.0～1.5 min,其间无呼吸运动;抽搐停止后,呼吸恢复,但仍呈昏迷状态;最后意识恢复,但困惑、易激惹、烦躁。抽搐期间因神智丧失,易发生唇舌咬伤、摔伤甚至骨折等,昏迷时如果呕吐可造成窒息或者吸入性肺炎。子痫发生在妊娠晚期和临产前者称产前子痫;发生在分娩过程中者称产时子痫;发生在产后24 h～10 d内者称产后子痫。以产前子痫为多。

4. 慢性高血压并发子痫前期　特征为高血压孕妇妊娠20周前无蛋白尿,若出现蛋白尿≥0.3 g/24 h;或高血压孕妇妊娠20周后突然尿蛋白增加或血压进一步升高或血小板<100×10⁹/L。

5. 妊娠合并慢性高血压　特征为妊娠前或妊娠20周前血压≥140/90 mmHg;或妊娠20周后首次诊断高血压并持续到产后12周后。

【诊断】

根据病史、临床表现、体征及辅助检查可做出诊断。

1. 眼底检查　视网膜小动脉痉挛程度可反映全身小动脉痉挛程度。子痫前期孕妇视网膜小动脉痉挛,动脉与静脉的比例可由正常的2∶3变为1∶2,甚至1∶4,或出现视网膜水肿、渗出及出血,甚至视网膜剥离。

2. 尿液检查　应测定尿比重和尿常规。根据尿蛋白定量判断病情严重程度,尿蛋白检查在重度子痫前期孕妇应每日一次。

3. 血液检查　应测定全血细胞计数、血红蛋白含量、血细胞比容、血黏度及凝血功能等,了解有无凝血功能异常;测定血电解质、二氧化碳结合力,帮助了解有无电解质紊乱及酸中毒。

4. 肝、肾功能测定　如测定谷丙转氨酶、血尿素氮、肌酐及尿酸等。

5. 其他检查　根据病情可做心电图、超声心动图、胎盘功能和胎儿成熟度检查等。

【治疗】

治疗目的是控制病情、延长孕周、确保母儿安全。治疗原则:休息、镇静、解痉,有指征降压、利尿,密切监测母儿情况,适时终止妊娠。因根据病情轻重分类进行个体化治疗。

1. 妊娠期高血压　一般可在门诊治疗。主张多休息,每天休息不少于10 h,尽量取左侧卧位;饮食中保证充足的蛋白质、热量、维生素、铁、钙的摄入,非全身水肿不限制盐的摄入;可间断吸氧,适当使用镇静药物,必要时可睡前口服地西泮 2.5 ~ 3.0 mg;增加产前检查的次数,密切观察病情变化,监测母儿状态,必要时住院治疗。

2.子痫前期 应住院治疗,防止子痫及并发症的发生。治疗原则为:镇静、解痉、有指征地降压、利尿,密切监测母儿状况,适时终止妊娠。

(1)休息 卧床休息,尽量取左侧卧位。保持病室安静,避免各种刺激。

(2)解痉 首选药物硫酸镁。

作用机制:镁离子能抑制运动神经末梢释放乙酰胆碱,阻断神经和肌肉之间的信息传导,使骨骼肌松弛;刺激血管内皮细胞合成前列环素,抑制内皮素的合成,降低机体对血管紧张素Ⅱ的反应,缓解血管痉挛状态;提高孕妇和胎儿血红蛋白的亲和力,改善氧代谢。

用药方法:可采用肌内注射或静脉给药。通常静脉给药,首次负荷剂量为25%硫酸镁20 mL 加于 10% 葡萄糖注射液 20 mL 内缓慢静脉注射(5 ~ 10 min),继而25%硫酸镁60 mL 加于 5% 葡萄糖注射液 500 mL 内静脉滴注,控制滴速,以 1 ~ 2 g/h 为宜,最快不得超过 2 g/h。或 25% 硫酸镁 20 mL 加于 2% 利多卡因 2 mL,臀肌深部注射,1 ~ 2 次/d;每日用药总量为 25 ~ 30 g。

毒性反应:硫酸镁过量会使呼吸及心肌收缩力受到抑制,危及生命。中毒现象依次表现为膝反射减弱或消失、全身肌张力减退、呼吸抑制、复视、语言不清,严重者出现心搏骤停。

注意事项:使用硫酸镁治疗前或治疗过程中需注意:膝反射是否存在;呼吸每分钟不少于 16 次;尿量每24 h 不少于 400 mL 或每小时不少于 17 mL。使用硫酸镁治疗时应准备10% 葡萄糖酸钙注射液,以便出现中毒反应时及时予以解毒。

(3)镇静 常用镇静药物有地西泮,剂量一般为 2.5 ~ 5 mg,口服,3 次/d,也可10 mL 地西泮肌内注射或缓慢静脉注射(>2 min);冬眠Ⅰ号合剂(哌替啶 100 mg,氯丙嗪 50 mg,异丙嗪 50 mg)加于 10% 葡萄糖注射液 500 mL 内静脉滴注。紧急情况下可取 1/3 量加于 25% 葡萄糖注射液 20 mL 内缓慢静脉注射(>5 min),余 2/3 量加于10% 葡萄糖注射液 250 mL 内静脉滴注。苯巴比妥钠、异戊巴比妥钠、吗啡等镇静药物有很好的抗抽搐、抗惊厥作用,可用于控制或预防子痫发作。但分娩前 6 h 宜慎用,因这些药可抑制胎儿呼吸。

(4)降压 降压治疗的目的是预防子痫、心脑血管意外和胎盘早剥等严重母胎并发症。降压药物适用于:①血压≥160/110 mmHg 或舒张压≥110 mmHg 或平均动脉压≥140 mmHg 者;②原发性高血压、妊娠前高血压已用降压药者。用药原则为:对胎儿无毒副作用,不影响心搏出量、肾血流量和子宫胎盘灌注量,不引起血压急剧下降或下降过低。常用药物有拉贝洛尔、硝苯地平、尼莫地平、肼屈嗪、甲基多巴、硝普钠等。

(5)利尿 仅用于全身水肿、急性心力衰竭、肺水肿、脑水肿、血容量过多且伴有潜在性肺水肿的孕妇。常用药物有呋塞米、甘露醇等。

(6)适时终止妊娠 ①子痫前期孕妇经积极治疗24 ~ 48 h 无明显好转;②子痫前期孕妇孕周已超过34 周;③子痫前期孕妇胎龄未满34 周,但胎盘功能减退而胎儿成熟度检查提示胎儿成熟者或胎儿未成熟用地塞米松促胎儿肺成熟后;④子痫控制后2 h。均应考虑终止妊娠。终止妊娠的方式可采用引产或剖宫产。

3. 子痫的紧急处理　处理原则为控制抽搐,纠正缺氧和酸中毒,控制血压,密切观察病情变化,控制抽搐后终止妊娠。

课后小结:

1. 妊娠期高血压疾病是引起我国孕产妇死亡的四大疾病之一。

2. 妊娠期高血压疾病基本的病理变化为全身小血管痉挛,内皮损伤及局部缺血。

3. 妊娠期高血压疾病主要表现为高血压、蛋白尿。

4. 治疗原则为休息、镇静、解痉,有指征降压、利尿,密切监测母儿状况,适时终止妊娠。

第六节　妊娠剧吐

孕妇在早孕时出现头晕、倦怠、择食、食欲缺乏、轻度恶心、呕吐等症状,称早孕反应。因恶心、呕吐多在清晨空腹时较严重,故又称“晨吐”。早孕反应一般对生活与工作影响不大,无须特殊治疗,多在妊娠 12 周前后自然消失。孕妇妊娠 5~10 周频繁恶心、呕吐,不能进食,排除其他疾病引发的呕吐,体重较前减轻≥5%,体液电解质失衡及新陈代谢障碍,需住院治疗者,称为妊娠剧吐。

【病因】

病因不明,根据其发生的时间推测与 HCG 水平升高有关;雌激素也与妊娠剧吐密切相关;精神过度紧张、焦虑及生活环境及经济状况较差的孕妇容易发生;另外也可能与幽门螺杆菌有关。

【临床表现】

多见于年轻初孕妇,一般在停经 40 d 左右出现。逐渐加重,直至呕吐频繁不能进食,呕吐物中有胆汁或咖啡渣样物。严重呕吐引起失水及电解质紊乱;长期饥饿,机体动用脂肪组织供给能量,导致脂肪代谢中间产物酮体的积聚,引起代谢性酸中毒。患者明显消瘦,极度疲乏,皮肤、黏膜干燥,脉搏细数,尿量减少,甚至出现血压下降,引起肾前性急性肾衰竭。妊娠剧吐可导致两种严重的维生素缺乏症(维生素 B_1 和维生素 K)。

【诊断与鉴别诊断】

根据病史、临床表现及妇科检查,不难确诊。其诊断标准包括每日呕吐≥3 次、尿酮体阳性、体重较孕前减轻≥5%。

妊娠剧吐主要与葡萄胎及可能引起呕吐的疾病如肝炎、胃肠炎相鉴别。

【治疗】

对精神情绪不稳定的孕妇,予以心理治疗,解除其思想顾虑。患者应住院治疗,禁食,根据化验结果,明确失水量及电解质紊乱情况,酌情补充水分和电解质,每日补液量不少于 3 000 mL,尿量维持在 1 000 mL 以上。输液中应加入氯化钾、维生素 B_1、维生素 C 等,并给予维生素 B_1 肌内注射。止吐剂如异丙嗪、丙氯拉嗪、氯丙嗪或甲氧氯普胺等可肌内或静脉给药。对合并代谢性酸中毒者,可予碳酸氢钠或乳酸钠纠正。营养不良者,静脉补充氨基酸制剂、脂肪乳注射剂。一般经上述治疗 2~3 d 后,病情多可好转。在呕吐停止后,试进少量流质饮食,若无不良反应可逐渐增加进食量,同时调整补液量。

多数妊娠剧吐的孕妇经治疗后病情好转可以继续妊娠,如果出现以下几种情况,需考虑终止妊娠。①持续黄疸;②持续蛋白尿;③体温升高,持续在 38 ℃以上;④心动过速(≥120 次/min);⑤伴发 Wernicke 综合征等,危及孕妇生命时,需考虑终止妊娠。

课后小结:

1. 妊娠剧吐以每日呕吐≥3 次、尿酮体阳性、体重较孕前减轻≥5% 为特点。

2. 维持体液新陈代谢平衡,必要时终止妊娠。

第七节 胎盘早剥

妊娠 20 周以后或分娩期,正常位置的胎盘在胎儿娩出前部分或全部从子宫壁剥离者称胎盘早剥。胎盘早剥是妊娠晚期严重并发症,具有起病急、发展快的特点,处理不及时可危及母儿生命。

【病因】

病因及发病机制不明确,可能与以下因素有关。

1. 血管病变 孕妇患严重妊娠期高血压疾病、慢性高血压、慢性肾疾病或全身血管病变时,由于底蜕膜螺旋小动脉痉挛或硬化,引起远端毛细血管变性坏死甚至破裂出血,血液流至底蜕膜与胎盘之间,形成胎盘后血肿,使胎盘早剥的发生率增高。

2. 机械性因素 孕妇腹部直接受到撞击或挤压;脐带过短或脐带绕颈、绕体相对过短,分娩过程中胎儿下降过度牵拉脐带;羊膜腔穿刺时刺破前壁胎盘附着处,血管破裂出血等,均可引起胎盘剥离。

3. 宫腔内压力骤减 双胎妊娠分娩时第一胎儿娩出过速;羊水过多人工破膜后羊水流出过快,均可使宫腔内压力骤减,子宫突然收缩,胎盘与子宫壁之间发生错位剥离。

4. 子宫静脉压突然升高 妊娠晚期或临产后,孕妇若长时间仰卧位,巨大妊娠子宫压迫下腔静脉,阻碍血液回流,使子宫静脉压升高,蜕膜静脉淤血或破裂,形成胎盘后血肿,致使胎盘部分或全部剥离。

5. 其他 一些高危因素如孕妇吸烟、滥用可卡因,孕妇代谢异常,孕妇有血栓形成倾向,孕妇患子宫肌瘤等与胎盘早剥发生有关。

【病理及类型】

胎盘早剥主要病理变化是底蜕膜出血,形成胎盘后血肿,使胎盘从附着处剥离。胎盘早剥可分为显性、隐性及混合性三种类型。

考点:
胎盘早剥的病理

1. 显性剥离 底蜕膜出血量少,出血很快停止,多无明显临床表现。若底蜕膜出血量增多,形成胎盘后血肿,胎盘剥离面逐渐扩大,血液冲开胎盘边缘,沿胎膜与子宫壁之间经宫颈管向外流出,称显性剥离或外出血。

2. 隐性剥离 若出血量虽然增多,但胎盘边缘仍附着于子宫壁,或胎头固定于骨盆入口,使血液积聚在胎盘与子宫壁之间,不能冲破胎盘边缘及胎膜而外流,称隐性剥离或内出血。

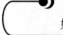

3. 混合性剥离　由于内出血血液不能外流,胎盘后血肿越积越大,使宫底随之升高。当出血量达到一定程度时,血液冲开胎盘边缘及胎膜而外流,称为混合性出血(图6-5)。偶有出血穿破胎膜溢入羊水中成为血性羊水。

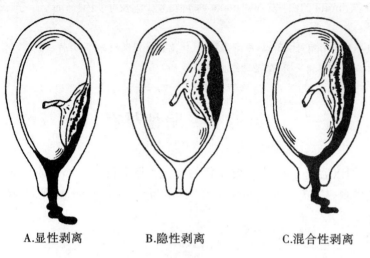

A.显性剥离　　　　B.隐性剥离　　　　C.混合性剥离

图6-5　胎盘早剥病理类型

　　内出血严重时,积聚于胎盘与子宫壁之间的血液随着压力的增加会浸入子宫肌层,使子宫肌纤维分离、断裂甚至变性;若血液浸润至子宫浆膜层,子宫表面将呈现紫蓝色瘀斑,以胎盘附着处明显,称为子宫胎盘卒中。有时血液还可渗入输卵管系膜和子宫阔韧带内。子宫肌层由于血液浸润,收缩力减弱,容易造成产后出血。

　　严重的胎盘早剥,剥离处的胎盘和蜕膜中释放大量的组织凝血活酶进入母体血液循环中,激活凝血系统,导致弥散性血管内凝血(DIC)。DIC 消耗了大量的凝血因子,导致凝血功能障碍。

【临床表现】

　　胎盘早剥主要的临床特点是妊娠晚期或分娩期突然发生持续性腹痛和阴道出血。

　　轻型:多见于分娩期,以外出血为主,胎盘剥离面通常不超过胎盘面积的1/3。主要症状为阴道流血,常无腹痛或腹痛轻微。贫血体征不明显,若出血量多伴有贫血,则贫血程度与阴道流血量呈正比。腹部检查:子宫软,大小与妊娠周数相符,胎位清楚,胎心多正常,宫缩于间歇期能放松。产后检查胎盘,可见胎盘母体面有凝血块及压迹。

　　重型:多见于重度妊娠期高血压疾病,以内出血和混合性出血为主,胎盘剥离面超过胎盘面积1/3。主要症状为突发持续性腹痛、腰酸或腰背痛。严重时出现恶心、呕吐、面色苍白、脉搏细数、四肢湿冷、血压下降等休克征象。阴道流血少或无,贫血或休克程度与阴道流血量不呈正比。腹部检查:子宫硬如板状,压痛明显,以胎盘附着处为著(后壁胎盘者压痛不明显),子宫大于妊娠周数。偶有子宫收缩,但宫缩于间歇期不能放松,胎位扪不清。若胎盘剥离而超过胎盘面积的1/2,胎儿多会因缺氧而死亡。

【诊断】

1. 病史　妊娠晚期的剧烈腹痛,伴有或不伴有阴道出血。患者有高血压病史等。

2. B 型超声检查　可显示胎盘与子宫壁之间出现液性低回声区,暗区常不止一个,边缘不清楚,并见胎盘增厚。重型胎盘早剥常伴胎动和胎心消失。

3.实验室检查 包括全血细胞计数及凝血功能检查,以了解孕妇的贫血程度和凝血功能。

【治疗】

治疗原则是抑制宫缩、止血、纠正贫血和预防感染。根据阴道出血量、有无休克、妊娠周数、胎儿情况等综合做出决定。

1.纠正休克 对已处于休克状态者,应立即开放静脉通道,补充血容量,改善血液循环,同时给予吸氧。输血最好输新鲜血。

2.及时终止妊娠 一旦确诊重型胎盘早剥应及时终止妊娠。根据孕妇的病情轻重、胎儿宫内状况、胎次、宫口扩张程度和胎产式等决定终止妊娠的方式。

(1)阴道分娩 轻型胎盘早剥,一般情况良好,宫口已扩张,估计短时间内能结束分娩者可人工破膜后经阴道分娩。

(2)剖宫产 轻型胎盘早剥,破膜后产程无进展或有胎儿窘迫征象,须抢救胎儿者;重型胎盘早剥,初产妇或经产妇病情恶化,胎儿已死亡,不能在短时间内结束分娩者,都应及时剖宫产,以保证母儿的安全。

此外,应积极处理产后出血、急性肾衰竭、羊水栓塞及 DIC 等并发症。

课后小结:

1.其典型表现为妊娠晚期的剧烈腹痛。

2.诊断可根据病史、临床表现及 B 型超声检查。

3.治疗原则为早期识别、纠正休克,及时终止妊娠及防治并发症。

第八节 前置胎盘

正常胎盘附着于子宫体的前壁、后壁和侧壁。若妊娠28 周后,胎盘附着于子宫下段,甚至胎盘下缘达到或覆盖宫颈内口,其位置低于胎先露部,称为前置胎盘。前置胎盘是妊娠晚期的严重并发症,也是妊娠晚期阴道流血最常见的原因。

【病因】

目前病因不明确,可能与以下因素有关。

1.子宫内膜病变与损伤 如多次刮宫、分娩、子宫手术史等皆可引起子宫内膜炎或损伤子宫内膜,使再次受孕时子宫蜕膜血管形成不良,胎盘血供不足,刺激胎盘面积增大延伸到子宫下段。

2.胎盘面积过大 双胎妊娠胎盘较单胎妊娠胎盘面积大,前置胎盘的发生率较单胎妊娠高 1 倍。

3.受精卵滋养层发育迟缓 受精卵到达宫腔后,滋养层尚未发育到可以着床的阶段,受精卵会继续向下游走,到达子宫下段,并在该处着床而发育成前置胎盘。

【分类】

根据胎盘下缘与宫颈内口的关系,将前置胎盘分为三类(图6-6)。

1.完全性前置胎盘 又称中央性前置胎盘,胎盘组织完全覆盖宫颈内口。

2.部分性前置胎盘 胎盘组织部分覆盖宫颈内口。

3.边缘性前置胎盘 胎盘附着于子宫下段,边缘到达但未覆盖宫颈内口。

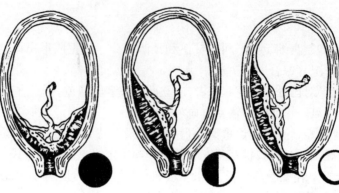

A.完全性前置胎盘   B.部分性前置胎盘   C.边缘性前置胎盘

图6-6 前置胎盘的类型

考点:
前置胎盘的类型及临床表现

【临床表现】

1.症状 前置胎盘的典型症状是妊娠晚期或临产时发生无诱因、无痛性的反复阴道流血。妊娠晚期子宫下段逐渐伸展,牵拉宫颈内口使宫颈管缩短;临产后,规律宫缩使宫颈管消失成为软产道的一部分,宫颈外口扩张,附着于子宫下段及宫颈内口的前置胎盘不能相应伸展而与其附着处错位、剥离,血窦破裂引起出血。前置胎盘初次出血量一般不多,剥离处血液凝固后,出血自然停止。由于子宫下段不断伸展,前置胎盘出血常反复发生,出血量也越来越多。

前置胎盘阴道流血发生的早晚、反复发生的次数及出血量的多少与前置胎盘类型有关。完全性前置胎盘初次出血时间早,多在妊娠28周左右,反复发生的次数多,出血量较大,甚至一次出血就能导致休克;边缘性前置胎盘出血发生较晚,多在妊娠晚期或临产后,量也较少;部分性前置胎盘的初次时间、出血量及反复出血次数介于两者之间。

2.体征 孕妇的一般情况与出血量有关,大量出血可导致贫血或休克。贫血或休克程度与阴道流血量呈正比。腹部检查:子宫软,无压痛,大小与妊娠周数相符,胎位清楚。由于胎盘位置低于胎先露,影响先露部的入盆,故先露部高浮,易并发胎位异常。反复出血或一次出血量过多可导致胎儿宫内缺氧,严重者胎死宫内。如果前置胎盘附着于子宫下段前壁,可在耻骨联合上方闻及胎盘杂音。

【诊断】

1.病史 妊娠晚期的无痛性阴道出血,既往有多次刮宫、分娩、手术史。

2.B型超声检查 可清楚看到子宫壁、胎先露、宫颈和胎盘位置,并能根据胎盘下缘与宫颈内口的关系,确定前置胎盘的类型,可反复检查,是目前最安全、有效的首选方法。

3.产后检查胎盘及胎膜 如为前置胎盘,分娩后检查前置部分的胎盘母体面可见陈旧性黑紫色血块附着,胎膜破口距胎盘边缘7cm以内。

【治疗】

治疗原则:抑制宫缩、制止出血、纠正贫血和预防感染。根据阴道流血量、有无休克、妊娠周数、产次、胎位、胎儿是否存活、是否临产及前置胎盘的类型等综合考虑决定处理方案。

1. 期待疗法　妊娠<34周、胎儿体重<2 000 g、胎儿存活、阴道流血量不多、一般情况良好者,可在保证孕妇安全的前提下采取期待疗法,尽可能延长孕周,以提高围生儿存活率。

考点:
前置胎盘的治疗原则

2. 终止妊娠

(1)终止妊娠指征　反复发生多量出血甚至休克者;胎龄达36周以上;胎儿成熟度检查提示胎儿肺成熟者;胎龄未达36周,出现胎儿窘迫征象或胎儿电子监护发现胎心异常者应终止妊娠,并根据情况选择最佳方式终止妊娠。

(2)剖宫产　剖宫产可在短时间内娩出胎儿,对母儿相对安全,是处理前置胎盘的主要手段。适用于完全性前置胎盘,持续大量阴道流血;出血量较多的部分性和边缘性前置胎盘;先露高浮,短时间内不能结束分娩者及胎心异常者。术前应积极纠正贫血,预防感染、备血、做好处理产后出血和抢救新生儿的准备。

(3)阴道分娩　适用于边缘性前置胎盘、枕先露、阴道流血不多、头盆相称、估计在短时间内能结束分娩者。

课后小结:

1. 其典型表现为妊娠晚期的无痛性阴道出血。

2. B型超声检查是主要诊断依据。

3. 治疗原则为抑制宫缩,尽可能延长孕周。因出血量而选择期待治疗或终止妊娠。

第九节　多胎妊娠

一次妊娠宫腔内同时有两个或两个以上胎儿时称多胎妊娠,以双胎妊娠多见。其发生率在不同国家、地区、人种之间有一定差异,并且有多胎妊娠家族史者,发生概率明显增高。近年来随着辅助生殖技术的发展,多胎妊娠的概率明显提高。多胎妊娠时,早产发生率与围生儿死亡率增高,孕妇并发症增多,属高危妊娠范畴,应加倍重视。本节主要讨论双胎妊娠。

考点:
双卵双胎的特点

【分类】

1. 双卵双胎　由两个卵子分别受精形成的双胎妊娠,称双卵双胎,发生率约占双胎妊娠的70%。双卵双胎与遗传因素、多胚胎宫腔内移植和应用促排卵药物有关。两个卵子分别受精形成受精卵,其遗传基因不完全相同,因而形成的两个胎儿有区别,比如:血型、性别相同或不同,外貌、指纹、精神类型等多种表型不同。两个受精卵着床后形成自己独立的胎盘、胎囊。当着床较近时,它们可以融合在一起,但两者间血液循环并不相通,胎囊之间的中隔由两层羊膜及两层绒毛膜组成,有时两层绒毛膜可融合成一层(图6-7)。

如发生两个卵子在短时间内不同时间受精而形成的双卵双胎称为同期复孕,通过检测HLA血型可以识别精子来源。

笔记栏

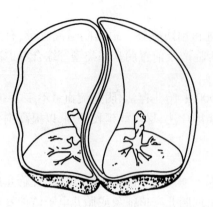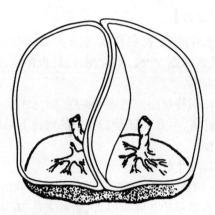

图6-7　双卵双胎的胎盘及胎膜示意图

2.单卵双胎　由一个受精卵分裂而成的双胎妊娠,称单卵双胎,约占双胎妊娠的30%。其发生原因不明,与种族、遗传、年龄、胎次、医源无关。单卵双胎是由一个受精卵分裂形成的两个胎儿,因此具有相同的遗传基因,其性别、血型、容貌等相同。单卵双胎的胎盘和胎膜因受精卵复制时间的不同而不同(图6-8)。

(1)双羊膜囊双绒毛膜单卵双胎　若分裂发生在桑葚期(早期胚泡),即在受精后3 d内分裂,形成两个独立的受精卵,两个羊膜囊。羊膜囊中间隔有两层绒毛膜、两层羊膜,胎盘为两个或者一个。这种类型的单卵双胎,常被误认为双卵双胎,其发生率占单卵双胎的30%左右。

(2)双羊膜囊单绒毛膜单卵双胎　若分裂发生在晚期囊胚,即受精后第4~8日之间,将形成双羊膜囊、单绒毛膜的单卵双胎妊娠。这种类型的双胎共同拥有一个胎盘,两个羊膜囊之间仅隔有两层羊膜,约占单卵双胎的68%。

(3)单羊膜囊单绒毛膜单卵双胎　胚胎在羊膜囊形成后即受精后第9~13日,分裂复制成各自发育的胎儿,两个胎儿共用一个胎盘并且共存于一个羊膜腔内。此类较罕见,占单卵双胎的1%~2%,且围生儿死亡率高。

(4)联体双胎　若分裂发生在受精第13日以后,此时原始胚盘已形成,机体不能完全分裂成两个,则可能导致不同程度、不同形式的联体儿,极罕见。寄生胎也是联体双胎的一种,发育差的内细胞团渐渐地被包入正常发育的胚胎体内,日后即成包人性寄生胎,或称胎内胎,应与畸胎瘤进行鉴别。

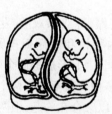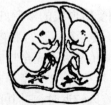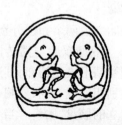

(1)发生在桑葚期　　(2)发生在囊胚期　　(3)发生在羊膜囊已形成

图6-8　受精卵在不同阶段形成单卵双胎的胎膜类型

【临床表现】

双胎妊娠时通常恶心、呕吐等早孕反应较重,妊娠中期后体重增加迅速、腹部增大明显,羊水量也较多。妊娠晚期,因子宫过大可致腰酸背痛,呼吸困难,胃部饱满,行走不便,下肢静脉曲张、水肿、痔疮发作等压迫症状。同时孕育两个胎儿需要更多的铁、叶酸等,因此孕妇往往出现缺铁性贫血及巨幼红细胞性贫血。双胎妊娠时还易并发妊娠期高血压疾病、羊水过多、前置胎盘、胎儿畸形、产后出血、早产等并发症。

双胎妊娠的胎位多为纵产式,以头、头或头、臀多见,其他胎位较少见(图6-9)。

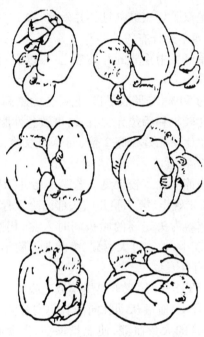

图6-9 双胎胎位

【并发症】

1.孕妇并发症

(1)妊娠期高血压疾病 是双胎妊娠最重要的并发症,发生率比单胎妊娠多3~4倍。且发生早,病情发展快,易发生心肺并发症及子痫。

(2)妊娠期肝内胆汁淤积症 发生率是单胎妊娠的2倍,胆酸常高于正常值10倍以上,容易引起胎儿窘迫、死胎、死产、早产等,围生儿死亡率高。

(3)贫血 是单胎妊娠的2.4倍,缺铁性贫血及巨幼红细胞性贫血多见,与铁剂和叶酸缺乏有关。

(4)羊水过多 发生率为12%,急性羊水过多常见于单卵双胎妊娠,与胎儿畸形等有关。

(5)胎膜早破 由于双胎妊娠子宫膨大,腔内压力高,容易发生胎膜早破。发生率占14%左右。

(6)胎盘早剥 第一个胎儿娩出后,宫腔容积突然缩小,致使胎盘附着面也随之缩小,因此容易发生胎盘早剥。另外双胎妊娠常合并羊水过多,当羊水排出后,宫腔容积缩小,也能发生胎盘早剥。

（7）宫缩乏力 因于宫膨大,肌纤维过度延伸,易发生原发性子宫收缩乏力,第一产程延长。第一个胎儿娩出后有时也可因宫缩乏力而使第二个胎儿娩出时间延长。

（8）流产 与胚胎畸形、胎盘发育畸形、胎盘血液循环障碍等有关,是单胎的2~3倍。

（9）产后出血及产褥感染 产后出血与产程延长、胎盘附着面大有关。孕妇贫血所致免疫力下降也增加了产褥感染的机会。

2.围生儿并发症

（1）胎儿生长受限 是双胎妊娠最常见的并发症,占12%~34%。可能与胎儿拥挤,共用一个胎盘,获得营养不充分有关。

（2）胎位异常 是双胎妊娠中重要的并发症之一,以头-头为多见,此外有头-臀、臀-头、臀-臀、头-横等胎位。

（3）早产 发生率约为50%,与胎膜早破、宫腔压力增高等有关。

（4）脐带脱垂 与胎儿较小和胎位异常有关,可致急性胎儿窘迫。

（5）胎儿畸形 畸形率比单胎妊娠高2倍,而单卵双胎又是双卵双胎的2倍。比如联体胎儿则为单卵双胎所特有。

（6）胎头交锁及胎头碰撞 临床较少见。若第一胎儿为臀先露、第二胎儿为头先露,分娩时第一胎儿头部尚未娩出,第二胎儿的头部已降入骨盆腔内,两个胎头的颈交锁在一起,造成难产。两个均为头先露的胎头同时入盆,相互碰撞造成阻塞性难产。以上情况容易发生在胎儿较小、骨盆过大、第二个胎儿羊膜早破者或单羊膜囊双胎者。

3.单绒毛膜双胎的特有并发症

（1）双胎输血综合征（TTTS） 是双羊膜囊单绒毛膜单卵双胎妊娠的严重并发症。通过胎盘间的动静脉间吻合支,血液从动脉向静脉单向分流,即一个胎儿（受血胎儿）接受另一个胎儿（供血胎儿）的大量血液,使血量增多,出现心脏肥大,肝、肾增大,体重增长快,可发生充血性心衰、水肿、羊水过多;而供血胎儿则出现体重轻、贫血、脱水、羊水少,甚至因营养缺乏而死亡。目前国际上对TTTS的诊断主要依据为:①单绒毛膜性双胎;②双胎出现了羊水量的改变,一胎羊水池深度大于8 cm,另一胎小于2 cm即可诊断。双胎输血综合征如不经治疗,胎儿死亡率高达90%。

（2）选择性胎儿生长受限 也是单绒毛膜双胎的严重并发症之一。其发病原因主要是因为胎盘分配不均,FGR胎儿通常会存在脐带边缘附着或者帆状插入。目前的诊断主要是根据FGR胎儿体重估测位于该孕周第十百分位以下,两胎儿体重相差25%以上,但是目前诊断还存在争议。

（3）单绒毛膜单羊膜囊双胎 是危险性极大的双胎妊娠。由于两个胎儿位于一个羊膜腔内,无胎膜分隔,所以发生脐带缠绕、打结等意外情况可能性大。

【诊断】

1.病史 早孕反应较重,腹部增大快,双卵双胎多有家族史,孕前是否接受过促排卵药物治疗。

2.产前检查 双胎妊娠多存在以下情况:①子宫大于停经月份,羊水量也较多;②孕晚期触及多个小肢体,两胎头或三个以上胎极;③胎头较小,与子宫大小不呈比例;④在不同部位听到两个频率不同的胎心,两胎心音之间隔有无音区,同时计数

1 min,胎心率相差 10 次以上;⑤孕中晚期体重增加过快,不能用水肿及肥胖解释者。

3.辅助检查

(1)B 型超声检查　可以早期诊断双胎、畸胎,提高孕期监护质量。B 型超声在 7 周时即可见到两个妊娠囊,孕 9 周可见两个胎心管搏动,孕 13 周后清楚显示两个胎头光环及各自拥有的脊柱、躯干、肢体等,B 型超声对中晚期的双胎妊娠诊断率达 100%。

(2)多普勒胎心仪　孕 12 周后听到两个频率不同的胎心音。

【鉴别诊断】

双胎妊娠应与巨大胎儿、单胎合并羊水过多、妊娠合并子宫肌瘤、巨大的卵巢肿瘤相鉴别,注意双胎妊娠也可以合并羊水过多,可通过 B 型超声检查确诊。

【治疗】

1.妊娠期处理及监护

(1)定期产前检查,尽早确诊,加强营养,补充足够的蛋白质、维生素、铁剂、叶酸、钙剂等,预防贫血和妊娠期高血压疾病。

(2)防止早产是双胎产前监护的重点,双胎孕妇应增加每日卧床休息的时间,减少活动。若产兆发生在 34 周以前,应给予宫缩抑制剂。一旦出现宫缩或阴道流液,及时住院治疗。

(3)如确诊为联体畸形,妊娠 26 周前行引产术,26 周后一般需剖宫取胎。如发现双胎输血综合征,可在胎儿镜引导下,激光堵塞胎盘吻合血管,但是此法并发症较多。

(4)双胎中一个胎儿死亡的处理:早期死亡能被吸收或变为纸样胎儿,可不处理,孕晚期死亡能释放凝血括酶,可引起弥散性血管内凝血。死胎稽留 4 周以上约有 30% 出现凝血功能障碍,需测定相应指标。为了保证另一活胎的继续妊娠,必要时可用小剂量肝素治疗,期待至胎儿成熟适时分娩。

2.终止妊娠的指征　①合并急性羊水过多,孕妇腹部过度膨胀,呼吸困难;②胎儿畸形;③母亲有严重并发症,如先兆子痫或子痫;④预产期已到,尚未临产,胎盘功能减退者。

3.分娩期处理　多数双胎妊娠能经阴道分娩。严密观察产程及胎心、胎位的变化,做好输液、输血、抢救新生儿的准备。产程中注意子宫收缩情况,若出现宫缩乏力可加用缩宫素低浓度缓慢静脉滴注。

当第一胎儿娩出后,立即夹紧胎盘侧脐带,以防第二个胎儿失血。行阴道检查,了解第二个胎儿先露部,助手在腹部将第二个胎儿固定成纵产式并监测胎心,注意阴道流血情况,尽早发现脐带脱垂和胎盘早剥,通常在 20 min 左右第二个胎儿娩出。如等待 15 min 仍无宫缩,可行人工破膜或加缩宫素静脉滴注促进子宫收缩。如发现脐带脱垂或胎盘早剥,及时用产钳或臀牵引娩出第二个胎儿。如胎头高浮应行内转胎位术及臀牵引术。若第二胎儿为肩先露先行外转胎位术,不成功时改用联合转胎位术娩出胎儿。

分娩时如第一胎儿为臀先露、第二个胎儿为头先露,为避免发生胎头交锁,助手以手在腹部上推第二个胎儿的胎头,使第一个胎儿顺利娩出。若已发生胎头交锁,应上推第二个胎头,待两胎头松动时将第一胎儿回转 90° ~180° 时再牵引,第一胎儿已死

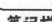

应行断头术,待娩出第二个胎儿后再取第一个胎头。

双胎妊娠有以下情况之一,应考虑剖宫产:①异常胎先露如第一胎儿肩先露,或易发生胎头交锁和碰撞的胎位及单羊膜囊双胎、联体双胎等;②脐带脱垂、前置胎盘、先兆子痫、子痫、胎膜早破、继发性宫缩乏力,经处理无效者;③第一个胎儿娩出后发现先兆子宫破裂,或宫颈痉挛,为抢救母婴生命也应行剖宫产;④胎儿宫内窘迫,短时间内不能经阴道分娩者。

为预防产后出血,临产前应备血,胎儿娩出前建立静脉通路。在第二个胎儿前肩娩出时静脉注射麦角新碱0.2 mg或缩宫素10 U,同时腹部置沙袋,以防腹压骤降引起休克。胎盘娩出后,仔细检查其完整性与相互关系,进一步判断是双卵双胎还是单卵双胎。

课后小结:

1. 多胎妊娠指的是一次妊娠宫腔内同时有两个或两个以上胎儿,以双胎妊娠多见。

2. 双胎妊娠属于高危妊娠,应加强妊娠期及分娩期管理。

第十节　巨大儿

巨大胎儿指胎儿体重达到或超过4 000 g者。目前欧美定义为达到或超过4 500 g。由于营养过剩,近年来巨大胎儿逐年增多。国内资料显示,巨大胎儿占出生儿总数的7%,国外占15.1%,男胎多于女胎。胎儿巨大,即可出现头盆不称而发生分娩困难。

【病因】

①孕妇身材肥胖;②妊娠合并糖尿病尤其是2型糖尿病;③经产妇;④过期妊娠;⑤高龄产妇;⑥父母身材高大;⑦种族及民族差异。

【诊断】

1. 病史及临床表现　有巨大儿分娩史、糖尿病史等。妊娠晚期出现体重增加迅速、呼吸困难、腹部沉重及两肋胀痛等症状。

2. 腹部检查　腹部明显膨隆,宫高>35 cm。触诊时胎体大,先露部高浮,如为头先露,则胎头跨耻征阳性。胎心正常有力但位置稍高。需与双胎妊娠、羊水过多、胎儿畸形、妊娠合并腹部肿物相鉴别。

3. B型超声检查　测量胎头双顶径、腹围及头围等指标,有助于判定巨大胎儿。巨大胎儿的胎头双顶径往往会大于10 cm,此时需要进一步测量胎儿肩颈、胸围等指标。

【并发症】

1. 对母体的影响　易发生头盆不称,剖宫产率增加;经阴道分娩易造成肩难产,处理不当可发生阴道损伤及会阴撕裂伤;子宫过度膨胀,易发生宫缩乏力、产程延长,易导致产后出血。如胎先露长时间压迫产道还易发生尿瘘或粪瘘。

2. 对胎儿的影响　胎儿巨大,常需要手术助产,易发生颅内出血、臂丛神经损伤、锁骨骨折,严重时可致死亡。

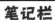

笔记栏

【治疗】

1.妊娠期　孕期发现胎儿巨大或有分娩巨大儿史者,应检查孕妇有无糖尿病,若为糖尿病应积极治疗,并于妊娠36周后,根据胎儿成熟度、胎盘功能及糖尿病控制情况,择期终止妊娠。

2.分娩期　①临产后,由于胎头大而硬不易变形,不宜试产过久。估计胎儿体重超过4 000 g,且合并糖尿病者,建议剖宫产终止妊娠。②估计胎儿体重超过4 000 g,无糖尿病者可经阴道试产,但需要适当放宽剖宫产指正。必要时产钳助产,同时做好处理肩难产的准备工作。

3.预防性引产　在妊娠期间发现可疑巨大胎儿者,不建议进行预防性引产。即使是预防性引产,并不能降低肩难产率,也不能改善围生儿结局,反而增加剖宫产率。

4.新生儿处理　预防新生儿低血糖,出生后30 min内监测血糖,1～2 h开始喂糖水,及早开奶。新生儿容易发生低钙血症,应及时补充钙剂,10%葡萄糖酸钙1 mL/kg加入葡萄糖液中静脉滴注。

附:肩难产

巨大胎儿的胎头娩出后,前肩被嵌顿在耻骨联合上方,用常规助产方法不能娩出胎儿,称肩难产。肩难产的发生率与胎儿体重呈正比,胎儿体重2 500～4 000 g时发生率为0.3%～1%,4 000～4 500 g时为3%～12%,≥4 500 g为8.4%～14.6%。

(一)危险因素

①巨大胎儿;②既往有肩难产病史;③妊娠期糖尿病;④过期妊娠;⑤孕妇骨盆解剖结构异常。在分娩过程中需要注意的因素有:①第一产程活跃期延长;②第二产程延长,伴有胎头娩出后没有发生外旋转反而退回到阴道内,称为"乌龟征";③使用了胎头吸引器或者产钳助产。

(二)诊断

当较大的胎头娩出后,胎颈回缩,双肩径位于骨盆入口上方,使胎儿颏部紧压会阴,胎肩娩出受阻,若能除外胎儿畸形即可诊断为肩难产。

(三)对母儿的影响

1.对母体的影响　①产后出血、会阴撕裂伤最常见;②其他并发症包括宫颈裂伤、阴道裂伤、膀胱麻痹、生殖道瘘、子宫破裂等和掺入感染等并发症。

2.对胎儿及新生儿的影响　①臂丛神经损伤最常见;②其他并发症还包括锁骨骨折、胎儿窘迫、新生儿窒息,严重时可导致颅内出血、神经系统异常等甚至死亡。

(四)处理

尽量缩短胎头胎肩娩出的间隔,是新生儿能否存活的关键。应做好新生儿抢救准备。当肩难产发生时,多无思想准备,必须镇定,通常采用以下措施助产。

1.屈大腿法　让产妇双腿极度屈曲贴近腹部,双手抱膝,减小骨盆倾斜度,使腰骶部凹陷变直,骶骨位置相对后移,骶尾关节稍增宽,使嵌顿在耻骨联合上方的前肩自然松解,同时应用适当力量向下牵引胎头而娩出前肩。

2.耻骨上加压法　助手在产妇耻骨联合上方触到胎儿前肩部位并向后下加压,使双肩径缩小,同时助产者牵引胎头,两者相互配合持续加压与牵引,注意不能用暴力。

3.旋肩法　当后肩已入盆时,助产者以示、中指伸入阴道紧贴胎儿后肩,将后肩向侧上旋转,助手协助将胎头同向旋转,当后肩旋转至前肩位置时娩出。操作时胎背在母体右侧用左手,胎背在母体左侧用右手。

4.牵后臂娩后肩法　助产者的手顺骶骨进入阴道,握住胎儿后上肢,沿胎儿胸前滑出阴道而娩出胎儿后肩及后上肢,再将胎肩旋转至骨盆斜径上,牵引胎头使前肩入盆后即可娩出。切忌抓胎儿的上肩,以免肱骨骨折。

5.四肢着地法 产妇翻转至双手和双膝着地,采用重力作用或这种方法使骨盆径线改变,可能会解除胎肩嵌塞状态。在使用以上方法时也可考虑此体位。

当以上方法全部无效时,可剪断胎儿锁骨,娩出后缝合软组织,锁骨能自愈。

课后小结:

1.体重达到或超过4 000 g为巨大儿,糖尿病患者易发生巨大儿。

2.终止妊娠时机依照胎儿成熟度及胎盘功能而定。

3.分娩方式依产妇和胎儿情况而定。

第十一节 胎儿生长受限

胎儿生长受限(fetal growth restriction,FGR)为生长潜力低下的小于胎龄儿。小于胎龄儿是指出生体重低于同胎龄应有体重第10百分位数以下或者低于其平均体重2个指标差的新生儿。我国的发病率平均为6.39%,死亡率为1%,比同孕龄正常体重儿高0.2%,

临床上并不是所有的出生体重低于同胎龄应有体重第10百分位数者都为病理性生长受限,其中有25%~60%是由于营养、种族、产次或者父母身高因素等而造成的"健康小样儿"。这部分胎儿各器官均无功能障碍,只有身材、体重发育较小。

【病因】

1.孕妇因素 最常见,占50%~60%。

(1)营养因素 孕妇偏食、妊娠剧吐、摄入蛋白质及维生素不足,出生体重与母体血糖水平呈正相关。

(2)妊娠并发症 如妊娠高血压综合征、多胎妊娠、前置胎盘、胎盘早剥、过期妊娠、妊娠期肝内胆汁淤积症等。

(3)妊娠合并症 如心脏病、慢性高血压、肾炎、贫血等,使胎盘血流量减少、灌注下降。

(4)其他 孕妇年龄、地区、体重、身高、吸烟、吸毒、酗酒等,经济状况、母体接触放射线等。

2.胎儿因素 胎儿本身发育缺陷、胎儿代谢功能紊乱、各种生长因子缺乏、胎儿宫内感染、接触放射线等。

3.胎盘、脐带因素 胎盘各种异常导致血流量减少;脐带过长、过细,脐带扭转、打结等。

【分类】

1.内因性均称型FGR 属于原发性胎儿生长受限,一般发生在受孕时或妊娠早期,因此胎儿在体重、头围、身长三方面都受限。主要由染色体异常、病毒感染、接触放射线等引起。

特点:体重、身长、头径均相称,但小于该孕龄正常值。外表无营养不良表现,器官分化或成熟度与孕龄相符,但各器官的细胞数均减少,脑重量轻;胎盘小、细胞数少。

胎儿无缺氧表现。半数胎儿有出生缺陷,预后不良。产后新生儿脑神经发育障碍,伴小儿智力障碍。

2.外因性不均称型FGR 属于继发性生长发育不良,胚胎早期发育正常,至孕晚期才受到有害因素的影响。如合并妊娠期高血压性疾病等所致的胎盘功能不全。

特点:新生儿外表呈营养不良或过熟儿状态,发育不匀称,身长、头径与孕龄相符而体重偏低。各器官细胞数正常,但细胞体积缩小,以肝为著。胎盘体积正常,常有梗死、钙化、胎膜黄染等,加重胎儿宫内缺氧。出生时新生儿常伴有低血糖。

3.外因性均称型FGR 为上述两型之混合型,多由于母儿双方缺乏重要营养因素如叶酸、氨基酸、微量元素等,或有害药物的影响。致病因素虽是外因,但在整个妊娠期间均发生影响。

特点:身长、体重、头径相称,但均小于该孕龄正常值。外表有营养不良表现。各器官体积均缩小。胎盘小,外表正常。宫内缺氧不常见,存在代谢不良。60%病例脑细胞数减少。新生儿常有明显的生长与智力障碍。

【诊断】

妊娠期诊断FGR并不容易,往往需在分娩后才能确诊。密切关注胎儿的发育情况是提高FGR诊断率及准确率的关键。

1.临床指标 临床监测测量宫高、腹围、体重,推测胎儿大小。

(1)宫高腹围值 连续3周均在第10百分位数以下者为筛选FGR指标,预测准确率达85%以上。

(2)计算胎儿发育指数 胎儿发育指数=子宫长度(cm)−3×(月份+1),指数在−3和+3之间为正常,小于−3提示有FGR的可能。

(3)孕晚期 孕妇每周增加体重0.5 kg,若停滞或增长缓慢时可能有FGR的可能。

2.辅助检查

(1)B型超声测量 ①胎儿测头围与腹围比值(HC/AC):胎儿头围在妊娠28周后生长缓慢,而胎儿体重仍按原速度增长,所以测量头围不能反映胎儿生长发育的动态变化,应该同时测量腹围和头围(HC/AC),比值小于正常孕周平均值的第10个百分位数,即可考虑可能为FGR。②测量胎儿双顶径(BPD):正常孕妇在妊娠早期胎儿双顶径每周平均增长3.6~4.0 mm,妊娠中期2.4~2.8 mm,妊娠晚期2.0 mm。所以每周连续测量胎儿双顶径,如果每周增长<2.0 mm,或者每3周增长<4.0 mm,或每4周增长<6.0 mm,在妊娠晚期时每周增长<1.7 mm,则考虑FGR的可能。③羊水量与胎盘成熟度:多数FGR出现羊水过少、胎盘老化的B型超声图像。

(2)彩色多普勒超声检查 脐动脉在舒张期发生血流缺失或倒置,对诊断FGR意义很大。妊娠晚期脐动脉S/D比值通常≤3为正常值,升高时也应考虑FGR的可能。

(3)抗心磷脂抗体(ACA)的测定 近年来有关自身抗体和不良妊娠的关系越来越受到关注,研究证明ACA与FGR的发生有关。

【预防】

1.加强产前检查,定期测量宫高、腹围、体重,用妊娠图进行孕期监护,可疑FGR者,做进一步检查,做到早诊断、早治疗。

2.孕期加强卫生宣教,注意营养,减少疾病,避免接触有害毒物,禁烟酒,需在医生指导下用药。

3.孕16周时行B型超声检测胎儿各种径线,以此作为胎儿生长发育的基线。若发现外因性不均称型FGR,可在胎儿期进行治疗,效果较好。

【处理】

1.找出病因 对临床怀疑FGR的孕妇要尽量找出致病原因。B型超声检查排除胎儿先天畸形,必要时对胎儿进行染色体核型分析。

2.妊娠期治疗 治疗越早,效果越好。小于孕32周开始治疗效果佳,孕36周后治疗效果差。治疗原则为:积极寻找病因、补充营养、改善胎盘循环,加强胎儿宫内监测,适时终止妊娠。

(1)一般治疗 卧床休息,均衡膳食,吸氧。一般建议孕妇左侧卧位,可增加母体心输出量,使胎盘血流达到最大量。

(2)母体静脉营养 理论上氨基酸是胎儿蛋白质合成的主要来源,为胎儿生长发育的物质基础;能量合剂有助于氨基酸的转运;葡萄糖是热量的来源。所以临床上常常通过静脉给予孕妇补充氨基酸、能量合剂及葡萄糖。但是实际疗效并不是很理想,可能与胎盘功能减退、胎盘老化导致胎盘转换能力差有关。

(3)药物治疗 硫酸镁能恢复胎盘的血流灌注。丹参能促进细胞代谢、改善微循环,有利于维持胎盘功能。阿司匹林、低分子肝素钙对于抗磷脂抗体综合征对FGR有效。

3.产科处理

(1)继续妊娠指征 ①胎儿尚未足月;②胎盘功能良好;③宫内监护情况良好;④孕妇病情稳定。可以在密切监护下妊娠至足月,但不应超过预产期。

(2)终止妊娠指征 ①治疗后FGR未见好转,胎儿停止生长3周以上。②胎盘老化,伴有羊水量减少,孕妇自觉胎动明显减少等胎盘功能低下表现。③NST、胎儿生物物理评分等提示胎儿宫内缺氧。④妊娠合并症,并发症治疗中病情加重,为母婴安全应尽快终止妊娠。若未达到34周,应促胎肺成熟后再终止妊娠。

(3)分娩方式的选择 ①阴道产:经治疗胎儿情况良好,胎盘功能正常,胎儿成熟,Bishop宫颈成熟度评分≥7分,无禁忌者可经阴道分娩;如胎儿难以存活,无剖宫产指征时予以引产。②剖宫产:胎儿病情危重,产道条件欠佳,阴道分娩对胎儿不利,均应行剖宫产结束分娩。

课后小结:

1.治疗效果有限,重点在于诊断后的胎儿监护。

2.诊断主要依靠病史、体格检查及B型超声的严密监测。

第十二节 死 胎

妊娠20周后的胎儿在子宫内死亡,称死胎。胎儿在分娩过程中死亡,称死产,亦是死胎的一种。

【病因】

1.胎盘及脐带因素　如前置胎盘、胎盘早剥、脐带帆状附着血管前置、急性绒毛膜羊膜炎、脐带打结、脐带扭转、脐带脱垂、脐带绕颈缠体等,导致胎儿宫内缺氧。

2.胎儿因素　如胎儿严重畸形,胎儿生长受限、胎儿宫内感染、遗传性疾病、母儿血型不合等。

3.孕妇因素　严重的妊娠合并症和并发症,如妊娠期高血压性疾病、抗磷脂抗体综合征、糖尿病、心血管疾病、各种原因引起的休克等。子宫局部因素有:子宫张力过大或收缩力过强、子宫肌瘤、子宫畸形、子宫破裂等致局部缺血而影响胎盘、胎儿。

【临床表现】

胎儿死亡后,孕妇自觉胎动停止,子宫不再增大,体重下降。胎儿死亡后约80%在2~3周内自然娩出,若死亡后3周仍未排出,退行性变的胎盘组织释放凝血活酶进入母血循环,激活血管内凝血因子,引起DIC。胎死宫内4周以上DIC发生机会明显增多,可引起分娩时的严重出血。

【诊断】

根据自觉胎动停止,子宫停止增长,检查胎心听不到,子宫比妊娠周数小,可考虑为死胎。B型超声发现胎心和胎动消失是诊断死胎的可靠依据。

【处理】

死胎一经确诊,应予引产,建议尸体解剖及胎盘、脐带、胎膜病理检查及对其进行染色体核型分析,尽力寻找死胎原因,临床约有1/4无法明确病因。不明原因的低危孕妇,37周之前死胎的复发率为0.8%~1.1%;37周以后的复发率为0.18%。对于有合并症的高危孕妇,死胎的复发率会明显增加。

引产的方法有很多种,常用的有米索前列醇,经羊膜腔内注入依沙吖啶或高浓度的缩宫素引产,成功率均很高。应根据孕周、子宫有无瘢痕,结合孕妇本身意愿,知情同意下选择。引产原则是尽量经阴道分娩,剖宫产仅限于特殊情况下使用。

胎儿死亡4周尚未排出者,应做有关凝血功能的检查。若纤维蛋白原含量<1.5 g/L,血小板<100×10^9/L时,可用肝素治疗,剂量为每次0.5 mg/kg,每6 h给药一次。一般用药24~48 h后可使纤维蛋白原和血小板恢复到有效止血水平,然后再引产,并备新鲜血,注意预防产后出血和感染。

课后小结:

1.确诊方法为B型超声。

2.胎儿死亡超过4周易发生DIC。

3.一经确诊,尽快引产。

第十三节　胎膜早破

胎膜在临产前破裂,称胎膜早破。发生率为5%~15%,国内为2.7%~7%。妊娠20周以后、未满37周时胎膜在临产前破裂称为未足月胎膜早破。妊娠满37周后的胎膜早破发生率为10%,不满37周的发生率为2.0%~3.5%。围生儿死亡率增加,孕产妇及胎儿感染率高。

【病因】

1. 生殖道感染　病原体上行感染可引起胎膜炎,细菌产生的各种酶可以直接降解胎膜的胶质和基质,使胎膜抗张能力下降而破裂。

2. 胎膜受力不均　胎儿先露部与骨盆入口未能很好衔接(如头盆不称、胎位异常等)。

导致前羊膜囊受力不均而破裂。手术创伤、宫颈内口松弛等使前羊膜囊楔入,引起破裂。宫颈过短(<25 mm)或宫颈功能不全,宫颈锥形切除等,易受病原体感染,导致胎膜早破。

3. 羊膜腔压力增高　双胎妊娠、巨大胎儿、羊水过多等导致宫腔内压力增高,导致胎膜破裂。

4. 营养因素　缺乏维生素 C 及铜、锌等无机盐,也会导致胎膜抗张能力下降,引起胎膜早破。

【临床表现】

90%的孕妇会突然感到有较多液体自阴道流出,继而出现少量间断性排出。可混有胎脂或胎粪,无腹痛等其他产兆。肛诊将胎先露部上推见到流液量增多,阴道窥器检查见阴道后穹窿有羊水积聚或者有羊水从宫口流出,则可明确诊断。

【诊断】

1. 临床表现　孕妇感到有尿样液体自阴道流出,有时感觉外阴湿润。

2. 检查　孕妇仰卧位,双腿屈曲,可见液体自阴道流出。用阴道窥器打开时,见液体自阴道流出或者阴道后穹窿有羊水积聚,则可明确诊断。

3. 辅助检查

(1)阴道液 pH 值测定　正常阴道液 pH 值为 4.5~5.5,羊水 pH 值为 7.0~7.5。如果试纸测定 pH 值≥6.5,胎膜早破的可能性极大,准确率可达 90%。注意血液、宫颈黏液、尿液、污染均可使测试出现假阳性。

(2)阴道液涂片检查　取阴道液涂抹于载玻片上,干燥后镜检见羊齿植物叶状结晶为羊水。涂片用 0.5% 硫酸尼罗蓝染色,显微镜下见橘黄色胎儿上皮细胞。或用苏丹Ⅲ染色见黄色脂肪小粒,均可确定为羊水。

(3)羊膜镜检查　可以直视胎儿先露部,看不到前羊膜囊即可诊断胎膜早破。

(4)胎儿纤连蛋白(fetal fibronectin,fFN)测定　fFN 是胎膜分泌的细胞外基质蛋白。当宫颈及阴道分泌物内 fFN 含量>0.05 mg/L 时,易发生胎膜早破。

(5)胰岛素样生长因子结合蛋白-1(IGFBP-1)检测　检测羊水中 IGFBP-1 检测试纸,特异性强,不受血液、尿液、精液及宫颈黏液等影响。

(6)B 型超声检查　羊水量减少可协助诊断。

【对母儿的影响】

1. 对母体的影响　破膜后阴道内病原体上行蔓延,可增加宫内感染和产褥感染的机会。破膜 24 h 后分娩者,产妇感染率 5~10 倍。若突然破膜,还可以引起胎盘早剥。羊膜腔感染可造成产后出血。

2. 对胎儿的影响　胎膜早破可诱发早产,早产儿易发生呼吸窘迫综合征;胎儿吸入感染的羊水可发生肺炎,严重者发生败血症;脐带受压、脱垂可导致胎儿宫内窘迫;如破膜潜伏期超过4周,羊水严重过少,可出现明显胎儿宫内受压,表现为弓形腿、铲形手、扁平鼻等。越临近妊娠足月,破膜后产兆发动率越高。

【治疗】

处理原则:妊娠<24周的孕妇应终止妊娠;妊娠28～35周的孕妇,如果胎肺尚未成熟,无感染征象等可期待治疗;若胎肺成熟或者存在感染时,应立即终止妊娠;如孕妇存在胎儿窘迫,妊娠>36周,立即终止妊娠。

1.足月胎膜早破的处理　足月胎膜早破通常是临产的征兆,一般在破膜后12 h内会自然临产。如12 h内未临产,应予以药物引产。

2.未足月胎膜早破的处理

(1)期待疗法　适用于孕28～35周不伴感染、羊水池深度≥3 cm者。①一般处理:绝对卧床,保持外阴清洁,避免不必要的肛诊与阴道检查,为了解宫颈情况可行阴道窥器检查,密切观察宫缩与羊水性状、气味,测体温与血常规。②预防感染:破膜12 h以上者应预防性使用抗生素,建议静脉应用抗生素2～3 d,然后改口服抗生素。③促胎肺成熟:用法见"早产"。④抑制宫缩:用法见"早产"。⑤纠正羊水过少:当羊水池深度≤2 cm,妊娠<35周,可以经羊膜腔输液,对胎肺发育有利。

(2)终止妊娠　①经阴道分娩:妊娠35周后,如果胎肺成熟且宫颈成熟,无禁忌证时予以引产。②剖宫产:胎位异常、胎头高浮、胎肺成熟、伴有胎儿窘迫,给予抗感染的同时剖宫产终止妊娠,并做好新生儿复苏的准备。

【预防】

积极预防和治疗下生殖道感染;妊娠晚期禁止性交;避免负重及腹部撞击;宫颈内口松弛者,应卧床休息,并于妊娠14周左右行环扎术;补充足量的维生素、钙、锌、铜等营养素。

课后小结:

1.临产前的胎膜破裂,称胎膜早破。

2.胎膜早破最常见的并发症为脐带脱垂。

3.破膜12 h常规应用抗生素。

第十四节　胎儿窘迫

胎儿在子宫内因急性缺氧或者慢性缺氧危及健康和生命的综合症状,称为胎儿窘迫。胎儿窘迫是一种综合症状,是当前剖宫产的主要适应证之一。胎儿窘迫可发生在妊娠期也可发生在分娩期,急性胎儿窘迫多发生在妊娠期,慢性胎儿窘迫多发生在妊娠晚期。

【病因】

1.胎儿急性缺氧　常见因素有:①脐带异常,如脐带绕颈、脐带扭转、脐带脱垂、脐带过长或过短等;②缩宫素使用不当而引起的子宫收缩过强或不协调性宫缩;③前置胎盘、胎盘早剥;④各种原因引起的休克与急性感染发热;⑤孕妇使用麻醉药或镇静剂过量,抑制呼吸。

2.胎儿慢性缺氧　①母体血液含氧量不足,如合并先天性心脏病等;②子宫胎盘血管硬化、梗死、狭窄等;③绒毛间隙灌注不足,如妊娠期高血压性疾病、糖尿病等;④严重的胎儿心血管疾病、呼吸系统疾病,颅内出血、胎儿畸形,胎儿宫内感染等。

【病理生理】

胎儿对宫内缺氧有一定的代偿能力,当失代偿时会导致胎儿缺血、缺氧。胎心监护时会出现短暂的、重复出现的晚期减速。如持续缺氧,无氧酵解增加,出现代谢性酸中毒。持续缺氧可导致胎儿呼吸运动加深,羊水吸入,造成新生儿吸入性肺炎。妊娠期慢性缺氧可使子宫胎盘灌注下降,导致胎儿生长受限,肾血流减少引起羊水过少。

【临床表现及诊断】

考点:
急、慢性胎儿窘迫的临床表现

根据胎儿窘迫发生速度,分为急性及慢性两类。

1.急性胎儿窘迫　主要发生于分娩期。多因脐带异常、胎盘早剥、宫缩过强、休克、中毒等而引起。

(1)产时胎心率异常　是急性胎儿窘迫的重要临床征象。胎心率>160 次/min,尤其是>180 次/min,为胎儿缺氧的初期表现。随后胎心率减慢,胎心率<110 次/min。当胎心率基线<100 次/min,基线变异≤5 次/min,伴有频繁晚期减速或重度变异减速时提示胎儿缺氧严重,胎儿常常结局不良,甚至胎死宫内。

(2)羊水胎粪污染　胎儿缺氧,肠蠕动亢进,肛门括约肌松弛,使胎粪排入羊水中,羊水呈浅绿色、黄绿色,进而呈混浊棕黄色,即羊水Ⅰ度、Ⅱ度、Ⅲ度污染。羊水中胎粪污染不一定是胎儿窘迫的征象,出现羊水胎粪污染时,如胎心监护正常,不需要特殊处理;如果胎心监护异常,存在宫内缺氧,有可能会引起胎粪吸入综合征(MAS),胎儿可能结局不良。

(3)胎动异常　急性胎儿窘迫初期,胎动频繁,继而转弱及次数减少,进而消失。

(4)酸中毒　检查胎儿头皮血进行血气分析。若血 pH 值<7.20(正常值 7.25 ~ 7.35),PO_2 < 10 mmHg(正常值 15 ~ 30 mmHg),PO_2 > 60 mmHg(正常值 35 ~ 55 mmHg),说明有酸中毒存在。

2.慢性胎儿窘迫　多发生在妊娠末期,往往延续至临产并加重。多由妊娠期高血压疾病、糖尿病、慢性肾炎等所致。

(1)胎动减少或消失　妊娠近足月时,胎动>6 次/2 h。胎动减少是胎儿窘迫的一个重要指标,每日监测胎动可预知胎儿的安危,

(2)产前胎儿电子监护异常　胎心率异常提示胎儿缺氧可能。

(3)胎儿生物物理评分低　≤4 分提示胎儿窘迫,6 分为可疑缺氧,详见"胎儿健康评估"。

(4)脐动脉多普勒超声血流异常　宫内发育迟缓的胎儿,当出现舒张期血流降低、脐血流指数增高等提示胎盘存在灌注不足的现象,严重者随时可胎死宫内。

【治疗】

1.急性胎儿窘迫　应采取果断措施,改善胎儿缺氧状况。

(1)一般处理　左侧卧位、给予吸氧,停止使用缩宫素。纠正酸中毒、电解质紊乱等并发症。对于可疑胎儿窘迫者要持续胎心监护。

笔记栏

（2）病因治疗　积极寻找原因,若为不协调性宫缩过强,或者由于缩宫素使用不当而引起的宫缩过强,应给予特布他林,也可给予硫酸镁抑制宫缩。若羊水过少可经腹腔羊膜腔输液。

（3）尽快终止妊娠　如无法即刻阴道分娩,应尽快手术终止妊娠。①宫口未开全或预计短期内无法阴道分娩立即剖宫产,指征有:胎心监护图基线变异消失伴基线<110 次/min,或伴频繁晚期减速,或伴频繁重度变异减速;胎儿头皮血 pH 值<7.20;正弦波。②宫口开全:胎头双顶径达到坐骨棘平面以下,应尽快经阴道助产。无论阴道分娩还是剖宫产,胎儿发生窒息可能性大,要做好心肺复苏的准备。

2.慢性胎儿窘迫　应针对病因,根据孕周、胎儿成熟度和胎儿缺氧程度决定处理。

（1）一般处理　嘱孕妇取左侧卧位休息,定时吸氧,每次 30 h。积极治疗妊娠合并症及并发症。随时监测胎心变化。

（2）期待疗法　孕周小,胎儿娩出后生存可能性小,尽量保守治疗以期延长孕周数,同时促胎肺成熟,待胎肺成熟后立即终止妊娠。

（3）终止妊娠　妊娠近足月,或者胎儿已成熟,出现了胎动减少,胎盘功能减退的情况,均应行剖宫产终止妊娠。

课后小结:

1.胎儿窘迫是指胎儿在宫内因急性缺氧或者慢性缺氧危及健康和生命的综合症状,常表现为胎心率的改变及胎动的改变,应及时查找原因,以避免发生严重后果。

2.急性的胎儿窘迫应立即处理。

3.慢性的胎儿窘迫根据孕周、胎儿成熟度及缺氧程度综合分析。

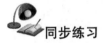
同步练习

一、选择题

A1 型题

1.最易受不良因素影响而发生流产、死胎或先天畸形的胎龄为　　　　　　　　（　　）

　　A.28 周内　　　　　　　　　　　　B.16 周内

　　C.20 周内　　　　　　　　　　　　D.12 周内

　　E.24 周内

2.关于感染性流产的处理,下列何项是错误的　　　　　　　　　　　　　　（　　）

　　A.立即刮宫以清除官腔内容物,同时给广谱抗生素

　　B.原则上先给抗生素控制感染,再行刮宫

　　C.出血多者在静脉应用抗生素同时取出官内大块残留,以减少出血。感染控制后再行清宫术

　　D.患者出现感染性休克,应积极抗休克

　　E.如出现盆腔脓肿应做切开引流术

3.关于难免流产哪项是错误的　　　　　　　　　　　　　　　　　　　　（　　）

　　A.阴道流血增加　　　　　　　　　　B.下腹痛加剧

　　C.有部分胎盘嵌顿于宫颈口,部分胎盘排出　D.官口开

　　E.子官体与孕周相符或略小于孕周

4.先兆流产与难免流产的主要鉴别要点是　　　　　　　　　　　　　　　　（　　）

　　A.出血时间长短　　　　　　　　　　B.下腹痛的程度

C. 早孕反应是否存在 　　　　　　　　D. 宫口开大与否

E. 妊娠试验阳性

5. 关于流产,下列哪项是正确的 （　　）

A. 完全流产,有腹痛,宫口松　　　　　B. 先兆流产,出血量少,宫口闭

C. 不全流产,宫口闭,出血少　　　　　D. 难免流产,宫口闭,出血少

E. 稽留流产,胚胎死亡达 4 周以上未自然排出

6. 关于流产的定义,下列哪项是正确的 （　　）

A. 妊娠<28 周,胎儿体重<1 000 g　　B. 妊娠<20 周,胎儿体重<500 g

C. 妊娠 20~27 周,胎儿体重<500 g　　D. 妊娠 20~27 周,胎儿体重<1 000 g

E. 妊娠 12~20 周,胎儿体重<500 g

7. 输卵管妊娠最常见的部位是 （　　）

A. 输卵管部　　　　　　　　　　　　B. 输卵管峡部

C. 输卵管间质部　　　　　　　　　　D. 输卵管间质部与峡部之间

E. 输卵管壶腹部

8. 关于异位妊娠的诊断下述哪项最重要 （　　）

A. 病史　　　　　　　　　　　　　　B. 腹部检查及阴道检查

C. 后穹窿穿刺　　　　　　　　　　　D. HCG 测定

E. 诊刮

9. 有关胎儿生长受限正确的是 （　　）

A. 足月胎儿出生体重<2 000 g

B. 胎儿孕龄低于同孕龄平均体重的 3 个标准差

C. 胎儿体重低于同孕龄体重的第 5 百分位数　　D. 胎儿发育指数正常值为>+3

E. 宫高、腹围连续 3 周测量在第 10 百分位数以下为筛选 FGR 的指标

10. 引起胎儿窘迫最常见的原因是 （　　）

A. 脐带脱垂　　　　　　　　　　　　B. 脐带先露

C. 胎盘功能不良　　　　　　　　　　D. 妊娠期高血压疾病

E. 羊水过少

11. 胎儿缺氧的早期表现 （　　）

A. 胎动频繁　　　　　　　　　　　　B. 胎动次数减少

C. 胎动次数略增加　　　　　　　　　D. 胎动减弱

E. 胎动消失

12. 前置胎盘的正确处理是 （　　）

A. 有阴道出血,即终止妊娠　　　　　B. 分娩方式,宫口开,剖宫产

C. 胎儿死亡,均以阴道分娩　　　　　D. 疑有前置胎盘,肛诊时宜轻柔

E. 大出血时,可不经阴道检查,做剖宫产

13. 足月妊娠阴道出血的孕妇,为明确前置胎盘诊断,入院后应即行 （　　）

A. 肛门检查　　　　　　　　　　　　B. 放射性核素扫描

C. X 射线软组织摄影　　　　　　　　D. 超声波定位

E. 输液备血阴道检查

14. 前置胎盘最安全可靠的诊断方法是 （　　）

A. 阴道内诊检查　　　　　　　　　　B. X 射线腹部平片

C. 下腹部听诊胎盘杂音　　　　　　　D. B 型超声检查

E. 放射性同位素扫描

A2 型题

15.女,26 岁,平素月经规则,停经 48 d,阴道少量流血 5 d,偶有腹痛。妇科检查:宫颈软,宫体稍大且软,附件无异常,最可能的诊断是 （　）
　　A.先兆流产　　　　　　　　　　　　B.功能失调性子宫出血
　　C.子宫肌瘤　　　　　　　　　　　　D.子宫内膜炎
　　E.异位妊娠破裂

16.已婚妇女,26 岁,月经规律,停经 46 d,今晨出现一侧下腹部伴肛门坠胀。BP 96/60 mmHg。该患者此时有诊断价值的体征是 （　）
　　A.子宫稍大变软　　　　　　　　　　B.腹肌紧张
　　C.宫颈举痛,后穹窿饱满　　　　　　D.双合诊黑加征(+)
　　E.腹部移动性浊音(−)

17.28 岁已婚妇女,停经 50 d 突觉右下腹剧痛伴休克,面色苍白。为确诊最简便、有效的辅助诊断方法是 （　）
　　A.阴道后穹窿穿刺　　　　　　　　　B.尿妊娠试验
　　C.阴道镜检查　　　　　　　　　　　D.宫腔镜检查
　　E.腹腔镜检查

A3/A4 型题

18.26 岁未产妇,停经 48 d 后出现阴道少量流血伴右下腹隐痛,今晨起床时突然右下腹剧痛来院。检查:BP 90/60 mmHg,面色苍白,下腹稍膨隆,右下腹压痛明显,肌紧张不明显,叩诊移动性浊音(±)。妇科检查:子宫稍大稍软,右附件区触及有压痛包块。恰当诊断应是 （　）
　　A.输卵管妊娠流产　　　　　　　　　B.输卵管间质部妊娠破裂
　　C.急性阑尾炎　　　　　　　　　　　D.急性输卵管炎
　　E.右侧卵巢肿瘤蒂扭转

19.24 岁初孕妇,妊娠 33 周,头痛 6 d,经检查 BP 160/110 mmHg,治疗 3 d 无显效。今晨 5 时突然出现剧烈腹痛,检查子宫板状硬。最可能的诊断是 （　）
　　A.妊娠合并急性阑尾炎　　　　　　　B.胎盘早剥
　　C.前置胎盘　　　　　　　　　　　　D.先兆子宫破裂
　　E.先兆早产

(20～22 题共用题干)

初孕妇,30 岁。子痫前期,3 h 前突然腹痛伴阴道流血,色鲜红,量较多。查体:P 116 次/min,BP 100/80 mmHg,子宫板状硬,胎位不清,胎心消失。宫颈管未消失,宫口未开大。

20.该患者最可能的诊断是 （　）
　　A.子宫破裂　　　　　　　　　　　　B.先兆子宫破裂
　　C.胎盘早剥　　　　　　　　　　　　D.前置胎盘
　　E.早产

21.此时最有诊断价值的辅助检查是 （　）
　　A.血常规、尿常规　　　　　　　　　B.B 型超声检查
　　C.眼底检查　　　　　　　　　　　　D.凝血功能检查
　　E.胎盘功能测定

22.此时最恰当的处理措施是 （　）
　　A.纠正休克为主,死胎不急于引产　　B.立即扩张宫口,破膜,缩宫素引产
　　C.纠正休克同时尽早剖宫产　　　　　D.立即人工破膜,等待自然分娩
　　E.静脉滴注缩宫素引产

笔记栏

23. 应用硫酸镁治疗重度妊高征时,最先出现的中毒反应是　　　　　　　　　　（　　）

A. 发热　　　　　　　　　　　　　　B. 心率减慢

C. 呼吸次数减少　　　　　　　　　　D. 膝反射减弱

E. 尿量减少

24. 初孕妇,25 岁,妊娠 33 周,BP 150/90 mmHg,尿蛋白 0.5 g/24 h,下肢明显水肿,既往无高血压病史。最可能的诊断是　　　　　　　　　　　　　　　　　　　　　　　　（　　）

A. 妊娠合并高血压　　　　　　　　　B. 重度子痫前期

C. 妊娠合并慢性肾炎　　　　　　　　D. 轻度子痫前期

E. 妊娠期高血压

25. 初产妇,26 岁,妊娠 39 周,近 3 d 头痛、视力模糊,今晨开始头痛加重,呕吐 2 次,急诊入院。假设诊断确定,最有重要价值的病史是　　　　　　　　　　　　　　　　　（　　）

A. 既往血压正常　　　　　　　　　　B. 既往无头痛史

C. 有高血压家族史　　　　　　　　　D. 曾患病毒性肝炎

E. 曾患慢性盆腔炎

二、思考题

1. 简述不同类型流产的临床表现和治疗原则。

2. 异位妊娠流产和破裂的区别是什么?

3. 前置胎盘的阴道出血特点是什么? 为什么?

4. 引起胎盘早剥的相关因素有哪些?

5. 简述妊娠期高血压疾病的分类及临床表现。

6. 何谓胎儿生长受限?

7. 急性胎儿窘迫的临床表现有哪些?

8. 何谓胎膜早破? 对妊娠及分娩有哪些不利影响?

参考答案:1. D　2. A　3. C　4. D　5. B　6. A　7. E　8. C　9. E　10. D　11. A　12. D　13. D　14. D　15. A　16. C　17. A　18. B　19. B　20. C　21. B　22. C　23. D　24. D　25. A

（黄会霞）

第七章

产前检查与孕期保健

🌀 **学习目标**

1. 掌握:产前检查的时间、内容及方法,准确推算预产期。
2. 熟悉:围生医学的概念及孕期保健的意义。
3. 了解:评估胎儿健康的技术,进行孕期指导及常见症状的处理。

第一节　产前检查

　　孕妇各系统因胎儿生长发育出现一系列相适应的变化。这些变化一旦超越生理范畴或孕妇患病不能适应妊娠的变化,则孕妇和胎儿均可出现病理情况成为高危妊娠。通过对孕妇及胎儿的孕期监护和保健,能够及早发现并治疗并发症(如妊娠期高血压疾病、心脏病合并妊娠等),及时纠正异常胎位和发现胎儿发育异常等,结合孕妇及胎儿的具体情况,确定分娩方式。孕期监护包括对孕妇的定期产前检查和对胎儿监护,以及胎盘及胎儿成熟度的监测,是贯彻预防为主、及早发现高危妊娠、保障孕妇及胎儿健康,安全分娩的必要措施。

　　围生医学是 20 世纪 70 年代发展起来的新兴医学,是研究胚胎的发育,胎儿的生理、病理及新生儿和孕产妇疾病的诊断与防治的科学。围生医学涉及的范围很广,包括产科学、儿科学、妇幼保健、胚胎学、遗传学、生物化学、病理学及社会学等,是一门多学科共同协作研究的科学。围生期是指产前、产时、产后的一段时期。

　　国际上对围生期的规定有 4 种。①围生期Ⅰ:从妊娠满 28 周(即胎儿体重 ≥1 000 g 或身长 35 cm)至产后 1 周;②围生期Ⅱ:从妊娠满 20 周(即胎儿体重 ≥500 g 或身长 25 cm)至产后 4 周;③围生期Ⅲ:从妊娠满 28 周至产后 4 周;④围生期Ⅳ:从胚胎形成至产后 1 周。我国采用围生期Ⅰ,计算围生期死亡率。

一、产前检查的时间

　　产前检查应从确诊早孕时开始,经检查未发现异常者,应于妊娠 20 周起进行产前系列检查,于妊娠20~36周期间每4周检查1次,自妊娠36周起每周1次,即于妊娠20、24、28、32、36、37、38、39、40周,共产前检查9次。凡属高危孕妇或有异常情况,应酌情增加产前检查次数。

二、首次产前检查的内容和方法

(一)询问病史

1.一般资料 询问孕妇姓名、年龄、籍贯、职业、学历、民族和信仰、经济、药物接触、支持系统、丈夫健康状况等。年龄小于18岁或大于35岁,职业接触有毒物质、放射线等的孕妇应列为高危妊娠,必须到高危门诊进行诊治。

2.月经史、婚育史

(1)月经史 包括初潮年龄、月经周期、持续时间、月经量,有无痛经,痛经程度,以及末次月经第1日的日期,以便推算预产期。

(2)婚育史 包括初婚年龄,是否近亲婚配,丈夫的健康情况,妊娠次数,流产次数(自然流产和人工流产,包括药物流产),生产次数,有无存活子女及其健康情况。既往妊娠、分娩和产褥经过,分娩方式,时间及有无合并症和治疗情况等。

3.推算预产期 预产期推算方法是:末次月经第1日起,月份加9或减3,日数加7。实际分娩日期与推算的预产期可以相差1~2周。若孕妇记不清末次月经日期或因哺乳期无月经来潮而受孕者,可根据早孕反应开始的时间、胎动开始时间、手测宫底高度及胎儿大小等情况加以估计。

4.本次妊娠情况 了解妊娠早期有无早孕反应、有无病毒感染及用药史;胎动开始时间,有无头晕、头痛、心慌、气短、呼吸困难、下肢水肿及阴道流血等症状。孕期饮食、睡眠、大小便和劳动情况等。

5.既往史及家族史 有无重要脏器疾病及其发病时间和治疗情况,高血压、心脏病、糖尿病、血液病、肝肾疾病、骨软化症等。有无肝炎、结核病史及接触史;有无手术、外伤史。家族中有无双胎史,遗传性疾病及慢性病史等。

考点:
推算预产期

考点:
妊娠合并心脏病孕妇最易发生心力衰竭的时期

(二)体格检查

1.全身检查 了解孕妇发育营养状况、身高、体重、步态、有无水肿;检查心、肺、肝、肾、脑等重要器官有无病变;检查乳房发育情况及有无结节、乳头凹陷;脊柱及四肢有无畸形。测量体温、脉搏、呼吸及血压。孕妇正常血压不应超过140/90 mmHg。

2.产科检查

(1)腹部检查 借以了解胎儿大小、胎产式、胎先露和胎方位。

1)视诊 观察腹部大小、形状、腹壁有无妊娠纹、水肿及手术瘢痕。并注意有无悬垂腹。

2)触诊 检查腹部肌肉紧张程度,有无腹直肌分离。用软尺测量腹围(腹围指下腹部最膨隆处绕脐一周的周径)和宫底高度(宫底高度是指耻骨联合上缘到宫底的弧形长度)。运用四步触诊法(图7-1)检查子宫的大小、胎产式、胎先露、胎方位、先露衔接情况,初步估计羊水量的多少等。方法是孕妇排尿后取仰卧位,双腿略屈曲稍分开,袒露腹部,检查者站在孕妇的右侧,前三步检查者面对孕妇,做第四步时,面向孕妇足端。

第一步:检查者双手置于子宫底部,了解子宫外形并测得宫底高度,估计胎儿大小与妊娠周数是否相符。然后一双手指腹相对感觉宫底处胎儿部分,如为胎头则圆而硬,有浮球感;如为胎臀则软而宽,形状不规则。

第二步:检查者将双手分别置于孕妇腹部的两侧,一只手固定,另一只手轻轻深按检查,两手交替进行,仔细分辨胎背与四肢的位置。平坦饱满者为胎背,高低不平、可变形者为胎儿四肢,有时可感觉到胎儿肢体活动。同时可感觉羊水量的多少。

第三步:检查者右手拇指与其余四指分开,置于耻骨联合上方,握住胎儿先露部,感觉先露部是胎头还是胎臀,左右推动先露部,确定是否衔接。若先露部不能被推动,表示已衔接;若仍浮动,表示尚未衔接。

第四步:检查者两手分别置于胎先露部的两侧,向骨盆入口方向向下深按,进一步核实对先露部的诊断是否正确,并确定先露部的入盆程度。如先露部能活动或手能陷入先露部与耻骨联合之间,称先露部浮动;先露部部分入盆稍能活动,称先露部半固定;先露部不能活动者称固定。

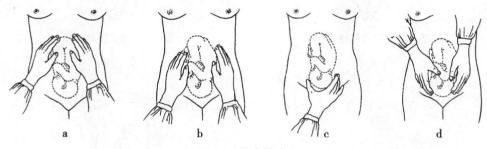

图 7-1　四步触诊法

3)听诊　孕 20 周以后可在胎儿背部侧的母体腹壁上,孕 24 周前无论何种产式、先露和方位,听胎心的部位均在脐下正中线附近,孕 24 周后,头先露时在脐下两侧,臀先露时在脐上两侧,横位时则在脐的周围听得最清楚,可借助听取胎心音的部位来判断胎方位。听胎心音时应注意速率,正常胎心率为每分钟 120～160 次。

(2)骨盆测量　骨盆的大小、形状直接关系到分娩能否顺利进行。故临床上常通过骨盆测量来了解骨产道情况,是产前检查中必不可少的项目。测量方法分为外测量和内测量,临床常用外测量。外测量虽然不能直接测出骨盆内径,但可间接判断骨盆的大小、形态,而且操作简便易行。

1)外测量　主要测量以下径线:

髂棘间径(IS):孕妇取伸腿仰卧位,测量两髂前上棘外缘间的距离(图 7-2),正常值为 23～26 cm。

髂嵴间径(IC):孕妇取伸腿仰卧位,测量两髂嵴外缘间最宽的距离(图 7-3),正常值为 25～28 cm。以上两条径线可以间接推算骨盆入口横径的长度。

骶耻外径(EC):孕妇取左侧卧位,左腿屈曲,右腿伸直。测量第 5 腰椎棘突下至耻骨联合上缘中点的距离(图 7-4),正常值为 18～20 cm。第 5 腰椎棘突下,相当于米氏菱形窝的上角。或相当于髂嵴后连线中点下 1.5 cm。此径线可间接推测骨盆入口前后径的大小。

出口横径(TO):亦称坐骨结节间径。孕妇取仰卧位,两腿弯曲,双手抱双膝,测量两坐骨结节前端内侧缘的距离（图7-5），正常值为8.5~9.5 cm。也可用检查者的拳头测量，若其间能容纳成人的横手拳，则一般大于8.5 cm。若此径线小于8 cm，则应测量出口后矢状径。

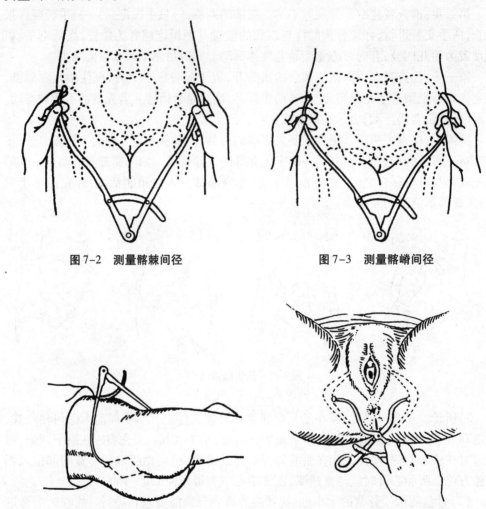

图7-2　测量髂棘间径　　　　　　　　图7-3　测量髂嵴间径

图7-4　测量骶耻外径　　　　　　　　图7-5　测量坐骨结节间径

耻骨弓角度：孕妇取膀胱截石位，用左右手拇指指尖斜着对拢，放置在耻骨联合下缘，左右两拇指平放在耻骨降支上面，测量两拇指间的角度即为耻骨弓角度。正常值为90°，若小于80°为异常。此角度反映骨盆出口横径的宽度。

2）骨盆内测量　可较直接地测知骨盆大小，适用于骨盆外测量有狭窄者。孕妇取膀胱截石位，消毒外阴，检查者戴无菌手套并涂润滑油，将示、中二指轻轻伸入阴道。主要测量以下径线：①对角径（DC），从耻骨联合下缘至骶岬上缘中点的距离（图7-6），正常为12.5~13 cm。此值减去1.5~2 cm，即为骨盆入口前后径的长度。测量时如中指尖触不到骶岬，表示此径值>12 cm。②坐骨棘间径：示、中二指分别触及两侧坐骨棘，估计其间的距离（图7-7），正常约为10 cm。③坐骨切迹宽度：代表中骨盆后矢状径，其宽度为坐骨棘与骶骨下部间的距离（图7-8），即骶棘韧带宽度。若能容纳3横指（5.5~6 cm）为正常，否则属中骨盆狭窄。

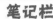

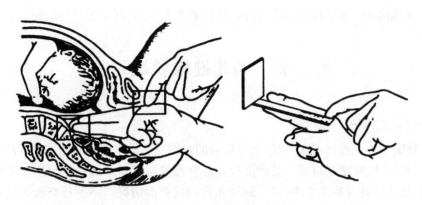

图7-6　测量对角径

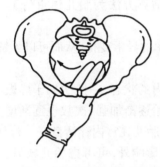　　　　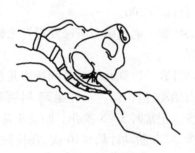

图7-7　测量坐骨棘间径　　　图7-8　测量坐骨切迹宽度

（3）阴道检查　孕妇在妊娠早期初诊时应进行阴道内双合诊检查,以了解产道、子宫及附件情况,及时发现异常。

（4）肛门指诊检查　了解胎先露、宫口大小、骶骨弯曲度、坐骨棘间径、坐骨切迹宽度、骶尾关节活动度,并能结合肛诊测得后矢状径。

（5）绘制妊娠图　反映胎儿在宫内发育和孕妇健康情况的动态变化。将各项人工监测的检查结果,如血压、体重、宫高、腹围、胎位、胎心率等值填于图中,绘成的曲线图叫妊娠图。妊娠图能监测妊娠期动态变化,及早发现及处理孕妇或胎儿的异常情况。

考点：
骨盆测量

（三）辅助检查

妊娠期除检查血常规、血型、血糖和尿常规外,还应根据具体情况选做下列检查:①肝功能、肾功能、乙肝、丙肝和艾滋病标志物的检查及心电图检查,以了解有无妊娠合并症存在。②B型超声显像法可以了解胎儿发育情况、脐带情况、羊水量等。③对有死胎、死产、胎儿畸形史或患遗传性疾病病史者,应注意检查孕妇的血甲胎蛋白值、羊水细胞培养性染色体核型分析、唐氏综合征筛查等。

（四）复诊产前检查

复诊产前检查是了解前次检查后有何不适,以便及早发现异常情况。其内容主要有:①询问上次检查之后,有无特殊情况出现,如水肿、头晕、头痛、眼花、阴道流血、胎动异常等。②测量体重及血压,检查有无水肿情况,程度如何,复查有无蛋白尿。③复查胎位、听胎心音、测量宫底高度、腹围,估计胎儿大小,判断是否与妊娠周数相符。

第二节 胎儿健康状况评估

(一)人工监护

1. 确定孕龄 根据末次月经、早孕反应的时间及胎动出现的时间推算孕龄。

2. 判断宫底高度及腹围 是产前检查经常测量指标。通过测量孕妇宫底的高度及腹围,估计胎龄及胎儿大小,以了解胎儿宫内发育的情况。孕妇排空膀胱后从耻骨联合上缘中点到宫底的弧形长度即为宫底高度,孕 20~34 周宫底高度平均每周增加约 1 cm,34 周以后增加速度减慢,宫底高度在 30 cm 以上表示胎儿已成熟。腹围是指用软尺经脐绕腹一周的数值,胎儿大小简单的估算方法为胎儿体重(g) = 宫底高度(cm)×腹围(cm)+200。

3. 胎心听诊 通过胎心听诊发现有无胎心率的异常变化,从而可以了解胎儿的宫内安危情况。

4. 胎动计数 监测此指标可判断胎儿在宫内的状态,一般孕妇于妊娠 18~20 周即能自觉有胎动,但很弱。至妊娠 28 周胎动开始逐渐加强,次数也逐渐增多,直至足月又稍减少。正常时 3~5 次/h。胎动正常表示胎儿在宫内存活良好。若孕妇自觉胎动次数减少,12 h 胎动计数≤10 次,在排除药物影响外,可考虑胎儿缺氧。若自觉胎动过频或胎动过分剧烈,则提示胎儿在宫内严重缺氧,有胎死宫内的危险。

5. 确定是否为高危儿 高危儿包括:①孕龄<37 周或≥42 周;②高危孕妇的新生儿;③手术产儿;④出生体重<2 500 g;⑤出生后 1 min Apgar≤3 分;⑥新生儿的兄姐有新生儿期死亡;⑦产时感染;⑧大于孕龄儿。

6. 高危妊娠评分 目前国内《高危妊娠评分指标》各个医院不一样,但总原则相同。每一个危险因素赋予 0~30 分的分值,完全正常的孕妇为 100 分,用 100 减去各种危险因素的分,总分低于 70 分,则属于高危妊娠范畴。以后随着妊娠进展,过一个阶段再评分一次。

(二)仪器监护

1. B 型超声 ①妊娠早期:B 型超声检查最早在妊娠第 5 周见到妊娠囊;②妊娠中期:B 型超声测量胎头双顶径值从妊娠 22 周起每周增加 0.22 cm,可了解胎儿发育情况;③妊娠晚期:B 型超声检查不仅能测得胎头双顶径值,且能判定胎位、胎盘位置及胎盘成熟度。一般胎头双顶径>8.5 cm 者,胎儿体重可>2 500 g,提示胎儿已成熟,双顶径>10 cm 者,可能为巨大儿。

2. 羊膜镜检查(amnioscopy) 通过羊膜镜可直接窥视羊膜腔内羊水性状、量及颜色,可早期发现胎儿缺氧,达到监护目的。若胎儿头位,羊水呈黄色、黄绿色甚至深绿色时,提示胎儿宫内缺氧;若呈现棕色、紫色或暗红色混浊状则提示胎死宫内。

3. 胎心电子监护 胎心电子监护仪在临床已广泛应用,能够连续观察和记录胎心率(fetal heart rate, FHR)的动态变化,也可了解胎心与胎动及宫缩之间的关系,评估胎儿宫内安危情况。对于妊娠期有胎心或胎动异常、高危妊娠至妊娠晚期或已临产者,均应做胎心电子监护。

(1)监测胎心率 包括胎心率基线(FHR-baseline,BFHR)和胎心率一过性变化。胎心率基线是在无宫缩及无胎动的影响下,10 min以上的胎心率的平均值。正常胎心率为120~160次/min,FHR>160次/min或<120次/min,历时10 min以上为心动过速或心动过缓。胎心率一过性变化,是判断胎儿安危的重要指标。受胎动、宫缩、触诊及声响等刺激,胎心率发生暂时性加快或减慢,随后又能恢复到基线水平,称为胎心率一过性变化,分为加速和减速两种情况。

加速(acceleration):是指宫缩时胎心率基线暂时增加15次/min以上,持续时间>15 s,是胎儿良好的表现,原因可能是胎儿躯干局部或脐静脉暂时受压。散发的、短暂的胎心率加速是无害的。但若脐静脉持续受压则发展为减速。

减速(deceleration):是指随宫缩出现的暂时性胎心率减慢,分3种。①早期减速(early deceleration, ED):发生时几乎与子宫收缩同时开始,子宫收缩后即恢复正常,幅度<50次/min。早期减速一般认为是胎头受压,脑血流量一时性减少的表现,多无临床意义(图7-9)。②变异减速(variable deceleration, VD):减速与宫缩的关系不恒定。但在出现后,下降迅速,幅度大(>70次/min),恢复快。一般认为变异减速多因子宫收缩时脐带受压,迷走神经兴奋所致(图7-10)。③晚期减速(late deceleration, LD):特点是减速多在宫缩高峰后开始出现,胎心减速<50次/min,下降缓慢,胎心率恢复水平所需时间较长,晚期减速一般认为是胎盘功能不良、胎儿缺氧的表现(图7-11)。

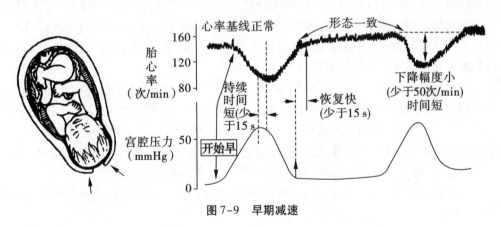

图7-9 早期减速

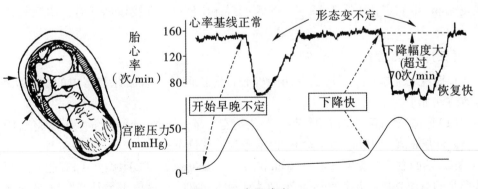

图7-10 变异减速

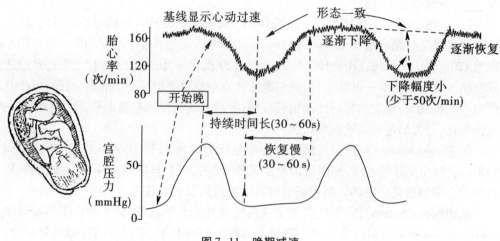

图 7-11 晚期减速

(2)预测胎儿宫内储备能力 包括无应激试验和缩宫素激惹试验。

无应激试验(non-stress test, NST):是指在无宫缩、无外界负荷刺激下,对胎儿进行胎心率宫缩图的观察和记录,以了解胎儿储备能力。孕妇取半卧位,一个探头放在胎心音区,另一个宫缩压力探头放在宫底下 3 指处,连续监护 20 min 胎心率。正常时每 20 min 至少有 3 次以上胎动伴胎心率加速>15 次/min,持续时间 15 s 以上,称为反应型(reaction pattern),说明胎儿宫内储备能力良好。1 周后再复查,若胎动时无胎心率加速或加速<15 次/min,持续时间<15 s,称为无反应型(non reaction pattern),提示胎儿宫内储备能力差,应寻找原因。此应激试验方法简单、安全,可在门诊进行,并可作为缩宫素激惹试验前的筛选试验。

缩宫素激惹试验(oxytocin challenge test, OCT):是用静脉滴注缩宫素或乳头刺激法(透过衣服摩擦乳头 2 min 直到产生宫缩)诱导宫缩并用胎心监护仪记录胎心率的变化,测定胎儿的储备能力。若多次宫缩后反复出现晚期减速,基线胎心率变异减少,胎动后无胎心率加快,为阳性,提示胎盘功能减退。若宫缩后不出现晚期减速,基线胎心率有变异,胎动后胎心率加快,则为阴性,提示胎盘功能尚佳。

4.胎儿心电图 可了解胎儿心脏情况和胎盘功能。一般用经腹壁外监护法,对母子无损害。

5.胎儿头皮血 pH 值测定 临产发动后,在宫颈扩张 1.5 cm 以上时,可采取胎儿头皮血 pH 值测定,pH 值 7.25 ~ 7.35 为正常,pH 值<7.20 提示胎儿有宫内缺氧并导致酸中毒。

(三)实验室检查

1.胎盘功能检查 通过胎盘功能检查也可以间接了解胎儿在宫内的健康状况。检查方法如下:

(1)尿雌三醇值 评估胎儿胎盘单位功能。24 h 尿雌三醇>15 mg 为正常值,10 ~ 15 mg 为警戒值,<10 mg 为危险值,提示胎盘功能低下。

(2)孕妇血清胎盘生乳素(human placental lactogen, HPL)测定 HPL 能较好的反映胎盘的分泌功能。足月妊娠 HPL 值为 4 ~ 11 mg/L;若该值于足月妊娠时<4 mg/L,

或突然降低 50%,提示胎盘功能低下。

(3)阴道脱落细胞检查　舟状细胞成堆、无表层细胞、嗜伊红细胞指数(eosinophi-licindex, EI)<10%、致密核少者,提示胎盘功能良好;舟状细胞极少或消失,有外底层细胞出现 EI>10%、致密核多者,提示胎盘功能减退。

2.胎儿成熟度监护　胎儿成熟度(fetal maturity)监测在高危妊娠管理中有非常重要意义。高危妊娠中约 70%因病情需要计划分娩,在保证孕产妇安全的前提下,围生儿能否存活取决于胎儿成熟度。可通过羊水检测分析。

(1)羊水卵磷脂/鞘磷脂(lecithin/sphingomyelin, L/S)比值　该值>2,提示胎儿肺成熟,能测出羊水磷脂酰甘油,提示胎儿肺成熟。此值更可靠。

(2)羊水泡沫试验(foam stability test)或震荡试验　是一种快速而简便测定羊水中表面活性物质的试验。若两管液面均有完整的泡沫环,提示胎肺成熟。

(3)羊水肌酐值　该值≥176.8 μmol/L(2 mg/dL),提示胎儿肾成熟。

(4)羊水胆红素类物质　用 ΔOD450 测该值<0.02,提示胎儿肝成熟。

(5)羊水淀粉酶值　碘显色法测该值≥450 U/L,提示胎儿唾液腺成熟。

(6)羊水含脂肪细胞出现率　橘黄色细胞 20%,提示胎儿皮肤成熟。

第三节　孕期常见症状及其处理

(一)常见症状的处理

1.恶心、呕吐　是早孕反应的常见现象,以晨起为明显。除生理因素外,亦可由心理因素引起。轻者无须特殊处理,可自行缓解。症状明显者,应指导其避免空腹或过饱,采取少量多餐方式,摄取清淡饮食,多吃蔬菜水果,避免油炸甜腻食物。医务人员多指导家属给予孕妇精神上鼓励和安慰,也有助于缓解症状。若呕吐症状严重,属妊娠剧吐,需住院处理。

2.尿频　常发生在妊娠早期和晚期,为增大的子宫压迫膀胱引起,于妊娠 12 周后子宫超出盆腔或产后症状自行消除。向孕妇解释此症状的出现属生理现象,切勿减少液体摄入量,以免影响机体代谢。

3.白带增多　怀孕时的阴道分泌物增加是常见的生理现象,通常这种分泌物为白色,含有黏液及脱落的阴道上皮细胞。应指导孕妇每日清洁外阴并更换内裤,保持外阴部清洁干燥。对阴道分泌物过多的孕妇,在做好护理的同时应全面检查,排除滴虫、真菌及其他感染,并针对原因给予处理。

4.乳房胀痛　早孕乳房的敏感度增加,乳房的触痛感及乳头敏感度增加,应指导孕妇穿着合身的而且具有支托作用的胸罩,避免摩擦或过度刺激。

5.便秘　与孕期胃肠蠕动减弱、缺乏户外运动等有关。指导孕妇养成每日定时排便的良好习惯,多吃新鲜蔬菜、水果等含纤维素多的食物,增加每日饮水量,每日进行适当的活动,必要时按医嘱给缓泻剂(如开塞露)。

6.痔疮及下肢、外阴静脉曲张　痔静脉曲张可在妊娠期间首次出现。除多吃新鲜蔬菜和少吃辛辣食物外,通过温水浸泡及遵医嘱服用车前番泻颗粒可缓解痔疮引起的疼痛和肿胀感。下肢静脉曲张应避免长时间的站立、下蹲,避免穿妨碍血液回流的紧

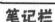

身衣裤,指导孕妇穿弹力裤或弹力袜,睡觉或休息时采取左侧卧位,下肢稍抬高,以促进血液回流,此法同时可以缓解下肢水肿症状。外阴静脉曲张者,可于臀下垫枕,抬高髋部休息。

7. 腰背痛　妊娠中、晚期坐姿应保持上身直立靠背,不要长时间弯腰。休息时腰背部垫枕头可缓解疼痛,同时还可经常按摩、轻揉腰背部。必要时必须卧床休息(硬床垫),局部热敷及遵医嘱服止痛药物。疼痛严重者,应积极查找原因,并对因处理。

8. 下肢痉挛　是孕妇缺钙的表现。于妊娠后期出现,常在夜间发生小腿腓肠肌痉挛,多能迅速缓解。发作时嘱孕妇背屈肢体或站直前倾,伸展抽筋的肌肉,也可局部按摩或热敷,直至痉挛消失。并遵医嘱口服钙剂。同时指导孕妇饮食中增加钙的摄入,避免腿部受凉或疲劳,伸腿时避免脚趾尖伸向前方,走路时脚跟先着地。

9. 仰卧位低血压综合征　妊娠末期孕妇因较长时间取仰卧位引起。应指导孕妇立即取左侧卧位,血压即可恢复正常,不必紧张。

(二) 孕期指导

1. 衣着与个人卫生　孕妇衣服应宽松、柔软、舒适,冷暖适宜,避免穿紧身衣,选用透气性、吸水性好的棉质内裤。孕期宜穿轻便舒适的平跟鞋,避免穿高跟鞋,防腰背痛及身体失衡。妊娠期间由于机体代谢率增高,孕妇易出汗,而且阴道分泌物也增加,所以应勤洗澡、以淋浴为宜,每日清洗外阴。保持良好的刷牙习惯,进食后均应刷牙或漱口。由于激素水平的改变,易造成牙龈肿胀及出血,可使用软毛刷以减少出血。

2. 活动与休息　孕妇可坚持工作到 28 周,28 周后可适当减轻工作量,避免长时间站立或重体力劳动。妊娠期孕妇需充足的休息和睡眠。每日应有 8 h 的睡眠,午休 1~2 h,卧床休息时应采取左侧卧位。指导孕妇在妊娠期应采取积极的活动和锻炼,适当的户外活动有益于妊娠。

3. 营养指导　为孕妇讲解妊娠期营养需求的特点,增加营养的意义、作用,帮助其选择合理的膳食,正确地使用各种妊娠期营养。孕期母体自身代谢和胎儿发育需要摄入足够的营养,因此孕妇应该多吃新鲜易消化、富含蛋白质及维生素的食物,晚期多补钙、铁等微量元素。

4. 乳房的护理　妊娠后乳头及乳晕周围皮脂腺常有分泌物溢出,在妊娠中、晚期应每日清洗,并用软毛巾或用手按摩乳房以增强乳头的韧性,如有乳头内陷或过于平坦,可做乳头伸展和牵拉进行纠正,保证产后顺利哺乳。如乳房过大或悬垂,可用孕妇专用胸罩托起,以利血液循环。向孕妇及家属宣传母乳喂养的重要性,鼓励孕妇在没有禁忌情况下选择母乳喂养。

5. 环境和安全指导　妊娠期的安全性在于避免接触有害物质,如有毒的化学物质、放射性物质及烟酒,以免造成流产、早产、死胎、胎儿生长受限、智力低下、胎儿畸形等。避免噪声刺激,避免到人员密集的公共场所,避免接触传染病患者,以防交叉感染。

6. 性生活指导　指导孕妇于妊娠早期和妊娠晚期应避免性生活,以防发生流产、早产或感染,对于有习惯性流产或早产史的孕妇要禁止性生活。

7. 胎教　经研究发现,胎儿在母体内有进行交流的能力,可以通过胎教方式促进胎儿宫内智力发育。胎教有很多种方式和途径,包括音乐胎教、语言胎教、光照胎教和抚摸胎教等。

笔记栏

第四节 妊娠期用药

妊娠期是个特殊的生理期,期间各个系统均有明显的适应性改变。妊娠期母体代谢状态、胎儿的生长发育、胎盘功能变化都会对药物的毒性产生不同程度的影响。因此,孕妇要合理用药。

1.药物对不同时期的影响 妊娠期间,药物可影响母体的内分泌和代谢等,间接影响胚胎、胎儿,也可通过胎盘直接影响胎儿。受精后2周以内,受精卵与母体尚未直接接触,药物影响不大。晚期囊胚着床后至12周左右是药物的致畸期,可造成某一部位的组织或器官发生畸形,药物毒性作用出现越早,畸形就可能越严重。妊娠12周以后直至分娩,胎儿各器官已形成,药物致畸作用明显减弱。

2.孕产妇用药原则 ①必须有明确指证,合理用药;②必须是医生指导用药;③药物最好品种单一、小剂量、疗效肯定;④严格掌握药物剂量、用药时间、停药时间及注意事项;⑤妊娠早期尽量不用药物,非要用药,尤其是对胚胎、胎儿致畸的药物时,应终止妊娠后,再用药。

3.药物对胎儿的危害等级及用药注意事项 近年来研究发现,很多药物均可通过胎盘对胎儿造成危害,重则导致胎儿畸形或流产。美国食品和药物管理局根据药物对胎儿的致畸情况,将药物对胎儿的危害等级分为A、B、C、D、X五级,在妊娠前12周,不用C、D、X级药物;中医用药方面,凡有浚下、滑利、祛瘀、破血、耗气、散气的中药都应禁用或慎用;有疾病的孕妇,告知要进行积极的治疗,医师会考虑孕妇及胎儿两方面,根据病情需要选用有效且对胎儿比较安全的药物;告知孕妇在使用非处方药时,应注意药品包装盒或药品说明书,如注有孕妇禁用、忌用或慎用的药,则应持谨慎态度。

课后小结:

1.妊娠各期产前检查的次数与内容不同,首次检查应从确诊早孕时开始。

2.预产期推算是从末次月经开始。

3.四步触诊法是检查子宫大小、胎产式、胎先露及胎方位的最基本方法。

4.胎儿电子监护仪通过监测胎心与胎动及其宫缩间的关系,评估胎儿宫内安危情况。

5.无应激试验和缩宫素试验可以了解胎儿储备能力。

6.系统产前检查,筛查出具有高危因素的孕妇,尽早评估与诊治。

7.囊胚着床后至12周左右是药物的致畸期,不宜用C、D、X级药物。

8.孕期以消化系统症状最常见,应建立良好的饮食和排便习惯。

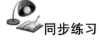同步练习

1.正常胎心音为   (   )

    A. 120～160 次/min   B. 110～160 次/min

    C. 100～120 次/min   D. 120～140 次/min

    E. 110～150 次/min

2.正常胎动为   (   )

    A. 每 12 h 3～5 次   B. 每 12 h 少于 10 次

C.每小时大于 10 次   D.每小时 3~5 次

E.每分钟 3~5 次

3.我国采用围生期的准备是   （   ）

A.从妊娠满 28 周至产后 1 周   B.从妊娠满 20 周至产后 1 周

C.从妊娠满 28 周至产后 28 d   D.从妊娠满 28 周至产后 2 周

E.从受精卵植入至产后 1 周

4.骨盆外测量下列哪项不正确   （   ）

A.髂棘间径   B.骶耻内径

C.髂嵴间径   D.坐骨结节间径

E.出口后矢状径

5.孕妇，末次月经为 2017 年 3 月 3 日,其预产期为   （   ）

A.2017 年 12 月 9 日   B.2017 年 12 月 11 日

C.2018 年 1 月 3 日   D.2017 年 12 月 10 日

E.2018 年 1 月 10 日

参考答案:1.B   2.D   3.A   4.B   5.D

（商丘医学高等专科学校　王雪莉

濮阳医学高等专科学校　韩清晓）

考点:

　　妊娠合并心脏病孕妇最易发生心力衰竭的时期

第八章
遗传咨询、产前筛查、产前诊断

🎯 学习目标

1. 掌握：遗传咨询的范畴、类别。
2. 熟悉：遗传咨询的步骤。
3. 了解：遗传咨询的注意事项，产前可诊断的疾病。

第一节　遗传咨询

遗传咨询是由从事医学遗传的专业人员或咨询医师，对咨询者就其提出的家庭中遗传性疾病的发病原因、遗传方式、诊断、预后、复发风险率、防治等问题予以解答，并就咨询者提出的婚育问题提出建议和具体指导供参考。遗传咨询是预防遗传性疾病的一个重要环节。

(一)遗传咨询的意义

遗传性疾病已成为人类常见病、多发病。不少遗传病病情严重，甚至导致终生残疾，给患者带来痛苦，给家庭、国家造成沉重的精神负担和经济负担。遗传咨询是在遗传学、细胞遗传学、分子生物学、分子遗传学迅猛发展的基础上，与临床医学紧密结合而建立起来的一门新兴学科，其目的明确，就是及时确定遗传性疾病患者和携带者，并对其生育患病后代的发生危险率进行预测，商谈应该采取的预防措施，从而减少遗传病儿出生，降低遗传性疾病发生率，提高人群遗传素质和人口质量，获取优生效果。

(二)遗传咨询的对象

咨询的对象主要包括：①不明原因智力低下或先天性畸形儿的父母；②有不明原因的反复流产或死胎、死产病史的夫妇；③夫妇双方或家系成员患有某些遗传病或先天畸形者，曾生育过遗传病患儿或先天畸形的夫妇；④孕期曾接触过不良环境因素及患有某些慢性病的夫妇；⑤常规检查或常见遗传病筛查发现异常者；⑥其他多年不育的夫妇及年龄高于35岁以上的高龄孕妇。

（三）人类疾病的遗传方式

目前可以通过产前诊断的人类遗传性疾病有3类：①染色体疾病；②单基因遗传病；③多基因遗传病。

1. 染色体疾病　染色体疾病是遗传学疾病里导致新生儿出生缺陷最多的一类。染色体异常包括数目异常和结构异常。数目异常包括整倍体（如多出一倍体、三倍体等），非整倍体（如唐氏综合征、47XXX综合征、45,X综合征等）异常；结构异常包括染色体部分缺失、易位、倒位等。大多数染色体病在妊娠早期因死胎而被淘汰，自然淘汰率为94%，有6%异常胎儿可生存到胎儿成熟。目前临床对染色体疾病尚无有效的治疗方法，因此，应争取早期诊断，及时终止妊娠，以达到优生优育目的。

2. 单基因遗传病　单基因遗传病是由单个基因突变引起的疾病，称为单基因疾病。其遗传方式遵循孟德尔法则，分为常染色体显性遗传、隐性遗传、性连锁显性遗传和性连锁隐性遗传等。临床这类疾病较少见，但危害很大，常见有分子病和先天性代谢缺陷疾病两类。

3. 多基因遗传病　多基因遗传病有一定家族史，遗传基础不是一对基因，而是几对基因，这种遗传方式称为多基因遗传。多基因遗传病没有单基因遗传疾病里的系谱特征，往往是许多基因和环境因素相互作用的结果。其特征有：①畸形显示从轻到重的连续过程，病情越重，说明基因缺陷越多；②往往有性别转移，如腭裂多见于女性，足内翻多见于男性等；③有累加效应。

（四）遗传咨询的步骤

1. 明确诊断　咨询者若为患病者，首选通过其家系调查、系谱分析、临床表现及实验室检查等，明确是不是遗传性疾病。要确认为遗传性疾病，必须正确认识遗传性疾病与先天性疾病、家族性疾病的关系。通过收集详细的病史资料，了解夫妻双方三代直系血亲相关疾病情况。若咨询者为近亲结婚，其对遗传性疾病的影响应做出正确估计，同时，应进行必要的系统的体格检查和实验室检查来明确诊断。

2. 确定遗传方式　评估遗传风险对子代再发风险率，可以根据遗传性疾病类型和遗传方式做出估计。至于宫内胚胎或胎儿接触致畸因素，则应根据致畸原的毒性、接触方式、剂量、持续时间及胎龄等因素，进行综合分析其对胚胎、胎儿的影响并做出决定。

3. 近亲结婚对遗传性疾病的影响　近亲结婚是指夫妇双方有共同的祖先，有血缘关系，因此有共同的特定基因，包括致病基因。若夫妻均为携带者，所生子女中常染色体隐性遗传病发生率较高。

4. 医学建议　产前诊断不是预防遗传病唯一的选择，在进行遗传咨询时，必须确信咨询者充分理解提出的各种选择。在面临高风险时，可以做如下选择：

（1）不能结婚　①直系血亲和三代以内旁系血亲；②严重智力低下者，常有各种畸形；③男女双方均患有相同的遗传性疾病，男女双方家系中均患有相同的遗传病。

（2）暂缓结婚　如生殖器官畸形，矫治前暂缓结婚，矫治后可以结婚。

（3）可以结婚，但禁止生育　①男女一方患有严重的常染色体显性遗传性疾病，产前不能做出诊断，目前临床尚无有效治疗方法，如强直性肌营养不良。②男女一方患者中的多基因遗传病如精神分裂症，后代再发风险率高，若病情稳定，可以结婚，但不能生育。③男女双方均患有严重的相同的常染色体隐性遗传性疾病,如男女均有白化病,如致病基因相同,子女发病率几乎为100%。

(4)限制生育　对产前不能做出诊断的X连锁隐性遗传,可在做出性别诊断后,选择性生育。对于产前能够做出准确诊断的遗传病可在确诊报告后对健康胎儿做选择性生育。

(5)人工授精　男女双方均为常染色体隐性遗传性疾病的携带者,或男方为常染色体显性遗传性疾病患者等,可以采用健康捐精者的精液人工授精,可以预防遗传病的发生。

(6)捐卵者卵子体外受精,宫腔内植入　适用于常染色体显性遗传性疾病患者。

(7)领养孩子　对于高风险的男女双方,可以考虑领养一个孩子则是最好的选择。

(五)遗传咨询类别

遗传咨询通常分为婚前咨询、孕前咨询、产前咨询和一般遗传咨询。

1.婚前咨询　婚前医学检查,通过询问病史、家系调查、家谱分析,再结合全面的体格检查所见,对遗传缺陷绝大多数能确诊,并掌握其传递规律,推算出影响下一代优生的风险度,提出对结婚、生育的具体指导意见,从而减少甚至可以避免遗传病儿的出生。可以认为婚前医学检查是防止遗传性疾病延续的第一次监督。婚前咨询涉及的问题是婚前医学检查后。发现男女一方或双方及家属中有遗传性疾病能否结婚、能否生育等具体问题。

2.孕前咨询　因国家《新婚姻法》里取消了强直性婚前检查的规定,婚前检查的比例急剧下降。孕前咨询为此提出了新的选择,婚前检查的目的在孕前咨询中均可得到实现。同时,可以检查婚后发生的疾病,如:性传播性疾病,神经管缺陷,若在孕前补充叶酸,可以降低70%的先天性神经管畸形的发生,因此,孕前咨询和计划妊娠是预防某些疾病的关键。

3.产前咨询　主要包括:①男女一方或家属曾有遗传病儿或先天畸形儿,再生育下一代患病概率有多大能否预测出;②已生育过患儿再生育是否还是患儿;③妊娠期间,尤其是妊娠前3个月接触过放射线、化学物质、服用过药物,会不会导致胎儿畸形。

4.一般遗传咨询　主要咨询的问题归纳为:①男女一方有遗传病家族史,该病能否累及本人及其子女;②生育过畸形儿是否为遗传性疾病,能否影响下一代;③男女多年不孕或习惯性流产,希望获得生育指导;④男女一方已确诊为遗传病,询问治疗方法及效果;⑤男女一方接受放射线、化学物质,会不会影响下一代等。

考点:
　遗传咨询类别

(六)遗传咨询的注意事项

1.态度　对咨询者必须做到"亲切、畅言、守密",要有同情心、责任心,要满腔热情,以取得咨询者及其家属对咨询医师的信任与合作,使其能够主动详尽地提供一切可能提供的病症和家系资料,使诊断和再发危险率的估计能更加接近实际。

2.语言　谈话时语言要有分寸,解答问题要实事求是,避免使用带有刺激性的语言来形容患者特征,切勿损伤咨询者的自尊,应鼓励患者树立信心,积极防治遗传性疾病。

3.评估　按照遗传病类型和遗传方式估计再发危险率,只能表示下一代发病概率,事实上下个孩子是否发病,咨询医师不能够也不应该做出肯定或否定的保证,应该科学地说明婚育与优生优育的道理,与咨询者坦率地交换意见。

4.记录　为保证咨询质量,应建立个案记录,咨询登记,以便查找,有利于咨询者再次咨询时参考。

第二节　产前筛查

遗传筛查包括对成人、胎儿及新生儿遗传性疾病筛查三种。对胎儿的遗传筛查又称产前筛查,为本节主要阐述内容。通过可行的方法对一般妊娠妇女进行筛查,发现子代具有患遗传性疾病高风险的可疑人群。筛查出可疑者进一步确诊,是预防遗传性疾病出生的重要步骤。产前筛查是减少缺陷儿的出生,提高人口素质的一个重要环节。从理论上讲要防止缺陷儿的出生,需要对每一例孕妇孕育的胎儿,做遗传病和先天性畸形的产前诊断。目前通过采用经济、简便无创伤及安全的生化检测进行产前筛查,效果很好。

遗传筛查方案,应符合以下标准:一是被筛人群中拥有较高的发病率,健康受到严重威胁,筛查出后有治疗和预防的方法;二是筛查方法,应该采取易实施、非创伤性且性价比高的方法;三是筛查方法统一、易推广、易被接受,被筛查者应自愿参与,做到知情选择,为被筛查者提供全部有关的医学信息和咨询服务。同时,建立相应的质量控制体系,确保筛查质量,提高检出率。

产前筛查试验不是确诊试验。筛查结果阳性提示患病的风险升高,并非诊断疾病。阴性结果提示风险未增加,但并非正常。筛查结果阳性的患者,需要进一步确诊。染色体疾病要通过胎儿核型分析。目前广泛应用的产前筛查的疾病,主要有唐氏综合征和神经管畸形筛查。

(一)非整倍体染色体异常

大约有8%的受精卵是非整倍体染色体畸形的胎儿,其中,50%在妊娠早期流产。占死胎和新生儿死亡的7%~8%。存活下来但伴有缺陷的染色体畸形占新生儿的0.64%。以唐氏综合征为例,是产前筛查的重点。根据筛查时间,可分为孕早期和孕中期筛查。

1.妊娠早期筛查　有条件的医疗机构,可采用妊娠早期筛查。妊娠早期进行唐氏综合征筛查,阳性结果的孕妇有更长的时间,可以进行进一步确诊和处理。早期筛查方法,主要有孕妇血清学检查、超声检查,或者二者结合。

2.妊娠中期筛查　妊娠中期的血清学筛查,主要方法是三联法。即甲胎蛋白(AFP)、人绒毛膜促性腺激素(HCG)和游离雌三醇(E_3)。唐氏综合征患者 AFP 和 E_3 均降低、HCG 升高,根据三者的变化,结合孕妇年龄和胎龄计算出唐氏综合征的风险度。能检出60%~75%的唐氏综合征和部分其他的非整倍体染色体畸形。

3.染色体疾病的高危因素　①孕妇年龄大于35岁的单胎妊娠;②孕妇年龄大于31岁的双卵双胎妊娠;③男女一方染色体易位;④男女一方染色体倒置;⑤男女非整倍体异常;⑥曾分娩过常染色体三体胎儿的;⑦曾分娩过染色体三倍体胎儿的;⑧妊娠早期反复流产的;⑨产前检查发现胎儿有严重结构畸形的。

（二）神经管畸形

1. 血清学筛查　约95%的神经管畸形患者无家族史。但90%的患者的血清和羊水中的 AFP 水平升高。因此，血清的 AFP 可作为神经管畸形的筛查指标。影响孕妇血清 AFP 水平的因素，主要包括孕龄、种族、孕妇体重、糖尿病、死胎、多胞胎及胎儿畸形等。

2. 超声筛查　99%的神经管畸形，可通过妊娠中期的超声检查获得诊断。

3. 高危因素　神经管畸形无固定的遗传方式，但存在高危因素。①约5%的神经管畸形有家族史；②暴露在特定的环境中，如高热、药物等；③与神经管畸形有关的，遗传综合征和结构畸形，如海豹肢综合征；④神经管畸形高发的地区如中国东北等地的发病率为1%；⑤其他。

（三）胎儿结构畸形筛查

妊娠18~24周期间通过超声对胎儿的各种器官进行系统筛查，可以发现严重致死的畸形疾病，如无脑儿、严重脑膨出、严重开放性脊柱裂、单腔心等。胎儿畸形的产前超声检查检出率为50%~70%，因此，建议孕妇在此期都要进行一次系统的胎儿超声检查。

（四）先天性心脏病

大部分先天性心脏病，无遗传背景，发病率约为0.7%。有条件的单位，可在妊娠18~24周期间进行先天性心脏病的超声筛查，可筛查出大部分的严重的先天性心脏畸形。一小部分在妊娠20~22周常规心脏超声心动图检查后，妊娠晚期应再复查。

第三节　产前诊断

产前诊断又称宫内诊断或出生前诊断，是指在胎儿出生之前应用各种先进的检测手段，采用影像学、生物化学、细胞遗传学及分子生物学等技术，了解胎儿在宫内的发育状况，例如观察胎儿有无畸形，分析胎儿染色体核型有无异常，检测胎儿细胞的生化项目和基因等，对先天性和遗传性疾病做出诊断，以便进行选择性流产。

（一）产前诊断的对象

根据2003年卫生部《产前诊断技术管理办法》，孕妇有下列情形之一者，建议其做产前诊断检查。①35岁以上的高龄孕妇，由于染色体不分离机会增加，胎儿染色体畸变率增加；②胎儿发育异常或胎儿有可疑畸形；③男女一方有先天性代谢疾病，或已生育过病儿的孕妇；④在妊娠早期接触过可能导致先天缺陷的物质；⑤有遗传性家族史或有近亲婚配史的孕妇；⑥原因不明的流产、死产、畸胎和有新生儿死亡史的孕妇；⑦本次妊娠羊水过多或者羊水过少。

（二）产前诊断的疾病种类

1. 染色体病　包括数目异常和结构异常。常染色体数目异常较常见，如唐氏综合征（先天愚型）、18三体综合征及13三体综合征。常染色体结构异常以缺失、重复、倒位、易位较常见。

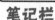

2.性连锁遗传病　以X连锁隐性遗传病居多,如红绿色盲、血友病、无丙种球蛋白血症等。致病基因在X染色体上,携带致病基因的男性必定发病,携带致病基因的女性为携带者,生育的男孩可能一半是患者,一半为健康者;生育的女孩外表虽均正常,但可能有一半为携带者,故判断为男胎后,应行人工流产终止妊娠。

3.遗传性代谢缺陷病　多见于常染色体隐性遗传性疾病。系因基因突变导致某种酶缺失,引起代谢抑制、代谢中间产物累积而出现临床表现。除极少数疾病在早期用饮食控制法(如苯丙酮尿症)、药物治疗(如肝豆状核变性)外,至今尚无有效治疗方法。

4.先天性结构畸形　特点是有明显的结构改变。检测孕妇血清及羊水甲胎蛋白可协助诊断。无脑儿、脊柱裂等神经管缺陷通常通过B型超声检查即可确诊。

(三)产前诊断的方法

考点:
妊娠合并心脏病孕妇最易发生心力衰竭的时期

1.观察胎儿的结构　通过胎儿镜检查、B型超声检查、X射线检查及磁共振成像等观察胎儿结构是否有异常。

2.分析染色体核型　利用羊水检查、绒毛活检、细胞培养等检测胎儿染色体疾病。

3.检测基因　利用胎儿DNA分子杂交、聚合酶链反应原位荧光杂交等技术检测胎儿基因,诊断胎儿基因疾病。

4.检测基因产物　利用羊水、血液、羊水细胞、绒毛细胞等进行蛋白质、酶和代谢产物的检测,诊断胎儿神经管畸形和先天性代谢性疾病。

(四)染色体病的产前诊断

考点:
产前诊断的方法

染色体病的产前诊断,主要依靠细胞遗传学方法。近年分子细胞遗传学的不断进展,原位杂交技术如荧光原位杂交和引物原位DNA合成技术,均具有诊断准确、快速的优点。

1.羊水细胞制备　染色体羊膜腔穿刺抽出羊水细胞,培养9～12 d后进行染色体核型分析,如今改用荧光原位杂交技术或引物原位DNA合成技术,只需1 h即可完成,且可获得最精细的核型分析结果。

2.绒毛细胞制备　染色体培养法可靠,需7～14 d获得结果。

3.胎儿血细胞培养制备　染色体培养24～48 h后制片,此法能校正羊水细胞、绒毛细胞培养出现的假嵌合体,结果准确可靠。

(五)性连锁遗传病的产前诊断

性连锁遗传病儿需确定性别,以便决定取舍。利用羊水鉴定胎儿性别的正确率尚不能达到100%,目前常用Y染色体特异性探针进行原位杂交,或Y染色体特异性DNA序列的聚合酶链反应(PCR)扩增,效果良好,结果准确。

(六)先天性代谢缺陷病的产前诊断

先天性代谢缺陷病多是常染色体隐性遗传病,是由于基因突变导致某种酶或结构蛋白的缺失,引起代谢过程受阻,代谢中间产物积累出现的症状。测定培养的羊水细胞或绒毛细胞特异酶活性是产前生化诊断的经典方法。但有些先天性代谢缺陷病的酶缺陷并不在羊水细胞和绒毛细胞中表达,而不能用此技术行产前诊断。常用的产前基因诊断技术有:快速DNA斑点杂交法、限制性内切酶酶谱分析、寡核苷酸探针杂交法、DNA限制性片段长度多态性分析、聚合酶链反应等。

（七）先天性结构畸形的产前诊断

先天性出生缺陷,主要表现为结构畸形和功能异常。在妊娠 16～20 周期间,B 型超声检查及母血甲胎蛋白测定即可确诊。检测羊水中甲胎蛋白高值,超正常 10 倍以上。也可检测母血甲胎蛋白值,通常超过同期妊娠平均值 2 个标准差。检测羊水中乙酰胆碱酯酶增高有助于诊断。

课后小结:

1.遗传咨询对象为遗传性疾病高风险人群。

2.应包括明确诊断,确定遗传方式和评估遗传风险,并提出医学建议。

3.唐氏综合征应做妊娠早期和妊娠中期筛查。

4.产前诊断的对象是出生缺陷的高风险人群,可诊断的疾病包括染色体异常、性连锁遗传病、先天性结构畸形和遗传性代谢缺陷病。

同步练习

1.产前可诊断的疾病下列哪项不正确　　　　　　　　　　　　　　　　　　（　　）

　　A.染色体异常　　　　　　　　　　　　B.性连锁遗传病

　　C.先天性肿瘤疾病　　　　　　　　　　D.先天性结构畸形

　　E.遗传性代谢缺陷病

2.遗传咨询不包括下列哪一项　　　　　　　　　　　　　　　　　　　　　（　　）

　　A.婚前咨询　　　　　　　　　　　　　B.孕前咨询

　　C.产前咨询　　　　　　　　　　　　　D.产后咨询

　　E.一般遗传咨询

3.产前诊断的方法下列哪项不正确　　　　　　　　　　　　　　　　　　　（　　）

　　A.观察胎儿的结构　　　　　　　　　　B.分析染色体核型

　　C.检测基因产物　　　　　　　　　　　D.检测基因

　　E.胎儿分流手术

4.男女双方均患有严重的相同的常染色体隐性遗传性疾病,医学建议是　　　（　　）

　　A.暂缓结婚　　　　　　　　　　　　　B.可以结婚但禁止生育

　　C.限制生育　　　　　　　　　　　　　D.不能结婚

　　E.领养孩子

5.检测基因产物下列哪项不能采取　　　　　　　　　　　　　　　　　　　（　　）

　　A.羊水　　　　　　　　　　　　　　　B.血液

　　C.骨髓　　　　　　　　　　　　　　　D.绒毛细胞

　　E.羊水细胞

参考答案:1.C　2.D　3.E　4.B　5.C

（王雪莉）

第九章

妊娠合并症

🌀学习目标

1. 掌握:妊娠合并症对妊娠和分娩的影响,产科处理原则及妊娠合并心脏病患者容易发生心衰的时间。

2. 熟悉:妊娠和分娩对妊娠合并症的影响及妊娠合并症终止妊娠的指征。

3. 了解:妊娠合并症的诊断及处理原则。

第一节　妊娠合并心脏病

妊娠合并心脏病是产科严重的合并症之一,是造成孕产妇死亡的重要原因。妊娠合并心脏病在我国孕产妇死因顺位中高居第2位,为非直接产科死因的第1位。加强孕期保健工作,预防心力衰竭,对降低孕产妇及胎儿死亡率极为重要。

(一)妊娠、分娩、产褥期对心脏病的影响

1. 妊娠期　孕妇血容量自妊娠6周后逐渐增加,至妊娠32～34周达最高峰,血液总量增加30%～45%,心率加快,每分钟心搏出量增加,心肌耗氧量加大,使心脏负担加重。另一方面,妊娠晚期子宫增大,膈肌上升使心脏向左上方移位,大血管扭曲,机械性增加了心脏负担,因此孕期可因劳累、感染或其他合并症影响,发生心力衰竭。

2. 分娩期　为心脏负担最重的时期。第一产程由于子宫收缩,增加周围循环阻力,每次收缩有250～500 mL血液被挤出进入血液循环,使回心血量和心排出量增加,心脏负担加重。第二产程由于产妇用力屏气,腹肌与骨骼肌参加活动,使外周阻力及肺循环阻力增加,同时腹压增加使内脏血液涌向心脏,此期心脏负担最重,最易发生心力衰竭。先天性心脏病孕妇有时可因肺循环压力增加,使原来左向右分流转为右向左分流而出现发绀。第三产程胎儿胎盘娩出后,子宫迅速缩小,胎盘血液循环停止,回心血量急剧增加。同时腹压骤减,血液向内脏倾注,回心血量急剧减少,可导致周围循环衰竭。此时也易发生心力衰竭。

3. 产褥期　产后3 d内仍是心脏负荷最严重时期。由于子宫缩复,血液进入体循

环,组织间液开始回流到血液循环使心脏负荷再度加重,易诱发心力衰竭。

综上所述,心脏病孕妇在妊娠 32～34 周、分娩期及产后 3 d 内心脏负荷最重,易发生心力衰竭,处理时应倍加注意。

(二)妊娠合并心脏病的种类及其对妊娠的影响

近 30 年来随着心血管外科的迅速发展,妊娠合并心脏病中,以先天性心脏病最常见,占 35%～50%。随着广谱抗生素的应用,风湿性心脏病的发病率逐年下降。先天性心脏病已有可能获得早期根治或部分纠正,使越来越多的先天性心脏病女性能够获得妊娠和分娩的机会。

1. **先天性心脏病** 根据血流动力学变化可将先天性心脏病分为 3 种类型。

(1)左向右分流型 此型心脏左右两侧血液循环之间有异常的通道。如房间隔缺损、室间隔缺损及动脉导管未闭。对妊娠的影响取决于缺损面积和未闭动脉导管口径的大小,大部分患者能安全度过妊娠期和分娩期,少部分可引起右向左分流出现发绀,极有可能发生心力衰竭。

(2)右向左分流型 此型右侧心血管腔内的静脉血,通过异常通道分流入左侧心血管腔,大量静脉血进入体循环,导致发绀。如法洛四联症和艾森曼格综合征,未行手术矫治者很少存活至生育年龄。此型患者对妊娠期血流量增加和血流动力学变化耐受力极差,母儿的死亡率可高达 35%～50%,因此不宜妊娠,若已妊娠应尽早终止。经手术矫治后心功能为 I～Ⅱ级者,可在密切监护下继续妊娠。

(3)无分流型 心脏左右两侧或动静脉之间无异常通道或分流。如肺动脉口狭窄、主动脉缩窄及马方综合征。单纯肺动脉口狭窄一般可存活至生育期,轻度狭窄者,可安全度过妊娠期和分娩期;重度狭窄者,因加重右心室负荷发生右心衰竭,故于妊娠前行手术矫治。妊娠合并主动脉缩窄者较少见,此病往往伴有其他心血管畸形,预后较差,因此,轻度主动脉缩窄者,心脏代偿功能良好,可在严密监护下继续妊娠,中、重度主动脉缩窄者,建议避孕或在孕早期终止妊娠。

2. **风湿性心脏病**

(1)二尖瓣狭窄 最常见。由于狭窄的二尖瓣阻碍血流从左心房流入左心室,使左心房压力骤增,导致急性肺水肿和心力衰竭。轻度二尖瓣狭窄者,一般可以耐受妊娠,重度二尖瓣狭窄者,应在妊娠前矫治,若已妊娠者宜早期终止妊娠。

(2)二尖瓣关闭不全 由于妊娠期外周阻力下降,导致二尖瓣反流程度减弱,因此二尖瓣关闭不全患者一般能耐受妊娠。

(3)主动脉瓣狭窄及关闭不全 主动脉瓣关闭不全者因妊娠期外周阻力下降,使二尖瓣反流程度减轻,因此主动脉瓣关闭不全者一般能耐受妊娠。严重主动脉瓣狭窄者应手术矫治后再妊娠。

3. **妊娠期高血压疾病性心脏病** 妊娠期高血压疾病孕妇,既往无心脏病病史和体征,突然发生心力衰竭,称为妊娠期高血压疾病性心脏病。若诊断及时,治疗得当,常能度过妊娠期和分娩期,产后病因消除,病情逐渐缓解,多不遗留器质性心脏病变。

4. **围产期心肌病** 指发生于妊娠晚期至产后 6 个月内的扩张型心肌病。其特点是既往无心脏病病史,体循环或肺循环发生栓塞的频率较高。病因不清,可能与病毒感染、免疫、高血压、肥胖、营养不良及遗传因素有关。发生于产褥期和产后 3 个月内最多,约占 80%。

围产期心肌病若能早期诊断,及时治疗,一般预后良好。在安静休息、增加营养和低盐饮食的基础上,有针对性的给予强心利尿剂和血管扩张剂纠正心力衰竭,有栓塞征象的适当应用肝素治疗。一部分患者可因发生心力衰竭、肺梗死或心律失常而死亡。围产期心肌病再次妊娠有复发的可能,应积极预防,采取避孕或绝育措施。

5.心肌炎　为心肌本身局灶性或弥漫性炎症病变。可发生于妊娠的任何阶段,病因主要是病毒感染,急性心肌炎病情控制良好者,可在密切监护下妊娠。若心功能严重受累,妊娠期发生心力衰竭的危险性很大。

(三)对胎儿影响

不宜妊娠的心脏病患者一旦妊娠,或妊娠后心功能恶化者,其流产、早产、死胎、胎儿生长受限、胎儿窘迫及新生儿窒息的发生率均明显增高。围生儿死亡率是正常妊娠的 2~3 倍。患心脏病的孕妇心功能良好者,胎儿相对安全,以剖宫产终止妊娠者较多。某些治疗心脏病的药物对胎儿也有潜在的毒性反应,如地高辛可以自由通过胎盘到达胎儿体内。一部分先天性心脏病与遗传因素有关。据报道,夫妇任何一方患有先天性心脏病,其后代先天性心脏病及其他畸形的发生概率较对照组增加 5 倍。如室间隔缺损、动脉导管未闭、马方综合征等都有明显的遗传性。

(四)常见并发症

1.心力衰竭　妊娠期血流动力学的变化加重了心脏的负担,若心脏病患者原有心功能良好,多数可以度过妊娠期。若原有心功能受损,妊娠期可加重心功能不全,出现心房颤动、心动过速、急性肺水肿、心力衰竭。

2.亚急性感染性心内膜炎　妊娠期、分娩期及产褥期易发生菌血症,如泌尿生殖道感染,已有缺损或病变的心脏易发生感染性心内膜炎。如不及时控制可诱发心力衰竭。

3.缺氧和发绀　妊娠时外周血管阻力降低,使发绀型先天性心脏病患者的发绀加重;非发绀型左至右分流的先天性心脏病,可因肺动脉高压及分娩失血等因素而诱发暂时性右至左分流引起缺氧和发绀。

4.静脉栓塞和肺栓塞　妊娠时血液呈高凝状态,若合并心脏病伴静脉压增高及静脉血流淤滞者,有时可诱发深部静脉血栓,栓子一旦脱落,可诱发肺栓塞,是孕产妇的重要死因之一。

(五)诊断

正常妊娠时的生理变化,可以表现为类似心脏病的症状和体征,如孕妇可出现气短、心悸、乏力、心动过速等,心脏检查还可以有轻度扩大和杂音,因此增加了心脏病的诊断难度。重点诊断依据如下。

1.妊娠前有心悸、气短、乏力、心力衰竭史,特别是风湿性心脏病及风湿热的病史,体检、X 射线、心电图检查曾被诊断有器质性心脏病者。

2.呼吸困难,如劳力性、夜间阵发性、端坐性呼吸等;还可有头痛、晕厥、咳嗽、上腹部胀痛等。检查可有发绀、杵状指、持续性颈静脉怒张。

3.心脏听诊有 2 级以上舒张期或粗糙的 3 级以上全收缩期杂音。如心包摩擦音、舒张期奔马律、交替脉等。

4.心电图有严重的心律失常,如心房颤动、Ⅲ度房室传导阻滞、ST 段及 T 波变化

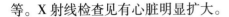

等。X射线检查见有心脏明显扩大。

(六)心脏病患者心功能分级

纽约心脏病协会(NYHA)依据患者对日常活动的耐受情况将心脏功能分为4级。

(1)Ⅰ级　一般体力活动不受限制。

(2)Ⅱ级　一般体力活动稍受限制,活动后心悸、轻度气短,休息时无症状。

(3)Ⅲ级　一般体力活动显著受限,休息时无不适,轻微日常工作即感不适、心悸、呼吸困难,或既往有心力衰竭史者。

(4)Ⅳ级　不能进行任何体力活动,休息时仍有心悸、呼吸困难等心力衰竭表现。此种分级的优点是简便易行,不依赖任何器械检查,多年来一直应用于临床。

(七)妊娠早期心力衰竭的诊断

①轻微活动后即出现胸闷、心悸、气短;②休息时心率每分钟超过110次,呼吸每分钟超过20次;③夜间可有阵发性、端坐性呼吸,或到窗口呼吸新鲜空气;④肺底部有少量持续性湿啰音,咳嗽后不消失。

(八)心脏病患者孕前咨询

心脏病患者能否妊娠及能否安全度过妊娠、分娩及产褥期,依据心脏病的种类、病变程度、是否手术矫治、心功能级别及医疗条件等多种因素综合判断。

1. 可以妊娠　心脏病变较轻、心功能Ⅰ～Ⅱ级、既往无心力衰竭史,亦无其他并发症者。

2. 不宜妊娠　心脏病变较重、心功能Ⅲ～Ⅳ级、既往有心力衰竭史、有肺动脉高压、右向左分流型先天性心脏病、严重心律失常、风湿热活动期、心脏病并发细菌性心内膜炎、心肌炎、围生期心肌病等,孕期极易发生心力衰竭,不宜妊娠。年龄在35岁以上、心脏病病程较长者,发生心力衰竭的可能性极大,不宜妊娠。凡属不宜妊娠的患者应在妊娠早期行治疗性人工流产。

(九)处理

心脏病孕产妇的主要死亡原因是心力衰竭。对于有心脏病的育龄女性,一定要求做到孕前咨询,以明确心脏病类型、程度、心功能状态,并确定能否妊娠。是否继续妊娠应根据心脏代偿功能来决定。

1. 妊娠期

(1)终止妊娠　凡不宜妊娠的心脏病孕妇,应在妊娠12周前行人工流产。妊娠超过12周时,终止妊娠的手术,其危险性不亚于继续妊娠和分娩,因此应密切监护,积极防治心力衰竭,使之度过妊娠与分娩。若已发生心力衰竭者,须在控制心衰后再终止妊娠。

(2)定期产前检查　能及早发现心力衰竭的早期征象。在妊娠20周以前,应每2周行产前检查1次。20周以后,尤其是32周以后,发生心力衰竭的概率增加,产前检查应每周1次。发现早期心力衰竭征象应立即住院。孕期经过顺利者,应在妊娠36～38周提前住院待产。

(3)防治心力衰竭　①避免过劳及情绪激动。应充分休息,每日保证至少10 h睡眠。②高蛋白、高维生素、低盐、低脂肪饮食。整个孕期体重增加不宜超过10 kg,以免加重心脏负担。妊娠16周以后,每日食盐摄入量不超过4～5 g。③防治各种引起心

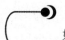

力衰竭的诱因。预防上呼吸道感染,纠正贫血,积极治疗心律失常及妊娠期高血压疾病。防治其他合并症与并发症。④动态观察心脏功能:定期进行超声心动图检查,判断妊娠期心功能的变化。⑤心力衰竭的治疗:与未孕者基本相同。早期心衰者可给予作用和排泄较快的制剂,防止药物在组织内蓄积,在产褥期药物随组织内水分一同进入体循环引起毒性反应。如地高辛0.25 mg,每日2次口服,2~3 d后可根据治疗效果改为每日一次,不主张用饱和量,以备随孕周增加、心力衰竭加重时抢救用药,病情好转即停药。妊娠晚期心力衰竭的患者,原则上是待心力衰竭控制后行产科处理,可放宽剖宫产指征。如为严重心力衰竭,经内科各种措施均未能奏效,若继续发展必将导致母儿死亡时,也可边控制心力衰竭边紧急采取剖宫产术,以挽救孕产妇生命。

2. 分娩期

(1)阴道分娩 心功能Ⅰ~Ⅱ级,胎儿不大,胎位正常,宫颈条件良好者,可考虑在严密监护下经阴道分娩。

第一产程:安慰及鼓励产妇,消除紧张情绪。适当应用地西泮、哌替啶等镇静剂。密切注意观察血压、脉搏、呼吸、心率。一旦发现心力衰竭征象,应取半卧位,高浓度面罩吸氧,并给毛花苷丙0.4 mg加25%葡萄糖注射液20 mL,缓慢静脉注射,必要时4~6 h重复给药0.2 mg。产程开始后即给予抗生素预防感染。

第二产程:应避免产妇屏气增加腹压,助产结束分娩,尽可能缩短第二产程。

考点:
    第二、三产程处
理原则

第三产程:胎儿娩出后,产妇腹部放置沙袋,以防腹压骤降而诱发心力衰竭。防止产后宫缩不良,出血过多而加重心肌缺血,可静脉注射或肌内注射缩宫素10~20 U,禁用麦角新碱,以防静脉压增高。产后出血过多者,应适当输血、输液,注意输液速度不可过快。

考点:
    剖宫产术指征

(2)剖宫产 对胎儿偏大,产道条件不佳及心功能Ⅲ~Ⅳ级者,均应择期剖宫产。剖宫产可减少产妇因长时间宫缩所引起的血流动力学改变,减轻心脏负担。由于手术及麻醉技术的提高,术中监护措施的完善及高效广谱抗生素的应用,剖宫产已比较安全,以连续硬膜外阻滞麻醉为好,麻醉剂中不应加肾上腺素,麻醉平面不宜过高。为防止仰卧位低血压综合征,可采取左侧卧位15°。术中、术后应严格限制输液量。不宜再妊娠者,同时行输卵管结扎术。

考点:
    心脏病孕产妇
的主要死亡原因

3. 产褥期 产后3 d内,尤其产后24 h内仍是发生心力衰竭的危险时期,产妇须充分休息并密切观察心率、心律、血压、体温变化。应用广谱抗生素预防感染,直至产后1周左右。心功能在Ⅲ级及以上者,不宜哺乳。不宜再妊娠者,可在产后1周行绝育术。

4. 心脏病手术问题 妊娠期血流动力学变化使心脏储备能力下降,影响心脏手术后的恢复,加之术中用药及体外循环对胎儿的影响,一般不选择在孕期手术,可以在幼年、孕前或分娩后再行心脏手术。若在妊娠早期出现循环障碍症状,孕妇不愿做人工流产,内科疗效不佳,手术不复杂的情况下可考虑手术治疗。手术时期宜在妊娠12周以前进行,在手术前注意保胎及预防感染。

第二节　妊娠合并病毒性肝炎

病毒性肝炎是由多种肝炎病毒引起、以肝实质细胞变性坏死为主要病变的一组传染性疾病。目前已经确定的肝炎病毒有 5 种：甲型、乙型、丙型、丁型及戊型。妊娠的任何时期都有被肝炎病毒感染的可能，也是肝病和黄疸的最常见原因，其中以乙型肝炎最常见。国内外文献报道孕妇病毒性肝炎的发病率为 0.8% ~ 17.8%。在妊娠这一特殊的生理时期，肝炎不仅使病情复杂化，也对胎儿产生一定的影响。重症肝炎仍是我国孕产妇死亡的主要原因之一。

（一）妊娠对病毒性肝炎的影响

妊娠加重肝的负担，易感染病毒性肝炎，或促使原有的肝病恶化。重型肝炎的发生率较非孕时明显升高，其相关因素有：①妊娠期新陈代谢明显加快，营养物质消耗增多，肝负担加重，若糖原储备不足，不利于疾病恢复；②妊娠期产生大量的雌激素需要在肝内灭活，并阻碍了肝对脂肪的转运和胆汁的排泄；③胎儿的代谢产物需要在肝内解毒；④如果并发妊娠期高血压疾病时，则在肝细胞坏死的基础上加重对肝的损伤，可引起大面积坏死；⑤在分娩过程中，出血、手术创伤、麻醉及体力消耗等，均可加重肝炎的症状。

（二）病毒性肝炎对妊娠的影响

1. 对母体的影响　妊娠早期患病时，可加重早孕反应。在妊娠晚期患病时，妊娠期高血压疾病的发生率高于非孕期，重症肝炎的发生率为非孕妇女的 66 倍。同时重症肝炎常并发 DIC，孕妇死亡率升高。分娩期因凝血因子合成功能减退，易发生产后出血。

2. 对胎儿、新生儿的影响　病毒性肝炎发生于妊娠早期时，流产、胎儿畸形发生率约增高 2 倍。妊娠晚期患病时，肝炎病毒通过胎盘进入胎儿的血液循环感染胎儿，因此，早产、死胎、死产发生率均明显增高，新生儿的患病率及死亡率也增高。

3. 母婴传播　因肝炎病毒的类型不同传播方式也不同。父代将肝炎病毒传给子代，称为垂直传播。以下以乙型病毒性肝炎的垂直传播为主。

（1）甲型肝炎病毒（hepatitis viral A，HAV）和戊型肝炎病毒（hepatitis viral E，HEV）　均主要经粪-口途径传播，不经胎盘感染胎儿。临床表现相似，但戊型肝炎病毒一旦感染，病情较重，妊娠晚期孕妇发生急性感染后母亲的死亡率可达 15% ~ 25%，并且难以诊断。

（2）乙型肝炎病毒（hepatitis viral B，HBV）　是母婴传播的主要途径之一：①经胎盘垂直传播；②分娩时经软产道接触血液或羊水；③产后接触母亲唾液或母乳传播。

（3）丙型肝炎病毒（hepatitis viral C，HCV）　目前已经证实 HCV 存在母婴传播。妊娠晚期患丙型病毒性肝炎大约有 2/3 发生母婴传播，受感染者约 1/3 变成慢性肝病。

（4）丁型肝炎病毒（hepatitis viral D，HDV）　是一种缺陷性病毒，须依赖 HBV 重叠感染引起发病。母婴传播少见，可以经体液、输血、注射等途径传播。

考点：
母婴传播

（三）临床表现

孕妇出现不能用早孕反应或其他原因解释的消化系统症状，如食欲减退、恶心、呕吐、腹胀、肝区痛、畏寒、发热、乏力等，部分患者有皮肤巩膜黄染、尿色深黄，孕早、中期可触及肝大，并有肝区叩击痛。妊娠晚期受增大子宫影响肝极少被触及，如能触及应想到异常。

（四）诊断

1. 一般性诊断

（1）病史　有与病毒性肝炎患者密切接触史，半年内曾接受输血、注射血制品史。

（2）临床表现　妊娠期出现不能用早孕反应或其他原因解释的消化系统症状，如食欲下降，恶心、呕吐、乏力、腹胀、肝区痛等，还有一部分患者表现为巩膜黄染、尿色加深。妊娠早、中期可触及肝大且有压痛，晚期一般触及不到。

（3）实验室检查

1）血清丙氨酸氨基转移酶（ALT）　血清 ALT 增高，特别是数值很高（大于正常 10 倍以上）、持续时间较长时，如能排除其他原因，对病毒性肝炎有诊断价值。血清胆红素在 17 μmol/L（1 mg/dL）以上、尿胆红素阳性、凝血酶原时间的测定等均有助于肝炎的诊断。

2）血清病原学检测　肝炎病毒抗原抗体系统检查较为可靠，临床意义如下。①HBsAg：阳性提示目前正在感染 HBV，是 HBV 感染的特异性标志，其滴度随病情恢复而下降。②抗-HBs：是保护性抗体，阳性表示既往曾感染过 HBV，机体已有免疫力，以后不会再患乙型肝炎。③HBeAg：阳性和滴度反映 HBV 复制及传染性强弱。急性乙型肝炎时 HBeAg 短暂阳性，持续阳性提示转为慢性。④抗-HBe：血清中 HBV 减少，传染性减低。⑤HBcAg：阳性表示 HBV 在体内复制。⑥抗-HBc IgM：阳性提示患者处于乙型肝炎急性期及慢性 HBV 感染，对于急性乙肝患者尤其是 HBsAg 已转阴者，抗-HBc IgM 阳性可确诊为急性乙型肝炎。⑦抗-HBc IgG：阳性提示恢复期和慢性感染。

2. 妊娠合并重症肝炎的诊断要点　①消化道症状严重，表现为食欲极度减退，频繁呕吐，腹胀，出现腹水；②黄疸迅速加深，血清总胆红素值>171 μmol/L（10 mg/dL）；③出现肝臭气味，肝进行性缩小，肝功能明显异常，酶胆分离，白蛋白/球蛋白倒置；④DIC 是妊娠期重症肝炎的主要死因，可出现凝血功能障碍，全身出血倾向；⑤迅速出现肝性脑病表现，烦躁不安、嗜睡、昏迷；⑥肝穿刺证实肝小叶内大面积肝细胞坏死及炎症细胞浸润；⑦肝肾综合征出现急性肾功能衰竭。

（五）鉴别诊断

考点：
　重症肝炎的诊断要点

1. 妊娠剧吐引起的肝损害　妊娠早期因反复呕吐和长期饥饿，导致水、电解质及酸碱平衡紊乱，甚至肝肾功能受损。黄疸较轻，血清胆红素轻度升高<68.4 μmol/L（4 mg/dL），ALT 轻度升高，尿酮体阳性，低钾低钠性碱中毒。纠正酸碱失衡与水、电解质紊乱后，病情迅速好转，肝功能完全恢复。肝炎病毒血清标志物有助于鉴别。

2. 妊娠期高血压疾病引起的肝损害　在高血压、蛋白尿和肾功能受损的基础上合并肝损害。ALT 和胆红素轻度或中度升高。妊娠结束后迅速恢复。HELLP 综合征是妊娠期高血压疾病肝损害的一种严重并发症，往往是在妊娠期高血压疾病的基础上伴

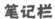

有溶血、肝酶升高和血小板降低三大特征。在妊娠期高血压疾病的同时,表现为乏力、右上腹疼痛不适,近期出现黄疸、视力模糊,有时并发子痫抽搐、牙龈出血、呕吐、消化道出血或便血等。

3. 妊娠期急性脂肪肝(acute fatty liver of pregnancy, AFLP) 为妊娠晚期特有的疾病,表现为急性肝细胞脂肪变性所引起的肝功能障碍。多见于妊娠 30 周以后,以初产妇居多。临床表现与重症肝炎极其相似。早期仅有恶心、乏力、不适等一般症状。1~2 周后病情迅速恶化,出现少尿、DIC、肝肾功能衰竭、肝性脑病、昏迷和休克。实验室检查有白细胞明显升高,血小板减少,凝血酶原时间延长,严重低血糖等不同表现。血清胆红素升高,但尿胆红素阴性,可能与肾小球基底膜增厚、胆红素不能滤过有关。ALT 升高但一般不超过 500 U/L,而重症肝炎常在 1 000 U/L 左右。B 型超声检查可见肝区弥漫性的密度增高区,呈雪花状强弱不均。MRI 见肝大片密度减低区,对诊断极有帮助。确诊应肝穿刺行组织学检查,可见肝细胞均匀性增大以及肝细胞脂肪变性。

4. 妊娠期肝内胆汁淤积症(intrahepatic cholestasis of pregnancy, ICP) 是以瘙痒、黄疸为主的妊娠晚期疾病。分娩后症状消失,转氨酶轻度升高,胆红素稍升高,胆酸明显升高,血清病原学检查均为阴性,肝活检为胆汁淤积。

考点:
ICP 的诊断要点

5. 药物性肝损害 孕妇因服药发生肝损害或黄疸较非孕期多见。易引起肝损害的药物有氯丙嗪、苯巴比妥类镇静药、氟烷等麻醉药、红霉素、异烟肼、利福平等。药物性肝损害均有服药史而无病毒性肝炎史,服药后迅速出现黄疸及 ALT 升高,可伴有皮疹、皮肤瘙痒、嗜酸粒细胞增多。停药后多可恢复。

(六)预防

1. 加强围生期保健 病毒性肝炎存在母婴传播,因此要重视孕期监护,加强营养,摄取高蛋白、高碳水化合物和高维生素食物。将肝功能及肝炎病毒血清标志物检测列为产前常规检测项目,并定期复查。

2. 免疫 对于 HBsAg 和 HBeAg 阳性的孕妇分娩时,应严格执行消毒隔离制度,防止产道损伤及新生儿产伤、窒息、羊水吸入等,为减少母源传染,新生儿不宜哺乳,用高效价乙肝免疫球蛋白或乙肝疫苗采用主动免疫及被动免疫预防 HBV 母婴传播。

(七)治疗

1. 妊娠期轻症肝炎 妊娠期处理原则与非孕期相同。注意休息,加强营养,高维生素、高蛋白、足量碳水化合物、低脂肪饮食。必要时静脉补充葡萄糖,纠正水和电解质紊乱。应用中西药物,积极进行保肝治疗。注意预防感染,产时严格消毒,并用广谱抗生素,以防感染加重肝损害。有黄疸者应立即住院,按重症肝炎处理。

2. 妊娠期重症肝炎

(1)保护肝 高血糖素—胰岛素—葡萄糖联合应用能改善氨基酸及氨的异常代谢,有防止肝细胞坏死和促进肝细胞再生的作用。高血糖素 1~2 mg、胰岛素 6~12 U 溶于 10% 葡萄糖注射液 500 mL 内滴注,2~3 周为一疗程。人血白蛋白 10~20 g,每周 1~2 次,静脉滴注能促进肝细胞再生。新鲜血浆 200~400 mL,每周 2~4 次,能促进肝细胞再生和补充凝血因子。

(2)预防及治疗肝昏迷 ①控制血氨,蛋白质摄入量每日应<0.5 g/kg,增加碳水

化合物,使热量每日维持在 7 431.2 kJ(1 800 kcal)以上。②保持大便通畅,口服新霉素或甲硝唑,减少氨及毒素的吸收。③应用脱氨药物,改善大脑功能。醋谷胺,日量600 mg 溶于 5% 葡萄糖注射液中静脉滴注或精氨酸 15~20 g 静脉滴注以降低血氨,改善脑功能。六合氨基酸注射液 250 mL,加等量 10% 葡萄糖注射液稀释后静脉滴注,每日 1~2 次,能调整血清氨基酸比值,使肝昏迷患者清醒。每日给予辅酶 A 50 U、三磷腺苷 20 mg 及细胞色素 C 加入输液中以促进肝细胞的代谢作用。

(3)预防及治疗 DIC　DIC 是妊娠期重症肝炎的主要死因,特别在妊娠晚期,应进行凝血功能检查。若有异常应补充凝血因子,如输新鲜血、抗凝血酶Ⅲ、凝血酶原复合物、纤维蛋白原和维生素 K$_1$ 等。有 DIC 者可在凝血功能监测下,酌情应用。肝素用量宜小不宜大,可先用 3 750 U(25 mg)静脉滴注,根据病情和凝血功能调整剂量。产前4 h 至产后 12 h 内不宜应用肝素,以免发生产后出血。

(4)肾功能衰竭的治疗　应严格限制入液量,每日入液量一般为 500 mL 加前一日尿量。呋塞米 60~80 mg 静脉注射,必要时 2~4 h 重复一次,若应用 2~3 次后无效则停用。多巴胺 20~80 mg 或 654-2 40~60 mg 静脉滴注,改善肾血流。防治高血钾。避免应用损害肾的药物。

3.产科处理

(1)妊娠早期　妊娠早期患急性肝炎如为轻症,应积极治疗,可继续妊娠。慢性活动性肝炎,妊娠后对母儿威胁较大,故适当治疗后终止妊娠。

(2)妊娠中、晚期　尽量避免终止妊娠,避免手术、药物对肝的影响。加强胎儿监护,防治妊娠期高血压疾病。避免妊娠延期或过期。

(3)分娩期　分娩前数日肌内注射维生素 K$_1$,每日 20~40 mg。准备好新鲜血液。防止滞产,宫口开全后可行胎头吸引术或产钳术助产,缩短第二产程。防止产道损伤和胎盘残留。胎肩娩出后立即静脉注射缩宫素以减少产后出血。对重症肝炎,经积极控制 24 h 后宜行剖宫产终止妊娠。

(4)产褥期　应用对肝损害较小的广谱抗生素控制感染,是防止肝炎病情恶化的关键。给予头孢菌素类或氨苄西林等。不宜哺乳者应及早回奶。回奶不能用对肝有损害的药物如雌激素,可口服生麦芽或乳房外敷芒硝。

第三节　妊娠合并糖尿病

糖尿病是一种多基因遗传的内分泌代谢性疾病。妊娠期间的糖尿病有两种情况:一种是妊娠前已有糖尿病的患者妊娠,称妊娠合并糖尿病;另一种是妊娠前糖代谢正常或有潜在糖耐量减退,妊娠期才发生或首次发现的糖尿病,又称妊娠期糖尿病(gestational diabetes mellitus,GDM)。糖尿病孕妇中 90% 以上为 GDM,糖尿病合并妊娠者不足 10%。糖尿病孕妇的临床经过复杂,对母儿均有较大危害,必须引起重视。

一、妊娠期糖代谢特点

胎儿能量的主要来源是通过胎盘从母体获取葡萄糖。胰岛素及高血糖素不能通过胎盘,胎儿葡萄糖的利用主要取决于胎儿自身产生的胰岛素水平。

在妊娠早、中期,孕妇血浆葡萄糖随妊娠进展而降低,空腹血糖约降低10%。至妊娠中、晚期,孕妇体内抗胰岛素样物质增加,使孕妇对胰岛素的敏感性随孕周增加而降低。为了维持正常糖代谢水平,胰岛素需求量就必须相应增加,对于胰岛素分泌受限的孕妇,妊娠期不能维持这一生理代偿变化而导致血糖升高,出现GDM或使原有糖尿病加重。

二、妊娠与糖尿病的相互影响

(一)妊娠对糖尿病的影响

妊娠可使隐性糖尿病显性化,使既往无糖尿病的孕妇发生GDM,使原有糖尿病患者的病情加重。妊娠期血容量增加,血液稀释,胰岛素相对不足。随妊娠进展,孕妇空腹血糖开始下降,胎盘分泌的物质,如胎盘生乳素(HPL)、雌激素、孕酮、皮质醇和胎盘胰岛素酶等,在周围组织中有抗胰岛素作用,使母体对胰岛素的需要量较孕前增加了一倍。因此,胰岛功能较差者不能分泌足够量的胰岛素来维持正常的糖代谢,而在孕中、晚期出现糖尿病,或使原有的糖尿病加重。同时,胎盘生乳素还具有脂解作用,使身体周围的脂肪分解成碳水化合物及脂肪酸,因此妊娠期糖尿病很容易发生酮症酸中毒。分娩过程中体力消耗较大,同时进食量少,若不及时减少胰岛素用量容易发生低血糖。产后随着胎盘排出体外,胎盘所分泌的抗胰岛素物质迅速消失,胰岛素用量应立即减少,否则易出现低血糖休克。产褥期,因胎盘分泌的物质随着胎盘的娩出迅速在血液中消失,使血糖急剧下降,故易发生低血糖。

(二)糖尿病对妊娠的影响

1. 对孕妇的影响

(1)高血糖可使胚胎发育异常甚至死亡,流产发生率达15%~30%。糖尿病女性患者宜在血糖控制正常后再考虑妊娠。

(2)糖尿病孕妇妊娠期高血压疾病的发生率为正常孕妇的2~4倍,因糖尿病患者多有小血管内皮细胞增厚及管腔狭窄,易并发妊娠期高血压疾病,病情较难控制,对母儿极为不利。

(3)糖尿病孕妇因白细胞有多种功能缺陷,抵抗力下降,易合并感染,以泌尿系感染最常见。

(4)易合并羊水过多,发生率较非糖尿病孕妇多10倍。其原因可能与胎儿高血糖、高渗性利尿致胎尿排出增多有关。

(5)因巨大儿发生率明显增加,难产、产道损伤、手术产的概率增高。产程长易发生产后出血。

(6)易发生糖尿病酮症酸中毒。由于妊娠期复杂的代谢变化,加之高血糖及胰岛素相对或绝对不足,代谢紊乱进一步发展到脂肪分解加速,血清酮体急剧升高。在孕早期血糖下降,胰岛素没有及时减量也可引起饥饿性酮症。糖尿病酮症酸中毒对母儿危害较大,不仅是孕妇死亡的主要原因,发生在孕早期还有致畸作用,发生在妊娠中晚期易导致胎儿窘迫及胎死宫内。

2. 对胎儿、新生儿的影响

(1)巨大儿发生率高达25%~42%。因孕妇血糖高,可通过胎盘进入胎儿血液循

考点:
妊娠影响胰岛素的用量

环,而胰岛素不能通过胎盘,使胎儿长期处于高血糖状态,刺激胎儿胰岛 β 细胞增生,产生大量胰岛素,促进蛋白、脂肪合成和抑制脂肪分解,致胎儿巨大。

(2)胎儿生长受限(FGR)发生率为21%。妊娠早期高血糖有抑制胚胎发育的作用,导致胚胎发育落后。糖尿病合并微血管病变者,胎盘血管常出现异常,影响胎儿发育。

(3)易发生流产和早产。妊娠早期血糖高使胚胎发育异常甚至死亡而流产。早产发生率为10%~25%,早产的原因有羊水过多、妊娠期高血压疾病、胎儿窘迫及其他严重并发症的出现,常需提前终止妊娠。

(4)胎儿畸形率为6%~8%,高于非糖尿病孕妇,可能与代谢紊乱、缺氧或应用糖尿病治疗药物有关。

(5)死胎、新生儿死亡率较高。糖尿病常伴有严重血管病变或产科并发症,胎盘血供受到影响,死胎、死产及新生儿死亡的发生率均较高。

(6)新生儿呼吸窘迫综合征发生率增高。高血糖刺激胎儿胰岛素分泌增加,形成高胰岛素血症,后者具有拮抗糖皮质激素促进肺泡Ⅱ型细胞表面活性物质合成及释放的作用,使胎儿肺表面活性物质产生及分泌减少,延迟胎儿肺发育成熟。

(7)新生儿低血糖。新生儿脱离母体高血糖环境后,高胰岛素血症仍存在,易发生低血糖,严重时威胁新生儿生命。

三、临床表现

孕妇妊娠期有典型"三多一少"症状,即多饮、多食、多尿、体重下降。或反复发作的外阴、阴道假丝酵母菌病,孕妇体重>90 kg,本次妊娠并发羊水过多或巨大儿者,应想到合并糖尿病的可能。

四、诊断

1. 妊娠合并糖尿病的诊断

(1)原有糖尿病患者,一般于妊娠前糖尿病已经确诊或有典型的糖尿病"三多一少"症状,孕期容易确诊。

(2)存在糖尿病高危因素者,如肥胖、一级亲属患2型糖尿病、异常妊娠分娩史或GDM史、多囊卵巢综合征患者及妊娠早期空腹尿糖反复阳性,若妊娠前未进行过血糖检查,首次产前检查时应明确是否存在妊娠前糖尿病,出现下列任何一项标准应诊断为妊娠合并糖尿病:①空腹血糖(fasting plasma glucose, FPG)≥7.0 mmol/L(126 mg/dL);②糖化血红蛋白≥6.5%(采用NGSPDCCT标化的方法);③伴有典型的高血糖或高血糖危象症状,同时任意血糖≥11.1 mmol/L(200 mg/dL)。

若没有明确的高血糖症状,任意血糖≥11.1 mmol/L需要次日复测上述①或②确诊。

不建议孕早期常规葡萄糖耐量试验(oral glucose tolerance test, OGTT)检查。

2. 妊娠期糖尿病(GDM)的诊断

(1)有条件的医疗机构,在妊娠24~28周及以后,应对所有尚未被诊断为糖尿病的孕妇,进行75 g OGTT。

OGTT 方法:OGTT 前一日晚餐后禁食至少 8 h 至次日晨,最迟不超过上午 9 时,5 min 内口服含葡萄糖 75 g 的液体 300 mL,分别抽取服糖前、服糖后 1 h、2 h 的静脉血(从开始饮用葡萄糖水计算时间),放入含有氟化钠的试管中采用葡萄糖氧化酶法测定血浆葡萄糖水平(注意事项:OGTT 前 3 d 正常生活习惯、饮食,检查时静坐、禁烟)。其诊断标准:空腹及服糖后 1 h、2 h 的血糖值分别为 5.1 mmol/L、10.0 mmol/L、8.5 mmol/L。任何一点血糖值达到或超过上述标准即可诊断为 GDM。

(2)医疗资源缺乏地区,建议妊娠 24～28 周首先检查空腹血糖(FPG)。若 FPG ≥5.1 mmol/L,可以直接诊断为 GDM,不必再做 75 g OGTT;而 4.4 mmol/L≤FPG<5.1 mmol/L 者,应尽早做 75 g OGTT;FPG<4.4 mmol/L 者,可暂时不做 75 g OGTT。

(3)孕妇具有 GDM 高危因素,首次 OGTT 正常者,必要时在妊娠晚期重复做 OGTT。未定期产前检查者,首次就诊时间在妊娠 28 周以后,建议初次就诊时进行 75 g OGTT 或 FPG 检查。

GDM 的高危因素:①家族史,有糖尿病家族史;②孕妇因素,年龄≥35 岁、妊娠前超重或肥胖、糖耐量异常史、多囊卵巢综合征;③妊娠分娩史,不明原因的死胎、死产、流产史、巨大儿分娩史、胎儿畸形和羊水过多史及 GDM 史;④本次妊娠因素,妊娠期发现胎儿大于孕周、羊水过多;⑤反复外阴、阴道假丝酵母菌病者。

考点:
妊娠合并糖尿病的诊断

五、处理

1. 糖尿病患者可否妊娠的指标

(1)有严重心血管病史、肾功能减退或眼底有增生性视网膜炎者,一旦妊娠,对母儿危险均较大,应避孕,不宜妊娠,若已妊娠应尽早终止。

(2)器质性病变较轻、血糖控制良好者,可在积极治疗、密切监护下继续妊娠。

(3)从孕前开始,在内科医师协助下严格控制血糖值。确保受孕前、妊娠期及分娩期血糖在正常范围。

2. 糖代谢异常孕妇的管理

(1)妊娠期血糖控制满意标准 孕妇无明显饥饿感,空腹血糖控制在 3.3～5.3 mmol/L;餐前半小时:3.3～5.3 mmol/L;餐后 2 h:4.4～6.7 mmol/L;夜间:4.4～6.7 mmol/L。

(2)饮食控制 是治疗基础。控制目标:保证母亲和胎儿营养需要;维持血糖于正常水平;预防酮症;保持正常的体重增加。孕早期糖尿病孕妇需要热卡与孕前相同。孕中期以后,每周热量增加 3%～8%。其中碳水化合物占 50%～60%,脂肪 25%～30%,蛋白质 20%～25%。此外每日补充钙剂 1～1.2 g,叶酸 5 mg,铁剂 15 mg。

(3)药物治疗 由于口服降糖药物对妊娠期应用的安全性、有效性目前未得到足够证实,不推荐使用。对饮食治疗不能控制的糖尿病,胰岛素是主要的治疗药物。

胰岛素一般从小剂量开始,根据病情、妊娠进展及血糖值加以调整,力求控制血糖在正常水平。①孕前应用胰岛素者,在孕早期可根据血糖监测减少胰岛素用量。②孕中、晚胰岛素用量常有不同程度增加。胰岛素用量在妊娠 32～36 周达到最高峰,孕 36 周后稍下降,特别在夜间。③孕晚期胰岛素需要量减少,可能与胎儿对血糖利用增加有关,可在加强胎儿监护下继续妊娠。

(4)妊娠期糖尿病酮症酸中毒的处理 主张应用小剂量胰岛素 0.1 U/(kg·h)静

脉滴注。每 1~2 h 监测血糖一次。血糖>13.9 mmol/L 应将胰岛素加入生理盐水静脉滴注,血糖≤13.9 mmol/L 后,开始用 5% 葡萄糖盐水加入胰岛素静脉滴注,酮体转阴后可改为皮下注射。

考点:
妊娠期监测内容

3. 加强孕期母儿监护 对孕妇动态监测血糖、尿酮体和糖化血红蛋白。严重者应注意微血管病变。B 型超声检查胎儿发育情况、是否有胎儿畸形。注意对胎儿发育、胎儿成熟度、胎儿胎盘功能等监测,必要时尽早住院。对有可能提前终止妊娠者应评价胎肺成熟度。

4. 终止妊娠的时间 原则尽量推迟终止妊娠的时间。若血糖控制良好,妊娠晚期无合并症,胎儿宫内状态良好,应等待至妊娠 38~39 周终止妊娠。如果血糖控制不满意,伴有血管病变、合并重度子痫前期、严重感染、胎儿生长受限、胎儿窘迫,应及早抽取羊水,了解胎肺成熟情况,促胎肺成熟后立即终止妊娠。

5. 分娩方式的选择 妊娠合并糖尿病本身不是剖宫产指征,有巨大胎儿、胎盘功能不良、胎位异常、出现胎儿窘迫或其他产科指征者,应行剖宫产。糖尿病并发血管病变者,多需提前终止妊娠,并常选择剖宫产。阴道分娩过程中,应随时监测血糖,使血糖不低于 5.1 mmol/L(100 mg/dL)以防发生低血糖。产程中应密切监测宫缩、胎心变化,避免产程延长。

6. 分娩期处理

(1)一般处理 注意休息、镇静、给予适当饮食,严密观察血糖、尿糖及酮体的变化,及时调整胰岛素的用量,加强胎儿监护。

(2)阴道分娩 临产时血糖受情绪和疼痛的影响产生波动,胰岛素用量不宜掌握,严格控制产时血糖水平对母儿十分重要。临产后仍采用糖尿病饮食,产程中一般停用皮下注射胰岛素,妊娠合并糖尿病者静脉输注 0.9% 氯化钠注射液加胰岛素,根据测得的血糖值调整静脉输液速度。产程不宜过长,应在 12 h 内结束分娩,产程>16 h 易发生酮症酸中毒、胎儿缺氧和感染。

考点:
终止妊娠的时间、分娩方式及注意事项

(3)剖宫产 手术前一日停用晚餐前精蛋白锌胰岛素,手术日停止皮下注射所有胰岛素,一般在早晨监测血糖和尿酮体。根据其空腹血糖和每日胰岛素用量,改为小剂量胰岛素持续静脉滴注,尽量使术中血糖控制在 6.67~10.0 mmol/L。术后每 2~4 h 测一次血糖,直到饮食恢复。

7. 产后处理 胎盘娩出后,抗胰岛素物质迅速下降,大部分 GDM 患者在分娩后即不再需要使用胰岛素,只有极少数患者仍需治疗。故产后胰岛素用量应减至分娩前用量的 1/3~1/2,根据产后空腹血糖值调整用量。多数在产后 1~2 周胰岛素用量逐渐恢复至孕前水平。GDM 患者孕期空腹血糖明显异常者,产后应尽早复查空腹血糖,空腹血糖正常的 GDM 患者,应于产后 6~12 周行 OGTT 检查,若异常,则可能是产前漏诊的糖尿病患者。

考点:
新生儿出生后低血糖的预防

8. 新生儿处理 新生儿出生时应留脐血检测血糖、胰岛素、胆红素、血红蛋白、钙、磷、镁的测定。糖尿病产妇娩出的新生儿抵抗力弱,均应视为高危新生儿,特别是孕期血糖控制不满意者,应给予监护。注意保温、吸氧,提早喂糖水,早开奶。新生儿娩出后 30 min 开始定时滴服 25% 葡萄糖注射液。注意防止低血糖、低血钙、高胆红素血症。接受胰岛素治疗的母亲,哺乳不会对胎儿产生不利影响。

笔记栏

课后小结:

1. 妊娠合并心脏病是孕产妇常见的四大死因之一,心脏病孕妇在妊娠 32~34 周、分娩期及产后 3 d 内心脏负荷最重,易发生心力衰竭,处理时应倍加注意。

2. 妊娠合并肝炎容易发展成重症肝炎,肝炎类型主要有五种,以乙肝多见,容易发生母婴传播,肝炎患者凝血功能下降,易发生产后出血,需注意防范。

3. 妊娠合并糖尿病可致孕妇低血糖、酮症酸中毒、巨大儿、畸形儿等,用药首选胰岛素,并根据血糖、妊娠周数等不断调整治疗剂量。

4. 根据妊娠合并症类型和病情,指导产妇能否哺乳和正确的退乳方法,指导不宜再妊娠者选择合适方法严格避孕。

同步练习

1. 初产妇,33 岁。孕 16 周出现心慌、气短,经检查发现心功能 II 级。经过增加产前检查次数,严密监测孕期经过等,目前孕 37 周,自然临产。该产妇在分娩期时应该注意　　　　( )
   A. 常规低流量的吸氧　　　　　　　　　B. 胎盘娩出后,腹部放置 10 kg 沙袋
   C. 延长第二产程　　　　　　　　　　　D. 严密观察产程进展,防止心力衰竭的发生
   E. 产后立即肌内注射麦角新碱

2. 某孕妇,38 岁,妊娠 11 周,休息时仍胸闷、气急。查脉搏 120 次/min,呼吸 22 次/min,心界向左侧扩大,心尖区有 II 级收缩期杂音,性质粗糙,肺底有湿啰音,处理应是　　　　( )
   A. 立即终止妊娠　　　　　　　　　　　B. 加强产前监护
   C. 控制心力衰竭后终止妊娠　　　　　　D. 控制心力衰竭后继续妊娠
   E. 限制钠盐摄入

3. 孕妇 33 岁,妊娠 2 个月,家务劳动后感心悸、气短和胸闷。查体:心率每分钟 118 次,呼吸每分钟 22 次,心尖区有 III 级收缩期杂音,肺底部有湿啰音,下肢水肿 I 度。正确的处理应是
   　　　　　　　　　　　　　　　　　　　　　　　　　　　　　　　　　　( )
   A. 饮食中限制食盐的摄入　　　　　　　B. 加强整个孕期的监护
   C. 心力衰竭控制后人工流产　　　　　　D. 立即入院终止妊娠
   E. 心力衰竭控制后,继续妊娠

4. 产妇,28 岁,病毒性肝炎,且 HBeAg 及抗 HBe 阳性,于昨日正常分娩一女婴,指导母乳喂养时应注意　　　　　　　　　　　　　　　　　　　　　　　　　　　　　　　　( )
   A. 可以母乳喂养　　　　　　　　　　　B. 不可母乳喂养
   C. 婴儿接受免疫后可以母乳喂养　　　　D. 产妇接受免疫后可以母乳喂养
   E. 婴儿和产妇同时接受免疫后可以母乳喂养

5. 糖尿病对孕妇的影响,下述描述不正确的是　　　　　　　　　　　　　　　( )
   A. 易发生真菌性阴道炎　　　　　　　　B. 手术产发生率高于正常孕妇
   C. 羊水过多发生率较非孕妇增加 10 倍
   D. 孕妇白细胞吞噬作用增强
   E. 妊娠高血压疾病发生率高于普通孕妇

参考答案:1. D　2. C　3. D　4. B　5. D

(王雪莉)

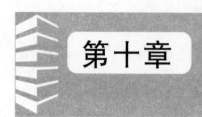

第十章

正常分娩

考点：
**　影响分娩的四大因素**

　　妊娠满28周(196 d)及以上,胎儿及其附属物从临产开始到从母体娩出的全过程,称为分娩。妊娠满28周至不满37足周(196~258 d)期间分娩,称为早产;妊娠满37周至不满42足周(259~293 d)期间分娩,称为足月产;妊娠满42周(294 d)及以上分娩,称为过期产。

第一节　影响分娩的因素

　　影响分娩的四个因素包括产力、产道、胎儿及精神心理因素。各因素正常且能相互适应,胎儿能顺利经阴道自然娩出,称为正常分娩。

一、产力

　　将胎儿及其附属物从宫腔内逼出的力量称为产力。产力包括子宫收缩力、腹肌及膈肌收缩力和肛提肌收缩力。

(一)子宫收缩力

考点：
**　子宫收缩力特点**

　　子宫收缩力简称宫缩,是临产后的主要动力,贯穿于整个分娩过程。临产后的宫缩能使宫颈管逐渐缩短直至消失、宫颈口扩张、胎儿先露部下降和胎儿、胎盘娩出。正常子宫收缩力的特点有以下方面:

　　1. 节律性　宫缩的节律性是临产的重要标志。正常宫缩是宫体肌不随意、有节律的阵发性收缩并伴有疼痛,故有"阵痛"之称。每次宫缩由弱渐强(进行期),维持一定时间(极期),随后由强渐弱(退行期),直至消失进入间歇期(图10-1),此时子宫肌肉松弛,宫缩如此反复出现,直至分娩全程结束。

临产开始时,宫缩持续时间约30 s,间歇期5~6 min。随着产程进展,宫缩持续时间逐渐延长,间歇期逐渐缩短。当宫口开全(10 cm)后,宫缩持续时间长达60 s,间歇期短至1~2 min。宫缩强度也随产程进展逐渐增加,间歇期宫腔内压力仅为6~12 mmHg,临产初期升至25~30 mmHg,于第一产程末可增至40~60 mmHg,第二产程末可高达100~150 mmHg。宫缩时子宫肌壁血管及胎盘受压,致使子宫血流量减少及胎盘绒毛间隙的血流量减少,但宫缩间歇期又可恢复原来水平,胎盘绒毛间隙的血流重新充盈,因此,宫缩的节律性对胎儿血流灌注有利。伴随节律性宫缩产生阵发性宫缩痛,宫缩痛强度随宫腔压力增加而加重。

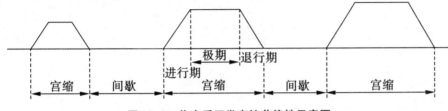

图10-1 临产后正常宫缩节律性示意图

2. 对称性　正常宫缩源于两侧宫角部(受起搏点控制),以微波形式向宫底中线集中,左右对称,再以2 cm/s速度向子宫下段扩散,约需15 s均匀协调地扩展至整个子宫,此为子宫收缩力的对称性(图10-2)。

3. 极性　宫缩以宫底部最强、最持久,向下逐渐减弱,宫底部收缩力的强度几乎是子宫下段的2倍,此为子宫收缩力的极性。

4. 缩复作用　宫体部平滑肌为收缩段。子宫收缩时肌纤维缩短变宽,间歇期肌纤维虽然松弛,但不能恢复到原来长度,经反复收缩,肌纤维越来越短,使宫腔内容积逐渐缩小,迫使胎先露部下降及宫颈管逐渐缩短直至消失,此为子宫肌纤维的缩复作用。

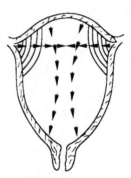

图10-2 子宫收缩力的对称性

(二)腹肌及膈肌收缩力

腹肌及膈肌收缩力(简称为腹压)是第二产程胎儿娩出时的重要辅助力量。当宫口开全后,胎先露部已降至阴道。每次宫缩时,前羊水囊或胎先露部压迫盆底组织及直肠,反射性地引起排便动作。产妇表现为主动屏气,喉头紧闭向下用力,腹壁肌及膈肌收缩使腹内压增高,促使胎儿娩出。腹压是宫口开全后所必需的辅助力量,尤其在第二产程末配合有效的宫缩将顺利娩出胎儿。过早使用腹压易致产妇疲劳和宫颈水肿,不利于产程的进展。腹肌及膈肌收缩力在第三产程亦可迫使已剥离的胎盘尽快娩出,减少产后出血的发生。

(三)肛提肌收缩力

当宫口开全后,胎先露部压迫盆底组织,引起肛提肌的收缩。它的收缩力可协助胎先露部在盆腔进行内旋转。当胎头枕部露下降到耻骨弓下时,能协助胎头仰伸及娩出;胎儿娩出后,能协助胎盘娩出。

二、产道

产道是胎儿娩出的通道,分为骨产道与软产道两部分。

(一)骨产道

骨产道又称真骨盆。在分娩过程中变化较小,其大小、形状与分娩顺利与否关系密切。骨盆共分为3个平面,每个平面又由多条径线组成。

1. 骨盆入口平面　为骨盆腔上口,呈横椭圆形。其前方为耻骨联合上缘,两侧为髂耻缘,后方为骶岬上缘。骨盆入口平面有4条径线(图10-3)。

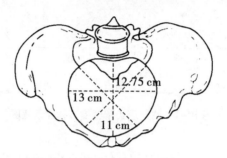

图10-3　骨盆入口平面各径线

(1) 入口前后径　又称真结合径。耻骨联合上缘中点至骶岬上缘正中间的距离,正常值平均11 cm,其长短与胎先露衔接关系密切。

(2) 入口横径　左右髂耻缘间的最大距离,正常值平均为13 cm。

(3) 入口斜径　左右各一。左骶髂关节至右髂耻隆突间的距离为左斜径;右骶髂关节至左髂耻隆突间的距离为右斜径,正常值平均为12.75 cm。

2. 中骨盆平面　为骨盆最小平面,是骨盆腔最狭窄部分,呈纵椭圆形。其前方为耻骨联合下缘,两侧为坐骨棘,后方为骶骨下端。该平面在产科临床有重要意义,有2条径线(图10-4)。

(1) 中骨盆前后径　耻骨联合下缘中点通过两侧坐骨棘连线中点至骶骨下端间的距离,正常值平均为11.5 cm。

(2)中骨盆横径　又称坐骨棘间径。指两坐骨棘间的距离,正常值平均为10 cm,其长短与胎先露内旋转关系密切。

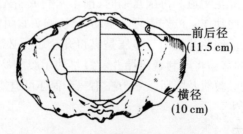

图10-4　中骨盆平面各径线

3. 骨盆出口平面　为骨盆腔下口,由两个不在同一平面的三角形组成。其共同的底边称为坐骨结节间径。前三角平面顶端为耻骨联合下缘,两侧为左右耻骨降支;后三角平面顶端为骶尾关节,两侧为左右骶结节韧带,有4条径线(图10-5)。

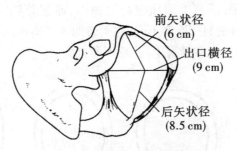

前矢状径
(6 cm)

出口横径
(9 cm)

后矢状径
(8.5 cm)

图10-5　骨盆出口平面各径线

(1)出口前后径　耻骨联合下缘至骶尾关节间的距离,正常值平均为11.5 cm。

(2)出口横径　又称坐骨结节间径。指两坐骨结节内侧缘的距离,正常值平均为9 cm,此径线与分娩关系密切。

(3)出口前矢状径　耻骨联合下缘中点至坐骨结节间径中点间的距离,正常值平均为6 cm。

(4)出口后矢状径　骶尾关节至坐骨结节间径中点间的距离,正常值平均为8.5 cm。若出口横径稍短,但出口横径与出口后矢状径之和>15 cm时,正常大小的胎头可通过后三角区经阴道娩出。

4.骨盆轴与骨盆倾斜度

(1)骨盆轴　连接骨盆各平面中点的假想曲线,称为骨盆轴,又称产轴。此轴上段向下向后,中段向下,下段向下向前。分娩时,胎儿沿此轴完成一系列分娩机制,助产时也应按骨盆轴方向协助胎儿娩出(图10-6)。

(2)骨盆倾斜度　指妇女站立时,骨盆入口平面与地平面所形成的角度,一般为60°。

若骨盆倾斜度过大,会影响胎头衔接和娩出(图10-7)。

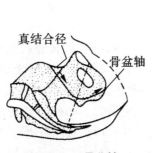

真结合径

骨盆轴

图10-6　骨盆轴

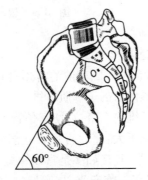

60°

图10-7　骨盆倾斜度

(二)软产道

软产道是由子宫下段、宫颈、阴道及骨盆底软组织构成的弯曲通道。

1.子宫下段的形成　由非孕时长约1 cm的子宫峡部伸展形成。妊娠12周后的

考点:
子宫下段的形成

子宫峡部逐渐扩展成为宫腔一部分,至妊娠晚期被逐渐拉长形成子宫下段。临产后的规律宫缩使子宫下段进一步拉长达 7~10 cm,肌壁变薄成为软产道的一部分。由于子宫肌纤维的缩复作用,子宫上段肌壁越来越厚,而下段肌壁被牵拉越来越薄(图10-8),导致子宫上下段的肌壁厚薄不同,在两者间的子宫内面形成一环状隆起,称为生理缩复环(图10-9)。正常情况下,此环不易自腹部见到。

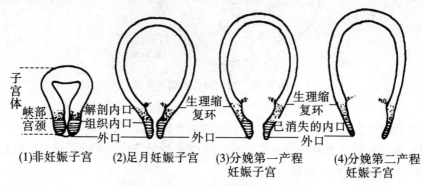

(1)非妊娠子宫　(2)足月妊娠子宫　(3)分娩第一产程　(4)分娩第二产程
妊娠子宫　　　　　妊娠子宫

图 10-8　子宫下段形成及宫口扩张

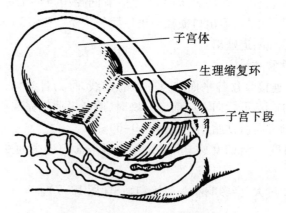

图 10-9　软产道在临产后的变化

2. 宫颈的变化

(1)宫颈管消失　临产前的宫颈管长 2~3 cm,初产妇较经产妇稍长。临产后规律宫缩牵拉宫颈内口的子宫肌纤维,加之胎先露部支撑使前羊膜囊呈楔状,致使宫颈内口水平的肌纤维向上牵拉,使宫颈管形成如漏斗状,随后逐渐短缩、展平至消失。此时宫颈外口变化不大,随后宫颈管逐渐短缩直至消失。初产妇多是宫颈管先短缩消失,继之宫口扩张;经产妇多是宫颈管短缩消失与宫口扩张同时进行(图10-10)。

(2)宫口扩张　临产前,初产妇的宫颈外口仅容一指尖,经产妇能容纳一指。临产后,子宫收缩及缩复作用向上牵拉使得宫口扩张。由于子宫下段的蜕膜发育不良,胎膜容易与该处蜕膜分离而向宫颈管突出形成前羊膜囊,加之胎先露部衔接使前羊水滞留于前羊膜囊,协同扩张宫口。胎膜多在宫口近开全时自然破裂,破膜后,胎先露部直接压迫宫颈,扩张宫口的作用更明显。产程不断进展,当宫口开全(10 cm)时,妊娠足月胎头方能通过。

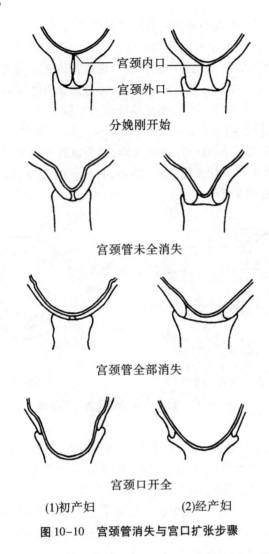

图 10-10　宫颈管消失与宫口扩张步骤

　　3.骨盆底组织、阴道及会阴的变化　胎先露部的下降及前羊膜囊先扩张阴道上部,破膜后胎先露部下降直接压迫骨盆底,使软产道下段扩张形成一个向前弯的长筒,前壁短后壁长,阴道外口开向前上方,阴道黏膜皱襞展平使腔道进一步加宽。肛提肌向下及向两侧扩展,肌束分开,肌纤维拉长,使 5 cm 厚的会阴体变为 2～4 mm,以利于胎儿通过。阴道及骨盆底的结缔组织和肌纤维于妊娠期增生肥大,血管变粗,血运丰富,组织变软,具有更好的伸展性。分娩时,会阴体虽能承受一定压力,但如果保护不当,也易造成会阴裂伤。

三、胎儿

　　胎儿能否顺利通过产道,还取决于胎儿大小、胎位及有无造成分娩困难的胎儿畸形。

（一）胎儿大小

在分娩的过程中，胎儿大小是决定分娩难易的重要因素之一。胎儿过大致胎头径线大时，尽管骨盆大小正常，也可引起相对性头盆不称造成难产。

1. 胎头颅骨　由两块顶骨、额骨、颞骨及一块枕骨构成。颅骨间缝隙为颅缝，两顶骨之间为矢状缝，顶骨与额骨之间为冠状缝，枕骨与顶骨之间为人字缝，颞骨与顶骨之间为颞缝，两额骨之间为额缝。两颅缝交界处较大空隙为囟门，位于胎头前方呈菱形的为前囟（大囟门），位于胎头后方呈三角形的为后囟（小囟门）（图10-11）。颅缝与囟门均有软组织覆盖，使骨板有一定活动余地，胎头也有一定可塑性。在分娩过程中，通过颅骨轻度移位重叠使头颅变形，缩小体积，有利于胎头娩出。胎儿过熟致颅骨较硬，胎头不易变形，也可致难产。

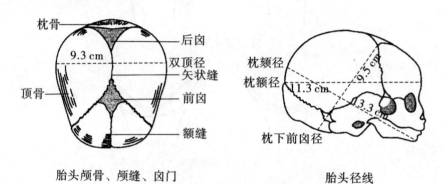

胎头颅骨、颅缝、囟门　　　　　胎头径线

图10-11　胎儿颅骨、颅缝、囟门及径线

考点：
胎头径线起止点、正常值、临床意义

2. 胎头径线　①双顶径：为两侧顶骨隆突间的距离，是胎头最大横径（图10-11），临床常用 B 型超声检测此值判断胎儿大小，妊娠足月时平均约9.3 cm；②枕额径：为鼻根上方至枕骨隆突间的距离，胎头以此径线衔接，妊娠足月时平均约11.3 cm；③枕下前囟径：又称小斜径，为前囟中央至枕骨隆突下方相连处之间的距离，胎头俯屈后以此径通过产道，妊娠足月时平均约9.5 cm；④枕颏径：又称大斜径，为颏骨下方中央至后囟顶部间的距离，妊娠足月时平均约13.3 cm。

（二）胎位

产道为一纵行管道。若为纵产式（头先露或臀先露），胎体纵轴与骨盆轴相一致，容易通过产道。头先露是胎头先通过产道，较臀先露容易娩出，矢状缝和囟门是确定胎位的重要标志。头先露时，由于分娩过程中颅骨重叠，使胎头变形、周径变小，有利于胎头娩出。臀先露时，较胎头周径小且软的胎臀先娩出，阴道扩张不充分，当胎头娩出时头颅又无变形机会，致使胎头娩出困难。肩先露时，胎体纵轴与骨盆轴垂直，分娩更困难，妊娠足月活胎不能通过产道，对母儿威胁极大。

（三）胎儿畸形

胎儿的某一部分发育异常，可以增加胎儿的径线，如脑积水、联体儿等，由于胎头或胎体过大，故很难通过产道。

四、精神心理因素

尽管分娩是正常的生理过程,但对于产妇来说确实是一种持久而强烈的应激过程。分娩应激既可产生生理上的应激,也可以产生精神心理上的应激。产妇一系列的精神心理因素,能够影响机体内部的平衡、适应力和健康。必须关注产妇精神心理因素对分娩的影响。相当数量的初产妇是通过各种渠道了解到有关分娩的负面信息,害怕和恐惧分娩过程,怕痛、怕出血、怕发生难产、怕自己不能坚持、怕胎儿性别不理想、怕胎儿畸形、怕有生命危险,致使临产后情绪紧张,常常处于焦虑、不安和恐惧的精神心理状态。常表现为听不进医护人员的解释,不配合相关的分娩动作。

现已证实,产妇的这种情绪改变会使机体产生一系列变化,如心率加快、呼吸急促、肺内气体交换不足,致使子宫缺氧收缩乏力、宫口扩张缓慢、胎先露部下降受阻、产程延长、孕妇体力消耗过多,同时也促使产妇神经内分泌发生变化,交感神经兴奋,释放儿茶酚胺,血压升高,导致胎儿缺血缺氧,出现胎儿窘迫。待产室陌生、孤独嘈杂的环境,加之逐渐变频变强的阵痛,均能加剧产妇自身的紧张与恐惧,因此,在分娩过程中,产科医护人员应耐心安慰产妇,告知分娩是生理过程,尽可能消除产妇焦虑和恐惧心情,保持良好的精神状态,鼓励孕妇进食及正常排便,保持体力,教会孕妇掌握分娩时必要的呼吸技术和躯体放松技术。开展家庭式产房,允许丈夫、家人或有经验的人员陪伴分娩(Doula 制度),以精神上的鼓励、心理上的安慰、体力上的支持使产妇顺利度过分娩全过程。研究表明,陪伴分娩能缩短产程,减少产科干预,降低剖宫产率,减少围产期母儿病率等。

课后小结:

1. 决定分娩的四个因素为产力、产道、胎儿及精神因素。

2. 子宫收缩力是临产后的主要产力;腹压和肛提肌收缩力是第二、第三产程的辅助力量。

考点:
　　枕先露分娩机制

第二节　枕先露的分娩机制

分娩机制指胎儿先露部在通过产道时,为适应骨盆各平面的不同形态,被动地进行的一连串适应性转动,以其最小径线通过产道的全过程。临床上枕先露占95.6% ~ 97.6%,又以枕左前位最多见,故以枕左前位分娩机制为例说明。

1. 衔接　胎头双顶径进入骨盆入口平面,胎头颅骨最低点接近或达到坐骨棘水平,称为衔接(图10-12)。胎头取半俯屈状态以枕额径进入骨盆入口,由于枕额径大于骨盆入口前后径,胎头矢状缝坐落在骨盆入口右斜径上,胎头枕骨位于骨盆左前方。部分初产妇可在预产期前 1~2 周内胎头衔接,经产妇多在分娩开始后胎头衔接。若初产妇已临产而胎头仍未衔接,应警惕是否存在头盆不称。

2. 下降　胎头沿骨盆轴前进的动作称为下降,是胎儿娩出的首要条件。下降动作贯穿于分娩全过程,与其他动作相伴随。下降动作呈间歇性,宫缩时胎头下降,间歇时胎头又稍回缩。促使胎头下降的因素有:①宫缩时通过羊水传导,压力经胎轴传至胎头;②宫缩时宫底直接压迫胎臀;③宫缩时胎体伸直伸长;④腹肌收缩使腹压增加,压力经子宫传至胎儿。初产妇胎头下降速度因宫口扩张缓慢和软组织阻力大较经产妇慢。临床上将胎头下降程度作为判断产程进展的重要标志,尤其在活跃晚期和第二产程。

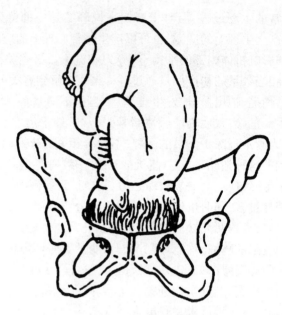

图10-12 胎头衔接

3. 俯屈　当胎头以枕额径进入骨盆腔降至骨盆底时,原处于半俯屈状态的胎头枕部遇肛提肌阻力,借杠杆作用进一步俯屈,使下颏接近胸部,变胎头衔接时的枕额径(11.3 cm)为枕下前囟径(9.5 cm)(图10-13),以适应产道形态,有利于胎头继续下降。

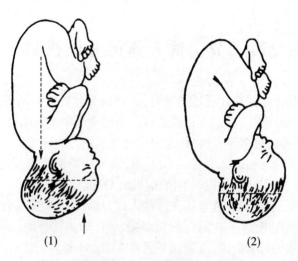

(1)　　　　　　　　　　　　　　　(2)

图10-13 胎头俯屈

4. 内旋转　胎头围绕骨盆纵轴旋转,使矢状缝与中骨盆及骨盆出口前后相一致的动作称为内旋转。枕先露时,胎头枕部位置最低,到达骨盆底,肛提肌收缩力将胎头枕部推向阻力小、部位宽的前方,枕左前位的胎头枕部向前旋转45°,见图10-14(1),后囟门转至耻骨弓下,见图 10-14(2)。内旋转动作从中骨平面开始至骨盆出口平面完成,以适应中骨盆及骨盆出口前后径大于横径的特点,有利于胎头下降。一般在第一产程末完成内旋转动作。

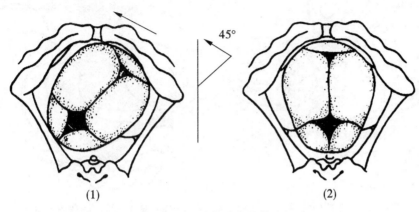

图 10-14 胎头内旋转

5. 仰伸 完成内旋转后,当完全俯屈的胎头下降达阴道外口时,宫缩和腹压继续迫使胎头下降,而肛提肌收缩力又将胎头向前推进。两者共同作用的合力使胎头沿骨盆轴下段向下向前的方向转向前,胎头枕骨下部达耻骨联合下缘时,以耻骨弓为支点,使胎头逐渐仰伸,胎头的顶、额、鼻、口、颏依次由会阴前缘娩出(图 10-15)。当胎头仰伸时,胎儿双肩径沿左斜径进入骨盆入口。

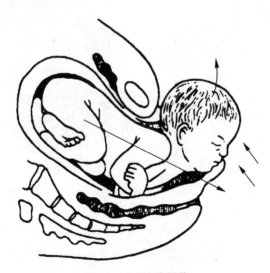

图 10-15 胎头仰伸

6. 复位及外旋转 胎头娩出时,胎儿双肩径沿骨盆入口左斜径下降。胎头娩出后,为使胎头与胎肩恢复正常关系,胎头枕部再向左旋转 45°,称为复位。胎肩在盆腔内继续下降,前(右)肩向前向中线旋转 45°时,胎儿双肩径转成与骨盆出口前后径相一致的方向,胎头枕部则需在外继续向左旋转 45°以保持胎头与胎肩的垂直关系,称为外旋转(图 10-16、图 10-17)。

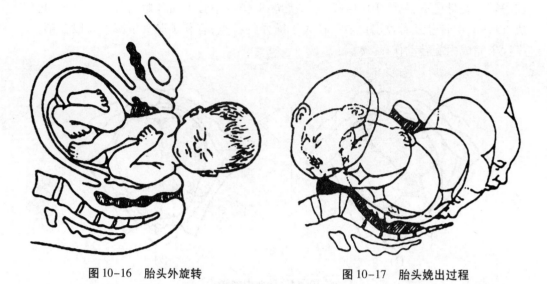

图 10-16　胎头外旋转　　　　　　　图 10-17　胎头娩出过程

7. 胎肩及胎儿娩出　胎头完成外旋转后,胎儿前(右)肩在耻骨弓下先娩出,见图 10-18(1),随即后(左)肩从会阴前缘娩出,见图 10-18(2)。胎儿双肩娩出后,胎体及胎儿下肢随之取侧位顺利娩出。至此,胎儿娩出过程全部完成。

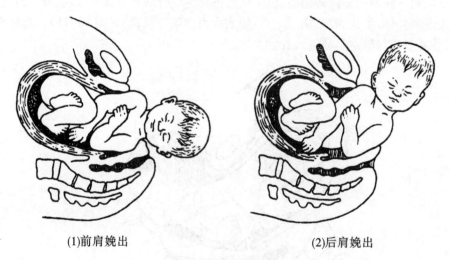

(1)前肩娩出　　　　　　　　　(2)后肩娩出

图 10-18　胎肩娩出

以上分娩机制各动作虽分别介绍,但却是连续进行的,下降动作贯穿于分娩始终。

课后小结:

1. 胎儿通过衔接、下降、俯屈、内旋转、仰伸、复位及外旋转、肩娩出等一系列适应性转动,以其最小径线通过产道。

2. 衔接是指胎头双顶径进入骨盆入口平面,枕左前位以枕额径衔接。

3. 下降动作贯穿于分娩全过程,呈间歇性。

笔记栏

第三节　先兆临产、临产与产程

（一）先兆临产

出现预示不久将临产的症状，称为先兆临产。

1. 假临产　孕妇在分娩发动前，常出现假临产。假临产的特点是：①宫缩持续时间短（<30 s）且不恒定，间歇时间长且不规律，宫缩强度不增加；②宫缩时宫颈管不短缩，宫口不扩张；③常在夜间出现，清晨消失；④给予强镇静药物能抑制宫缩。

2. 胎儿下降感　又称轻松感。多数孕妇自觉上腹部较前舒适，进食量较前增多，呼吸较前轻快，系胎先露部进入骨盆入口，使宫底位置下降而致。

3. 见红　大多数孕妇在临产前 24 ~ 48 h 内（少数一周内），因宫颈内口附近的胎膜与该处的子宫壁分离，毛细血管破裂有少量出血并与宫颈管内黏液栓相混后从阴道排出，称为见红，是分娩即将开始比较可靠的征象。若阴道流血量较多，超过平时月经量，不应视为见红，应考虑妊娠晚期出血，如前置胎盘、胎盘早剥等。

（二）临产的诊断

临产开始的标志为规律且逐渐增强的子宫收缩，持续约 30 s，间歇 5 ~ 6 min，同时伴随进行性宫颈管消失、宫口扩张和胎先露部下降。用强镇静药物不能抑制宫缩。

考点：
临产的诊断标志

（三）总产程及产程分期

总产程即分娩全过程，指从开始出现规律宫缩直到胎儿胎盘娩出的全过程。分为三个产程：

1. 第一产程　又称宫颈扩张期。指从规律宫缩开始至宫口完全扩张即开全（10 cm）为止。初产妇的宫颈较紧，宫口扩张缓慢，需 11 ~ 12 h；经产妇的宫颈较松，宫口扩张较快，需 6 ~ 8 h。

2. 第二产程　又称胎儿娩出期。从宫口开全到胎儿娩出的全过程。初产妇需 1 ~ 2 h，不应超过 2 h；经产妇通常数分即可完成，也有长达 1 h 者，但不应超过 1 h。

3. 第三产程　又称胎盘娩出期。从胎儿娩出开始至胎盘胎膜娩出，即胎盘剥离和娩出的全过程，需 5 ~ 15 min，不应超过 30 min。

考点：
总产程及其分期

课后小结：

1. 临产开始的标志为有规律且逐渐增强的子宫收缩，持续 30 s 或以上，间歇 5 ~ 6 min，同时伴随进行性宫颈管消失、宫口扩张和胎先露部下降。

2. 分娩分三个产程。

3. 初产妇第一产程需 11 ~ 12 h；第二产程需 1 ~ 2 h，不应超过 2 h；第三产程需 5 ~ 15 min，不应超过 30 min。

第四节　第一产程的临床经过及处理

第一产程为宫颈扩张期，是产程的开始。在规律宫缩的作用下，宫口扩张和胎头下降。但与此同时,也可发生各种异常,须严密观察,确保产程进展顺利。

【临床表现】

1. 规律宫缩 产程开始时,出现伴有疼痛的子宫收缩,习称"阵痛"。开始时宫缩持续时间较短(约30 s)且弱,间歇期较长(5~6 min)。随产程进展,持续时间渐长(50~60 s)且强度不断增加,间歇期渐短(2~3 min)。当宫口近开全时,宫缩持续时间可达1 min或以上,间歇期仅1~2 min。

2. 宫口扩张 宫口扩张是临产后规律宫缩的结果,通过阴道检查或肛诊,可以确定宫口扩张程度。当宫缩渐频且不断增强时,由于子宫肌纤维的缩复作用,宫颈管逐渐变软、变短直至消失,宫口逐渐扩张。宫口于潜伏期扩张速度较慢,进入活跃期后加快,当宫口开全(10 cm)时,宫颈边缘消失,子宫下段及阴道形成宽阔筒腔,有利于胎儿通过。若宫口不能如期扩张,可能存在宫缩乏力、骨产道异常、胎位异常、头盆不称等原因。

3. 胎先露下降 胎先露下降的程度是以胎头颅骨的最低点与骨盆坐骨棘平面的关系为标志。伴随宫缩和宫颈扩张,胎儿先露部逐渐下降。潜伏期胎头下降不明显,活跃期下降加快。一般在宫口开大4~5 cm时,胎头应达坐骨棘水平,胎头下降程度是决定能否经阴道分娩的重要指标。通过阴道检查或肛查,能够明确胎头颅骨最低点的位置,并能协助判断胎方位。

4. 胎膜破裂 简称破膜,胎儿先露部衔接后,将羊水阻断为前后两部,在胎先露前面的羊水,称为前羊水,约100 mL,形成的前羊膜囊称为胎胞,宫缩时胎胞楔入宫颈管内,有助于扩张宫口。宫缩继续增强,子宫羊膜腔内压力逐渐增高,当羊膜腔内压力增加到一定程度时,胎膜自然破裂。正常破膜多发生在宫口近开全时。

【产程、母体观察及处理】

为了细致观察产程,做到检查结果记录及时,发现异常能尽早处理,目前多采用产程图(图10-19),产程图的横坐标为临产时间(h),纵坐标左侧为宫口扩张程度(cm),纵坐标右侧为先露下降程度(cm),画出宫口扩张曲线和胎头下降曲线,使产程进展一目了然。

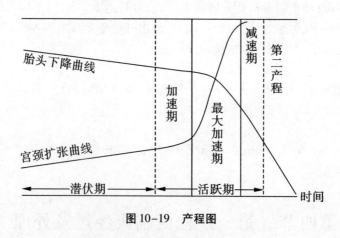

图10-19 产程图

（一）产程必须观察项目和处理

1.子宫收缩　产程中必须定时连续观察宫缩的强度、持续时间、间歇时间,并及时记录。掌握其规律,指导产程进行。监测宫缩最简单的方法是助产人员将手掌放于产妇腹壁上,宫缩时宫体部隆起变硬,间歇期松弛变软。也可用胎儿监护仪描记宫缩曲线,可以看出宫缩强度、频率和每次宫缩持续时间,是反映宫缩的客观指标。监护仪有两种类型:

（1）外监护　临床最常用,适用于第一产程任何阶段。将宫缩压力探头固定在产妇腹壁宫体近宫底部,连续描记40 min。

（2）内监护　适用于胎膜已破、宫口扩张1 cm及以上。将内电极固定在胎儿头皮上,测定宫腔静止压力及宫缩时压力变化,通过宫口进入羊膜腔内的塑料导管,导管内充满液体,外端连接压力探头记录宫缩产生的压力。所得结果较外监护准确,但有宫腔内感染、电极导致胎儿头皮损伤的缺点,临床较少使用。

2.胎心　胎心监测是产程中极为重要的观察指标。

（1）听诊器听取　有普通听诊器、木制胎心听诊器和电子胎心听诊器3种,现常使用电子胎心听诊器。胎心听取应在宫缩间歇时。潜伏期应每隔1~2 h听胎心一次,活跃期宫缩较频时,应每15~30 min听胎心一次,每次听诊1 min。此法能获得每分钟胎心率,但不能分辨胎心率变异、瞬间变化及其与宫缩、胎动的关系。

（2）使用胎儿监护仪　多用外监护描记胎心曲线。将测量胎心的探头置于胎心音最响亮的部位,以腹带固定于产妇腹壁上,连续观察胎心率的变异及其与宫缩、胎动的关系。观察时应每隔15 min对胎心监护曲线进行评估,宫缩频时每隔5 min评估1次。此法能较客观地判断胎儿在宫内的状态。

3.宫口扩张及胎头下降　描记宫口扩张曲线及胎头下降曲线,是产程图中重要的两项指标,表明产程进展情况,并能指导产程处理。

考点:
产程图

（1）宫口扩张曲线　将第一产程分为潜伏期和活跃期。潜伏期是指从临产出现规律宫缩开始至宫口扩张3 cm。此期间宫口扩张速度较慢,平均2~3 h扩张1 cm,约需8 h,最长时间不超过16 h。活跃期是指宫口扩张3~10 cm。目前国际上倾向于将宫口扩张4 cm作为活跃期的起点,且不主张在6 cm前过多干预产程。此期间扩张速度加快,约需4 h,最长时间不超过8 h。活跃期又分为3期:加速期指宫口扩张3~4 cm,约需1.5 h;最大加速期指宫口扩张4~9 cm,约需2 h;减速期指宫口扩张9~10 cm,约需30 min。

（2）胎头下降曲线　以胎头颅骨最低点与坐骨棘平面关系标明胎头下降程度。坐骨棘平面是判断胎头高低的标志。胎头颅骨最低点平坐骨棘平面时,以"0"表示;在坐骨棘平面上1 cm时,以"-1"表示;在坐骨棘平面下1 cm时,以"+1"表示,其余依此类推（图10-20）。潜伏期胎头下降不显著,活跃期下降加速,平均下降0.86 cm/h,胎头下降程度可作为估计分娩难易的有效指标之一。

4.胎膜破裂　胎膜一般在宫口近开全时自然破裂,前羊水流出。一旦发现胎膜破裂,应立即听取胎心,观察并记录羊水的性状、颜色、量和破膜时间。

5.阴道检查　在严格消毒后行阴道检查,阴道检查能直接触清宫口四周边缘,准确估计宫颈管消退、宫口扩张、胎膜破否及胎先露下降程度。若先露为头,还能了解矢状缝及囟门,确定胎方位,并可减少肛查时手指进出肛门次数以降低感染概率,因此阴道检查有取代肛门检查的趋势。如宫口扩张及胎头下降程度不明、疑有脐带先露或脐带脱垂、轻度头盆不称经试产4 h,产程进展缓慢时,阴道检查尤为重要。

6.肛门检查 临产后可适时在宫缩时进行肛门检查,次数不宜过多。亦能了解宫颈软硬度、厚薄,宫口扩张程度,是否破膜,骨盆腔大小,确定胎方位及胎头下降程度。肛查方法:产妇仰卧,两腿屈曲分开。检查者站在产妇右侧,检查前用消毒纸覆盖阴道口避免粪便污染。右手示指戴指套蘸润滑剂轻轻伸入直肠内隔着直肠壁和阴道后壁进行指诊。拇指伸直,其余各指屈曲。示指向后触及尾骨尖端,了解尾骨活动度,再触摸两侧坐骨棘是否突出并确定胎头高低,然后用指端掌侧探查宫口,摸清其四周边缘,估计宫颈管消退和宫口扩张情况。宫口近开全时仅能摸到边缘。宫口开全时摸不到宫口边缘。未破膜者在胎头前方可触到有弹性的胎胞;已破膜者能触到胎头,若无胎头水肿,还能扪及颅缝及囟门位置,有助于确定胎方位。

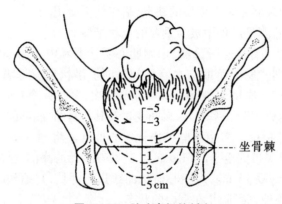

图10-20 胎头高低的判定

(二)母体观察及处理

1.精神安慰 产妇的精神状态影响宫缩和产程进展。初产妇产程长,容易产生焦虑、紧张和急躁情绪,应安慰产妇并耐心讲解分娩是生理过程,使产妇与助产人员密切合作,以便能顺利分娩。若产妇于宫缩时喊叫不安,应在有宫缩时指导产妇进行深呼吸,或用双手轻揉下腹部。若腰骶部胀痛,用手拳压迫腰骶部常能减轻不适感。

2.饮食 临产后,产妇胃肠功能减弱,加之宫缩不适,多不愿进食。产妇的体力消耗较大,如不注意补充足够热量和水分,易致脱水、衰竭等。所以产科医务人员应鼓励产妇少量多次,进食清淡而富有营养的饮食及液体,以保证分娩时的体力消耗。

3.活动与休息 临产后,若胎头已入盆,胎膜未破,宫缩不强者,日间多鼓励在室内活动,加快产程进展。若胎膜已破、初产妇宫口近全或经产妇宫口已扩张4 cm时,应左侧卧位休息。

4.生命体征 第一产程期间,每4~6 h测体温、脉搏、呼吸、血压1次,如有异常,应增加检查次数并予相应处理。

5.排尿与排便 应鼓励产妇每2~4 h排尿1次,以免膀胱充盈影响宫缩及胎头下降。每次腹部检查,应该触诊耻骨上区,以判断膀胱是否充盈。排尿困难者,必要时导尿。初产妇宫口扩张<4 cm、经产妇<2 cm时,可行温肥皂水灌肠,既能清除粪便避免分娩时排便造成污染,又能通过反射作用刺激宫缩加速产程进展。但胎膜早破、阴

道流血、胎头未衔接、胎位异常、有剖宫产史、宫缩强估计 1 h 内分娩及患严重心脏病等情况时不宜灌肠。

6.其他 用肥皂水和温开水清洗外阴;初产妇、有难产史的经产妇,应再次行骨盆外测量。

课后小结:

1.在宫颈的扩张期应严密观察产程进展情况,正确处理产程。

2.胎头下降程度是决定能否经阴道分娩的重要指标。

3.膀胱充盈影响宫缩及胎头下降。

第五节　第二产程的临床经过及处理

第二产程是胎儿娩出期,应密切观察产程和正确接产,使胎儿顺利娩出。

【临床表现】

宫口开全后,胎膜大多自然破裂。此时若仍未破膜,且影响胎头下降,应行人工破膜。破膜后,宫缩暂时停止,产妇略感舒适,随后重现宫缩且较前增强,每次持续 1 min 或更长,间歇 1 ~ 2 min。当胎头降至骨盆出口压迫骨盆底组织时,产妇有排便感,不自主地向下屏气。随产程进展,会阴体渐膨隆和变薄,肛门括约肌松弛。宫缩时胎头露出于阴道口,露出部分不断增大,宫缩间歇期,胎头又缩回阴道内,称为胎头拨露。随着产程进展,胎头露出的部分逐渐增多,当胎头双顶径越过骨盆出口,宫缩间歇时胎头不再回缩,称为胎头着冠(图 10-21)。此时会阴极度扩张,产程继续进展,胎头的枕骨于耻骨弓下露出,出现仰伸动作,胎儿额、鼻、口、颏部相继娩出。胎头娩出后,接着出现胎头复位及外旋转,随后前肩和后肩也相继娩出,胎体很快顺利娩出,后羊水随之涌出。经产妇的第二产程短,有时仅需几次宫缩即可完成上述动作。

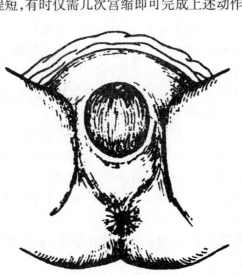

图 10-21　胎头着冠

【观察产程及处理】

1. 密切监测胎心 第二产程宫缩频而强，需密切监测胎儿有无急性缺氧，应勤听胎心，每 5 ~ 10 min 听 1 次胎心，必要时用胎儿监护仪观察胎心率及基线变异。若发现第二产程延长或胎心变化，应立即检查处理，争取尽快结束分娩。

2. 指导产妇屏气 正确使用腹压是缩短第二产程的关键。宫口开全后，指导产妇正确的屏气用力，增加腹压促使产程加快，并减少产妇的体力消耗。让产妇双手紧握产床上的把手，双足蹬在产床上，宫缩时先深吸口气屏住，然后如排便样向下屏气增加腹压。宫缩间歇时，产妇呼气并使全身肌肉放松。如此反复屏气，能加速产程进展。

3. 接产准备 当初产妇宫口开全、经产妇宫口扩张 3 ~ 4 cm 且宫缩规律有力时，应将产妇送至分娩室，做好接产准备工作。让产妇仰卧于产床（少数坐于特制产椅上行坐位分娩），两腿屈曲分开露出外阴部，在臀下放便盆或塑料布，用消毒纱球蘸肥皂水擦洗外阴部，顺序是大阴唇、小阴唇、阴阜、大腿内上 1/3、会阴及肛门周围，继而用温开水冲掉肥皂水。用消毒干纱球盖住阴道口，防止冲洗液流入阴道。最后用聚维酮碘消毒，取下阴道口纱球和臀下便盆或塑料布，铺无菌巾于臀下。接产者准备接产。

接产者按无菌操作常规洗手、戴手套、穿手术衣、打开产包、铺好消毒巾准备接产。

4. 接产

（1）会阴撕裂诱因 会阴过紧缺乏弹性、会阴水肿、耻骨弓过低、胎儿过大、胎儿娩出过快等，均易造成会阴撕裂。接产者在接产前应做出正确判断。

（2）接产要领 保护会阴的同时协助胎头俯屈，让胎头以最小径线（枕下前囟径）在宫缩间歇时缓慢通过阴道口，这是预防会阴撕裂的关键，产妇屏气必须与接产者配合。胎肩娩出时也要注意保护好会阴。

（3）接产步骤 接产者站在产妇右侧，当胎头拨露使阴唇后联合紧张时，开始保护会阴。保护会阴的方法是：在会阴部铺盖无菌巾，接产者右肘支在产床，右手拇指与其余四指分开，掌内垫以无菌纱布，利用手掌大鱼际肌顶住会阴部。每当宫缩时应向上向内方托压，左手同时应下压胎头枕部，协助胎头俯屈和使胎头缓慢下降，见图 10-22(1)。宫缩间歇时，保护会阴的右手稍放松，以免压迫过久过紧引起会阴水肿。当胎头枕部在耻骨弓下露出时，左手应按分娩机制协助胎头仰伸，见图 10-22(2)。此时若宫缩强，应嘱产妇呼气消除腹压，并嘱产妇在宫缩间歇时稍向下屏气，使胎头缓慢娩出，以免过强的产力造成会阴撕裂。

胎头娩出后，右手仍应注意保护会阴，不要急于娩出胎肩，而应先以左手自鼻根向下颏挤压，挤出口鼻内的黏液和羊水，以减少胎儿胸部娩出后吸入羊水和血液，然后协助胎头复位及外旋转，使胎儿双肩径与骨盆出口前后径相一致。接产者左手向下轻压胎儿颈部，协助前肩从耻骨弓下先娩出，见图 10-22(3)，再托胎颈向上使后肩从会阴前缘缓慢娩出，见图 10-22(4)。双肩娩出后，保护会阴的右手方可放松，然后双手协助胎体及下肢相继以侧位娩出，并记录胎儿娩出时间。胎儿娩出后，在产妇臀下放一弯盘接血，以记出血量。

当胎头娩出发现脐带绕颈一周且较松时，可用手将脐带顺胎肩推上或从胎头退下，若脐带绕颈过紧或绕颈两周及两周以上，应快速松解脐带，立刻用两把血管钳夹住一段脐带从中间剪断，注意勿伤及胎儿颈部（图 10-23）。

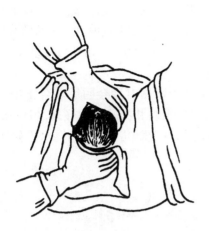
(1)保护会阴，协助胎头俯屈

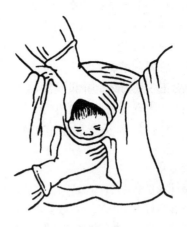
(2)协助胎头仰伸

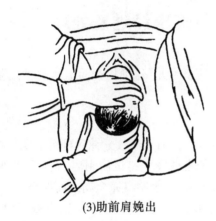
(3)助前肩娩出

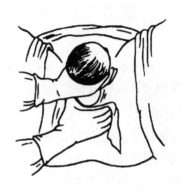
(4)助后肩娩出

图10-22　接产步骤

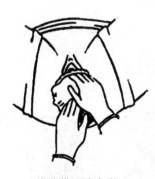
(1)将脐带顺肩部推上

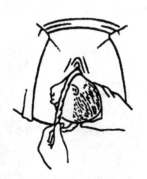
(2)把脐带从头上退下

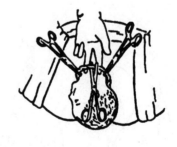
(3)用两把血管钳夹住，从中间剪断

图10-23　脐带绕颈的处理

（4）会阴切开指征　会阴过紧或胎儿过大,估计分娩时会阴撕裂难以避免者或母儿有病理情况急需结束分娩者,应行会阴切开术。

（5）会阴切开术　包括会阴后-侧切开术和会阴正中切开术。

会阴左侧后-侧切开术:阴部神经阻滞及局部浸润麻醉生效后,术者于宫缩时以左手示、中两指伸入阴道内,撑起左侧阴道壁,右手用钝头直剪自会阴后联合中线向左侧45°(会阴高度膨隆为60°~70°),剪开会阴,长4~5 cm。切开后用纱布压迫止血。胎盘娩出后即刻缝合。

会阴正中切开术:局部浸润麻醉后,术者于宫缩时沿会阴后联合正中垂直剪开2 cm。此法优点为剪开组织少、出血不多、术后组织肿胀及疼痛轻微,切口愈合快;缺点为切口有自然延长撕裂至肛门括约肌的危险。胎儿大、接产技术不熟练者不宜采用。

课后小结:

1. 胎儿娩出期应严密观察产程,正确处理产程。

2. 当初产妇宫口开全、经产妇宫口扩张3~4 cm且宫缩规律有力时,应将产妇送至分娩室。

3. 正确使用腹压是缩短第二产程的关键。

第六节 第三产程的临床经过及处理

第三产程是胎盘娩出期,正确处理娩出的新生儿、仔细检查胎盘完整性及预防产后出血等均是该期的内容。

【临床表现】

胎儿娩出后,宫底降至脐平,产妇略感轻松,宫缩暂停数分钟后再次出现。由于宫腔容积突然明显缩小,胎盘不能相应缩小与子宫壁发生错位而剥离,剥离面出血形成胎盘后血肿。子宫继续收缩,剥离面积继续扩大,直至胎盘完全剥离而娩出。

1. 胎盘剥离征象 ① 子宫体变硬呈球形,胎盘剥离后降至子宫下段,下段被扩张,宫体呈狭长形被推向上,宫底升高达脐上(图10-24);② 剥离的胎盘降至子宫下段,阴道口外露的一段脐带自行延长;③ 阴道少量流血;④ 接产者用手掌尺侧在产妇耻骨联合上方轻压子宫下段时,宫体上升而外露的脐带不再回缩。

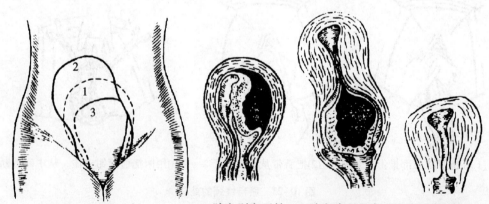

(1)胎盘剥离开始　(2)胎盘降至子宫下段　(3)胎盘娩出后

图10-24　胎盘剥离时子宫的形状

2.胎盘剥离及排出方式

(1)胎儿面娩出式 胎盘从中央开始剥离,而后向周围剥离,其特点是胎盘胎儿面先排出,随后见少量阴道流血,该方式多见。

(2)母体面娩出式 胎盘从边缘开始剥离,血液沿剥离面流出,其特点是胎盘母体面先排出,胎盘排出前先有较多量阴道流血,该方式少见。

【处理】

1.新生儿处理

(1)清理呼吸道 新生儿娩出后,应及时清除口鼻腔内的黏液和羊水,以免发生吸入性肺炎。如呼吸道黏液和羊水已吸净而仍无哭声时,可用手轻拍新生儿足底,以促其啼哭。新生儿大声啼哭,表示呼吸道已通畅。新生儿大声啼哭后即可处理脐带。

(2)处理脐带 在距脐带根部 15 ~ 20 cm 处用两把血管钳钳夹,两钳相隔 2 ~ 3 cm,剪断脐带。用 75% 乙醇消毒脐带根部及其周围,在距脐根 0.5 cm 处用无菌粗线结扎第一道,再在结扎线外 0.5 cm 处结扎第二道,在第二道结扎线外 0.5 cm 处剪断脐带,挤出残余血液,用 5% 聚维酮碘溶液或 75% 乙醇消毒脐带断面,待脐带断面干后,以无菌纱布覆盖,再用脐带布包扎。需要注意的是必须扎紧脐带防止出血,又要避免用力过猛造成脐带断裂;消毒时药液不可接触新生儿皮肤,以免皮肤灼伤;处理脐带时新生儿要保暖。目前常用气门芯、脐带夹、血管钳等方法取代双重结扎脐带法,均有脐带脱落早和感染发生率低的效果。

(3)新生儿阿普加评分及其意义 虽然判断新生儿窒息及严重程度有多种方法,但目前仍普遍采用新生儿阿普加评分法。该评分法是以出生后 1 min 内的心率、呼吸、肌张力、喉反射及皮肤颜色 5 项体征为依据,每项为 0 ~ 2 分,满分为 10 分(表 10-1)。8 ~ 10 分属正常新生儿。4 ~ 7 分为轻度窒息,又称青紫窒息,需清理呼吸道、人工呼吸、吸氧、用药等措施才能恢复。0 ~ 3 分为重度窒息,又称苍白窒息,缺氧严重需紧急抢救,行直视下喉镜气管内插管并给氧。对缺氧较严重的新生儿,应在出生后 5 min、10 min 时再次评分,直至连续两次评分均≥8 分。1 min 评分反映胎儿在宫内的情况;5 min 及以后评分是反映复苏效果,与预后关系密切。新生儿阿普加评分以呼吸为基础,皮肤颜色最灵敏,心率是最终消失的指标。临床恶化顺序为皮肤颜色—呼吸—肌张力—反射—心率。复苏有效顺序为心率—反射—皮肤颜色—呼吸—肌张力。肌张力恢复越快,预后越好。

表 10-1 新生儿阿普加评分法

体征	0	1	2
心率	无	<100 次/min	≥100 次/min
呼吸	无	慢,不规律	规则、啼哭
肌张力	瘫软	四肢稍曲	活动活跃
反射	无反应	皱眉	哭声响亮
皮肤颜色	青紫、苍白	躯体红润	全身红润

（4）处理新生儿　擦净新生儿足底胎脂，打新生儿足印及产妇拇指印于新生儿病历上。对新生儿做详细体格检查，系以标明新生儿性别、体重、出生时间、母亲姓名和床号的手腕带和包被。将新生儿抱给母亲，进行首次吸吮乳头。

2. 协助胎盘娩出　正确处理胎盘娩出，能够减少产后出血的发生。接产者不应在胎盘尚未完全剥离时用力按揉、下压宫底或牵拉脐带，以免引起胎盘部分剥离而出血或拉断脐带，甚至造成子宫内翻。当确认胎盘已完全剥离时，于宫缩时以左手握住宫底（拇指置于子宫前壁，其余4指放在子宫后壁）并按压，同时右手轻拉脐带，协助娩出胎盘。当胎盘娩出至阴道口时，接产者用双手捧住胎盘，向一个方向旋转并缓慢向外牵拉，协助胎盘胎膜完整剥离排出（图10-25）。若发现胎膜部分断裂，用血管钳夹住断裂上端的胎膜，再继续向原方向旋转，直至胎膜完全排出。切忌在胎盘剥离前，粗暴地揉按子宫及牵拉脐带，以免造成脐带断裂、胎盘胎膜残留、子宫翻出、产后出血等并发症。胎盘胎膜娩出后仔细检查胎盘的母体面，确定没有胎盘成分遗留。按摩子宫刺激其收缩以减少出血，同时注意观察并测量出血量。

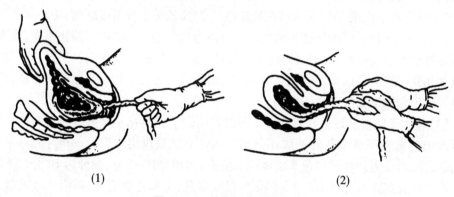

（1）　　　　　　　　　　　　　　　　　　（2）

图10-25　协助胎盘胎膜娩出

3. 检查胎盘、胎膜　将胎盘铺平，先检查胎盘母体面胎盘小叶有无缺损。疑有缺损用 Kustner 牛乳测试法，从脐静脉注入牛乳，若见牛乳自胎盘母体面溢出，则溢出部位为胎盘小叶缺损部位。然后将胎盘提起，检查胎膜是否完整，再检查胎盘胎儿面边缘有无血管断裂，能够及时发现副胎盘。副胎盘为一小胎盘，与正常胎盘分离，但两者间有血管相连（图10-26）。若有副胎盘、部分胎盘残留或大部分胎膜残留时，应在无菌操作下徒手入宫腔取出残留组织。若手取胎盘困难，用大号刮匙清宫。若确认仅有少许胎膜残留，可给予子宫收缩剂待其自然排出。

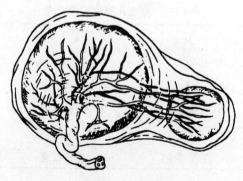

图10-26　副胎盘

4. 检查软产道 胎盘娩出后,应仔细检查会阴、小阴唇内侧、尿道口周围、阴道及宫颈有无裂伤。若有裂伤应及时修补缝合,缝合时应注意解剖位置,按层次分别缝合。缝合后消毒外阴,并敷以乙醇纱布。

5. 预防产后出血 正常分娩出血量多不超过 300 mL。遇有产后出血高危因素(有产后出血史、分娩次数≥5 次、多胎妊娠、羊水过多、巨大儿、滞产等)产妇,可在胎儿前肩娩出时静脉注射缩宫素 10~20 U,也可在胎儿前肩娩出后立即肌内注射缩宫素 10 U 或缩宫素 10 U 加于 0.9% 氯化钠注射液 20 mL 内快速静脉注射,均能促使胎盘迅速剥离减少出血。若胎盘未完全剥离而出血多时,应行手取胎盘术。若第三产程超过 30 min,胎盘仍未排出且出血不多时,应排空膀胱后,再轻轻按压子宫及静脉注射子宫收缩剂,仍不能使胎盘排出时,应行手取胎盘术。若胎盘娩出后出血较多时,可经下腹部直接在宫体肌壁内或肌内注射麦角新碱 0.2~0.4 mg,并将缩宫素 20 U 加于 5% 葡萄糖注射液 500 mL 内静脉滴注。

课后小结:

1. 新生儿娩出后应立即清理呼吸道,行 1 min 阿普加评分。

2. 胎盘娩出后仔细检查是否完整。

3. 产后产妇在产房留观 2 h。

第七节 分娩镇痛

分娩是一种复杂的生理过程,分娩时的剧烈疼痛及产妇不良的精神状态所引起的应激反应,可导致机体产生一系列的神经内分泌变化,使产妇发生血管收缩、胎盘血流减少、酸中毒等,对产妇及胎儿产生相应影响,因此良好的分娩镇痛非常有意义。

(一)分娩疼痛产生的机制

主要来自子宫收缩、宫颈扩张、盆底组织受压、阴道扩张、会阴拉长,其主要感觉神经传导至胸 11~骶 4 脊神经后,经脊髓上传至大脑痛觉中枢,若需行分娩镇痛,应将神经阻滞范围控制在胸 11~骶 4 之间。有研究认为产痛的产生可能存在其他机制,分娩时局部组织因创伤可释放出某些化学物质,如组胺、缓激肽、5-羟色胺、P 物质和前列腺素等致痛物质而诱发剧烈疼痛。

(二)理想分娩镇痛标准

①对产妇及胎儿不良反应小;②易于给药,药物起效快,作用可靠,满足产程镇痛的要求;③避免运动阻滞,不影响宫缩和产妇运动;④产妇清醒,能配合分娩过程;⑤必要时可满足手术的需要。

(三)分娩镇痛方法

1. 非药物镇痛法

(1)分娩准备 通过产前教育,告知产妇分娩过程、可能产生的疼痛及其原因、减轻分娩疼痛的方法,让产妇有充分的思想准备,纠正分娩必痛的错误观念,增加分娩自信和自控感,增加疼痛阈值和耐受性。目前常用的教育方法有拉梅兹分娩法、瑞德法和布莱德雷法。

（2）集中和想象　①集中注意力和分散注意力技术有益于缓解分娩疼痛。当子宫收缩时，注视图片或固定的物体等方法转移产妇对疼痛的注意，可缓解对疼痛的感知。②分娩过程中让产妇积极地想象过去生活中某件最愉快事情的情景，同时进行联想诱导，让产妇停留在愉快的情景之中使之更加快乐，这些技术可以大大加强放松效果，通过提供安静的环境来帮助产妇达到理想的效果。

（3）呼吸技术　指导产妇在分娩过程中采取产前掌握的各种呼吸技术，达到转移注意力、放松肌肉、减少紧张和恐惧，提高产妇的自我控制感，有效减轻分娩疼痛。常用的这些呼吸技术在第一产程可以增强腹部肌肉，增加腹腔容量，减少子宫和腹壁的摩擦及不适感；在第二产程应用则能增加腹腔压力从而帮助胎儿的娩出；第二产程末期，放松会阴部肌肉使胎儿头部缓缓露出。应根据宫缩的强度、频率和持续时间，指导产妇主动地调整呼吸的频率和节律。

（4）音乐疗法　在产程中聆听音乐，产妇的注意力从宫缩疼痛转移到音乐旋律上，分散对产痛的感应力。音乐唤起喜悦的感觉，引导产妇全身放松、有效运用呼吸法，由此减轻焦虑和疼痛。在产前就需要进行音乐训练，以便在产程中挑出产妇最喜欢、最熟悉、最能唤起愉快情绪的音乐，起到最佳的镇痛效果。

（5）导乐陪伴分娩　指在整个分娩过程中有一个富有生育经验的妇女时刻陪伴在旁边，传授分娩经验，不断提供生理上、心理上、感情上的支持，随时给予分娩指导和生理上的帮助，充分调动产妇的主观能动性，使其主动参与分娩过程，使产妇在轻松、舒适、安全的环境下充分发挥自己的能力，顺利完成分娩过程。根据产妇的需求和医院的条件可选择家属（丈夫、母亲、姐妹）陪伴、接受专门培训的专职人员陪伴、医护人员陪伴。为了产妇享受到导乐分娩无微不至的帮助，应提供获得导乐陪伴分娩的途径，并安排导乐陪伴人员在产前与孕妇进行沟通联系，较早建立相互信任关系。

（6）水中分娩　是指分娩时用温水淋浴，或在充满温水的分娩池中利用水的浮力和适宜的温度，自然分娩的过程。水中分娩通过温热的水温和按摩的水流缓解产妇焦虑紧张的情绪；水的浮力支撑作用使身体及腿部肌肉放松，增加会阴部和软产道的弹性；加上水的向上托力减轻胎儿对会阴部的压迫；适宜的水温还可以阻断或减少疼痛信号向大脑传递；在温水中还便于孕妇休息和翻身，减少孕妇在分娩过程中的阵痛。水中分娩既有其优点，但也存在着一定的风险，因此需要严格掌握适应证，遵守操作流程，遵循无菌操作的原则，在整个分娩过程中实施系统化管理。

（7）经皮神经电刺激疗法　是通过使用表皮层电极神经刺激器，持续刺激背部胸椎和骶椎的两侧，使局部皮肤和子宫的痛阈提高，并传递信息到神经中枢，激活体内抗痛物质和内源性镇痛物质的产生从而达到镇痛目的。此法操作简单，对产妇和胎儿没有危害，产妇还可根据自身耐受程度调节刺激强度和频率。

此外，也可用芳香疗法、催眠术、穴位按摩、热敷等方法减轻疼痛。

2.药物性分娩镇痛法　非药物性镇痛方法不能有效缓解分娩过程中的疼痛，可选用药物性镇痛方法。

（1）药物性分娩镇痛的原则　①对产妇及胎儿不良作用小；②药物起效快，作用可靠，给药方法简便；③对产程无影响或加速产程；④产妇清醒，可参与分娩过程。

（2）常用方法　①吸入法：起效快，苏醒快，但应用时需防止产妇缺氧或过度通气。常用的药物有氧化亚氮、氟烷、安氟烷等。②硬膜外镇痛（连续硬膜外镇痛，产妇自控硬膜外镇痛):镇痛效果较好,常用的药物为布比卡因、芬太尼。其优点为镇痛平面恒定,较少引起运动阻滞。③腰麻硬膜外联合阻滞:镇痛效果快,用药剂量少,运动阻滞较轻。④连续腰麻醉镇痛(连续蛛网膜下腔阻滞镇痛):镇痛效果比硬膜外阻滞或单次腰麻阻滞更具优势,但存在着对腰麻后的头痛顾虑。

3.注意事项　注意观察药物的不良反应,如恶心、呕吐、呼吸抑制等;严密观察是否有硬膜外麻醉的并发症,如硬膜外感染、硬膜外血肿、神经根损伤、下肢感觉异常等,一旦发现异常,应立即终止镇痛,按医嘱对症治疗。

4.分娩药物镇痛时机　产妇进入临产至第二产程均可用药。目前认为在没有分娩镇痛禁忌的产妇,当开始宫缩,疼痛 VAS 评分>3 分即可开始分娩镇痛。在产程过程中,只要产妇提出要求,排除分娩镇痛禁忌,均可给予分娩镇痛。

5.分娩镇痛适应证　①无剖宫产适应证;②无硬膜外禁忌证;③产妇自愿。

6.分娩镇痛禁忌证　①产妇拒绝;②凝血功能障碍、接受抗凝治疗期间;③局部皮肤感染或全身感染未控制;④产妇大出血、难治性低血压及低血容量;⑤原发性或继发性宫缩乏力和产程进展缓慢;⑥对所使用药物过敏;⑦已过度镇静;⑧伴严重基础疾病等。

分娩镇痛选择的原则是在没有绝对禁忌的情况下,选择最熟悉的方法,以保证安全有效。

同时,要充分理解和估计每种方法对胎儿和产妇的影响,并且对可能发生的并发症预备好各种处理措施和方法,既要保证镇痛效果,又要保证母婴安全。

课后小结:

1.分娩镇痛必须兼顾母体胎儿及新生儿的安全。

2.产妇清醒,可参与和配合分娩过程。

同步练习

1.临产后宫颈的变化正确的是　　　　　　　　　　　　　　　　　　　（　）

A.初产妇多是宫颈管消失与宫口扩张同时进行

B.经产妇多是宫颈管先消失,然后宫口扩张

C.宫颈管消失过程先形成漏斗状,逐渐短缩直至消失

D.形成前羊水囊后,宫口不易扩张

E.破膜后胎先露部直接压迫宫颈,影响宫口扩张速度

2.枕左前位的分娩机制正确的是　　　　　　　　　　　　　　　　　　（　）

A.胎头矢状缝坐落在骨盆入口左斜径上　　　B.俯屈动作发生在胎头到达中骨盆时

C.内旋转动作完成于第一产程初期　　　　　D.胎头降至阴道外口出现仰伸动作

E.胎头娩出后,枕部向右旋转90°

3.比较可靠的先兆临产征象是　　　　　　　　　　　　　　　　　　　（　）

A.假临产　　　　　　　　　　　　　B.见红

C.胎儿下降感　　　　　　　　　　　D.胎动活跃

E.尿中 HCG 明显增多

4.在进行阴道检查时,结合囟门确定胎方位最有意义的颅缝是　　　　　（　）

A.人字缝　　　　　　　　　　　　　B.矢状缝

C.冠状缝　　　　　　　　　　　　　D.颞缝

E. 额缝

5.26岁初产妇,妊娠39周,规律宫缩8 h,BP 110/70 mmHg,骨盆正常大小,预测胎儿体重为2 700 g,枕左前位,胎心正常范围,肛查宫口开大3 cm,先露平棘。本例正确的处置应是

（　　）

A. 无须干涉产程进展   B. 静脉注射地西泮 10 mg

C. 缓慢静脉注射25%硫酸镁 16 mL   D. 静脉滴注缩宫素

E. 人工破膜

参考答案:1. C　2. A　3. B　4. B　5. A

（河南医学高等专科学校　郭兰春

河南护理职业学院　姚素环）

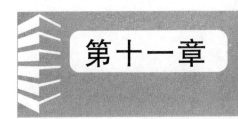

第十一章

异常分娩

学习目标

1. 掌握:子宫收缩乏力的临床表现、诊断及处理;骨盆狭窄的临床表现、诊断及处理。

2. 熟悉:子宫收缩过强的临床表现及处理原则;胎位异常的临床表现、诊断及分娩机制。

3. 了解:子宫收缩乏力的原因及对母儿的影响;软产道异常的常见类型及处理原则。

第一节 产力异常

产力、产道、胎儿及产妇的精神心理因素是决定分娩的四个主要因素。在分娩过程中,这四大因素之间相互影响,其中某一个或一个以上因素发生异常及各个因素之间彼此不能适应,均可使分娩的进展受到阻碍,称异常分娩,亦称难产。分娩过程是在不断变化的,顺产与难产之间也是可以相互转化的,处理得当,难产可转为顺产,处理不当,顺产也可转为难产,从而使母儿的安全受到威胁。因此,在分娩过程中,产科工作人员应严密观察产程的进展情况,一旦出现异常,应及时做出准确判断并给予正确处理,从而保障母儿安全。

产力是影响分娩的四大因素之一,是指将胎儿及其附属物从子宫内逼出的力量,是分娩的动力,主要包括子宫收缩力、腹肌和膈肌及肛提肌收缩力。其中,子宫收缩力为主力,贯穿于分娩的全过程;而腹肌、膈肌及肛提肌收缩力则为辅力,主要在分娩的第二、三产程发挥作用。因此,产力异常主要是指子宫收缩力异常。正常的子宫收缩力具有节律性、对称性、极性及缩复作用,如果在分娩的过程中,子宫收缩失去了正常的节律性、对称性及极性或者子宫收缩的强度、频率发生了改变,则称为子宫收缩力异常。临床上,根据子宫收缩强度的不同,是否具有协调性及宫腔内压力不同等表现,将子宫收缩力异常分为子宫收缩乏力(简称宫缩乏力)和子宫收缩过强(简称宫缩过强)两类,每类又分为协调性和不协调性宫缩过强或乏力两种情况,临床上以协调性宫缩

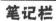
乏力最为常见。具体分类如下：

一、子宫收缩乏力

(一)原因

多由几种因素综合引起，常见的原因有以下几种。

1. 头盆不称或胎位异常　胎儿过大或者骨盆大小形态异常均可引起头盆不称，影响胎先露部下降。临产后，若胎儿先露部在下降的过程中受到阻碍，使胎先露部不能紧贴子宫下段及宫颈内口，从而不能引起有效的反射性子宫收缩，使子宫收缩减弱，是导致继发性宫缩乏力的常见原因。

2. 精神因素　初产妇，尤其35岁以上高龄初产妇，对分娩有较大的顾虑，精神过度紧张，使中枢神经系统功能紊乱，睡眠减少，临产后进食不足及体力消耗过多，从而影响正常的子宫收缩。

3. 子宫因素　双胎或多胎妊娠、巨大胎儿、羊水过多等均可使宫腔过度膨胀，肌纤维过度伸展而失去正常收缩能力，从而影响子宫收缩。子宫肌瘤可对宫缩的协调性产生影响，大的黏膜下肌瘤若阻碍了胎先露部下降，也可诱发宫缩乏力。经产妇子宫肌纤维变性、结缔组织增生、子宫发育不良或畸形(如纵隔子宫、双角子宫等)等，均可引起宫缩乏力。

4. 电解质异常及内分泌异常　临产后，产妇进食少、体力过度消耗或者呕吐等情况，容易导致产妇体内电解质紊乱(如钾、钠、钙等异常)，从而影响子宫收缩。内分泌异常为产妇体内雌激素、前列腺素、缩宫素、乙酰胆碱等分泌不足，敏感性降低，孕激素下降缓慢，均可影响子宫肌纤维收缩能力。

5. 药物影响　临产后若使用大剂量镇静剂或镇痛剂，如吗啡、哌替啶、氯丙嗪、硫酸镁等，则可抑制子宫收缩。若子宫收缩剂使用不当，可影响子宫收缩的协调性。

6. 其他　身体健康状况差(如营养不良、贫血等)、尿潴留或直肠充盈、第一产程后期过早使用腹压等，均可导致子宫收缩乏力。

(二)临床表现及诊断

宫缩乏力在产程任何一个阶段都可能出现，根据发生时期可分为原发性宫缩乏力和继发性宫缩乏力。若在产程一开始就出现，则为原发性宫缩乏力，多发生于潜伏期，此时宫口不能如期扩张，胎先露部不能如期下降，导致产程延长；若开始时正常，而在产程进展过程中出现宫缩乏力，则为继发性宫缩乏力，多发生于活跃期后期或第二产程，可导致产程进展缓慢甚至停滞。临产上通常将宫缩乏力分为协调性和不协调性宫缩乏力两种类型。

1. 协调性宫缩乏力(又称为低张性宫缩乏力)　这种宫缩乏力的特点是子宫收缩的节律性、对称性和极性都是正常的，但子宫收缩的力度减弱，持续时间短，间歇期长，宫腔内压力低，小于 2.0 kPa(15 mmHg)。在宫缩高峰时，宫体隆起不明显，用手指按压宫底部肌壁仍可出现凹陷。此种宫缩乏力，多为继发性宫缩乏力，可导致宫口扩张缓慢，胎先露下降延缓，从而使产程延长。随着产程延长，产妇可出现肠胀气、尿潴留等症状。协调性宫缩乏力通常对胎儿影响不大，但若产程延长时间过长，对母儿也会造成不利影响。

2. 不协调性宫缩乏力（又称为高张性宫缩乏力） 此种宫缩乏力的特点是子宫收缩不再具有正常的节律性、对称性和极性，子宫收缩可起自于子宫的一处或多处，甚至起自于子宫下段，由下向上扩散，宫底部宫缩弱，子宫下段宫缩强，发生极性倒置。子宫收缩不协调，无规律，于间歇期子宫壁也不完全放松，腹痛在间歇期也不能完全缓解。因此，产妇会自觉腹痛剧烈，使产妇精神紧张、烦躁不安，严重者可出现水电解质紊乱、酸碱失衡等。这种子宫收缩失去了正常的特点，极性异常，不能有效的促进宫口扩张、胎先露下降，属于无效宫缩。此种宫缩乏力多为原发性宫缩乏力，可导致宫口扩张早期缓慢或停止扩张，胎先露部下降延缓或停滞，潜伏期延长。不协调性宫缩乏力会影响胎儿-胎盘循环，容易导致胎儿宫内窘迫。

3. 产程曲线异常 无论哪种宫缩乏力均可导致产程进展受阻，在产程图上主要表现为以下几种异常曲线（图11-1）。

（1）潜伏期延长 潜伏期是指从临产开始出现规律性子宫收缩至宫口扩张3 cm。初产妇正常约需8 h，最大时限16 h，超过16 h称为潜伏期延长。

考点：
异常产程曲线

（2）活跃期延长 活跃期是指从宫口扩张3 cm开始至宫口开全。初产妇正常约需4 h，最大时限8 h，超过8 h宫口仍未开全称为活跃期延长。

（3）活跃期停滞 进入活跃期后，宫口扩张停止达2 h以上，称活跃期停滞。

（4）第二产程延长 第二产程初产妇超过2 h、经产妇超过1 h胎儿尚未娩出，称第二产程延长。

（5）第二产程停滞 第二产程达1 h胎头下降无进展，称第二产程停滞。

（6）胎头下降延缓 活跃期晚期及第二产程，经产妇胎头下降速度每小时小于2 cm，初产妇每小时小于1 cm，称胎头下降延缓。

（7）胎头下降停滞 活跃期晚期胎头停留在原处不下降达1 h以上，称胎头下降停滞。

以上7种异常产程进展，可以单独也可以合并存在。总产程超过24 h称滞产。对母儿影响大，必须避免发生滞产。

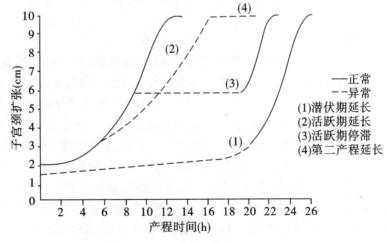

图11-1 异常宫颈扩张曲线

笔记栏

（三）对母儿影响

1. 对母体的影响　子宫收缩乏力可导致产程延长，产妇在分娩过程中，往往不喜欢进食，加之疼痛会影响休息，从而导致产妇体力消耗大，精神疲惫，出现脱水（口干、皮肤弹性差等）、电解质紊乱、酸碱失衡、肠胀气、尿潴留等。第二产程延长，膀胱长时间受到压迫，可导致组织缺血、坏死，形成尿瘘。产程延长，往往伴随着内诊的次数增多，从而增加感染机会。宫缩乏力容易引起产后出血和产褥感染。

2. 对胎儿的影响　协调性宫缩乏力容易影响胎头内旋转，使产程延长，增加了剖宫产和阴道手术助产的概率，使胎儿宫内感染的概率有所增加，阴道手术助产有时还可引起新生儿产伤，对胎儿不利；不协调性宫缩乏力，由于间歇期子宫壁仍不能完全放松，则会严重影响子宫–胎盘循环，容易发生胎儿窘迫甚至胎死宫内。胎儿在子宫内缺氧，还可造成颅内出血，可能会对其智力发育有一定影响。

（四）预防

应对孕妇进行相关产前教育，让孕妇对整个妊娠及分娩过程有所了解，解除其思想上的顾虑和心理的恐惧。定期进行产前检查，以便及时发现异常情况并给予正确处理。进入产程后，要注意检查有无头盆不称，要多和产妇进行沟通，对其进行相关解释、安慰、鼓励并给予具体指导，使孕妇了解分娩是生理过程，增强其对分娩的信心。鼓励产妇多进食，主要是高热量及好消化食物，及时补充水分，必要时可从静脉给予营养补充。保证休息，保存体力。要正确使用镇静剂，产妇在充分休息后有利于产程进展。产程过程中，注意提醒产妇及时排空直肠和膀胱，排尿排便困难者必要时可行温肥皂水灌肠及导尿，以免充盈的膀胱和直肠影响子宫收缩。

考点：
子宫收缩乏力
的处理

（五）处理

1. 协调性宫缩乏力　一旦出现协调性宫缩乏力，应立即查找原因，首先检查产道及胎儿有无明显异常，再结合既往孕产史、宫口扩张及胎先露下降情况进行综合判断有无头盆不称及严重胎位异常。除明显头盆不称和严重胎位异常，估计能经阴道分娩者，应采取加强宫缩的措施；若发现有明显头盆不称，估计不能经阴道分娩者，应及时行剖宫产术。

（1）第一产程

1）一般处理　分娩时，应和患者多进行沟通，解除顾虑，消除精神紧张，注意休息，鼓励多进食，注意营养与水分的补充。不能进食者可给予静脉滴注10%葡萄糖注射液500~1 000 mL内加维生素C 1~2 g；若出现低钾血症时，应给予氯化钾缓慢静脉滴注。若伴有酸中毒，可给予补充5%碳酸氢钠进行纠正。补充钙剂也可加强子宫收缩。若产妇过度疲劳，可给予镇静剂，如地西泮10 mg或哌替啶100 mg肌内注射，产妇在经过一段时间休息后，可使宫缩转强。初产妇，若胎膜未破、宫口开大不足4 cm，可给予温肥皂水灌肠，促进肠道蠕动，排除肠腔内粪便及积气，促进子宫收缩。督促产妇及时排尿，若出现排尿困难者，可先行诱导法促使其排尿，无效时应及时导尿，以免影响宫缩。若破膜已达12 h以上，则应给予抗生素预防感染。

2）加强子宫收缩　若确诊为协调性子宫收缩乏力，经上述一般处理以后，产程无明显进展，仍然存在子宫收缩力乏力，可选用以下方法进行加强宫缩。

人工破膜：若出现产程延缓甚至产程停滞时，在宫口扩张达3 cm或3 cm以上，排

除明显头盆不称和严重的胎位异常,胎头已衔接者,可行人工破膜。破膜后,胎头继续
下降,通过胎头直接压迫子宫下段,引起反射性子宫收缩,从而促进产程进展。目前,
有些学者认为破膜后可促进胎头下降入盆,因此主张无明显头盆不称,即使胎头未衔
接者,也可行人工破膜。破膜前应先行阴道检查,排除脐带先露的情况,以免破膜时出
现脐带脱垂。破膜时机应选择在两次宫缩之间、下次宫缩将要开始前进行,防止破膜
时因羊水过快流出而导致脐带脱垂。破膜后,术者手指不要急于取出,而应继续停留
在阴道内,直至1~2次宫缩后胎头已入盆,方可将手指取出。人工破膜能否达到加强
宫缩的效果,可用宫颈成熟度评分法(表11-1)来进行判断。该评分法是由 Bishop 提
出的,满分为13分。若产妇评分≤3分,人工破膜均失败,应改用其他方法来加强宫
缩;若产妇评分在4~6分之间,人工破膜的成功率约为50%;若能达到7~9分,其成
功率约为80%;而评分>9分者,均能成功。

表11-1 Bishop 宫颈成熟度评分法

评估指标	分数			
	0分	1分	2分	3分
宫口开大(cm)	0	1~2	3~4	5~6
宫颈管消退(未消退为2~3 cm)	0%~30%	40%~50%	60%~70%	80%~100%
胎先露位置(坐骨棘水平=0)	-3	-2	-1~0	+1~+2
宫颈硬度		硬	中	软
宫口位置		后	中	前

针刺穴位:有增强宫缩的效果。通常用强刺激手法针刺三阴交、合谷、太冲、中极
等穴位,留针20~30 min。耳针可选交感、内分泌、子宫等穴位。

前列腺素(PG)的应用:临床常用药物有地诺前列酮、米索前列醇及卡孕栓等。常
用给药途径有两种:一种为静脉滴注,另一种为于阴道后穹窿局部用药。地诺前列酮
有促进子宫收缩的作用。于10 mL 生理盐水中加入地诺前列酮2 mg 及碳酸钠溶液1
支,将其摇匀并加入5%葡萄糖注射液500 mL 中静脉滴注,每分钟1 μg,能维持有效
宫缩(维持宫缩时宫腔内压力达50~60 mmHg,每次宫缩持续时间为40~60 s,间隔时
间为2~3 min)。若半小时后未见明显效果,可酌情调整剂量,最大剂量为
20 μg/min。在应用前列腺素时,可能会出现子宫收缩过强、心率过速、头痛、恶心、呕
吐、腹泻及视力模糊等副反应,故应慎用。静脉滴注时,偶见类似静脉炎症状,停药后
常自行消失。因此,在应用前列腺素促进子宫收缩时,应密切观察产妇是否出现宫缩
过强及相关症状,必要时停药。

缩宫素应用:在对协调性宫缩乏力进行处理时,恰当的使用缩宫素十分重要。缩
宫素主要适用于协调性宫缩乏力、宫口扩张3 cm、胎心良好,排除明显的头盆不称及
胎位异常。

具体用法:产程中出现宫缩乏力,应用缩宫素加强宫缩时,一般主张从小剂量低浓
度开始给药,将缩宫素2.5 U 加于500 mL 5%葡萄糖注射液内静脉滴注,使每滴糖液
含缩宫素0.33 mU,从8滴/min 开始缓慢滴注,根据宫缩强弱调整滴速,直至出现有效

宫缩(维持宫缩时宫腔内压力达 50~60 mmHg,每次宫缩持续时间为 40~60 s,间隔时间为 2~3 min),通常不超过 30 滴/min(10 mU/min)。对于不敏感者,可酌情增加缩宫素剂量。

缩宫素静脉滴注过程中,应有熟悉该药物性质、经过训练并能处理并发症的医务人员专门观察宫缩、监测胎心率及测量血压。若出现宫缩过强,应立即控制滴速;外源性缩宫素的半衰期为 1~6 min,若出现宫缩持续 1 min 以上或胎心率异常,应立即停止静脉滴注,停药后能迅速好转。若发现血压升高,应减慢滴注速度。若持续用药2~4 h 产程仍无进展,则应重新判断有无明显胎位异常及头盆不称。缩宫素具有抗利尿作用,可出现尿少,需警惕水中毒的发生。

当出现胎位异常如横位等;头盆不称;有宫颈或子宫的手术史,如宫颈修补术、剖宫产等;胎儿宫内窘迫等情况时,应慎用或禁用缩宫素。

地西泮静脉注射:此法安全、有效,与缩宫素联合应用效果更佳,主要适用于宫口扩张缓慢及发生宫颈水肿时。地西泮具有使宫颈平滑肌松弛的作用,从而使宫颈软化,促进宫口扩张。用法:地西泮,常用剂量为 10 mg,缓慢静脉注射,2~3 min 内注完,间隔 4~6 h 可再次应用。

经上述处理,若产程仍无进展或出现胎儿窘迫征象时,应及时行剖宫产术。

(2)第二产程　第二产程出现宫缩乏力时,若无头盆不称,可给予缩宫素静脉滴注加强宫缩,从而促进产程进展。若胎头双顶径已通过坐骨棘平面,可等待其自然分娩,或行会阴侧切术及阴道助产(胎头吸引术或产钳术助产);若胎头双顶径尚未坐骨棘平面或伴有胎儿宫内窘迫征象时,应行剖宫产术。

(3)第三产程　当胎儿前肩娩出阴道口时,为预防产后出血,可给予缩宫素 10 U肌内注射,并同时给予缩宫素 10~20 U 静脉滴注,加强宫缩,同时应密切观察患者生命体征、子宫收缩及阴道流血情况,以便及时发现有无产后出血。若总产程超过24 h,破膜时间超过 12 h,内诊次数过多者,应给予抗生素预防感染。

2.不协调性宫缩乏力　一旦出现不协调性宫缩乏力,处理原则是首先应着眼于调节子宫收缩,恢复宫缩正常的节律性和极性。若估计胎儿 4 h 内不会娩出者,可适当给予镇静药物,如哌替啶 100 mg 或地西泮 10 mg 静脉注射,使产妇得到充分休息,醒后不协调性子宫收缩多能恢复为协调性子宫收缩。严禁在宫缩恢复为协调性之前应用缩宫素。若经上述处理,宫缩协调性已经恢复,但宫缩仍较弱时,可用协调性宫缩乏力时加强宫缩的各种方法来加强子宫收缩。若不协调性宫缩未能得到纠正,或伴有头盆不称或胎儿窘迫征象时,均应行剖宫产术。

考点:
　子宫收缩过强的处理

二、子宫收缩过强

(一)协调性子宫收缩过强

1.临产表现　子宫收缩具有正常的节律性、对称性和极性,仅子宫收缩力强度过大、频率过高。宫缩过强,若产道无梗阻,则可使宫口迅速开全,胎儿娩出过速,若总产程不足 3 h,称为急产,多见于经产妇。若有产道梗阻或瘢痕子宫,在过强宫缩的作用下,可形成病理性缩复环,甚至发生子宫破裂。

2.对母儿影响

（1）对产妇的影响　宫缩强度过大、频率过高，若产道有梗阻，胎儿下降受阻，可导致子宫破裂。若产道无阻力，产程进展迅速，初产妇可因宫颈、阴道及会阴未充分扩张而造成软产道损伤。接产时准备不充分，来不及消毒可致产褥感染。胎儿娩出后子宫肌纤维缩复不良，易发生胎盘滞留或产后出血。

（2）对胎儿及新生儿的影响　宫缩强度过大、频率过高，可影响子宫-胎盘血液循环，胎儿在宫内缺血缺氧，可导致胎儿宫内窘迫甚至胎死宫内、新生儿窒息甚至死亡。胎儿娩出过快，尚未做好接产的准备，若坠地可致新生儿骨折、外伤；消毒不严格，新生儿容易发生感染。胎儿迅速娩出，在产道内胎头受到的压力突然解除，可致新生儿颅内出血。

3.处理　有急产史的孕妇，为防止意外情况的发生，应在预产期前1~2周提前住院待产。临产后不予灌肠，而且要提前做好接产的准备及新生儿窒息抢救的准备。在分娩过程中，若有产道梗阻出现病理性缩复环时，为保证母儿安全，应立即抑制宫缩，尽快行剖宫产术终止妊娠。胎儿娩出时，应嘱患者避免向下增加腹压，防止胎儿过快娩出。产后应仔细检查宫颈、阴道、外阴，如果有软产道裂伤应及时缝合。若因急产导致新生儿坠地及分娩前来不及消毒者，应给予维生素 K_1 10 mg 肌内注射预防新生儿颅内出血，并尽早肌内注射精制破伤风抗毒素 1 500 U，同时对母体应给予抗生素预防感染。

（二）不协调性子宫收缩过强

1.强直性子宫收缩　强直性子宫收缩又称为痉挛性子宫收缩，通常指宫颈内口以上部分的子宫肌层出现强烈的痉挛性收缩状态，宫缩间歇期短甚至无间歇。

（1）原因　几乎均是外界因素异常造成的，临产上常见于分娩发生梗阻、缩宫素使用不当或胎盘早剥血液浸润子宫肌层等情况。

（2）临床表现　由于宫缩间歇期短甚至无间歇，产妇自觉持续性腹痛，烦躁不安。胎位触不清，胎心听不清。若有产道梗阻时，胎先露下降受阻，为克服阻力，在强烈子宫收缩的作用下可出现病理性缩复环、血尿等先兆子宫破裂征象，甚至发生子宫破裂。

（3）处理　一经确诊，应立即给予宫缩抑制剂抑制宫缩，如将 25% 硫酸镁 20 mL 加入 5% 葡萄糖注射液 20 mL 内缓慢静脉注射（不少于 5 min）。若由于产道梗阻所引起的强制性子宫收缩，应立即行剖宫产术终止妊娠。若胎儿在宫内已经死亡，可用乙醚吸入麻醉，若宫缩仍不能缓解，应行剖宫产术。

2.子宫痉挛性狭窄环　子宫痉挛性狭窄环是指子宫壁局部肌肉处于强烈收缩状态，形成环状狭窄，常围绕着胎腰或胎颈等狭窄部位，持续不放松。此环可发生在宫颈或宫体的任何部分，多在子宫上下段交界处。

（1）原因　尚不清楚，偶可见于产妇过度疲劳、精神过度紧张及宫缩剂使用不当或粗暴地进行产科检查所致。

（2）临床表现　产妇表现为持续性腹痛，烦躁不安。由于痉挛性狭窄环阻碍胎体下降，使宫口扩张缓慢，胎先露不下降，产程停滞，胎心异常。在进行阴道检查时，可在宫腔内面触及较硬而无弹性的狭窄环。此环在腹部检查时不易扪及，腹形无异常，而且不随宫缩上升，这是与病理性缩复环相鉴别之处。若在第三产程出现痉挛性狭窄环，可导致胎盘滞留。

（3）处理　一旦出现子宫痉挛性狭窄环，应认真查找原因并给予及时纠正。避免一切刺激,如停止应用缩宫素、禁止产科检查等。若胎心无明显变化时,可给予吗啡、哌替啶等镇静剂,也可给予25%硫酸镁10 mL加于25%葡萄糖注射液20 mL内缓慢静脉注射,或沙丁胺醇4.8 mg口服,进行抑制宫缩,一般可消除痉挛性狭窄环。若经上述处理,子宫痉挛性狭窄环已经缓解,宫口开全后可行阴道助产终止妊娠。若不能缓解,宫口未开全,胎先露部高,或伴有胎儿窘迫征象,则应立即行剖宫产术终止妊娠。若胎儿在宫内已死亡,宫口已开全,可行乙醚麻醉,经阴道分娩。

第二节 产道异常

产道包括骨产道(真骨盆)和软产道(子宫下段、宫颈、阴道、外阴)两部分,是胎儿经阴道娩出的必经通道。产道异常可使胎儿经阴道娩出受阻,临床上以骨产道异常多见。

一、骨产道异常

骨产道异常是指骨盆径线过短或形态异常,致使骨盆腔小于胎先露部可通过的限度,阻碍胎先露部下降,影响产程顺利进展,又称为狭窄骨盆。狭窄骨盆可以为一个径线过短或多个径线同时过短,也可以为骨盆入口、中骨盆和骨盆出口三个平面中的一个平面狭窄或多个平面同时狭窄。当一个径线过短时,要观察同一个平面其他径线的大小,再结合整个骨盆的大小与形态进行综合判断分析,才能正确判断这一骨盆对分娩缩造成的影响。狭窄骨盆通常见于骨盆先天发育不良及后天各种疾病所致。

考点:
狭窄骨盆的分类

(一)狭窄骨盆的分类

1.骨盆入口平面狭窄 根据骨盆入口平面前后径、骶耻外径和对角径的径线值的不同,可将其分3级狭窄:Ⅰ级为临界性狭窄,绝大多数可以自然分娩;Ⅱ级为相对性狭窄,需经试产后才能决定是否可以经阴道分娩;Ⅲ级为绝对性狭窄,必须以剖宫产结束分娩。具体分级见表11-2,常见于单纯扁平骨盆和佝偻病性扁平骨盆。

(1)单纯扁平骨盆 该骨盆入口平面的特点是呈横扁圆形,骶岬向前下突出,从而使骨盆入口前后径即真结合径缩短而横径正常(图11-2)。

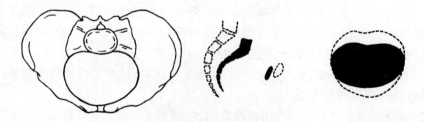

图11-2 单纯扁平骨盆示意

(2)佝偻病性扁平骨盆 佝偻病常可使骨骼软化而导致骨骼形态发生改变,佝偻病可使骨盆发生以下改变:骶岬向前突,骶骨下段向后移,变直向后翘,失去正常弯度;

尾骨呈钩状突向骨盆出口平面;髂骨外展,坐骨结节外翻,耻骨弓角度增大。因此,佝偻病性扁平骨盆的特点是骨盆入口前后径明显变短,骨盆入口呈横的肾形,髂棘间径大于髂嵴间径,骨盆出口横径则变宽(图11-3)。

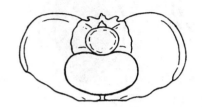
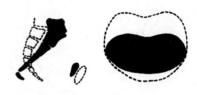

图11-3 佝偻病性扁平骨盆示意

表11-2 骨盆入口平面狭窄各径线测量值(cm)

各径线测量	入口前后径	骶耻外径	对角径
Ⅰ级临界性狭窄	10	18	11.5
Ⅱ级相对性狭窄	8.5~9.5	16.5~17.5	10~11
Ⅲ级绝对性狭窄	≤8	≤16	≤9.5

2.中骨盆及骨盆出口平面狭窄 根据中骨盆及骨盆出口平面坐骨棘间径、坐骨结节间径及坐骨结节和出口后矢状径之和的长度将其分为3级,具体分级见表11-3。常见于漏斗骨盆和横径狭窄骨盆。

(1)漏斗骨盆 漏斗骨盆主要是由于骨盆两侧壁逐渐内聚,形似漏斗而得名。这种骨盆的特点是骨盆入口平面不狭窄,而中骨盆及骨盆出口平面均明显狭窄。由于骨盆两侧壁渐向内倾斜,从而使中骨盆平面的坐骨棘间径及出口平面的坐骨结节间径变短,坐骨结节间径与出口后矢状径之和<15 cm,耻骨弓角度<90°。可见于男型骨盆(图11-4)。

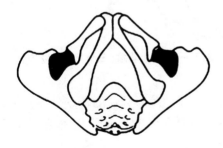

图11-4 漏斗骨盆出口平面示意

(2)横径狭窄骨盆 该型骨盆由于与类人猿的骨盆类似,故又称为类人猿型骨盆。横径狭窄骨盆的特点是骨盆三个平面的横径均缩短,而前后径稍长,坐骨切迹宽。骨盆入口平面骶耻外径值正常,但髂棘间径和髂嵴间径均缩短(图11-5)。

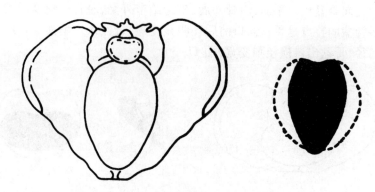

图 11-5　横径狭窄骨盆(三个平面横径均短)

表 11-3　中骨盆和骨盆出口平面狭窄各径线测量值(cm)

	坐骨棘间径	坐骨结节间径	坐骨结节间径与出口后矢状径之和
Ⅰ级临界性狭窄	10	7.5	15
Ⅱ级相对性狭窄	8.5~9.5	6~7	12~14
Ⅲ级绝对性狭窄	≤8	≤5.5	≤11

3.骨盆三个平面狭窄　骨盆形态正常,其外形属女型骨盆,但骨盆三个平面均狭窄,每个平面径线均小于正常值2 cm或以上,又称均小骨盆,多见于体型匀称、身材矮小的妇女(图11-6)。

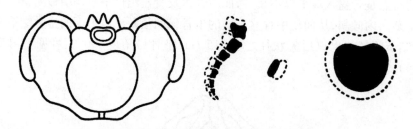

图 11-6　均小骨盆(三个平面均狭窄)

4.畸形骨盆　此类骨盆少见。畸形骨盆的特点是失去了正常骨盆的形态和对称性。通常不能经阴道分娩。可见于骨软化症骨盆、偏斜骨盆及骨盆骨折所致的畸形骨盆。

(二)狭窄骨盆的临床表现

1.骨盆入口平面狭窄的临床表现

(1)胎头衔接受阻　正常情况下,部分初产妇在预产期前1~2周内胎头衔接,而经产妇多在分娩开始后进行衔接,即胎头双顶径进入骨盆入口平面,胎头颅骨的最低点接近或达到坐骨棘水平。若初产妇已经临产,而胎头仍未入盆,需进行胎头跨耻征检查来判断头盆是否相称。如果骨盆入口平面狭窄,则表现为即使已经临产而胎头仍未入盆,经检查胎头跨耻征阳性。入口平面狭窄,胎头衔接受阻,常可发生胎位异常,如臀先露或肩先露等,其发生率是正常骨盆的3倍。脐带脱垂的概率也明显地增加。

(2)骨盆临界性狭窄和骨盆绝对性狭窄　若已临产,骨盆狭窄程度、产力是否良好及胎儿情况不同,临床表现也不尽相同。骨盆临界性狭窄:若产力及胎儿因素(胎位、胎儿大小)均正常,胎头衔接时,矢状缝常位于骨盆入口横径上,多由后不均倾势转成头盆均倾势。临床表现为第一产程的潜伏期及活跃期早期延长,而活跃晚期及第二产程则进展顺利。若胎头不能衔接入盆,则出现胎膜早破的概率可达正常骨盆的4~6倍。一旦胎膜早破,又增加了母儿感染的危险。胎头不能入盆,还可导致继发性宫缩乏力,宫口扩张缓慢,潜伏期延长。骨盆绝对性狭窄:若产力及胎儿因素均正常,骨盆绝对性狭窄,胎头迟迟不能入盆,常发生梗阻性难产,表现为腹壁上出现病理性缩复环,甚至出现子宫破裂。

2.中骨盆平面狭窄的临床表现

(1)胎头能正常衔接,产程早期常进展顺利。当进入活跃晚期及第二产程时,由于胎头下降达中骨盆时受阻,常不能顺利地转成枕前位,形成持续性枕横位或枕后位造成难产。胎头下降受阻还可导致继发性宫缩乏力,活跃晚期及第二产程延长甚至出现第二产程停滞。

(2)胎头具有一定可塑性,当胎头受阻于中骨盆时,胎头可发生颅骨重叠变形,可形成较大产瘤,胎头受压时间长可发生胎儿宫内窘迫及颅内出血等。若中骨盆绝对性狭窄,还可发生先兆子宫破裂甚至子宫破裂。若强行阴道助产,可造成新生儿产伤及严重软产道裂伤。

3.骨盆出口平面狭窄的临床表现　通常情况下,中骨盆和骨盆出口平面狭窄常同时存在。若单纯出口平面狭窄者,则胎头主要是在到达骨盆底,出骨盆出口时受阻,可导致继发性宫缩乏力,第一产程进展顺利,而第二产程出现停滞,若强行行阴道助产术,会造成新生儿产伤以及严重软产道裂伤。

考点:
狭窄骨盆的诊断

(三)狭窄骨盆的诊断

在影响分娩的主要因素中,骨盆是个不变因素,而且也是决定分娩难易的一个重要因素。因此,在决定分娩方式时,应首先查清骨盆有无异常,判断是否存在头盆不称,及早做出正确的诊断,从而选择合适的分娩方式。

1.病史　询问孕妇既往史的情况,询问是否患有可导致骨盆变形的病史,如佝偻病、小儿麻痹症、脊髓灰质炎、脊柱和髋关节结核及骨盆骨折等,若存在,应仔细检查骨产道。若为经产妇,应了解既往孕产史的情况,有无难产史及其发生原因,新生儿有无产伤等。

2.全身检查　观察孕妇的全身情况。若孕妇身材矮小,测量身高小于145 cm,则存在均小骨盆的可能。若孕妇颈部较短,体格粗壮,骨骼有男性化倾向,容易伴有漏斗型骨盆。若双下肢不等长,步态跛行或米氏菱形窝不对称等则要考虑有无佝偻病或者外伤后遗症等情况。

3.腹部检查

(1)一般检查　观察孕妇腹型,若出现尖腹或者悬垂腹,则应考虑是否存在骨盆倾斜度过大的情况。尺测子宫长度及腹围或B型超声测量胎头双顶径、股骨长、腹径等判断胎儿大小,超声下观察胎先露部与母体骨盆的关系,从而判断胎儿能否顺利通

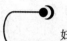

过骨产道。

（2）胎位异常　骨盆入口平面狭窄，胎头入盆受阻，从而导致臀先露、肩先露等异常胎位。而中骨盆平面狭窄则主要影响胎头在中骨盆平面进行内旋转，常不能顺利地转成枕前位，从而导致持续性枕横位、枕后位等。

（3）估计头盆关系　正常情况下，部分初产妇在预产期前1～2周内胎头衔接，而经产妇多在分娩开始后进行衔接。若已临产，胎头仍未入盆，则应通过胎头跨耻征检查充分估计头盆是否相称。具体检查方法如下：孕妇排空膀胱，取仰卧位，两下肢伸直。检查者将手放在耻骨联合上方，向骨盆腔方向推压浮动的胎头。若胎头低于耻骨联合平面，则说明胎头可以入盆，头盆相称，称为胎头跨耻征阴性；若胎头与耻骨联合平面在同一水平，说明可疑头盆不称，称胎头跨耻征可疑阳性；若胎头高于耻骨联合平面，说明胎头不能入盆，头盆明显不称，称胎头跨耻征阳性（图11-7）。对跨耻征检查阳性的孕妇，应让其取两腿屈曲半卧位，再次进行胎头跨耻征检查，若胎头可以入盆，则说明不是头盆不称，而是骨盆倾斜度过大所致。

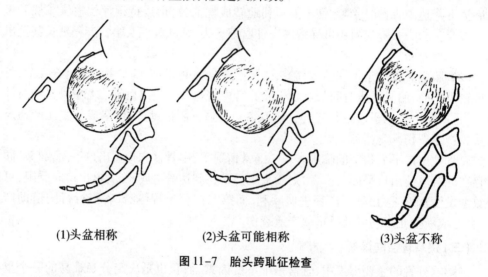

(1)头盆相称　　　　　(2)头盆可能相称　　　　　(3)头盆不称

图11-7　胎头跨耻征检查

4.骨盆测量

（1）骨盆外测量　可通过进行骨盆外测量，间接判断真骨盆的大小。骨盆外测量坐骨结节间径<7.5 cm，耻骨弓角度<90°，为漏斗骨盆。骨盆各平面径线小于正常值2 cm或更多为均小骨盆。骶耻外径<18 cm为扁平骨盆。骨盆两侧斜径（以一侧髂前上棘至对侧髂后上棘间的距离）与同侧直径（从髂前上棘至同侧髂后上棘间的距离）之间相差大于1 cm为偏斜骨盆。

（2）骨盆内测量　骨盆外测量发现异常，应于妊娠24～36周行骨盆内测量。若骶岬向前下突出，对角径<11.5 cm为骨盆入口平面狭窄，属扁平骨盆。中骨盆和骨盆出口平面狭窄往往同时存在，应测量坐骨棘间径、骶骨前面弯度、坐骨切迹宽度。若坐骨棘间径<10 cm，坐骨切迹宽度（即骶棘韧带宽度）<二横指，为中骨盆平面狭窄。若坐骨结节间径<8 cm，为了能够更为准确地估计骨盆出口平面的狭窄程度，应检查骶尾关节活动度并测量出口后矢状径的长度。若坐骨结节间径与出口后矢状径之和<15 cm，为骨盆出口平面狭窄。

（四）狭窄骨盆对母儿影响

1. 对母体的影响　骨盆入口平面狭窄，阻碍胎先露部进入骨盆入口，影响胎头衔接，容易发生臀位等胎位异常，并可引起继发性宫缩乏力，从而导致产程延长甚至产程停滞。中骨盆平面狭窄，胎头下降达中骨盆时受阻，常不能顺利地转成枕前位，形成持续性枕横位或枕后位造成难产。严重者可导致先兆子宫破裂，甚至子宫破裂，危及产妇生命。胎头长时间受压，受压组织容易出现缺血、坏死、脱落，可形成生殖道瘘；胎膜早破和阴道助产则可增加感染概率。

2. 对胎儿及新生儿的影响　头盆不称发生胎膜早破、脐带脱垂的概率较正常骨盆明显升高，胎儿宫内感染概率增高，可导致胎儿宫内窘迫，甚至胎死宫内；手术助产机会增多，容易造成新生儿产伤及感染；胎头长时间受压，新生儿容易出现颅内出血。

考点：
　　狭窄骨盆分娩时处理

（五）狭窄骨盆分娩时处理

狭窄骨盆分娩时的处理原则是首先明确狭窄骨盆的类型和狭窄的程度，了解胎儿情况、产力的强弱、产程进展情况及是否破膜，再结合孕妇的年龄、既往史、生育史等进行综合判断，最终决定其分娩方式。

1. 一般处理　在分娩过程中，应对产妇进行心理护理，给予解释安慰，使其增强信心，注意休息，同时要鼓励患者进食及摄入水分，必要时可静脉补液。监测宫缩是否良好，勤听胎心，内诊检查宫口扩张及胎先露部下降情况，判断产程进展。

2. 骨盆入口平面狭窄的处理

（1）绝对性狭窄　骨盆入口平面绝对性狭窄，胎头跨耻征阳性者，明显头盆不称。足月活胎多不能经阴道分娩，应在临产后行剖宫产术终止妊娠。

（2）相对性狭窄　骨盆入口平面相对性狭窄，胎头跨耻征可疑阳性，轻度头盆不称。若足月活胎体重较小，小于 3 000 g，而且产力正常，胎心良好，应在严密监护下试产。若胎膜未破，可于宫口扩张达 3 cm 时行人工破膜，促进产程进展。若破膜后宫缩较强，产程进展顺利，多数能经阴道分娩。若在试产过程中，出现子宫收缩乏力，可通过静脉滴注缩宫素来加强宫缩。若出现不协调性宫缩乏力，产妇出现病理性缩复环等先兆子宫破裂征象时，则应及时应用宫缩抑制剂，防止发生子宫破裂。试产时间一般控制在 2~4 h，若胎头仍未入盆，宫口扩张缓慢，或伴有胎儿窘迫征象，应及时行剖宫产术终止妊娠。若胎膜已破，试产时间应适当缩短。

3. 中骨盆及骨盆出口平面狭窄的处理

（1）中骨盆平面狭窄　在分娩过程中，胎儿需要在中骨盆平面进行俯屈和内旋转，转成枕前位。若中骨盆平面狭窄，则胎头不能顺利地转成枕前位，形成持续性枕横位或枕后位造成难产。胎头下降受阻还可导致继发性宫缩乏力，产妇多表现活跃期或第二产程延长甚至发生停滞等。若胎头双顶径在坐骨棘水平之上或出现胎儿窘迫征象时，应行剖宫产术终止妊娠。若宫口已开全，胎头双顶径达坐骨棘水平或以下，则可经阴道助产。

（2）骨盆出口平面狭窄　骨盆出口平面是骨盆三个平面中位置最低的一个平面，应于临产前对胎儿情况及骨盆条件进行评估判断，若诊断为骨盆出口平面狭窄，则不应进行试产。如果骨盆出口横径坐骨结节间径较短，耻骨弓角度变小，从而使骨盆出口前三角区域狭窄，不利于胎头通过，但若后三角区域足够大的话，胎头可以从后三角娩出(图11-8)。因此,临床上,通常用坐骨结节间径与出口后矢状径之和这个指标来判断骨盆出口平面是否狭窄。若二者之和小于15 cm,足月胎儿很难通过骨盆出口,需行剖宫产术终止妊娠。若二者之和大于15 cm,胎儿体重不足3 500 g者,通常可经阴道分娩,有时可能需要进行阴道助产,为避免造成严重会阴裂伤,往往需要行较大的会阴侧切术。

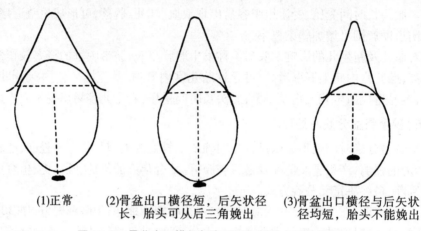

(1)正常　　(2)骨盆出口横径短,后矢状径长,胎头可从后三角娩出　　(3)骨盆出口横径与后矢状径均短,胎头不能娩出

图11-8　骨盆出口横径与出口后矢状径之间的关系

4.骨盆三个平面狭窄的处理　主要见于均小骨盆。这种骨盆形态正常,只是径线值均缩短,因此,若估计胎儿不大,胎位正常,产力良好,头盆相称时,可以进行试产。胎儿较小,并且胎头会发生变形和极度俯屈,使其径线变小,让其以胎头最小径线通过骨盆各个平面,可能经阴道分娩。若胎儿较大,有明显头盆不称,则胎儿很难通过骨产道,应尽早行剖宫产术。

5.畸形骨盆的处理　畸形骨盆患者应根据其产力是否良好、胎儿情况及骨盆狭窄程度等进行综合分析,从而决定具体分娩方式。若畸形非常严重、明显头盆不称者,应及时行剖宫产术结束分娩。

二、软产道异常

软产道主要包括子宫下段、宫颈、阴道及盆底的软组织。由软产道异常导致难产的情况很少见,容易被忽视,造成漏诊。应于妊娠早期常规行内诊检查,了解软产道的情况,若有异常,应及时处理。

(一)外阴异常

1.会阴坚韧　多见于初产妇,尤其高龄初产妇更为多见。会阴坚韧,组织缺乏足够的弹性,伸展性差,从而使阴道口变小,使胎头从阴道口娩出时受阻,导致产程异常。因此,在分娩时,应做预防性会阴侧切术,避免出现第二产程延长及胎头娩出时造成会阴严重裂伤。

2.外阴水肿　产妇若合并有重度妊高征、重度营养不良、心脏病及慢性肾炎等合并症时,常可出现水肿,若水肿较重,达到全身水肿,外阴也常常受累。分娩时,重度的外阴水肿会阻碍胎先露部下降,导致第二产程延长,而且在胎头娩出时容易造成局部组织的损伤,可行会阴侧切术进行预防。因此,一旦出现会阴水肿,尤其是重度水肿,应给予及时处理。若在临产前出现,可应用50%硫酸镁进行局部湿热敷消除水肿;若在临产后仍有严重水肿者,可进行多点针刺皮肤放液,但应注意严格无菌操作,避免感染;产后仍应加强局部护理,预防感染。

3.外阴瘢痕　外阴若有过手术史、外伤或者烧伤史等,常会在局部留有瘢痕,瘢痕挛缩并且该处组织缺乏足够的弹性和伸展性,可使外阴及阴道口狭小,阻碍胎先露部娩出而影响产程进展。若瘢痕面积较大,应行剖宫产术及时娩出胎儿;若面积较小,可行会阴侧切术。

4.其他异常　外阴处若有一些大的肿块,常可影响胎儿娩出,而且容易发生感染、出血等,常选择剖宫产术结束分娩。

(二)阴道异常

1.阴道横隔　阴道横隔常位于阴道上段和中段,可分为完全性横隔和不完全性横隔两种情况。完全性横隔则无受孕可能。不完全性横隔易被误认为宫颈外口,因其中央或一侧通常有一小孔,经过仔细检查才会发现,阴道短,并且在小孔上方可触及宫颈。在临产后,若未仔细检查,常可将其误认为宫口扩张停滞。阴道横隔阻碍胎先露部下降,若横隔高且较厚,则需行剖宫产术结束分娩。若较薄,则将隔做X形切开,通常因受到压迫而无明显出血,待分娩结束后再进行缝合。

2.阴道纵隔　阴道纵隔通常可分为完全纵隔和不完全纵隔两种情况。若阴道纵隔伴有双子宫及双宫颈,纵隔对位于一侧子宫内的胎儿经阴道娩出时多无明显影响。在分娩时,若纵隔较薄,即使其位于胎先露的前方,在胎先露部下降的过程中,常可自行断裂,不影响胎儿娩出;若纵隔较厚影响了胎先露下降,需将其剪断,待胎儿娩出后再剪除剩余的隔,用肠线间断或连续锁边缝合残端。

3.阴道闭锁　阴道闭锁可分为完全闭锁和不完全闭锁两种情况。完全闭锁,多为先天发育畸形,常伴随有子宫发育异常,常不能受孕。而不完全闭锁常为药物腐蚀、手术感染等引起的瘢痕挛缩狭窄,中间可有一小孔。在非孕期,可行直肠阴道诊检查或者行阴道造影,来了解狭窄的情况。若阴道狭窄重、范围广,应行剖宫产术终止妊娠;若狭窄轻,位置低,可做较大的会阴侧切术,防止发生软产道裂伤,经阴道分娩。

4.阴道囊肿和肿瘤　阴道壁囊肿较大时会影响产程进展,此时可行囊肿穿刺术抽出其内容物,使囊肿变小,促进胎儿娩出,待产后再选择适当时机进行处理。阴道内肿瘤若阻碍胎先露部下降影响产程进展而又不能经阴道切除者,均应行剖宫产术终止妊娠,原有病变待产后再行处理。若为阴道癌患者,也应选择剖宫产术结束分娩。

(三)宫颈异常

1.宫颈水肿　胎位异常如持续性枕后位,出现不协调性子宫收缩而产程延长或停滞,宫口未开全而过早使用腹压时,可使宫颈长时间受压,影响血液回流而导致宫颈水肿,影响产程进展。可通过采取臀高位,减轻宫颈受压,嘱患者避免过早增加腹压,也可于宫颈两侧各注入0.5%利多卡因5~10 mL或地西泮10 mg,静脉注射,待宫口近开全,胎先露已达坐骨棘水平以下2 cm时,可在子宫收缩时,用手将水肿的宫颈前唇上推,越过胎头,即可经阴道分娩。若经上述处理无明显效果,宫口扩张仍处于停滞状态,则应行剖宫产术结束分娩。

2.宫颈外口粘连　通常在分娩受阻时发现。在分娩过程中,当宫颈管已缩短消失而宫口却迟迟不扩张,若用手指对这个粘合的小孔稍加压力进行分离,宫口即可迅速开全。

3.宫颈瘢痕　妊娠后,由宫颈感染、粗暴的宫颈扩张术后、宫颈裂伤修补及锥切术后等所致的宫颈瘢痕常可软化,多不影响产程进展。但若分娩时,产力很强但宫口扩张出现停滞时,不宜久等,应行剖宫产术。

4.宫颈坚韧　常见于大于35岁的高龄初产妇,因宫颈缺乏弹性或产妇在分娩过程中精神过度紧张而使宫颈挛缩不扩张。此时可于宫颈两侧各注入0.5%利多卡因5～10 mL,或地西泮10 mg静脉注射,进行观察,若不见缓解,应行剖宫产术结束分娩。

5.宫颈肿瘤　主要见于宫颈肌瘤和宫颈癌。宫颈肌瘤的大小及部位等直接影响分娩能否顺利进行。若肌瘤较大而且位于子宫下段及宫颈部位,则会影响胎先露部入盆及下降,很难经阴道分娩,则应行剖宫产术。若肌瘤在骨盆入口以上而胎头已入盆,肌瘤不阻碍分娩,则可经阴道分娩,肌瘤待产后再行处理。妊娠合并宫颈癌时,宫颈质地变硬而脆,缺乏伸展性,会影响临产后宫口扩张的进展,若经阴道分娩,有可能会发生大出血、癌组织扩散及感染等危险,故应行剖宫产术,术后给予抗生素预防感染等对症处理,并于2～4周后行放疗。若为早期浸润癌,可先行剖宫产术,随即行广泛性子宫切除术及盆腔淋巴结清扫术,术中出血往往不多。

第三节　胎位异常

胎位异常则是造成难产的常见因素之一。分娩时正常胎位为枕前位,约占90%,其余均为异常胎位,约占10%。主要包括胎头位置异常、臀位及横位,其中以枕后位、枕横位及臀位更为多见。

一、持续性枕后位、枕横位

在分娩过程中,胎头通常以枕后位或枕横位衔接于骨盆入口。在下降过程中,绝大多数情况下,胎头枕部因强有力的宫缩能向前旋转成枕前位而自然分娩。仅有5%～10%的胎头枕骨直至分娩后期,仍不能转成枕前位,而位于母体骨盆后方或侧方,致使分娩发生困难者,称持续性枕后位或持续性枕横位(图11-9)。

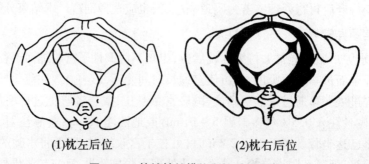

(1)枕左后位　　　　(2)枕右后位

图11-9　持续性枕横位和枕后位示意

（一）原因

1.骨盆异常　骨盆形态异常及大小异常,均可导致持续性枕后位或枕横位的发生。常发生于男型骨盆或类人猿型骨盆。这两类骨盆的特点是骨盆入口平面前半部较狭窄,后半部较宽,胎头容易以枕后位或枕横位衔接。这类骨盆常伴有中骨盆及骨盆出口平面狭窄,妨碍胎头在中骨盆平面向前旋转,而成为持续性枕后位或持续性枕横位。由于扁平骨盆的特点是前后径短,而骨盆入口横径最长,男型骨盆入口平面前半部较窄,均小骨盆各径线均小,则胎头常以枕横位入盆,而男型骨盆中骨盆横径较短,均小骨盆狭窄,影响胎头在下降过程中转成枕前位,而持续于枕横位。

2.胎头俯屈不良　胎头若以枕后位进行衔接,由于胎儿脊柱受到母体脊柱的影响,不能使胎头与胎背形成弧形曲线,而不使胎头俯屈不良,以枕额径通过骨产道,不但径线值明显比枕下前囟径要长,不利于胎头进行旋转,而且胎头下降的最低部位由胎头枕部变为胎头前囟,当胎头前囟向前旋转至骨盆前方或侧方时,则胎头枕部转至母体骨盆的后方或侧方,从而形成持续性枕后位或持续性枕横位。

3.子宫收缩乏力　产力不足常可导致胎头下降延缓,胎头俯屈不良及内旋转受阻,导致产程异常,容易造成持续性枕后位或枕横位。

4.头盆不称　胎头与骨盆不相称时,骨盆腔容积小,影响胎头下降与内旋转,而呈持续性枕后位或枕横位。

5.其他　在分娩过程中,胎儿过大、宫颈肌瘤及充盈的膀胱等因素均可使胎头下降、俯屈及内旋转受阻,而呈持续性枕后位或枕横位。

考点：
持续性枕横位、
枕后位的诊断

（二）诊断

1.临床表现　临产后不久,产妇会感觉到腰骶部胀痛,而且随着宫缩加强,胀痛感会更加明显。持续性枕后位时,胎头枕部一直位于母体骨盆的后方,则直肠会持续受到胎头的压迫作用,因此,产妇会自觉有排便感及肛门坠胀感,从而不自觉地过早增加腹压,导致宫颈水肿,影响产程进展。持续性枕后位时,临产后胎头常俯屈不良,胎先露部不能紧贴子宫下段及宫颈内口,从而不能引起有效的反射性子宫收缩,常伴有继发性宫缩乏力,常导致宫口扩张缓慢,活跃期晚期及第二产程延长甚至停滞,产妇容易疲劳。若在阴道口已见到胎发,但经过多次子宫收缩及产妇向下增加腹压,胎头下降仍未见明显进展,此时应想到可能是持续性枕后位。

2.腹部检查　在母体后方或侧方可触及胎背,在宫底部可触及胎臀,在母体大部分前腹壁可触及胎儿肢体。若胎头已入盆,有时可在胎儿肢体侧耻骨联合上方扪到胎儿颏部。胎心在脐下一侧偏外方或胎儿肢体侧听得最响亮。

3.肛门检查或阴道检查　枕后位行肛门检查时,会感到盆腔后部空虚。若胎头无明显水肿,可通过内诊检查胎头矢状缝和囟门的位置来判断胎方位。若胎头矢状缝位于骨盆前后径上,前囟在骨盆前方,后囟在骨盆后方,则为正枕后位。若胎头矢状缝位于骨盆右斜径上,前囟在骨盆左前方,后囟在骨盆右后方则为枕右后位,反之为枕左后位。胎头矢状缝位于骨盆横径上,若后囟在骨盆右侧方,则为枕右横位,若后囟在骨盆左侧方,则为枕左横位。当出现胎头水肿、颅骨重叠、囟门触不清时,需严格消毒后行阴道检查,通过查清胎儿耳郭及耳屏位置及方向来判定胎方位。当耳郭朝向母体骨盆后方时为枕后位;当耳郭朝向骨盆侧方时即为枕横位。

4.B型超声检查　根据胎头颜面及枕部位置,能明确胎头具体位置,从而准确判断胎方位。

(三)分娩机制

胎头多以枕横位或枕后位衔接,在分娩过程中,若产力、产道均正常,大多数胎头枕部可向前旋转90°或135°而转成枕前位,经阴道分娩。若胎头在骨盆腔内不能进行正常的旋转时,其分娩机制如下:

1.枕左(右)后位　胎头枕部到达中骨盆,向后向中线方向旋转45°,使胎头矢状缝与骨盆前后径一致,前囟在前方,后囟在后方呈正枕后位。胎头俯屈程度不同,其分娩方式也不同(图11-10)。

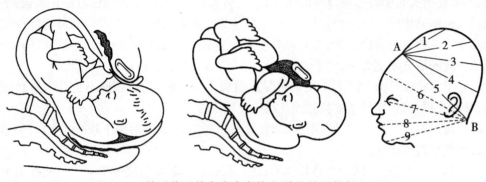

(1)枕后位以前囟为支点娩出(胎头俯屈较好)

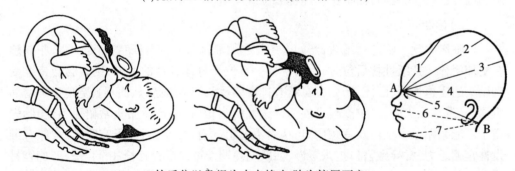

(2)枕后位以鼻根为支点娩出(胎头俯屈不良)

图11-10　枕后位分娩机制示意

(1)胎头俯屈良好　胎头继续下降,枕骨在骶岬前方,前囟先露抵达耻骨联合下时,以前囟为支点,胎头继续俯屈,自会阴前缘依次娩出顶部及枕部。胎头再进行仰伸,相继由耻骨联合下娩出额、鼻、口、颏。此种分娩方式主要见于产力强、胎儿较小并且骨盆正常的情况下,为枕后位经阴道助娩最常见的方式。

(2)胎头俯屈不良　此时胎头呈半仰伸状态。当鼻根出现在耻骨联合下缘时,以鼻根为支点,胎头先俯屈,将前囟、顶部及枕部从会阴前缘依次娩出,然后胎头再进行仰伸,使鼻、口、颏部相继由耻骨联合下娩出,胎头全部娩出。因胎头以较大的枕额周径旋转,胎儿娩出较胎头俯屈良好时娩出更加困难,多需手术助产。

2.枕横位　在产力的作用下,多数枕横位的胎头枕部可向前向中线方向旋转90°,转成枕前位,经阴道分娩。若为持续性枕横位,通常需用手或行胎头吸引术将胎头转成枕前位娩出。

（1）部分枕横位在下降的过程中，从临产开始到分娩结束一直未向前向中线方向旋转，一直处于枕横位，成为持续性枕横位。

（2）以枕后位衔接的胎头枕部在下降的过程中，能向前旋转，但仅向前旋转45°转至枕横位时不再继续旋转，而成为持续性枕横位。

（四）对母儿影响

1. 对母体的影响　持续性枕横位和枕后位常导致继发性宫缩乏力，使产程延长甚至产程停滞，容易导致产后出血，常需行阴道助产手术，容易导致软产道损伤及感染的概率增加。产程延长甚至产程停滞，软产道受压迫时间长，局部组织可发生缺血坏死，形成生殖道瘘。

2. 对胎儿的影响　持续性枕横位和枕后位对胎儿的影响很大，产程延长甚至滞产容易引起胎儿窘迫和新生儿窒息等，产程异常常需阴道手术助产，容易导致产伤的发生，使围生儿死亡率增高。

（五）处理

持续性枕后位或枕横位时，在产力的作用下，以枕后位或枕横位衔接的胎头通常可进行内旋转而转成枕前位，经阴道分娩。因此，在排除明显头盆不称的情况下，均应给予试产的机会。试产时应严密观察，注意宫缩是否良好、胎心率有无异常及产程进展情况。

1. 第一产程

（1）潜伏期　有研究表明，产妇的体位和胎位有一定的关系。当产妇采取侧卧或仰卧位时，胎儿背部为其重心，其可在重力的作用下向产妇的侧后方移动，则呈枕后位。因此，可以让产妇朝向胎背的对侧方向侧卧，从而使胎头枕部转向前方。根据这个原理指导产妇通过改变体位来矫正胎位，多数尚可经阴道分娩。在潜伏期，要保证产妇充足的营养与充分的休息。鼓励产妇进食，若进食少可给予静脉补液。若产妇情绪非常紧张或睡眠差可给予镇静剂地西泮或哌替啶，让产妇休息，宫缩常可转佳。若宫缩欠佳，应尽早静脉滴注缩宫素。

（2）活跃期　若出现宫口扩张缓慢或停滞，首先应判断有无头盆不称，如果无头盆不称，可于宫口开大3～4 cm时行人工破膜术，促进产程进展；若出现子宫收缩乏力，可静脉滴注缩宫素加强宫缩。经过上述处理之后，若宫口扩张速度可达到1 cm/h以上，同时伴胎先露部下降，多能经阴道分娩。在试产过程中，若出现胎儿宫内窘迫征象时，为保证胎儿安全，应行剖宫产术终止妊娠。若经过上述处理后，观察1～2 h，效果仍不佳，宫口扩张速度缓慢，小于1 cm/h或无进展时，则应剖宫产终止妊娠。胎头压迫直肠，会使产妇自觉有排便感及肛门坠胀感，从而不自觉地向下屏气用力，因此，在宫口开全之前，应指导产妇避免过早增加腹压，避免出现宫颈水肿而影响产程进展。

2. 第二产程　若宫口已开全，初产妇已近2 h，经产妇已近1 h胎先露下降缓慢甚至停滞，则应行阴道检查。若胎儿不大，骨盆无漏斗型狭窄，当胎头双顶径已达坐骨棘平面或更低时，可先行徒手旋转胎头，将胎头枕部转向前方，使胎头矢状缝与骨盆出口前后径一致呈枕前位，胎先露常可继续下降，经阴道分娩或阴道助产（低位产钳术或胎头吸引术）。若徒手将胎头转成枕前位有困难时，也可徒手将胎头向后旋转成正枕后位,再以产钳助产,此时,为避免造成严重的软产道裂伤,常需做较大的会阴侧切术。若徒手转胎位失败,胎头位置较高,胎儿较大或疑有头盆不称,需立即行剖宫产术。阴道助产术只适用于胎头双顶径位置较低,已达坐骨棘平面下 3 cm 或更低者,中位产钳禁止使用。

3. 第三产程 若有产程延长或者停滞,产后容易出现宫缩乏力而导致产后出血,因此,为预防产后出血的发生,可于胎盘娩出后立即给予子宫收缩剂,促进子宫收缩。若有软产道裂伤者,应及时按解剖层次进行缝合修补。应加强新生儿的监护,若出现异常,应给予及时处理。凡行手术助产及有软产道裂伤者,产后应给予抗生素预防感染。

二、臀先露

臀先露是异常胎位最常见的一种,其发生率随着妊娠的进展而逐渐降低,足月分娩时其发生率占分娩总数的3% ~4%。多见于经产妇。因胎臀比较小,而胎头比较大,分娩时后出胎头无明显变形,往往娩出困难,加之脐带脱垂较多见,使围生儿死亡率较头位分娩增高,是枕先露的3 ~8 倍。臀先露以骶骨为指示点,有骶左前、骶右前、骶左横、骶右横、骶左后、骶右后6 种胎位。

(一)原因

在妊娠 30 周以前,臀先露较多见,但大多数臀先露于妊娠 30 周以后能自然转成头先露。临产后持续为臀先露的原因目前尚不十分明确,可能的原因如下。

1. 胎儿畸形 如胎儿出现脑积水或无脑儿等,容易发生臀先露。

2. 早产 妊娠不足 37 周,特别是在妊娠 30 周或 30 周以前时,羊水相对偏多,容易形成臀先露。

3. 胎儿在宫腔内活动范围过大 经产妇腹壁松弛及羊水过多时,胎儿易在宫腔内自由活动形成臀先露。

4. 胎儿在宫腔内活动范围受限 初产妇腹壁过紧、羊水过少、双胎妊娠及子宫畸形等,容易发生臀先露。胎盘附着在子宫底部或宫角部易发生臀先露。

5. 胎头衔接或下降受阻 若出现狭窄骨盆、巨大胎儿、肿瘤阻塞骨盆腔及前置胎盘等,也易发生臀先露。

(二)临床分类

根据胎儿下肢所取的姿势,可将其分为单臀先露、完全臀先露和不完全臀先露(图11-11)。

1. 单臀先露 又称腿直臀先露,表现为胎儿双髋关节屈曲,而双膝关节则呈直伸状态,以臀部为先露。这种类型临床上最多见。

2. 完全臀先露 又称混合臀先露,表现为胎儿双髋关节及双膝关节均屈曲,有如盘膝坐,以臀部和双足为先露。这种类型临床上较单臀先露少见。

3. 不完全臀先露 又称为足先露,表现为单侧或双侧髋关节伸直,以足为先露,偶见有膝为先露者。这种类型临床上少见。

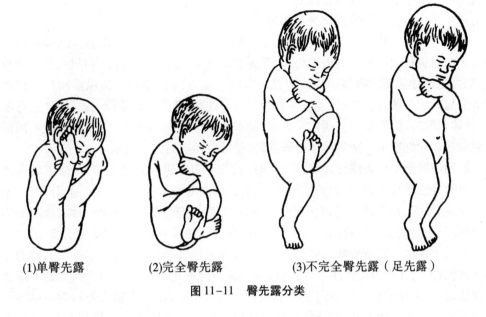

(1)单臀先露　　　(2)完全臀先露　　　(3)不完全臀先露（足先露）

图 11-11　臀先露分类

（三）诊断

1. 临床表现　孕妇常感肋下有圆而硬的胎头，由于胎臀不规则，不能紧贴子宫下段及宫颈内口，使宫口扩张缓慢，易导致宫缩乏力，产程延长。

2. 腹部检查　胎体纵轴与母体纵轴一致。在宫底部可扪及圆而硬的胎头；若未衔接，在耻骨联合上方可扪及形状不规则、宽而软的胎臀，胎心在脐左上方或脐右上方听得最清楚。若已衔接，胎臀则进入骨盆入口，位于耻骨联合之下，此时，听诊胎心最明显的部位则在脐下方。

3. 肛门检查及阴道检查　若腹部检查不能明确胎位时，可行肛门检查。若触及宽而软，并且形态不规则的胎臀或胎足、胎膝，则可确诊为臀位。若胎臀位置高，肛门检查尚不能确定时，需行阴道检查，了解宫口扩张程度及有无脐带脱垂。若胎膜已破，能直接触到胎臀、肛门及外生殖器，此时应注意与胎儿的颜面部相鉴别。若为胎儿的颜面部，则可扪及口与两侧颧骨突出点不在一条直线上，呈三角形，将手指放入口内可扪及齿龈和弓状的下颌骨。若为胎臀，肛门与两侧坐骨结节在一条直线上，并且将手指放入肛门内有环状括约肌收缩感，取出手指，可见指尖上有胎粪。若触到的部位似胎足时，应注意与胎手相鉴别，主要鉴别点为指（趾）端情况及有无足跟。若为胎足，则有足跟，足趾较短而趾端平齐；若为胎手，则手指较长而指端不平齐，中指较长。

4. 超声检查　超声检查能明确臀先露的类型，可通过测量胎头双顶径、腹围等估计胎儿大小，同时也可判断胎儿是否有畸形等。

（四）分娩机制

在胎体各部中，胎头径线最大而且可变性最小，胎肩小于胎头，胎臀最小。头位分娩时，最大的胎头一经娩出，身体其他部位随即娩出，一般多无困难。而臀先露时，最先娩出的部位是较小且软的胎臀，最后娩出的却是最大的胎头，因而容易出现后出胎头困难而出现难产。因此，胎臀、胎肩、胎头需适应产道条件按一定机制方能娩出，故

疗程。可与胸膝卧位配合应用。

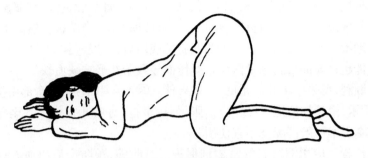

图 11-12　胸膝卧位姿势

（3）外转胎位术　外转胎位术是一种手法纠正胎位的方法，通常于妊娠 32～34周进行，主要应用于上述矫正方法无效而且腹壁松弛者。具体方法是：术前 30 min，孕妇口服沙丁胺醇 4.8 mg，此操作最好在超声和胎心电子监护下进行。孕妇排空膀胱后仰卧于床，两下肢屈曲稍外展，露出腹壁。查清胎位，听诊胎心率正常。术者将两手置于胎先露部下方向上托起胎臀，一手支撑胎臀，另一手轻按胎头枕部使其俯屈，并将胎头缓慢推移至宫体一侧达脐平并固定胎头，此时，扶住胎臀的手掌面朝上，拖住胎臀移动至宫体的另一侧达脐平与胎头相对。双手继续配合，直至转至头先露。操作过程中，间断进行，动作应轻柔。因外转胎位术有发生胎盘早剥、脐带缠绕等严重并发症的可能，因此，术中应随时监测胎心，若有异常或孕妇自觉腹痛等不适，应立即停止操作。术后若孕妇无不适，胎心率正常，可用卷曲的小毛巾固定胎头，定期复查，直至分娩。

2. 分娩期　应于临产初期根据臀先露类型及有无合并症，结合产妇年龄、孕产史、骨盆情况及胎儿情况等进行综合分析判断，决定其分娩方式。

（1）择期剖宫产　产妇若出现以下情况，如高龄初产、不完全臀先露、狭窄骨盆、超声提示脐带先露或隐性脐带脱垂、胎儿窘迫、胎儿体重大于 3 500 g 等，均应行剖宫产术终止妊娠。

（2）经阴道分娩的处理

1）第一产程　产妇应侧卧，注意休息，并保证营养和水分充足。少做肛诊和阴道内诊检查，不宜灌肠，尽量避免胎膜发生破裂。勤听胎心音，一旦破膜，应立即听胎心。若胎心发生明显变化，则应行肛查，必要时行阴道检查，了解有无脐带脱垂及宫颈扩张情况。若未发生脐带脱垂，可严密观察胎心及产程进展。若发生了脐带脱垂，而此时宫口尚未开全，胎心尚好，为抢救胎儿，需立即行剖宫产术。若出现协调性宫缩乏力，首先应检查是否由某些梗阻因素所引起，若无梗阻因素，则应设法加强宫缩。由于胎足较小，在宫口开大 4～5 cm 时，即可经宫口脱出至阴道。为了使后出胎头能顺利娩出，可在严格消毒外阴之后，使用"堵"外阴的方法来充分扩张宫颈和阴道。每次宫缩时，需用手掌以无菌巾堵住阴道口，避免胎足落于阴道外，让胎臀继续下降至完全进入盆腔时，宫口和阴道都得到了充分扩张，待宫口开全时，才可不必再堵而准备接产。在"堵"的过程中，应严密监测胎心，通常每隔 10～15 min 听一次，同时要注意宫口是否开全。宫口近开全时，要做好接产的准备，并且要做好新生儿窒息抢救的准备。若宫口已开全而继续堵则容易引起胎儿宫内窘迫或子宫破裂。

2）第二产程　接产前，应导尿排空膀胱。初产妇应做会阴侧切术，有3种分娩方式。①自然分娩：这种分娩方式极少见，仅见于经产妇、骨盆腔宽大、宫缩强、胎儿较小者。胎儿自然娩出，不对其进行任何牵拉。②臀位助产术：当胎臀自然娩出至脐部后，由接产者协助娩出胎肩及胎头。注意胎儿脐部娩出后，一般应在2～3 min娩出胎头，最长时间不能超过8 min，否则可因脐带受压而导致胎儿严重缺血缺氧，甚至死亡。若后出胎头不顺利，可采用单叶产钳助产，效果佳。③臀牵引术：胎儿全部由接产者牵拉娩出，此种手术，由于软产道未经充分扩张，强行牵拉，对胎儿损伤大甚至导致胎儿死亡，因此，臀牵引术一般情况下不宜使用。

3）第三产程　应用缩宫素等宫缩剂促进子宫收缩，预防产后出血。行手术助产者，容易造成软产道损伤，术后应仔细检查，如有损伤，应及时按解剖层次缝合修补，并给予抗生素预防感染。新生儿有窒息者，应积极进行抢救，预防新生儿颅内出血。

（附）臀位助产术的要领

1. 上肢助产　主要有以下两种方法：

（1）滑脱法：术者先用右手将胎儿双足握住并向前上方提，使胎儿后肩显露于会阴，术者再将左手示指及中指伸入阴道，由胎儿后肩沿上臂至肘关节处，协助后臂及肘关节顺着胸前滑出阴道，后肩娩出后，然后将胎体放低，前肩由耻骨弓下自然娩出（图11-13）。

（2）旋转胎体法：术者两手将胎儿臀部握住，双手拇指置于胎背侧，双手其余4指置于胎儿腹侧（注意避免挤压胎儿腹部），将胎体按逆时针方向旋转的同时稍向下牵拉，当旋转至胎背部朝向母体骨盆正侧方时，前肩及前臂从耻骨弓下自然娩出，再顺时针方向旋转胎体，将后肩及后臂娩出（图11-14）。

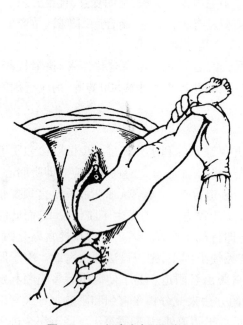

图11-13　上肢助产（滑脱法）

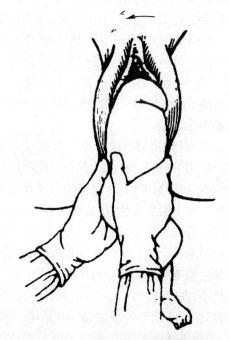

图11-14　上肢助产（旋转胎体法）

2. 胎头助产　先将胎背向前方旋转，当胎头矢状缝与骨盆出口前后径相一致时，将胎体骑跨在术者左前臂上，同时术者左手中指伸入胎儿口中，将示指和无名指分别扶于上颌骨两侧；而右手中指则置于胎头枕部，向下压低使胎头进行俯屈，右手示指和无名指则分别置于胎儿锁骨两侧，先向下牵拉,此时可由助手在产妇下腹正中向下适当加压,使胎头俯屈,当胎头枕部到达耻骨弓时,术者双手将胎头上举,使胎儿颏部、口、鼻、眼及额部相继娩出(图11-15)。

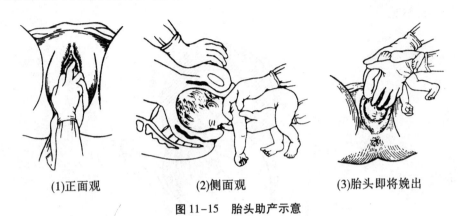

(1)正面观　　　(2)侧面观　　　(3)胎头即将娩出

图 11-15　胎头助产示意

三、肩先露

肩先露又称为横位,是指胎体横卧于骨盆入口之上,先露部为肩,胎体纵轴与母体纵轴相垂直。占妊娠足月分娩总数的 0.25%,是最不利于分娩的胎位。足月活胎不可能经阴道顺利娩出,若不及时给予处理,容易导致子宫破裂,威胁母儿生命。只有死胎及早产儿胎体可折叠,可经阴道分娩。肩先露的指示点为肩胛骨,根据胎头的位置在母体左或右侧和胎儿肩胛朝向母体前或后方,可将肩先露分为肩左前、肩右前、肩左后、肩右后 4 种胎位。

(一)病因

经产妇所致腹壁松弛、羊水过多、早产儿、前置胎盘、骨盆狭窄、子宫异常或肿瘤等情况,可使胎儿在宫腔内活动范围过大或者阻碍胎头衔接而出现肩先露。

(二)诊断

1. 临床表现

(1)临产后,随着产力不断加强,胎肩及胎儿胸廓一部分被挤入盆腔内,胎体则发生折叠弯曲,此时,胎头和胎臀位于骨盆入口之上,胎颈被拉长,上肢脱出于阴道口外,形成忽略性(嵌顿性)肩先露(图11-16)。若产力继续增强而胎儿无法娩出,子宫上段会变得越来越厚,子宫下段则越来越薄,从而在子宫上下段肌壁厚薄之间形成病理缩复环,此环可以随宫缩逐渐上升甚至达脐上,而产妇此时可能出现血尿及胎心率改变等先兆子宫破裂的表现,若不给予及时处理,甚至可发生子宫破裂。

(2)肩先露时胎肩对宫颈口及子宫下段的贴合不均,使宫颈受压不均并且不能引起有效的反射性子宫收缩,从而容易导致胎膜早破和子宫收缩乏力。

(3)一旦破膜后,羊水会从宫口迅速流出,容易导致脐带或胎儿上肢脱出,从而出现胎儿宫内窘迫甚至胎死宫内。

2. 腹部检查　通过腹部检查,多能确定胎位。肩先露时,腹部视诊会发现子宫横径较正常妊娠的要宽,呈横椭圆形。在进行触诊时,宫底高度小于正常妊娠月份。宫底部及耻骨联合上方较空虚,未触及胎头或胎臀,而在母体腹部一侧可扪及胎头,另一侧扣及胎臀。肩前位时,胎背朝向母体腹壁,则会在孕妇前腹壁触及平坦而饱满的胎背;肩后位时,胎儿肢体朝向母体腹壁,则可触及高低不平的胎儿小肢体。胎心在脐周两侧听得最清楚。

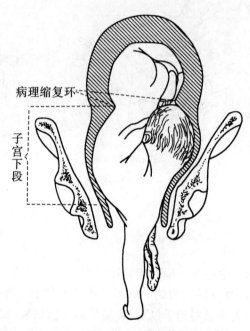

图 11-16　嵌顿性肩先露示意

3.肛门检查或阴道检查　肩先露时先露部位置较高,行肛门检查常不能触及胎先露部,因此常需行阴道检查。胎膜未破者,不易触及胎先露部,则很难明确胎位。若胎膜已破、宫口已扩张,常可扣及胎儿肩胛骨、肋骨及腋窝等。根据腋窝尖端指向胎儿肩部及头端位置,可判断胎头在母体左或右侧;根据肩胛骨朝向母体前或后方,可决定是肩前位或肩后位。例如胎头在母体左侧,肩胛骨朝向前方,则为肩左前位。肩先露时因衔接不好,容易出现胎儿肢体脱垂。胎手若已脱出于阴道口外,因检查者只能与胎儿同侧的手相握,所以可用握手法进行鉴别,例如肩右前位时左手脱出,检查者只能用左手与胎儿左手相握;若为右手脱出,检查者只能用右手与胎儿右手相握。

4.超声检查　通过超声检查,能明确诊断,并能确定具体胎位。

（三）处理

1.妊娠期　妊娠30周后若发现肩先露应及时矫正。可采用胸膝卧位、激光照射（或艾灸）至阴穴或仰卧臀高位,促使其转成头先露。若上述矫正方法失败,应试行外转胎位术转成头先露,并固定胎儿为纵产式。若行外转胎位术仍无效,应提前住院行选择性剖宫产。

2.分娩期　应根据胎产次、胎儿是否存活及宫口扩张程度、胎膜是否破裂等情况综合分析,决定其分娩方式。

（1）足月活胎,若伴有难产史、狭窄骨盆、前置胎盘等产科指征时,应于临产前择期行剖宫产术终止妊娠。

（2）足月活胎,若为初产妇,临产后应行剖宫产术终止妊娠。

笔记栏

（3）足月活胎，若为经产妇，也可行剖宫产。若宫口开大5 cm以上，破膜不久，羊水未流尽，胎心良好，可在乙醚深麻醉下行内转胎位术，将胎儿转成臀先露，待宫口开全助产娩出。产妇若已临产数小时，则不宜再试行外转胎位术，应行剖宫产术终止妊娠。

（4）若出现先兆子宫破裂或子宫破裂征象时，无论胎儿是否存活，为保证母体安全，均应立即行剖宫产术，绝不可再经阴道进行操作。术中若发现宫腔出现了严重的感染，应将子宫一并切除。

（5）胎儿已死，无先兆子宫破裂征象，若宫口近开全，在全麻下行断头术或碎胎术，也可考虑行内倒转术。术后应注意子宫收缩情况，预防产后出血，同时给予抗生素预防感染。术后应常规检查软产道有无裂伤，若有裂伤应及时按照解剖层次逐层缝合修补。

四、前不均倾位

胎头以枕横位入盆时，胎头发生侧屈以前顶骨先入盆称前不均倾位，其发病率约为0.68%。

考点：
前不均倾位的概念

（一）病因

其发生原因目前尚不清楚，可能与以下因素有关。

1. 骨盆倾斜度过大　若出现骨盆倾斜度过大，胎头不易入盆，后顶骨常架于骶岬之上而无法入盆，前顶骨先进入骨盆入口。

2. 扁平骨盆或头盆不称　扁平骨盆入口平面的特点是前后径明显缩短，胎头为适应骨盆入口平面的特点而发生侧屈，前顶骨最先入盆。

3. 腹壁松弛　孕妇腹壁松弛，子宫容易向前倾，从而使胎头前顶骨先入盆。

（二）诊断

1. 临床表现　前不均倾位胎膜早破的发生率较高。胎头迟迟不衔接，即使衔接，也很难顺利分娩，产程延长，多在宫口扩张至3~5 cm时即停滞不前，导致产程停滞。胎头长时间受压，可出现胎头水肿。因前顶骨紧嵌于耻骨联合后方压迫尿道可导致尿潴留，压迫宫颈前唇，导致局部血液循环障碍，发生宫颈前唇水肿。

2. 腹部检查　前不均倾位的胎头通常不易入盆。在临产早期，可于耻骨联合上方触到圆而硬的胎头前顶部。随着产程进展，胎头侧屈不断加重，使胎头与胎肩发生折叠而埋于胎肩之后，使胎肩高高耸起，高于耻骨联合平面，因此，此时于耻骨联合上方触不到胎头前顶部，而只能触到一侧的胎肩，而易误认为胎头已入盆。

3. 阴道检查　进行阴道检查时，由于前顶骨紧嵌于耻骨联合后方，后顶骨的大部分尚在骶岬之上，产瘤大部分位于前顶骨，致使盆腔前半部被塞满，而后半部则很空虚。胎头矢状缝在骨盆入口横径上，由于胎头侧屈加深，使矢状缝向后移靠近骶岬，并且是前后囟同时一起后移，这是诊断前不均倾位的关键所在。

（三）分娩机制

以枕横位入盆的胎头，以前顶骨先入盆，落于耻骨联合后方，而且耻骨联合后平面直并且无凹陷，因此，前顶骨则紧紧嵌顿于耻骨联合后，致使后顶骨搁在骶岬之上无法下降入盆。偶见产力强、胎儿较小而且骨盆宽大者，在前顶骨降至耻骨联合后，胎头进行侧屈,从而使后顶骨能滑过骶岬而入盆。

（四）处理

前不均倾位一经确诊,除极个别胎儿较小、宫缩强而且骨盆宽大可给予短时间试产外,余均应尽快行剖宫产术终止妊娠。若手术前诊断未完全确立,但通过观察产程已无进展可能的情况下,必须尽快终止妊娠。

五、胎头高直位

考点:
　　胎头高直位的概念

胎头高直位是一种特殊的胎头位置异常,是指胎头矢状缝位于骨盆入口前后径上,以不屈不仰姿势衔接于骨盆入口。发病率国内文献报道为1.08%,国外资料报道为0.06%~1.6%。根据胎头枕骨位置其可分为以下两种:一种为胎头高直前位,又称枕耻位,是指胎头枕骨向前靠近耻骨联合,位于母体骨盆耻骨联合后方;另一种为胎头高直后位,又称枕骶位,是指胎头枕骨向后靠近骶岬,而位于母体骨盆骶岬前。胎头高直位若不及时诊断和处理,对母儿危害较大,故应妥善处理。

（一）病因

尚不清楚,可能与以下因素有关。

1. 头盆不称　是发生胎头高直位最常见的病因。常见于骨盆形态及大小异常,如横径狭窄骨盆、扁平骨盆、漏斗型骨盆及均小骨盆等,尤其是伴有胎头太小、太大或胎头呈长形时,易使胎头以高直位衔接。

2. 胎膜早破　胎膜一旦破裂,羊水迅速外流,可使胎头迅速落于骨盆入口上,矢状缝有可能被固定在骨盆前后径上,形成胎头高直位。

3. 其他　腹壁松弛及悬垂腹。

（二）诊断

1. 临床表现　主要表现为胎头衔接和下降均有困难。临产后,由于胎头不进行俯屈,进入骨盆入口的胎头径线增大,胎头常无法衔接,使胎头下降缓慢或停滞,胎头下降受阻进而导致宫口扩张缓慢甚至停滞,致使产程延长,产妇常表现为自觉耻骨联合部位疼痛。

2. 腹部检查　①胎头高直前位时,胎背靠近腹前壁,占据孕妇全部腹部,则不易触及胎儿肢体,胎心位置稍高在近腹中线处听得最清楚。②胎头高直后位时,孕妇腹部则完全被胎儿肢体占据,胎心音听得最清楚的部位位于下腹中线附近。有时在下腹正中耻骨联合上方可清楚触及胎儿下颏。

3. 阴道检查　胎头高直位容易漏诊。临产早期,如产程进展缓慢,同时伴有可疑体征时,应及时行阴道检查。胎头高直前位时,胎头矢状缝与骨盆入口前后径方向一致,前囟在骶骨前,后囟在耻骨联合后,相反,胎头高直后位时,胎头矢状缝仍与骨盆入口前后径方向一致,但前囟在耻骨联合后,后囟在骶骨前。

4. 超声检查　通过超声检查能明确胎头矢状缝位于骨盆入口前后径上,而双顶径则与骨盆入口横径一致,从而明确诊断。

（三）分娩机制

1. 胎头高直前位分娩机制　临产后,在产力的作用下,使胎头极度俯屈,以胎头枕骨在耻骨联合后方为支点,使胎头前囟、顶部、额部及颏部沿骶岬向下滑动入盆衔接、下降,一旦胎头极度俯屈的姿势得以纠正,无须进行内旋转,即可按枕前位分娩机制进行分娩。若胎头极度俯屈的姿势得不到纠正,则无法入盆,需行剖宫产术结束分娩。

2.胎头高直后位分娩机制　临产后,由于胎头矢状缝位于较短的骨盆入口前后径上,而胎儿枕部及胎背与母体腰骶部贴近,前凸的腰骶部妨碍胎头俯屈及下降,使胎头高浮,无法入盆,即使入盆下降至骨盆底,也难以向前旋转180°,故很难以枕前位娩出。在临床上,胎头高直后位能够入盆,并且经阴道分娩者是极少见的。

(四)处理

1.胎头高直前位的处理　胎头高直前位时,若未合并骨盆狭窄,并且产力强、胎儿不大,应给予试产机会。胎头枕部若能向一侧旋转45°成枕前位时,即可能经阴道分娩。可通过加强宫缩促使胎头自然转位,因此,需要给予足够的试产时间。若试产失败再行剖宫产术终止妊娠。

2.胎头高直后位的处理　胎头高直后位很难经阴道分娩,因此,一经确诊,应立即行剖宫产术终止妊娠。

六、面先露

面先露又称为颜面位,是指在分娩过程中,胎儿枕部和胎背相接触,使胎头极度仰伸,以面部为先露。面先露多于临产后发现,经产妇多于初产妇。面先露指示点为颏骨,其胎方位有6种,分别为颏左前、颏左横、颏左后、颏右前、颏右横及颏右后,其中以颏左前及颏右后位较多见。

考点:
面先露的概念

(一)病因

任何阻碍胎头俯屈或有利于胎头进行仰伸的因素都可能发生面先露。

1.骨盆狭窄　骨盆入口狭窄时,临产后胎头衔接受阻,阻碍胎头俯屈,仰伸为面先露的可能性大。

2.头盆不称　临产后,头盆不称可阻碍胎头衔接,从而使胎头发生极度仰伸。

3.悬垂腹　经产妇悬垂腹,也容易形成面先露。

4.其他　胎儿畸形如无脑儿、脐带过短或脐带绕颈、先天性甲状腺肿等均可使胎头俯屈困难,胎头以仰伸姿势嵌入骨盆入口而导致面先露。

(二)诊断

1.临床表现　面先露时,胎头极度仰伸,胎头入盆受阻,潜伏期、活跃期延长甚至发生停滞。

2.腹部检查　面先露时,胎头极度仰伸,阻碍先露部入盆,胎体伸直,宫底位置较高。颏前位时,由于胎儿肢体与孕妇前腹壁靠近,故在孕妇腹前壁容易扪及胎儿肢体,胎心由胸部传出,故胎心音听诊最清楚的部位位于胎儿肢体侧的下腹部。颏后位时,于耻骨联合上方可触及胎头,胎儿枕骨隆突与胎儿背部之间有明显的凹沟,由于胎儿胸壁和孕妇腹壁相聚较远,故听诊胎心音时响度较弱而且遥远。

3.肛门检查及阴道检查　行肛门检查时,可扪及软硬不均、高低不平的颜面部,由于胎儿颜面部受到产道压迫而常有水肿,不容易与胎臀相鉴别,因此,阴道检查才是确诊面先露最可靠的方法。通常在宫口开大3～5 cm时进行阴道检查。若可触及胎儿口、鼻、颧骨及眼眶，常可诊断为面先露。检查时还应查清胎儿颏部所在位置，从而确定其胎位。

4. B型超声检查 通过超声检查，可以查清胎头枕部的位置，可以明确诊断并能探清胎位。

（三）分娩机制

面先露分娩机制主要包括仰伸、下降、内旋转、俯屈及外旋转（图11-17）。

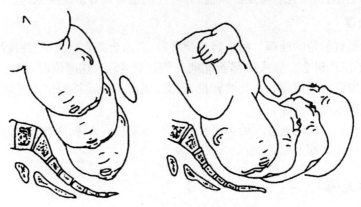

图11-17 面先露分娩机制示意

1. 颏前位分娩机制 若胎儿大小正常，产道无狭窄，并且宫缩良好，颏前位可经阴道分娩。临产后，胎头以仰伸姿势进行衔接、下降，当胎儿面部达骨盆底时，胎头极度仰伸，颏部为最低点，故向前向中线方向旋转45°，使颏部转至耻骨联合后，胎头继续下降，当颏部自耻骨弓下娩出后，极度仰伸的胎颈前面处于耻骨联合，在产力推动下，胎头进行俯屈，使胎头后部能够适应产道的骶骨凹，自会阴前缘相继娩出胎儿口、鼻、眼、额、前囟及枕部，但产程明显延长。

2. 颏后位分娩机制 当胎儿面部达骨盆底后，多数能向前向中线方向旋转135°，转成颏前位，按照颏前位分娩机制进行分娩。少数面先露因内旋转受阻，成为持续性颏后位，足月活胎通常因极度伸展的胎颈，不能适应产道的骶骨凹而不能经阴道自然分娩，需行剖宫产术终止妊娠。

3. 颏横位分娩机制 颏横位时，胎头多数可向前向中线方向旋转90°为颏前位，然后按照颏前位的分娩机制进行分娩，若出现持续性颏横位则不能经阴道分娩。

（四）对母儿影响

1. 对母体的影响 ①颏前位时，因胎儿颜面部骨质不能变形，容易造成会阴裂伤；胎先露部不能紧贴子宫下段及宫颈内口，不能引起有效的反射性子宫收缩，常导致宫缩乏力，致使产程延长。②颏后位时，若不及时处理，导致梗阻性难产，造成子宫破裂，危及生命。

2. 对胎儿及新生儿的影响 胎儿面部受压可导致颜面部水肿、变形、皮肤青紫，口唇更为明显，影响吸吮动作，甚至可造成会厌水肿，影响呼吸及吞咽。胎头长时间受压，可导致胎儿宫内窘迫、颅内出血、新生儿窒息甚至死亡。新生儿于生后数日，仍保持仰伸姿势，因此，生后仍需加强护理。

（五）处理

颏前位时,若胎儿正常,无头盆不称,产力良好,可经阴道分娩;若出现宫缩乏力,第二产程延长,可在行会阴侧切的情况下,行产钳助产。若有头盆不称或出现胎儿宫内窘迫征象时,应行剖宫产术。若出现持续性颏后位和持续性颏横位时,难以经阴道娩出,应行剖宫产术。若出现胎儿畸形或者胎儿已死亡,无论颏前位还是颏后位,均应在宫口开全后行穿颅术结束分娩。经阴道分娩和进行阴道助产者,产后经仔细检查软产道有无裂伤,若有裂伤应按解剖层次逐层缝合,同时应预防产后出血及感染。

七、复合先露

复合先露是指胎头或胎臀伴有胎儿肢体(上肢或下肢)作为胎先露部同时进入骨盆入口。临产少见,临床上,早产时最常见的复合先露是头与手复合先露,即胎儿一手或一前臂沿胎头脱出。发病率为 $0.08\% \sim 0.16\%$ 。

考点:
　复合先露的概念

（一）病因

胎儿肢体能从胎先露旁滑脱下来主要见于胎先露部不能将骨盆入口完全充填或在胎先露部周围仍留有空隙的情况。以早产、经产妇腹壁松弛者、骨盆狭窄、临产后胎头高浮、胎膜早破及羊水过多等为临产上常见的原因。

（二）对母儿影响

1. 对母体的影响　复合先露中,若仅胎手露于胎头旁侧,或胎足露于胎臀旁侧,多能经阴道顺利娩出。若出现上臂完全脱出则能阻碍产程进展;若下肢和胎头同时入盆,也能阻碍胎头下降,若未及早发现并给予及时处理,常可致梗阻性难产,甚至导致子宫破裂、胎儿宫内窘迫甚至胎死宫内,严重威胁母儿生命。

2. 对围生儿的影响　复合先露围生儿死亡率约为25%,胎儿可因脐带脱垂死亡,也可因早产、产程延长、缺氧造成胎儿宫内窘迫,甚至死亡等。

（三）诊断

当产程进展缓慢时,行阴道检查,若发现胎先露部旁侧有肢体即可明确诊断。常为胎头旁可扪及胎手。诊断时应注意和臀位及肩先露相鉴别。

（四）处理

发现复合先露,应首先查明原因,并进行相应处理。

1. 若有明显头盆不称或伴有胎儿宫内窘迫征象时,应立即行剖宫产术结束分娩。若无头盆不称,让产妇向脱出肢体的对侧侧卧,胎儿小肢体常可自然缩回。若先露部已入盆,待宫口近开全或开全后上推肢体,将其还纳,动作应轻柔,待肢体已经还纳至宫腔后,然后经腹部下压子宫底部,从而使胎头下降,以产钳进行助产或者经阴道分娩。

2. 若还纳失败,出现产程停滞或脐带脱垂及胎儿宫内窘迫等时,应立即行剖宫产术结束分娩。

第四节 异常分娩的诊治要点

分娩能否顺利进行主要由产力、产道、胎儿及产妇的精神心理因素所决定,其中某一个或多个因素异常均可导致异常分娩。在分娩过程中,这四大因素相互影响,因此,一定条件下,难产与顺产可相互转化。在众多异常分娩中,由多种因素异常引起的头位难产最难诊断,也是最常见的,而由单一胎位异常引起的臀先露和肩先露则容易诊断。在分娩过程中,应密切观察产程进展情况,对过程中的异常情况做到及早发现,正确诊断并给予恰当处理,才能确保整个分娩过程顺利进行,从而保证母儿安全。

(一)诊断

不同因素导致的难产判断的时机和诊断的难易度是不一样的。有的异常分娩在产前即可容易诊断,如明显的胎儿异常(包括胎儿发育异常、胎位异常)和产道异常(骨产道异常、软产道异常)。而大多数的难产则发生在分娩进展过程中,这就增加了诊断的难度,因此,需要在分娩过程中密切观察产程进展并绘制出产程图,再结合相关病史和体格检查,进行综合分析才能早期发现以下异常情况。

1. 子宫收缩力异常 子宫收缩力异常包括子宫收缩乏力和子宫收缩过强两大类,每一类又分为协调性和不协调性两种情况,首先区分是子宫收缩力异常中的哪一种情况,然后再区分是单纯性子宫收缩乏力还是由多种因素相互作用所造成的。宫缩乏力根据发生时期的不同,可分为原发性宫缩乏力和继发性宫缩乏力。在出现头盆不称、骨盆狭窄或胎位异常时,会使胎先露部下降受阻,从而使胎头不能紧贴子宫下段和宫颈内口,不能有效的引起子宫收缩,造成继发性宫缩乏力,常发生于活跃晚期或第二产程。使用缩宫素不适当或产妇精神过度紧张时,可出现子宫收缩不协调。多胎妊娠及羊水过多时,子宫过度膨胀,肌纤维过度伸展,失去正常收缩能力,从而引起子宫收缩乏力。宫缩过强可使胎头下降受到阻碍,从而导致先兆子宫破裂甚至发生子宫破裂。因此,在分娩过程中,应严密观察产程进展,及时发现子宫收缩力异常,分析其发生原因并给予及时处理。

2. 宫口扩张延缓或停滞 在第一产程不同时期,宫口扩张速度不同。临产后,初产妇潜伏期(从临产规律宫缩开始至宫口开大 3 cm)正常约需 8 h,最大时限 16 h。进入活跃期(从宫口开大 3 cm 至宫口开全),初产妇正常约需 4 h,最大时限 8 h,若超过了 8 h,而宫口扩张速度初产妇<1.2 cm/h 或经产妇<1.5 cm/h 或宫口不再扩张达 2 h以上,常提示存在宫缩乏力、头盆不称、宫颈瘢痕、宫颈坚韧或水肿、巨大儿、胎位异常、中骨盆或骨盆出口平面狭窄等。

3. 胎头下降受阻 胎头下降贯穿于分娩的全过程。临产后,若出现胎头下降受阻,通常应该考虑是否存在宫缩乏力、骨盆狭窄、骨盆倾斜度过大、软产道异常、胎位异常、胎头过大、胎儿畸形等。若胎头于潜伏期下降受阻,迟迟不能衔接,应注意是否存在骨盆倾斜度过大、宫缩乏力及头盆不称的情况,应行跨耻征检查。活跃期及第二产程胎头下降速度<1 cm/h 或停留在原处,通常见于中骨盆平面狭窄及持续性枕横位、枕后位。

4. 胎膜早破 头盆不称、胎位异常时,胎先露部不能衔接,前后羊水交通,致使胎膜受压不均而发生破裂。羊水过多、双胎妊娠可使羊膜腔压力升高而发生胎膜破裂。重度宫颈裂伤时,宫颈内口松弛,使胎囊失去正常支持力而发生胎膜早破。一旦发生胎膜早破,随着羊水流出,容易引起脐带脱垂或受压,导致胎儿宫内窘迫。因此,胎膜早破通常是发生异常分娩的前期表现,应查找原因,并于破膜后立即听胎心音,注意有无脐带脱垂等异常情况。

5.胎儿窘迫 产程延长、急产、缩宫素使用不当等,均可使胎儿宫内缺氧,一旦胎儿代偿能力下降或失代偿即可出现胎儿窘迫征象(胎心率变化、胎动频繁或减少、羊水胎粪污染、酸中毒),应及时查清原因并给予恰当处理。

6.全身表现 由于产程延长,产妇休息不好、进食少,体力消耗,精神疲惫,可出现脱水、酸中毒及肠胀气和尿潴留等表现。因此,应注意观察以便及时发现,并进行纠正。

(二)处理

1.一般处理 首先应和产妇进行有效的沟通,对其进行解释并给予安慰,从而解除产妇的恐惧心里与精神紧张。鼓励产妇进食,补充足够的营养,保持体力,必要时可给予10%葡萄糖注射液、维生素C和补充电解质。可通过温肥皂水灌肠清除粪便,出现尿潴留时应进行导尿。

2.产科处理 存在以下情况时,应行剖宫产术:骨盆明显狭窄或明显畸形、先兆子宫破裂、重度胎盘早剥、肩先露、前不均倾位、额后位、高直后位、初产妇混合臀位、巨大儿、联体儿等。若为轻度头盆不称,特别是骨盆入口平面临界性狭窄,应该结合产妇目前产力是否良好、胎位是否正常及胎儿大小等情况,在严密监护下试产。

试产过程中应密切观察产程、产力及胎儿情况。试产时间一般控制在 2～4 h,不宜过长。试产时,若出现产程异常,如潜伏期及活跃期延长、胎头下降延缓或停滞、宫口扩张缓慢或停滞等,应首先进行阴道检查,如存在明显的头盆不称,则需行剖宫产术终止妊娠;如无头盆不称,潜伏期延长者,可给予地西泮 10 mg 或哌替啶 100 mg 静脉注射,则可进入活跃期,若随后出现宫缩乏力,则可给予缩宫素静脉滴注加强宫缩,通常将缩宫素 2.5 U 加入 5% 葡萄糖注射液 500 mL 内,根据宫缩情况调整滴数,使宫缩间隔时间控制在 2～3 min,持续时间达 1 min 左右。若宫口扩张≥3 cm,无明显头盆不称,则可行人工破膜,加速产程进展。若胎头下降顺利,可经阴道分娩;若应用缩宫素及人工破膜已达 2 h,胎头仍无明显下降,则需查明原因并再次评估头盆关系,如有明显胎位异常及头盆不称,应及时行剖宫产术。活跃期或第二产程延长及停滞、继发性宫缩乏力等,可能存在中骨盆及骨盆出口平面狭窄,容易出现持续性枕横位或枕后位。若宫口已开全,胎头双顶径已达坐骨棘水平或更低时,可徒手将胎头转成枕前位,再行阴道助产;若胎头位置较高,疑有头盆不称,则需行剖宫产术。

在试产过程中,还应严密观察胎儿情况。若出现胎心率变化,特别是出现频繁的晚期减速或重度变异减速时,是胎儿宫内缺氧的严重表现,应尽快查找病因,对症处理;若经对症处理后胎心仍不见好转或进一步加重,宫口已开全,胎先露已达坐骨棘平面下 3 cm,应行阴道助产手术娩出胎儿;若宫口未开全,估计短时间内不能经阴道分娩者,则应行剖宫产术。

课后小结:

1.产力异常主要是指子宫收缩力异常,分为子宫收缩乏力和子宫收缩过强两种情况,每种情况又分为协调性和不协调性两种。通常以协调性宫缩乏力最为常见。

2. 协调性宫缩乏力的特点：子宫收缩具有正常的节律性、对称性和极性，但收缩力度减弱，持续时间短。宫缩高峰时，按压宫壁可出现凹陷。通常对胎儿影响不大。应用缩宫素效果良好。

3. 不协调性宫缩乏力的特点：子宫收缩失去正常的节律性、对称性和极性，甚至发生极性倒置，宫缩间歇期，宫壁不完全松弛，对胎儿影响较大，常需给予镇静剂恢复子宫协调性，在协调性恢复之前，禁用缩宫素。

4. 分娩时应严密观察产程进展情况，避免出现潜伏期延长、活跃期延长或停滞、第二产程延长或停滞，甚至滞产等异常产程。

5. 骨产道异常主要包括骨盆入口平面狭窄、中骨盆及骨盆出口平面狭窄、均小骨盆及畸形骨盆。若为相对性狭窄，可给予试产机会，时间为 2~4 h，若为绝对性狭窄则应行剖宫产术结束分娩。

6. 臀位是最常见的异常胎位，若妊娠 30 周后仍为臀先露，则应通过进行胸膝卧位等方法进行校正。分娩时应根据产妇产力是否良好、胎儿情况及骨产道是否狭窄等进行综合分析，决定具体的分娩方式。若行阴道分娩，于第二产程脐部娩出后，2~3 min 内娩出胎头，最长时间不超过 8 min。

同步练习

1. 子宫收缩力异常是指 （ ）
 A. 节律性、极性、对称性及宫缩的频率和强度均异常
 B. 节律性正常，宫缩的频率和强度异常
 C. 极性正常，节律性和对称性异常
 D. 对称性正常，节律性和极性异常
 E. 极性正常，对称性及宫缩的频率和强度均异常

2. 导致继发性宫缩乏力最常见的原因是 （ ）
 A. 双胎妊娠 B. 羊水过多
 C. 巨大胎儿 D. 头盆不称
 E. 产程异常

3. 下列哪项属于不协调性子宫收缩乏力的特点 （ ）
 A. 宫缩的兴奋点来自两侧子宫角部
 B. 子宫收缩极性正常
 C. 子宫收缩具有节律性
 D. 子宫收缩不协调，不能使子宫颈口扩张和胎先露下降
 E. 子宫收缩具有节律性，极性异常

4. 骨盆出口狭窄 （ ）
 A. 骶耻外径<18 cm B. 粗隆间径和坐骨结节间径过短
 C. 出口横径（坐骨结节间径）过短 D. 髂棘间径过短
 E. 坐骨结节间径加后矢状径<15 cm

5. 某产妇宫口已开全 2 h，阴道检查胎头矢状缝与中骨盆横径一致，小囟门在 3 点，大囟门在 9 点。是下列何种方位 （ ）
 A. LOT B. ROT
 C. LOA D. ROA
 E. LOP

参考答案：1. A 2. D 3. D 4. E 5. A

（漯河医学高等专科学校 吴凤兰）

第十二章

分娩期并发症

第一节　产后出血

胎儿娩出后 24 h 内失血量超过 500 mL 称为产后出血，是一种严重的分娩期并发症。其中，80% 发生在产后 2 h 内。产后出血的发生率占分娩总数的 2% ~ 3%，是导致产妇死亡的主要原因之一。近年来，虽然我国孕产妇死亡率有所下降，但产后出血所导致的我国产妇死亡仍位居第一位。由于不容易收集和测量出血量，所估计的出血量往往比实际出血量偏低，因此，实际产后出血的发生率会更高。若短时间内大量失血可导致希恩综合征（Sheehan syndrome）。因此，重视产后出血的防治至关重要。

考点：
　产后出血的概念

【病因】

引起产后出血的原因主要有以下四个因素：子宫收缩乏力、胎盘因素、软产道裂伤及凝血功能障碍。这四个因素之间常可相互影响，互为因果。因此，在诊断产后出血的病因时应注意彼此之间是否共存。

1. 子宫收缩乏力　是导致产后出血最常见的原因，占产后出血总数的 70% ~ 80%。只要是能够对子宫肌收缩和缩复功能造成影响的因素均可引起宫缩乏力性产后出血。主要见于以下因素。

（1）子宫因素　若出现羊水过多、巨大儿、双胎或多胎妊娠时，子宫肌壁过度膨胀，使子宫肌纤维被拉伸过长，影响其缩复功能；若出现多产妇反复妊娠分娩、子宫体手术瘢痕等，造成子宫肌纤维损伤，纤维结缔组织明显增多，可影响子宫肌正常收缩；若出现残角子宫等子宫畸形或有子宫肌瘤等，会造成子宫肌发育不良。这些情况均可造成子宫收缩乏力，从而引起产后出血。

（2）产科因素　常见妊娠并发症和合并症,如重度胎盘早剥导致子宫胎盘卒中、前置胎盘、妊高征及合并有严重贫血等,常可致子宫肌出现水肿或渗血,影响子宫收缩,引起产后出血。

（3）全身性因素　产妇心理恐惧、精神过度紧张;产妇体质虚弱,产程延长或停滞,造成产妇体力衰竭;临产后不恰当的使用宫缩抑制剂、镇静剂或者麻醉剂;产妇合并有急慢性全身性疾病等。

2.胎盘因素　胎儿娩出后,通常需 5～15 min 娩出胎盘,最长时间不超过 30 min。若超过 30 min 胎盘尚未娩出,称为胎盘滞留。根据胎盘剥离情况的不同,主要有以下几种类型。

（1）胎盘剥离不全　胎儿娩出后,胎盘常可自行剥离,若过早人为干预第三产程,如过早牵拉脐带或刺激子宫,可使胎盘只有一部分自宫壁剥离,从而影响子宫收缩,无法使剥离面血窦关闭而导致产后出血。

（2）胎盘剥离后滞留　胎盘已从子宫壁上完全剥离下来,若出现膀胱膨胀或者子宫收缩乏力等因素时,则会影响子宫收缩,从而导致已剥离的胎盘不能从宫腔内排出。

（3）胎盘嵌顿　由于按摩子宫时动作粗暴或不恰当的使用子宫收缩药物等,常可引起局部子宫肌层出现痉挛性收缩而形成狭窄环,使已完全剥离的胎盘嵌顿于宫腔内,影响子宫收缩,从而引起产后出血,而且多为隐性出血。

（4）胎盘粘连或植入　若胎盘绒毛穿入子宫壁表层,而不能于宫壁上自行剥离,称为胎盘粘连;若胎盘绒毛穿入子宫肌层称为胎盘植入。患者常常有多次人工流产史、剖宫产史或宫腔内感染史等。根据胎盘粘连或植入的面积不同,均可分为完全粘连或植入及部分粘连或植入两种情况。部分粘连或植入时,因胎盘只有部分剥离而影响宫缩,不能使已剥离面血窦关闭而引起出血,而且出血量常较多;完全粘连或植入时,因胎盘未剥离而无开放血窦,常无出血。

（5）胎盘和(或)胎膜残留　胎盘娩出后,应仔细检查胎盘胎膜是否完整。若出现部分胎盘小叶、副胎盘或部分胎膜仍残留于宫腔内,则会对子宫收缩造成影响而导致产后出血。患者常有人工剥离胎盘史、宫腔感染史及多次刮宫史等病史。

3.软产道裂伤　胎儿娩出过快、胎儿过大、产力过强、软产道组织缺乏弹性及接产时手术助产操作不当等,均可引起软产道裂伤,包括会阴、阴道、宫颈及子宫下段发生裂伤。有时软产道裂伤以血肿形式表现出来。

4.凝血功能障碍　任何原因引起产妇凝血功能出现异常,均可引起产后出血。包括两类情况:一种为妊娠并发症而导致的凝血功能障碍,另一种为妊娠合并血液系统疾病引起的凝血功能障碍。凝血功能障碍大多数是由前者引起,常因羊水栓塞、死胎滞留过久、重型胎盘早剥等导致 DIC,影响凝血功能。后者较少见,如白血病、再生障碍性贫血、血小板减少症、重症肝炎等。

【临床表现及诊断】

产后出血的临床表现主要为阴道流血过多,贫血甚至发生失血性休克等。不同病因导致的产后出血,其临床表现也不同。在进行诊断时,应及时明确病因并给予正确处理。

1.出血量的测量和估计　发生产后出血时,正确收集和准确测量出血量是处理产后出血的前提,对降低产妇死亡率有重要意义。

（1）称重法　产妇分娩后被血浸湿的所有敷料的重量与分娩前所有敷料重量之差，即为失血量（g），再按照血液比重 1.05 g/mL 计算出失血毫升数。

（2）面积法　按每 1 cm² 接血纱布血湿面积为 1 mL 失血量来估计失血量。

（3）容积法　将产后专用接血容器或弯盘内收集到的所有的血液倒入量杯内进行直接测量，从而得到具体失血量的值。

（4）计算休克指数（ST）　休克指数＝脉率/收缩压，休克指数为 0.5 为正常值，当休克指数增加到 1 时，表示失血量达到 500～1 500 mL，占全身血容量的 10%～30%；当休克指数达到 1.5 时，表示失血量达到 1 500～2 500 mL，占全身血容量的 30%～50%；当休克指数达到 2 时，表示失血量达到 2 500～3 500 mL，占全身血容量的比例已高达 50%～70%，此时患者常已进入重度休克状态。

除了上述方法可以进行测量和估计出血量以外，还可以通过测量中心静脉压及尿量等进行估计。若中心静脉压<10 mmH$_2$O，则提示血容量不足。若尿量<25 mL/h，则常提示出血量已超过 2 500 mL。

2. 产后不同出血原因的临床表现及诊断

（1）子宫收缩乏力　胎盘娩出后出现较多量阴道流血，间歇性，呈暗红色并且有凝血块形成时，常考虑宫缩乏力导致的产后出血。产妇在分娩过程中，通常会出现产程延长、胎盘剥离延缓等情况。若出血迅速并且量多，产妇可出现面色苍白、脉搏细弱、血压下降等休克表现。检查可发现宫底较高，轮廓不清如袋状，质软。有时阴道流血量不多，但宫底明显升高，经按压宫底时可有大量凝血块或血液自阴道涌出。宫缩乏力引起的产后出血与其他原因引起的产后出血相鉴别之处在于，经按摩子宫及应用子宫收缩药物后，子宫收缩转好，质地变硬，轮廓清，可使阴道流血减少。

根据具体分娩情况以及相关症状和体征，做出诊断不难。但应注意是否存在隐性产后出血和多种因素共同导致产后出血的情况。

（2）胎盘因素　胎盘娩出前，胎儿娩出后数分钟出现阴道多量流血时应首先考虑为胎盘因素所致，如出现胎盘粘连、植入或部分剥离等。若胎盘部分粘连或植入时，因剥离面血窦开放而出血不止；若胎盘部分剥离或剥离后滞留宫腔，则除了有阴道大量流血以外，还常常伴有宫缩乏力；若出现胎盘嵌顿，则于子宫下段可发现痉挛性狭窄环。

根据胎盘是否自然娩出或者人工徒手剥离胎盘时的情况，结合胎盘胎膜娩出后常规仔细检查胎盘胎膜是否有残留、胎儿面是否有断裂血管等，容易做出诊断。在娩出胎盘后，若子宫收缩情况良好，则产后出血可立即停止。

（3）软产道裂伤　胎儿娩出后立即出现的持续性阴道流血，呈鲜红色，可形成凝血块，常考虑软产道损伤所致。其出血量的多少与裂伤部位程度及是否累及血管有关，如累及大血管或裂伤较深时，常出血较多。因此，在产后，应仔细检查软产道，注意有无裂伤并明确活动性出血的部位。

宫颈裂伤常发生在宫颈的两侧，即 3 点和 9 点处。也可呈花瓣状，严重者可向上撕裂，导致阴道穹窿或子宫下段裂伤。会阴阴道裂伤多不规则，按裂伤程度可分为 3 度：Ⅰ度一般出血不多，是指裂伤仅累及会阴皮肤及阴道入口黏膜，而尚未累及肌层。Ⅱ度通常出血较多，此时裂伤已达会阴体肌层，累及阴道后壁黏膜并可沿两侧沟向上撕裂，裂伤多不规则，因此，容易造成解剖结构分辨不清。Ⅲ度是最严重的的裂伤，但

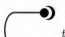
出血量不一定多。此时裂伤范围更深更广,可导致肛门外括约肌发生撕裂,裂伤若继续向下扩展,可累及阴道直肠隔及部分直肠前壁有裂伤,甚至导致直肠肠腔暴露(图12-1)。

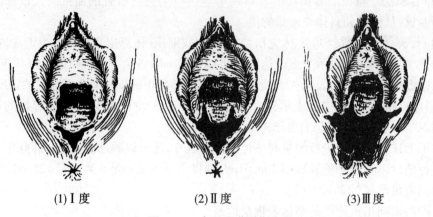

| (1)Ⅰ度 | (2)Ⅱ度 | (3)Ⅲ度 |

图12-1 会阴阴道裂伤分度

考点:
　　产后出血的处理

(4)凝血功能障碍　阴道流血呈持续性,并且无凝血块形成,常考虑凝血功能障碍所致。通常产妇在孕前或妊娠期已有易于出血倾向,当出现阴道流血时,由于凝血功能障碍,可表现为全身多部位的出血。因此,可根据其既往病史、出血特点,并结合凝血功能相关检测指标即可做出诊断。

【处理】

一旦诊断为产后出血,应积极寻找病因,估计出血量。其治疗原则为针对病因迅速止血、补充血容量纠正休克、防治感染及预防并发症的发生。

1.止血

(1)胎盘因素出血的处理

1)胎盘剥离后滞留的处理　若因膀胱过度充盈而导致,应给予导尿排空膀胱后,用一手轻压宫底,另一手轻轻牵拉脐带即可协助胎盘娩出。

2)胎盘剥离不全或粘连的处理　应及时行人工徒手剥离胎盘,操作过程中注意无菌操作。

3)胎盘植入的处理　若徒手剥离胎盘时,发现胎盘与宫壁之间界限不清,难以剥离,切忌强行剥离,应考虑有胎盘植入的可能,应立即停止剥离,多采用手术切除子宫为宜。若出血不多,需保留子宫者,目前可用甲氨蝶呤行保守治疗,效果甚佳。

4)胎盘胎膜组织残留的处理　可行钳刮或刮宫术,同时给予宫缩剂促进子宫收缩和抗生素预防感染。

5)胎盘嵌顿的处理　胎盘常嵌顿在子宫狭窄环以上,此时可先行全身静脉麻醉使子宫狭窄环松解,然后再用手取出胎盘。

(2)子宫收缩乏力性出血的处理　宫缩乏力性产后出血最迅速有效的止血方法是加强宫缩,主要有以下几种方法。

1)按摩子宫　主要有两种方法。一种为经腹按摩子宫(图12-2),该方法操作比较简单。具体操作如下:助产者一手置于耻骨联合上方,将子宫托起,防止因按摩子宫底时,子宫体下降,另一手牢握宫底部,拇指在前壁,其余4指在后壁,先将宫腔内的积血挤出,然后有节奏的地按摩宫底,直至子宫收缩恢复正常,出血量明显减少。在按摩过程中切忌使用暴力。若效果不佳,则可行经腹-阴道双手按摩子宫(图12-3)。具体操作如下:操作时应注意严格无菌操作。助产者一手握拳经过严格消毒后置于阴道前穹窿,顶住子宫前壁,另一手自腹壁使宫体前屈,按压子宫后壁,双手相对有节律的按压子宫,直至恢复正常宫缩,并能保持收缩状态为止,此法快捷有效。

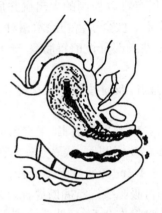
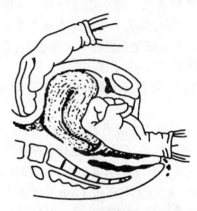

图12-2　经腹按摩子宫法　　　　图12-3　经腹-阴道按摩子宫法

2)应用宫缩剂　按摩子宫同时,可给予缩宫素10 U肌内注射,然后再给予缩宫素10~30 U加入10%葡萄糖注射液500 mL内静脉滴注,从而使子宫维持良好的收缩状态。也可肌内或宫体直接注射麦角新碱0.2 mg,麦角新碱可同时作用于宫体和宫颈,从而引起宫体肌肉及子宫下段甚至宫颈的强烈收缩,可持续2~4 h。前置胎盘患者,在胎儿娩出后出血时应用效果较佳。常见不良反应有高血压、恶心、呕吐、肢端缺血等。因此,有心脏病、高血压、妊高征等患者禁用。若应用后效果不佳,可采用前列腺素 $F_{2\alpha}$ 0.5~1.0 mg直接注入子宫肌层使子宫肌发生强烈收缩而止血。也可将卡孕栓经直肠给药,米索前列醇0.2 mg舌下含化或阴道、直肠给药,从而加强宫缩。

3)宫腔纱条填塞法　在经过按摩子宫及应用子宫收缩药物效果不佳或紧急情况下,可采用宫腔纱条填塞法进行止血。通常应用无菌特制纱布条(长1.0~1.5 m,宽6~8 cm,厚4~6层)来填塞宫腔,有明显的局部压迫止血作用。具体方法如下:由助手在腹部将子宫内固定,术者手持卵圆钳将无菌特制大纱布条逐层填塞入宫腔内,自宫底开始由内向外层层填紧(图12-4)。操作时应注意无菌操作,不留死腔,避免出现隐性出血。术后应对宫底高度及患者的血压、脉搏进行密切观察。纱布条通常于术后24 h取出。取出前应先给予缩宫素10 U静脉滴注,促进子宫收缩,并给予抗生素预防感染。

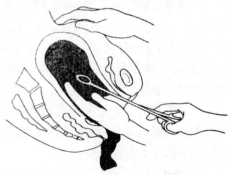

图12-4　宫腔填纱法示意图

4)结扎盆腔血管止血　经上述处理无效的子宫弛缓性出血而又迫切希望保留生育功能的产妇,可采用结扎子宫动脉上行支、子宫动脉或者髂内动脉,从而达到止血的

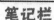

目的。

5)髂内动脉或子宫动脉栓塞术　此法主要适用于产妇生命体征稳定时进行。近年,通过髂内动脉栓塞术治疗难以控制的产后出血受到越来越多的重视。此法进行操作时须有放射科医生协助。此法主要是经股动脉穿刺,将导管直接插入髂内动脉或子宫动脉,将栓塞剂注入使血流受阻而止血。通常选用明胶海绵颗粒作为栓塞剂,因其可溶解,因此,在栓塞后2~3周栓塞剂被吸收,从而使血管复通。

6)切除子宫　经上述几种方法止血无效,仍有难以控制的大出血并危及产妇生命时,应立即行次全子宫切除术或者全子宫切除术。次全子宫切除术相对于全子宫切除术简单而且安全。但若有宫腔感染、合并中央性或部分性前置胎盘、子宫下段或宫颈有裂伤时,应行全子宫切除术。

(3)软产道裂伤出血的处理　立即寻找出血点,及时按解剖层次缝合修补,彻底止血。

1)宫颈裂伤　疑有宫颈裂伤时,应充分暴露宫颈,进行消毒,于宫颈前唇并排钳夹两把卵圆钳,将宫颈向阴道口方向牵拉并逐步移动卵圆钳,认真观察宫颈有无裂伤及裂伤程度。对于无明显出血,宫颈裂伤浅,小于1 cm者通常无须缝合,并不做宫颈裂伤诊断;若裂伤深,超过1 cm且出血多则需用可吸收线进行间断缝合。为避免漏扎退缩的血管断端,要求缝合第一针应从裂口顶端稍上方0.5 cm处开始,为防止术后发生宫颈口狭窄,要求缝合最后一针应距宫颈外侧端0.5 cm处止。若出现子宫下段裂伤,在进行缝合修补时要认真仔细,避免损伤膀胱和输尿管,若经阴道难以修补时,可经腹进行裂伤修补。

2)外阴及阴道裂伤　按解剖部位进行逐层缝合。缝合要达到组织对合良好,缝合时应注意不留死腔,避免缝线穿过直肠。

3)软产道血肿　其处理原则是切开血肿并清除积血,缝扎止血,不留死腔。若血肿小而不再继续扩大者,可采取保守治疗,局部冷敷并加压止血。若血肿较大,并且位置较深,如阔韧带血肿等,则需行经腹止血。

(4)凝血功能障碍出血的处理　应积极止血,治疗原发病。排除其他原因引起的产后出血后,应注意针对病因进行治疗,如合并有再生障碍性贫血或血小板减少症等患者,应尽快输新鲜血或成分输血等,如发生DIC,则应尽力抢救,具体处理见相关章节。

2.防止休克　在针对病因进行止血的同时,应积极补充血容量,预防和抢救休克。若产后出血量多而急,产妇容易出现失血性休克。在抢救休克过程中应注意以下几点:①立即建立静脉通路,补充晶体平衡液、胶体液、血液、新鲜冰冻血浆等纠正低血压;②准确测量和全面估计失血量,判断休克程度;③给氧、保暖、纠正酸中毒和电解质紊乱及肾上腺皮质激素应用等;④早期识别急性肾功能衰竭;⑤应用抗生素防治感染。

3.预防感染　大量失血可使产妇机体抵抗力下降而容易出现感染。因此,应积极改善产妇一般状况,注意休息,加强营养,纠正贫血。在抢救过程中,注意无菌操作;抢救后给予抗生素预防感染。

【预防】

产后出血的预防应重视孕前及孕期保健,正确处理三个产程并于产后加强观察,才能有效地降低产后出血发生率。

1. 产前预防 ①做好孕前及孕期保健工作,对于有凝血功能障碍等血液病的患者,应积极治疗全身性疾病,待其纠正后再行妊娠。对于不宜继续妊娠的妇女,则应及时在早孕时终止妊娠。②高度重视有各种妊娠并发症等有可能发生产后出血的孕妇,如妊高征、羊水过多、多孕多产、有子宫肌瘤剔除史者及子宫发育不良等,应加强产检,提前入院,预防产后出血的发生。

2. 产时预防

(1)第一产程 全面观察产妇的全身情况,保证充分休息,注意饮食,及时排尿排便,消除其紧张情绪,保持精神愉悦,避免产妇体力消耗,密切观察产程进展及胎儿情况。

(2)第二产程 严密监测产妇及胎儿情况。指导产妇正确运用腹压,避免胎儿娩出过快而造成软产道裂伤。掌握会阴侧切术的适应证及时机,接产操作要规范,阴道助产手术操作要规范,动作要轻柔,避免使用暴力,防止软产道损伤。为预防产后出血,可于胎肩娩出后,立即肌内注射缩宫素 10 U,增强子宫收缩。

(3)第三产程 通常胎儿娩出后 5~15 min,胎盘可自然娩出,应避免过早牵拉脐带导致胎盘剥离不全而出血。若超过 30 min 尚未自然剥离,可行人工剥离胎盘。若有较多阴道流血,则应立即查找原因并给予相应处理。胎盘娩出后应仔细检查胎盘、胎膜是否完整,若有残留,应及时将残留组织取出。仔细检查软产道有无血肿或裂伤。

3. 产后预防 在产后 2 h 内容易发生产后出血,因此,产妇应继续留在产房观察 2 h。在此期间,应严密观察产妇生命体征是否平稳、宫缩是否良好及有无阴道流血过多的情况。若出现阴道流血量较多,应在补充血容量的同时及时查找原因并给予对症处理。产后早期哺乳可刺激子宫收缩,减少出血量。

第二节 羊水栓塞

羊水栓塞(amniotic fluid embolism,AFE)是一种少见而又严重的分娩期并发症,通常指在分娩过程中,羊水进入母体血液循环,从而引起肺栓塞、休克和发生弥散性血管内凝血、急性肾功能衰竭等一系列病理改变。羊水栓塞若在足月妊娠分娩时发生,往往产妇死亡率较高,可达到 70%~80%。羊水栓塞也可发生于妊娠早中期流产时,但由于妊娠早期羊水内容物很少,因此,病情较轻,极少造成产妇死亡。

考点:
羊水栓塞的概念

【病因】

通常在一定条件下,羊水中的胎脂、胎粪等有形物质进入母体血液循环,可引起羊水栓塞。羊水进入母体血液循环的途径及条件如下。

1. 羊水进入母体血液循环的途径 ①宫颈内静脉:宫颈内静脉壁破裂,是羊水进入母体的一个重要途径。主要见于宫颈扩张或剥离胎膜时造成静脉损伤。②胎膜周围血管:胎膜若发生破裂,胎膜与宫壁分离,在强烈宫缩的作用下可将羊水通过开放的血窦进入母体。③胎盘附着处静脉。④剖宫产子宫切口也是羊水进入的重要途径之一。

2. 羊水进入母体血液循环需具备的条件

(1)宫腔内压增高 主要见于宫缩剂使用不当导致宫缩过强、第二产程为使胎儿娩出而强力压迫子宫、羊水过多、巨大儿或多胎妊娠等。

（2）损伤　某些操作或手术可造成子宫壁损伤，如羊膜腔穿刺术、钳刮术等；宫颈裂伤或子宫破裂等。

（3）某些病理性妊娠因素　如前置胎盘、胎盘早剥等。

【病理生理】

羊水通过破裂的血窦进入母体血液循环，其有形物质可造成肺小血管阻塞，导致机体出现变态反应和凝血机制异常，进而引起机体的一系列病理生理变化。

1.肺动脉高压　羊水通过开放的血窦进入母体血液循环，其内的角化上皮细胞、胎儿毳毛、胎脂胎粪等有形成分在经肺动脉进入母体肺循环时，可作为栓子造成肺内小血管阻塞而引起肺动脉高压；羊水具有强促凝的特性，形成广泛的血栓，以致局部的肺小血管阻塞；此外，羊水中的前列腺素等物质反射性引起迷走神经兴奋，引起肺小血管痉挛加重，导致血管狭窄甚至阻塞；更重要的是羊水引起的 I 型变态反应，不但可以引起肺内小血管发生痉挛，而且可以造成小支气管发生痉挛，分泌物增多，从而影响肺通气和肺换气功能。有时，由 I 型变态反应引起的肺动脉压升高起主要作用，这对早孕钳刮时虽然羊水有形成分很少甚至没有，但也可发生羊水栓塞做出了合理的解释。肺动脉压增高，常可引起急性右心衰竭，并进而导致呼吸循环功能衰竭。

2.过敏性休克　羊水中的角化上皮细胞、胎儿毳毛、胎脂胎粪等有形成分可作为致敏原，可使母体发生 I 型变态反应，从而导致过敏性休克的发生。通常在羊水栓塞后立即出现血压骤降甚至消失等休克的表现，继而出现心肺功能衰竭的表现。

3.弥散性血管内凝血（DIC）　在妊娠中晚期，孕妇的血液凝血功能会发生变化，主要表现为凝血因子和纤维蛋白原明显增加，使血液呈高凝状态，而且羊水具有强促凝性，其中含有大量的促凝物质，可激发外源性凝血系统，使血管内产生大量微血栓，同时也造成了凝血因子和纤维蛋白原的大量消耗，羊水也存在纤溶激括酶，进而激活纤溶系统，从而使血液从高凝低溶状态转变成低凝高溶状态，血液不凝，由产后出血最终导致 DIC，休克进一步加重。

4.急性肾功能衰竭　由于心肺功能衰竭，可导致肾灌注不足、肾小血管内微血栓形成，从而引起肾急性缺血导致肾功能障碍和衰竭。

考点：
羊水栓塞的临床表现

【临床表现】

羊水栓塞多发生于分娩过程中，往往起病急，病情发展迅速，需早期识别。根据羊水栓塞的典型临床经过，可将其分为以下三个阶段。

1.休克　由变态反应引起的过敏性休克或由肺动脉高压引起的心力衰竭和急性循环呼吸衰竭导致的休克。在产程中发生的羊水栓塞，一般发生在第一产程末、第二产程宫缩较强时，有时也可在胎儿娩出后短时间内发生。部分患者可突然出现气急、寒战、烦躁不安、恶心、呕吐等前驱症状，继而出现呼吸困难、呛咳、发绀，心率加快，肺底部出现湿啰音，继而出现血压下降，面色苍白等表现。少数患者发病急骤，仅惊叫一声或打一哈欠，心跳呼吸骤停，血压迅速下降或消失，产妇迅速死亡。

2.DIC 引起的出血　患者度过第一阶段，继之发生凝血功能障碍，初期为高凝期，继而出现难以控制的全身广泛性出血，出现阴道大量流血，继之切口或针孔渗血，可伴有皮肤及黏膜出血，甚至出现消化道大出血。

3.急性肾功能衰竭 若在羊水栓塞后期,患者仍有少尿或无尿的表现,或者出现尿毒症的表现,则提示已经进入急性肾功能衰竭期。

需注意,羊水栓塞的典型临床表现通常按顺序出现,但少数不典型患者可表现为仅有阴道大量流血和休克,也有休克和出血的同时合并少尿、无尿者。若在钳刮术中出现羊水栓塞,其临床表现也可不典型,仅表现为在一过性呼吸急促、胸闷后,出现大量阴道流血。

【诊断】

根据相关病史并结合患者出现的临床表现,可初步诊断,并立即进行抢救。在抢救同时应抽取下腔静脉血,镜检有无羊水成分,若出现羊水成分,即可确诊。为帮助进行诊断和观察病情的进展情况,需同时做以下检查。

1.床边胸部 X 射线平片 若见双肺有沿肺门周围分布的弥散性点、片状浸润影,伴有轻度肺不张、右心扩大等表现,则对诊断会有所帮助。

2.床边心电图 提示右心房、右心室扩大,心肌缺血。

3.与 DIC 有关的实验室检查 主要包括凝血因子缺乏检查和凝血功能检查。

【处理】

考点:
　　羊水栓塞的处理

由于羊水栓塞病情发展快,一旦出现相关临床表现,应立即给予紧急处理。主要是解除肺动脉高压,改善低氧血症及纠正呼吸循环衰竭、抗过敏抗休克、防治 DIC 及肾衰。

1.解除肺动脉高压,改善低氧血症

(1)给氧 保持呼吸道通畅,立即给予高浓度面罩给氧,或行气管插管,人工呼吸机正压给氧,必要时行气管切开,保证供氧,预防和减轻肺水肿,改善重要脏器缺氧情况。

(2)解痉药物应用 解除肺动脉高压,改善缺氧,防止出现循环呼吸衰竭。①盐酸罂粟碱:解除肺动脉高压首选药,主要是由于盐酸罂粟碱可松弛平滑肌,对肺血管、冠状动脉及脑血管均有扩张作用,使小动脉阻力降低。用法:剂量为 30~90 mg,可加入 25% 葡萄糖注射液 20 mL 中,缓慢静脉注射。每日最大剂量为 300 mg。②氨茶碱:其作用为可扩张肺血管、支气管平滑肌及冠状动脉。用法:剂量为 250 mg,加入 25% 葡萄糖注射液 20 mL 中缓慢静脉注射。③阿托品:其作用为解除肺血管痉挛,抑制平滑肌痉挛。用法:心率慢时应用,剂量为 1 mg,每 15~30 min 静脉注射一次,直至患者面色潮红。④酚妥拉明:其作用为可通过解除肺血管痉挛,从而降低肺动脉阻力。用法:剂量为 5~10 mg,滴注速度为 0.3 mg/min。

2.抗过敏治疗 因羊水栓塞可能与过敏有关,因此在改善缺氧的同时,应早期使用糖皮质激素。常用药物有:①地塞米松,用法为先给予 20 mg 静脉注射,再给予 20 mg 静脉滴注维持;②氢化可的松,用法为先给予 100~200 mg 快速静脉滴注,以后静脉滴注 300~800 mg 维持。

3.抗休克治疗

(1)补充血容量 可用低分子右旋糖酐 500 mL 静脉滴注,并应给予补充新鲜血。因患者心功能多已受损,抢救过程中应做中心静脉压(CVP)测定,故可根据 CVP 的值调整输液速度和输液量。

（2）升压药物　在补足血容量后血压仍不回升时,可给予多巴胺10～20 mg加入10%葡萄糖注射液250 mL中,进行静脉滴注,可根据血压情况调节滴速。

4.纠正酸中毒　在心肺功能衰竭时,容易出现酸碱失衡及电解质代谢紊乱,因此,应行动脉血气分析和血清电解质测定。若有酸中毒,常用5%碳酸氢钠250 mL静脉滴注,及时应用能较快纠正休克和代谢失调。

5.抗心衰　脉快者可应用冠状动脉扩张剂,并应考虑较早给予毒毛花苷K 0.125～0.25 mg静脉缓注或西地兰0.4 mg加入10%葡萄糖注射液20 mL中静脉注射,必要时4～6 h重复用药。另外,还应注意保护心肌,常用辅酶A,细胞色素C和三磷酸腺苷。

6.防治DIC　控制DIC发生的关键是尽早应用抗凝剂;当发生纤溶亢进时,则应给予补充凝血因子及抗纤溶药物治疗。

（1）肝素　多在发病后短期内使用,此时血液处于高凝状态。用法:剂量为25～50 mg,加入5%葡萄糖注射液100 mL中,静脉滴注1 h。4～6 h后可再次给药,24 h总量不应超过150～200 mg。若肝素剂量过大,可有出血倾向,因此,在用药过程中,应监测凝血时间。肝素一旦过量,可用鱼精蛋白进行对抗。通常鱼精蛋白1 mg可对抗肝素100 U。

（2）补充凝血因子　应及时给予输新鲜血或输新鲜血浆、血小板悬液及补充纤维蛋白原等以补充凝血因子。

（3）抗纤溶药物　在纤溶亢进期的出血,可用氨甲苯酸0.1～0.3 g、氨甲环酸0.5～1.0 g或者氨基己酸4～6 g加入5%葡萄糖注射液100 mL中,静脉滴注。这些药物的作用主要是可对纤溶激活酶进行抑制或对抗,从而使纤溶酶原不被激活,进而使纤维蛋白不再溶解。

7.预防肾功能衰竭及预防感染

（1）预防肾功能衰竭　在肾功能衰竭阶段,应注意观察尿量。若已补足血容量,但是仍存在少尿的情况,可给予利尿剂呋塞米20～40 mg静脉注射或快速静脉滴注20%甘露醇注射液250 mL,有利于消除肺水肿,预防肾功能衰竭,并注意监测电解质,防止出现电解质紊乱。

（2）预防感染　由于患者肾功能多已受到影响,因此在选择广谱抗生素预防感染时,应注意选择对肾毒性较小的抗生素。

8.产科处理

（1）在分娩前出现羊水栓塞　原则上应在明显改善产妇呼吸循环功能,并且凝血功能障碍得到纠正后,再进行处理分娩。

（2）在第一产程出现羊水栓塞　为去除病因,应立即考虑行剖宫产术结束分娩。

（3）在第二产程出现羊水栓塞　应在抢救产妇的同时,应根据具体情况决定其分娩方式,若先露部已达坐骨棘下,可及时阴道助产结束分娩。

对一些无法控制的产后出血,为争取抢救时机,常行子宫切除术,可减少胎盘剥离面开放的血窦出血。

第三节 子宫破裂

在分娩期或妊娠晚期,子宫体部或子宫下段发生破裂称为子宫破裂。子宫破裂是产科极严重的并发症,常见于经产妇,若诊治不及时,可威胁母儿生命。近年来,随着产前检查和新法接生的普及,子宫破裂的发病率已显著下降。

考点:
子宫破裂的概念

【分类】

根据发生原因不同,可分为自发性破裂和创伤性破裂两种;根据发生时间不同,可分为分娩期破裂和妊娠期破裂两种;根据破裂程度不同,可分为不完全性破裂和完全性破裂两种;根据发生部位不同,可分为子宫下段破裂和子宫体部破裂两种。临床上,通常按照破裂程度不同进行分类。

【病因】

1.胎先露部下降受阻　这是导致子宫破裂最常见的原因。当有头盆不称、骨盆狭窄、软产道阻塞(如肿瘤、发育异常等)、胎儿异常(如脑积水、联体畸形等)或胎位异常(如横位等)时,均可使胎先露部下降受阻,为克服阻力引起强烈宫缩,可使子宫下段过度牵引而变薄,从而导致子宫破裂。

2.子宫瘢痕　若产妇曾行剖宫产术或者大的子宫肌瘤剔除术,由于临产后子宫收缩牵拉及宫腔内压力升高,可使子宫壁上的瘢痕发生断裂。宫体部瘢痕破裂常为完全性破裂,可于妊娠晚期出现自发性破裂;而子宫下段瘢痕破裂常为不完全性破裂,多发生于临产后。

3.手术损伤　植入性胎盘强行人工剥离胎盘时可造成子宫破裂;横位时,在未进行麻醉的情况下,实施内倒转术或毁胎术等,也可因操作器械或暴力造成子宫破裂;行臀牵引术时,若宫口未开全而强行娩出胎头,常可发生宫颈撕裂,也可累及子宫下段发生破裂。因此,分娩时手术操作不当、未掌握好适应证或操作粗暴常可导致子宫破裂。

4.子宫外伤　妊娠晚期时,若腹部受到撞击或其他外伤,有可能造成子宫裂伤甚至破裂。分娩时,为使胎儿尽快娩出,强行对腹部加压,也可导致子宫破裂。

5.宫缩剂使用不当　宫缩剂使用不当,如在胎儿娩出前肌内注射缩宫素或者缩宫素引产时使用剂量过大等,常可导致子宫收缩过强,甚至发生子宫破裂。

6.子宫肌壁病理改变　若子宫肌壁曾经受损,如曾有过人工剥离胎盘史、子宫穿孔史、多次刮宫史等,可于妊娠晚期发生子宫破裂。若有子宫发育不良或畸形,于妊娠后子宫肌层变薄,也可能发生子宫破裂。

考点:
子宫破裂的临床表现

【临床表现】

大多数子宫破裂发生于分娩期,主要见于经产妇。从子宫破裂整个发展过程而言,可分为先兆子宫破裂和子宫破裂两个阶段。但若出现损伤性破裂或者子宫瘢痕破裂,先兆子宫破裂表现常不明显,直接表现为子宫破裂。

(一)先兆子宫破裂

分娩过程中,当胎先露部入盆受阻或嵌于骨盆腔内,为克服阻力,子宫收缩会逐渐增强,在这种强有力的子宫收缩的作用下,子宫下段逐渐变薄变长,而子宫体则逐渐增厚变短,宫体与子宫下段之间形成明显环状凹陷,称病理缩复环(图12-5),此时产妇腹部呈葫芦形。由于宫体肌层收缩,病理性缩复环可逐渐上升达脐平甚至脐上。产妇此时常表现为下腹痛拒按,难以忍受,进而出现烦躁不安,呼吸加快,脉搏加速。由于膀胱长时间受到压迫,产妇可出现血尿或排尿困难。宫缩过强,影响胎儿血供,可出现胎动活跃,胎心率改变或听不清。若不及时处理,子宫将在病理缩复环处及其下方发生破裂。因此,先兆子宫破裂常表现为以下四点:病理性缩复环形成、胎心率改变、下腹部压痛及血尿。

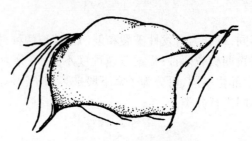

图12-5 先兆子宫破裂时腹部形状

(二) 子宫破裂

根据破裂程度,可分为两种情况:完全性子宫破裂和不完全性子宫破裂。

1. 完全性子宫破裂 指子宫肌层全部断裂,而且子宫浆膜层也发生断裂,此时,宫腔与腹腔已相通,胎儿及其附属物也常进入腹腔。子宫破裂瞬间,产妇突感腹部剧痛,呈撕裂样,随后宫缩停止,腹痛骤减,但很快腹痛重现,呈持续性,因内出血不断增加,产妇很快进入休克状态,表现为面色苍白,脉搏细数,呼吸表浅,血压下降。腹部检查:全腹明显压痛及反跳痛,在腹壁下可清楚地扪及胎体,在胎儿侧方可扪及子宫体,已明显缩小,胎心音消失,胎动也消失。阴道检查:阴道内可能有鲜血流出,因胎儿进入腹腔内可使胎先露部缩回,扩张的宫口明显缩小。若发生子宫后壁破裂,症状往往不典型,可通过行阴道检查扪及破裂口。

子宫瘢痕破裂者多发生在产程开始后,若按压子宫瘢痕部位有压痛,此时可能有局部肌层裂开,但胎膜未破,胎心通常良好。若不立即行剖宫产,胎儿可能经破裂口由宫腔进入腹腔,出现子宫破裂的表现。

2. 不完全性子宫破裂 指子宫肌层出现部分或全部断裂,但浆膜层尚保持完整,因此,宫腔与腹腔仍未相通,腹腔内也无明显出血,而且胎儿及其附属物尚留在宫腔内。腹部检查时可扪清子宫轮廓,在子宫不全破裂处可触及明显压痛。胎心音发生改变,多不规则或可消失。若破裂发生在子宫侧壁,则血可渗入子宫阔韧带两叶间,从而形成阔韧带内血肿,此时行腹部检查,可在宫体一侧触及一边界不清的包块,此包块逐渐增大,质软,并且有压痛。

【诊断及鉴别诊断】

1. 诊断 根据其分娩经过、相关病史并结合临床表现,诊断典型的子宫破裂并不困难。但诊断破裂口在子宫后壁,或症状体征不明显的不完全性子宫破裂等情况,难度明显增加。此时需行阴道检查,若发现宫口缩小,胎先露部上移,或触及破裂口等,再结合其既往手术史及临床表现可诊断。B型超声检查可协助诊断。

笔记栏

2. 鉴别诊断

（1）胎盘早剥　先兆子宫破裂不容易与胎盘早剥相鉴别。二者虽然都可出现剧烈腹痛,胎心率加快或减慢,内出血多时可出现面色苍白、血压下降等休克表现,但胎盘早剥患者常有妊高征病史、外伤史等,而且腹部检查时未发现病理性缩复环,子宫硬如板状,胎位触不清。行超声检查,于胎盘后可见有血肿出现。

（2）难产并发腹腔感染　个别难产病例产程延长,并且多次进行阴道检查,则有可能并发腹腔感染出现腹膜炎的表现,类似于子宫破裂,需与其进行鉴别。行阴道检查时,未见胎先露部升高,也未见宫口缩小,而且行腹部检查和超声检查发现,胎儿及其附属物仍位于宫腔内,子宫未见明显缩小。

【预防】

子宫破裂一旦发生,严重危及母儿生命,故应积极进行预防。做好各项预防工作,提高产科质量,大部分子宫破裂是可避免的。

1. 加强计划生育宣传及实施　减少多产及多次人工流产等高危因素。

2. 做好产前检查　有剖宫产史、产道异常、胎儿异常以及胎位异常等情况的孕妇应提前入院待产。

3. 严格掌握缩宫素使用指征　应用缩宫素前,要先检查产道及胎儿情况有无异常。若有明显头盆不称、胎位异常、巨大儿或者瘢痕子宫者,禁止应用缩宫素。缩宫素引产时要有专人观察或仪器监控,从小剂量低浓度开始缓慢静脉滴注,应用过程中要密切观察产程进展、宫缩及胎心情况。

4. 正确掌握剖宫产指征　对曾经行子宫体部切口剖宫产或者子宫下段剖宫产切口有裂伤及术后出现感染愈合不好的产妇,均需行剖宫产术结束分娩。

5. 正确处理产程　严密观察产程,凡出现胎先露下降受阻、产程延长者应仔细观察,注意是否存在头盆不称,若产妇出现下腹痛、病理性缩复环等先兆子宫破裂表现时应给予正确处理,避免发生子宫破裂。

6. 正确掌握阴道助产手术指征及方法　避免行中、高位产钳等损伤性较大的阴道助产术;宫口未开全时尽量避免阴道助产;横位时不宜做内转胎位术;术中操作时应适当,避免使用暴力。术后应认真检查软产道,若有裂伤应及时缝合修补。

考点:
　子宫破裂的处理

【处理】

1. 先兆子宫破裂　一经确诊,应立即采取措施抑制宫缩,可给予静脉全身麻醉或哌替啶 100 mg 肌内注射等,以缓解宫缩,同时应尽快行剖宫产术,防止子宫破裂。

2. 子宫破裂　一旦确诊,无论胎儿是否存活,为抢救产妇生命,均应在给予输血、输液等抢救休克的同时尽快行手术治疗。具体术式则需根据产妇状态和要求、子宫破裂的程度和破裂时间长短及感染程度来进行综合决定。若破口小且整齐,破裂时间短,感染轻微,并且有生育要求,则可行裂口修补术。若破口大且不整齐、破裂时间长或感染明显者,则应行子宫次全切除术。若破口累及宫颈,应行全子宫切术。若有阔韧带血肿,应找到活动性出血点并给予止血,同时将血块清除。无论有无感染,手术前后均应给予抗生素预防感染。

课后小结:

1. 产后出血最常见的病因为子宫收缩乏力,加强宫缩是止血的有效办法。

2.羊水栓塞主要表现为分娩过程中突然出现寒战、呼吸困难、血压下降及大量流血等,一旦怀疑出现羊水栓塞,应立即进行抢救,首选盐酸罂粟碱和糖皮质激素。

3.产妇一旦出现剧烈腹痛、病理性缩复环、胎心率改变及血尿等先兆子宫破裂征象时,应立即抑制子宫收缩并同时行剖宫产术。

同步练习

1.下列哪项情况不是先兆子宫破裂的临床表现　　　　　　　　　　　　　　　( )

 A.血压下降   B.出现病理性缩复环

 C.胎心不清   D.压痛明显

 E.疼痛剧烈

2.分娩期产妇一旦发现先兆子宫破裂,首选的措施是　　　　　　　　　　　　( )

 A.抗休克,静脉输液、输血   B.立即抑制宫缩

 C.行阴道助产,尽快结束分娩   D.大量抗生素预防感染

 E.立即剖宫产

3.引起产后出血最主要的原因是　　　　　　　　　　　　　　　　　　　　( )

 A.胎盘剥离不全   B.胎盘植入

 C.宫缩乏力   D.胎儿过大

 E.软产道损伤

4.宫缩乏力性出血的诊断要点,哪项是错误的　　　　　　　　　　　　　　( )

 A.出血呈间歇性   B.色暗红

 C.子宫柔软   D.按摩子宫后出血增多

 E.缩宫素治疗有效

5.经产妇36岁,孕40周,晨3时突然大量阴道出血,急诊来院,体检:BP 120/75 mmHg,尿蛋白(−),腹部检查:子宫高35 cm,胎头高浮,子宫前壁无压痛。阴道检查:阴道内有手拳大的凝血块,宫颈软,宫口开大一指,先露部未及胎盘组织。该产妇分娩后5 min突然发生烦躁不安,寒战,呕吐,咳嗽,呼吸困难,发绀,BP 80/40 mmHg,脉细弱,首先应考虑下列何种情况

　　　　　　　　　　　　　　　　　　　　　　　　　　　　　　　　　( )

 A.失血性休克   B.脑血管意外

 C.羊水栓塞   D.感染与休克

 E.子宫破裂

参考答案:1.A 2.B 3.C 4.D 5.C

(吴凤兰)

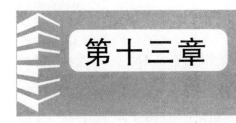

第十三章

正常产褥

学习目标

1. 掌握:产褥期生殖系统、乳房、血液循环系统及内分泌系统的变化。

2. 熟悉:产褥期消化系统、泌尿系统的变化;产褥期临床表现及计划生育指导。

3. 了解:产后一般情况的处理、产后检查。

从胎盘娩出至产妇全身各器官除乳腺外恢复至正常未孕状态所需的一段时期,称为产褥期,通常为 6 周。

第一节　产褥期母体变化

产褥期母体的变化包括全身各个系统,以生殖系统变化最为显著。

(一)生殖系统的变化

1.子宫　产褥期子宫变化最大。在胎盘娩出后子宫逐渐恢复至未孕状态的全过程,称为子宫复旧,一般为 6 周,其主要变化为宫体肌纤维缩复和子宫内膜的再生,同时还有子宫血管变化、子宫下段和宫颈的复原等。

(1)子宫体肌纤维缩复　子宫复旧不是肌细胞数目减少,而是肌浆中的蛋白质被分解排出,使细胞质减少致肌细胞缩小。随着子宫体肌纤维不断缩复,子宫体积及重量均发生变化。胎盘娩出后,子宫体逐渐缩小,于产后 1 周子宫缩小至约妊娠 12 周大小,在耻骨联合上方可触及。于产后 10 d,子宫降至骨盆腔内,腹部检查触不到宫底。子宫于产后 6 周恢复到妊娠前大小。子宫重量也逐渐减少,分娩结束时约为 1 000 g,产后 1 周时约为 500 g,产后 2 周时约为 300 g,产后 6 周恢复至 50～70 g。

(2)子宫内膜再生　胎盘、胎膜从蜕膜海绵层分离并娩出后,遗留的蜕膜分为两层,表层发生变性、坏死、脱落,形成恶露的一部分自阴道排出;接近肌层的子宫内膜基底层逐渐再生新的功能层,内膜缓慢修复,约于产后第 3 周,除胎盘附着部位外,宫腔表面均由新生内膜覆盖,胎盘附着部位全部修复需至产后 6 周。

考点:
　　生殖系统的变化

（3）子宫血管变化　子宫复旧导致开放的子宫螺旋动脉和静脉窦压缩变窄，数小时后血管内形成血栓，出血量逐渐减少直至停止。若在新生内膜修复期间，胎盘附着面因复旧不良出现血栓脱落，可导致晚期产后出血。

（4）子宫下段及宫颈变化　产后子宫下段肌纤维缩复，逐渐恢复为非孕时的子宫峡部。胎盘娩出后的宫颈外口呈环状如袖口。于产后2~3 d，宫口仍可容纳两指。产后1周后宫颈内口关闭，宫颈管复原。产后4周宫颈恢复至非孕时形态。分娩时宫颈外口3点及9点处常发生轻度裂伤，使初产妇的宫颈外口由产前圆形（未产型），变为产后"一"字形横裂（已产型）。

2.阴道　分娩后阴道腔扩大，阴道黏膜及周围组织水肿，阴道黏膜皱襞因过度伸展而减少甚至消失，致使阴道壁松弛及肌张力低。阴道壁肌张力于产褥期逐渐恢复，阴道腔逐渐缩小，阴道黏膜皱襞约在产后3周重新显现，但阴道于产褥期结束时仍不能完全恢复至未孕时的紧张度。

3.外阴　分娩后外阴轻度水肿，于产后2~3 d内逐渐消退。因会阴部血供丰富，故会阴部撕裂或会阴切口缝合后，均能在3~5 d内愈合。处女膜因分娩撕裂形成残缺的处女膜痕。

4.盆底组织　在分娩过程中，由于胎儿先露部长时间的压迫，使盆底肌肉和筋膜过度伸展至弹性降低，且常伴有盆底肌纤维的部分撕裂，若能于产褥期坚持做产后康复锻炼，盆底肌可能在产褥期内即恢复至接近未孕状态。若盆底肌及其筋膜发生严重撕裂造成盆底松弛，加之产褥期过早参加重体力劳动；或者分娩次数过多，且间隔时间短，盆底组织难以完全恢复正常，以上均是导致阴道壁脱垂及子宫脱垂的重要原因。

（二）乳房的变化

产后乳房的主要变化是泌乳。母乳喂养对母儿均有益处，哺乳有利于产妇生殖器官及相关器官组织得以更快的恢复。

1.泌乳机制

（1）妊娠期孕妇体内雌激素、孕激素、胎盘生乳素升高，使乳腺发育及初乳形成。当胎盘剥离娩出后，产妇血中雌激素、孕激素及胎盘生乳素水平急剧下降，抑制下丘脑分泌的催乳素抑制因子释放，在催乳素作用下，乳汁开始分泌。

（2）乳汁分泌很大程度依赖哺乳时婴儿的吸吮刺激。婴儿每次吸吮乳头时，来自乳头的感觉信号经传入神经纤维到达下丘脑，通过抑制下丘脑分泌的多巴胺及其他催乳素抑制因子，使腺垂体催乳素呈脉冲式释放，促进乳汁分泌。吸吮乳头还能反射性地引起神经垂体释放缩宫素，缩宫素使乳腺腺泡周围的肌上皮收缩，使乳汁从腺泡、小导管进入输乳导管和乳窦而喷出乳汁，此过程又称为喷乳反射。吸吮是保持乳腺不断泌乳的关键环节。不断排空乳房也是维持乳汁分泌的重要条件。

（3）由于乳汁分泌量与产妇营养、睡眠、情绪和健康状况密切相关，保证产妇休息、足够睡眠和可口营养丰富饮食，并避免精神刺激至关重要。

2.乳汁特点　初乳是指产后7 d内分泌的乳汁，呈淡黄色，质稠，含较多的蛋白质及无机盐，还有多种抗体，尤其是分泌型IgA，脂肪和乳糖含量少，易消化，是新生儿早期最理想的天然食物。7~14 d的乳汁称为过渡乳，接下来的乳汁逐渐转变为成熟乳，含蛋白质量逐渐减少，脂肪和乳糖含量逐渐增加。初乳及成熟乳均含大量免疫抗体，有助于新生儿抵抗疾病的侵袭。母乳中还含有无机盐、维生素和各种酶，对新生儿生长发育有重要作用。鉴于多数药物可经母血渗入乳汁中,故产妇于哺乳期间用药时,需考虑该药物对新生儿的影响。

(三)循环系统及血液的变化

伴随子宫胎盘血液循环终止及子宫缩复,大量血液从子宫涌入产妇体循环,加之妊娠期潴留的组织间液回吸收,产后 72 h 内,产妇循环血量可增加 15% ~ 25%,循环血量于产后 2~3 周恢复至未孕状态。

产褥早期血液仍处于高凝状态,有利于胎盘剥离创面形成血栓,减少产后出血量。血纤维蛋白原、凝血酶、凝血酶原于产后 2~4 周内降至正常。血红蛋白水平于产后 1 周左右回升。白细胞总数于产褥早期较高,可达 $(15~30) \times 10^9$/L,一般 1~2 周恢复正常。淋巴细胞稍减少,中性粒细胞增多,血小板数增多。红细胞沉降率于产后 3~4 周降至正常。

(四)消化系统的变化

妊娠期胃肠蠕动及肌张力均减弱,胃液中盐酸分泌量减少,产后需 1~2 周逐渐恢复。产后 1~2 d 内产妇常感口渴,喜进流食或半流食。产褥期活动减少,肠蠕动减弱,加之腹肌及盆底肌松弛,容易便秘。

(五)泌尿系统的变化

妊娠期体内潴留的多量水分主要经肾排出,故产后 1 周内尿量增多。妊娠期发生的肾盂及输尿管扩张,产后需 2~8 周恢复正常。在产褥期,尤其在产后 24 h 内,由于膀胱肌张力降低,对膀胱内压的敏感性降低,加之外阴切口疼痛、不习惯卧床排尿等可能导致尿潴留的发生。

(六)内分泌系统的变化

产后雌激素及孕激素水平急剧下降,至产后 1 周时已降至未孕时水平。胎盘生乳素于产后 6 h 已不能测出。催乳素水平因是否哺乳而异,哺乳产妇的催乳素于产后下降,但仍高于非妊娠时水平,吸吮乳汁时催乳素明显增高;不哺乳产妇的催乳素于产后 2 周降至非妊娠时水平。

月经复潮及排卵时间受哺乳影响。不哺乳产妇通常在产后 6~10 周月经复潮,在产后 10 周左右恢复排卵。哺乳产妇的月经复潮延迟,平均在产后 4~6 个月恢复排卵。产后较晚月经复潮者,首次月经来潮前多有排卵,故哺乳产妇月经虽未复潮,却仍有受孕可能。

(七)腹壁的变化

妊娠期出现的下腹正中线色素沉着,在产褥期逐渐消退。初产妇腹壁紫红色妊娠纹变成银白色陈旧妊娠纹。腹壁皮肤受增大的妊娠子宫影响,部分弹力纤维断裂,腹直肌出现不同程度分离,产后腹壁明显松弛,腹壁紧张度需在产后 6~8 周恢复。

课后小结:

1. 产褥期子宫复旧,宫底每天下降 1~2 cm,产后 10 d 子宫降至盆腔内。

2. 产后乳房的主要变化是泌乳。吸吮和排空乳房是乳汁分泌的重要条件。吸吮刺激促进两种激素的分泌,一种是泌乳素,另一种是催产素。泌乳素促进乳汁的产生,催产素促进乳汁的排出。

第二节 产褥期临床表现

1.生命体征 产后体温多数在正常范围内。体温可在产后24 h内略升高,一般不超过38 ℃,可能与产程延长致过度疲劳有关。产后3~4 d出现乳房血管、淋巴管极度充盈,乳房胀大,伴37.8~39 ℃发热,称为泌乳热,一般持续4~16 h,体温即下降,不属病态,但需排除其他原因尤其是感染引起的发热。产后脉搏在正常范围内,一般略慢,每分钟在60~70次。产后呼吸深慢,一般每分钟14~16次,是由于产后腹压降低,膈肌下降,由妊娠期的胸式呼吸变为胸腹式呼吸所致。产褥期血压维持在正常水平,变化不大。

2.子宫复旧 胎盘娩出后,子宫圆而硬,宫底在脐下一指。产后第1日略上升至脐平,以后每日下降1~2 cm,至产后10 d子宫降入骨盆腔内。

3.产后宫缩痛 在产褥早期因子宫收缩引起下腹部阵发性剧烈疼痛,称为产后宫缩痛。于产后1~2 d出现,持续2~3 d自然消失,多见于经产妇。哺乳时反射性缩宫素分泌增多使疼痛加重,不需特殊用药。

4.恶露 产后随子宫蜕膜脱落,含有血液、坏死蜕膜等组织经阴道排出,称为恶露。恶露有血腥味,但无臭味,持续4~6周,总量为250~500 mL。因其颜色、内容物及时间不同,恶露分为血性恶露、浆液恶露及白色恶露。

(1)血性恶露 因含大量血液得名,色鲜红,量多,有时有小血块。镜下见多量红细胞、坏死蜕膜及少量胎膜。血性恶露持续3~4 d。出血逐渐减少,浆液增加,转变为浆液恶露。

(2)浆液恶露 因含多量浆液得名,色淡红。镜下见较多坏死蜕膜组织、宫腔渗出液、宫颈黏液,少量红细胞及白细胞,且有细菌。浆液恶露持续10 d左右,浆液逐渐减少,白细胞增多,变为白色恶露。

(3)白色恶露 因含大量白细胞,色泽较白得名,质黏稠。镜下见大量白细胞、坏死蜕膜组织、表皮细胞及细菌等。白色恶露约持续3周干净。

若子宫复旧不全或宫腔内残留胎盘、多量胎膜或合并感染时,恶露增多,血性恶露持续时间延长并有臭味。

5.褥汗 产后1周内皮肤排泄功能旺盛,排出大量汗液,以夜间睡眠和初醒时更明显,不属病态。

课后小结:

1.产后恶露分为三种。血性恶露持续3~4 d;浆液恶露持续10 d左右;白色恶露约持续3周干净。

2.正常恶露有血腥味,但无臭味,持续4~6周。

第三节 产褥期处理及保健

产褥期母体各系统变化很大,虽属生理范畴,若处理和保健不当可转变为病理情况。

1. 产后 2 h 内的处理　产后 2 h 内极易发生严重并发症,如产后出血、子痫、产后心力衰竭等,故应在产房内严密观察产妇的生命体征、子宫收缩情况及阴道流血量,并注意宫底高度及膀胱是否充盈等。最好用弯盘放于产妇臀下收集阴道流血量。若发现子宫收缩乏力,应按摩子宫并肌内注射子宫收缩剂(缩宫素、前列腺素或麦角新碱)。若阴道流血量虽不多,但子宫收缩不良、宫底上升者,提示宫腔内有积血,应挤压宫底排出积血,并给予子宫收缩剂。若产妇自觉肛门坠胀,提示有阴道后壁血肿的可能,应在进行肛查确诊后及时给予处理。在此期间还应协助产妇首次哺乳。若产后 2 h 一切正常,将产妇连同新生儿送回病室,仍需勤巡视。

2. 饮食　产后 1 h 可让产妇进流食或清淡半流食,以后可进普通饮食。食物应富有营养、足够热量和水分。若哺乳,应多进食蛋白质、热量丰富的食物,并适当补充维生素和铁剂,推荐补充铁剂 3 个月。

3. 排尿与排便　产后 5 d 内尿量明显增多,应鼓励产妇尽早自行排尿。产后 4 h 内应让产妇排尿。若排尿困难,除鼓励产妇坐起排尿,解除怕排尿引起疼痛的顾虑外,可选用以下方法:①用热水熏洗外阴,用温开水冲洗尿道外口周围诱导排尿。热敷下腹部,按摩膀胱,刺激膀胱肌收缩。②针刺关元、气海、三阴交、阴陵泉等穴位。③肌内注射甲硫酸新斯的明 1 mg,兴奋膀胱逼尿肌促进其排尿。若使用上述方法均无效时应予导尿,留置导尿管 1~2 d,并给予抗生素预防感染。

产后因卧床休息、食物缺乏纤维素,加之肠蠕动减弱,产褥早期腹肌、盆底肌张力降低,容易发生便秘,应鼓励产妇多吃蔬菜及早日下床活动。若发生便秘,可口服缓泻剂。

4. 观察子宫复旧及恶露　每日应于同一时间手测宫底高度,以了解子宫复旧情况。测量前应嘱产妇排尿。每日应观察恶露数量、颜色及气味。若子宫复旧不全,红色恶露增多且持续时间延长时,应及早给予子宫收缩剂。若合并感染,恶露有腐臭味且有子宫压痛,应给予广谱抗生素控制感染。

5. 会阴处理　用 0.05% 聚维酮碘液擦洗外阴,每日 2~3 次,平时应尽量保持会阴部清洁及干燥。会阴部有水肿者,可用 50% 硫酸镁液湿热敷,产后 24 h 后可用红外线照射外阴。会阴部有缝线者,应每日检查切口有无红肿、硬结及分泌物。于产后 3~5 d 拆线。若伤口感染,应提前拆线引流或行扩创处理,并定时换药。

6. 观察情绪变化　经历妊娠及分娩的激动与紧张后,精神极度放松,对哺育新生儿的担心、产褥期的不适等,均可造成产妇情绪不稳定,尤其在产后 3~10 d,可表现为轻度抑郁。应帮助产妇减轻身体不适,并给予精神关怀、鼓励、安慰,使其恢复自信。抑郁严重者,需服抗抑郁药物治疗。

7. 乳房护理　推荐母乳喂养,按需哺乳。母婴同室,做到早接触、早吸吮。重视心理护理的同时,指导正确哺乳方法。于产后半小时内开始哺乳,此时乳房内乳量虽少,可通过新生儿吸吮动作刺激泌乳。哺乳的时间及频率取决于新生儿的需要及乳母感到奶胀的情况。哺乳前,母亲应洗手并用温开水清洁乳房及乳头。哺乳时,母亲及新生儿均应选择最舒适位置,一手拇指放在乳房上方,余四指放在乳房下方,将乳头和大部分乳晕放入新生儿口中,用手扶托乳房,防止乳房堵住新生儿鼻孔。让新生儿吸空一侧乳房后,再吸吮另一侧乳房。哺乳后佩戴合适棉质乳罩。每次哺乳后,应将新生儿抱起轻拍背部 1~2 min,排出胃内空气以防吐奶。对于阳光照射有限的新生儿,美国儿科协会(2008 年)推荐最初 2 个月每日补充维生素 D 400 IU。哺乳期以 1 年为宜,并可根据母亲及婴儿的意愿持续更久。乳汁确实不足时,应及时补充按比例稀释的牛奶。哺乳开始后,遇下述情况应分别处理:

(1)乳胀　多因乳房过度充盈及乳腺管阻塞所致。哺乳前湿热敷 3~5 min,并按摩、拍打抖动乳房,频繁哺乳、排空乳房。

(2)催乳　若出现乳汁不足,鼓励乳母树立信心,指导哺乳方法,按需哺乳、夜间哺乳,适当调节饮食,喝营养丰富的汤类饮食。

(3)退奶　产妇因病不能哺乳,应尽早退奶。最简单的退奶方法是停止哺乳,不排空乳房,少食汤汁,但有半数产妇会感到乳房胀痛。佩戴合适胸罩,口服镇痛药物,2~3 d 后疼痛减轻。目前不推荐用雌激素或溴隐亭退奶。其他的退奶方法有:①生麦芽 60~90 g,水煎当茶饮,每日 1 剂,连服 3~5 d;②芒硝 250 g 分装两纱布袋内,敷于两乳房并包扎,湿硬时更换。

(4)乳头皲裂　轻者可继续哺乳。哺乳前湿热敷 3~5 min,挤出少许乳汁,使乳晕变软,以利新生儿含吮乳头和大部分乳晕。哺乳后挤少许乳汁涂在乳头和乳晕上,短暂暴露和干燥,也可涂抗生素软膏或 10% 复方苯甲酸酊。皲裂严重者应停止哺乳,可挤出或用吸乳器将乳汁吸出后喂给新生儿。

8.预防产褥中暑　产褥期因高温环境使体内余热不能及时散发,引起中枢性体温调节功能障碍的急性热病,称为产褥中暑,表现为高热、水电解质紊乱,循环衰竭和神经系统功能损害等。本病虽不多见,但起病急骤,发展迅速,处理不当能遗留严重后遗症,甚至死亡。本病常见原因是由于旧风俗习惯怕产妇"受风"而要求关门闭窗,包头盖被,使居室和身体小环境均处在高温、高湿状态,影响产妇出汗散热,导致体温调节中枢功能衰竭而出现高热、意识丧失和呼吸循环功能衰竭等中暑表现。临床诊断根据病情程度分为以下几种。①中暑先兆:发病前多有短暂的先兆症状。表现为口渴、多汗、心悸、恶心、胸闷、四肢无力。此时体温正常或低热。②轻度中暑:中暑先兆未能及时处理,产妇体温逐渐升高达38.5 ℃以上,随后出现面色潮红、胸闷、脉搏增快、呼吸急促、口渴、痱子满布全身。③重度中暑:产妇体温继续升高达 41~42 ℃,呈稽留热型,可出现面色苍白、呼吸急促、谵妄、抽搐、昏迷。如果处理不及时在数小时内可因呼吸、循环衰竭而死亡。幸存者也常遗留中枢神经系统不可逆的后遗症。诊断需注意与产后子痫、产褥感染、败血症等相鉴别。治疗原则是立即改变高温和不通风环境,迅速降温,及时纠正水、电解质紊乱及酸中毒。其中迅速降低体温是抢救成功的关键。应做好卫生宣教,破除旧风俗习惯,居室保持通风,避免室温过高,产妇衣着应宽大透气,有利于散热,以舒适为宜。正确识别产褥中暑先兆症状对及时正确的处理十分重要。

产褥期保健的目的是防止产后出血、感染等并发症产生,促进产后机体生理功能恢复。

1.饮食起居　合理饮食,保持身体清洁,产妇居室应清洁通风,注意休息,至少3 周以后才能进行全部家务劳动。

2.适当活动及做产后康复锻炼　产后尽早适当活动,经阴道自然分娩的产妇,产后 6~12 h 内即可起床轻微活动,于产后第 2 天可在室内随意走动。行会阴后–侧切开或行剖宫产的产妇,可适当推迟活动时间。待拆线后伤口不感疼痛时,也应做产后康复锻炼。产后康复锻炼有利于体力恢复、排尿及排便,避免或减少静脉栓塞的发生,且能使盆底及腹肌张力恢复。产后康复锻炼的运动量应循序渐进。

3.计划生育指导　若已恢复性生活,应采取避孕措施,哺乳者以工具避孕为宜,不哺乳者可选用药物避孕。

4.产后检查　包括产后访视和产后健康检查两部分。产妇出院后,由社区医疗保健人员在产妇出院后3 d、产后14 d和产后28 d分别做3次产后访视,了解产妇及新生儿健康状况,内容包括:①了解产妇饮食、睡眠等一般状况;②检查乳房,了解哺乳情况;③观察子宫复旧及恶露;④观察会阴切口、剖宫产腹部切口;⑤了解产妇心理状况。若发现异常应及时给予指导。

产妇应于产后6周去医院常规随诊,包括全身检查及妇科检查。前者主要测血压、脉搏,查血、尿常规,了解哺乳情况,若有内科合并症或产科合并症应做相应检查;后者主要观察盆腔内生殖器是否已恢复至非孕状态;同时应带婴儿在医院做一次全面检查。

课后小结:

1.产褥期禁止性生活,产后6周应避孕。

2.产后2 h内极易发生严重并发症,故应在产房内严密观察产妇的生命体征。

3.推荐母乳喂养,按需哺乳。

同步练习

1.正常产褥期母体生殖器官逐渐恢复的描述正确的是　　　　　　　　　　( )

 A.宫体恢复至非孕大小需时4周   B.宫颈外形于产后3 d恢复至未孕状态

 C.于产后2周宫颈完全恢复至正常状态 D.于产后10 d,腹部检查扪不到宫底

 E.于产后4周,宫腔表面除胎盘附着处均由新生内膜修复

2.胎盘附着面的子宫内膜完全修复的时间是产后　　　　　　　　　　　( )

 A.2周   B.3周

 C.4周   D.5周

 E.6周

3.关于泌乳过程正确的是　　　　　　　　　　　　　　　　　　　( )

 A.雌激素虽促进乳腺发育,但对泌乳无影响 B.产后是低雌激素、高孕激素水平

 C.下丘脑分泌的催乳激素是乳汁分泌的基础 D.吸吮是乳腺持续不断泌乳的关键

 E.吸吮使乳腺腺泡周围上皮细胞收缩

4.产褥期子宫的表现正确的是　　　　　　　　　　　　　　　　　( )

 A.产后第1日宫底降到脐下一指   B.宫底平均每日下降3～4 cm

 C.产后宫缩痛于产后1～2 d出现,常需用止痛药 D.产后3周子宫降入盆腔

 E.哺乳可使产后宫缩痛加重

5.恶露的特点正确的是　　　　　　　　　　　　　　　　　　　　( )

 A.血性恶露含有坏死蜕膜及少量胎膜 B.血性恶露持续4～5 d

 C.浆液性恶露不含细菌   D.浆液性恶露持续3 d左右

 E.白色恶露含少量胎膜

参考答案:1.D　2.E　3.D　4.E　5.A

(郭兰春　姚素环)

第十四章

异常产褥

🌀 学习目标

1. 掌握:产褥感染、产褥病率、晚期产后出血的概念。

2. 熟悉:产褥感染、晚期产后出血的临床表现、治疗原则;产褥期抑郁症的诊断标准。

3. 了解:产褥感染、晚期产后出血的病因;产褥期抑郁症的治疗原则。

第一节　产褥感染

考点:
1. 产褥感染、产褥病率定义
2. 引起产褥病率的主要病因

产褥感染是指分娩时及产褥期生殖道受病原体侵袭,引起局部或全身的炎症变化。发病率为6%,是产妇死亡的四大原因之一。分娩24 h后至10 d内,每日4次测量体温,间隔时间4 h,体温有2次达到或超过38 ℃,称为产褥病率。造成产褥病率的原因以产褥感染为主,也可由乳腺炎、上呼吸道感染、泌尿系统感染等引起。产褥感染、产后出血、妊娠合并心脏病、严重的妊娠期高血压疾病是导致孕产妇死亡的四大原因。

【病因】

1. 诱因　女性生殖道有一定的防御功能和自净作用,分娩降低或破坏了这种防御作用,增加了病原体入侵生殖道的机会。如产妇体质虚弱、孕期贫血造成机体抵抗力下降,妊娠晚期性生活、胎膜早破、产程延长、阴道手术助产等,均可成为产褥感染的诱因。

2. 病原体种类　正常女性阴道内寄生着大量需氧菌、厌氧菌、真菌、衣原体及支原体,可分为致病微生物和非致病微生物。有些非致病微生物在特定的条件下也可致病,致病微生物也需要达到一定数量或机体抵抗力下降时才会致病。

(1)需氧菌

1)链球菌　以β-溶血性链球菌致病性最强,能产生外毒素和溶组织酶,促使病变扩散迅速,导致严重感染。

2)杆菌　以大肠埃希菌、克雷伯菌属、变形杆菌多见,能产生内毒素,引起菌血症及感染性休克。

3)葡萄球菌　主要为表皮葡萄球菌及金黄色葡萄球菌,多为外源性感染所致,前者多见于混合感染,后者感染较为严重,并对青霉素产生耐药性。

（2）厌氧菌　通常来源于患者自身,多为内源性感染。其主要特征是化脓,有明显的脓肿形成及组织破坏性。

（3）支原体与衣原体　近年来感染有所增加,有致病作用的支原体主要是解脲支原体和人型支原体,衣原体主要为沙眼衣原体,其感染多无明显症状,临床表现轻微。

3.感染来源

（1）外源性感染　指外界病原体侵入生殖道引起的感染。被污染的衣物、用具、物品、各种手术器械、不洁性交、分娩期多次肛查及不规范阴道检查、产后卫生习惯差均可引起感染。

（2）内源性感染　正常孕妇生殖道及其他部位寄生的病原体,多数并不致病,当出现感染诱因时均可引起产褥感染。研究表明,内源性感染不仅可导致产褥感染,还可通过胎盘、羊水间接感染胎儿,导致流产、早产、胎膜早破、死胎等。

【病理及临床表现】

发热、疼痛、异常恶露是产褥感染的三大症状。产褥早期发热的最常见原因是脱水,但在2~3 d低热后突然出现高热,应考虑感染可能。由于感染部位、程度、扩散范围不同,临床表现不同。

1.急性外阴、阴道、宫颈炎　分娩时会阴部损伤或手术产导致感染,患者自觉会阴部疼痛,且伴有低热。表现为局部伤口充血、水肿,有脓性分泌物,拆线后伤口裂开,脓液流出;阴道感染表现为黏膜充血或溃疡,严重者可形成尿瘘;宫颈轻度裂伤引起炎症,症状多不明显,若发生深度裂伤,感染可向深部蔓延,引起盆腔结缔组织炎,甚至败血症。

2.子宫感染　包括急性子宫内膜炎、子宫肌炎。病原体经胎盘剥离面侵入,扩散到子宫蜕膜层称子宫内膜炎,侵入子宫肌层称子宫肌炎。两者常伴发,为产褥感染最常见的病变。由于子宫内膜充血、坏死,表现为低热,腹痛,恶露增多有臭味;子宫肌炎时,则子宫复旧不良,有压痛,严重者可出现高热、头痛、寒战,白细胞增高等感染征象。

3.急性盆腔结缔组织炎和急性附件炎　多为子宫感染病灶中的病原体沿宫旁淋巴管播散引起盆腔结缔组织炎,波及输卵管、卵巢时形成附件炎。如炎症未能得到控制,可继续沿子宫阔韧带扩散,直达盆壁、髂窝或直肠阴道隔。患者可有持续高热、寒战、下腹痛,检查有明显压痛、宫旁组织增厚,有时可触及包块。

4.急性盆腔腹膜炎及弥漫性腹膜炎　炎症继续蔓延至子宫浆膜,形成盆腔腹膜炎;炎症扩散至腹腔,发展成为弥漫性腹膜炎。患者出现全身中毒症状,如高热、恶心、腹胀。检查时下腹部有明显压痛、反跳痛及肌紧张。大量炎性渗液形成局限性脓肿,波及肠管、膀胱,可出现肠粘连及排尿困难。急性期若不及时彻底治疗可转为慢性盆腔炎而导致不孕。

5.血栓静脉炎　常见血栓性静脉炎有两类,即盆腔内血栓静脉炎及下肢血栓静脉炎。多为厌氧性链球菌感染。盆腔内血栓静脉炎常侵及子宫静脉、卵巢静脉,髂内、髂总及阴道静脉,病变常为单侧,多发生于产后1~2周,表现寒战、高热、反复发作,持续数周,与盆腔结缔组织炎不易鉴别。下肢血栓静脉炎,病变多在股静脉、腘静脉及大隐静脉,表现为弛张热,下肢痛,局部静脉压痛或触之硬索状,因下肢血流受阻,引起下肢水肿,皮肤发白,故称"股白肿"。

6.脓毒血症及败血症　感染血栓脱落进入血液循环引起脓毒血症,若细菌大量进

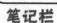

入血液循环并繁殖形成败血症,表现为持续高热、寒战,有明显中毒症状,严重威胁患者的生命。

【诊断】

1.病史　详细询问有无感染诱因的存在,排除引起产褥病率的其他感染性疾病。对产后发热者,应首先考虑产褥感染。

2.检查　通过全身检查、妇科双合诊或三合诊,可基本确定感染的部位和严重程度,必要时可行 B 型超声、CT、磁共振成像等检测,能对感染形成的炎性包块、脓肿及静脉血栓做出准确的定位及定性诊断。

3.确定病原体　病原体的鉴别对产褥感染的诊断与治疗非常重要,可采用病原体培养及药敏试验、分泌物涂片检查及病原体抗体和特异抗体检测。检测血清 C 反应蛋白>8 mg/L,有助于早期诊断感染。

【鉴别诊断】

主要应与泌尿系统感染、急性乳腺炎和上呼吸道感染相鉴别。

【治疗】

1.一般治疗　注意水分及营养的补充,贫血严重者应少量多次输血或血浆,以增加机体抵抗力。产妇宜取半卧位,利于恶露排出和炎症局限于盆腔内。高热时应物理降温。

2.抗生素治疗　未能确定病原体时,应根据临床表现及临床经验,选用广谱抗生素,以后根据药敏试验结果及病情发展适当调整。给药时间和途径要恰当,给药剂量要充足。感染中毒症状严重者,可短期加用肾上腺皮质激素,以提高机体应激能力。

3.肝素治疗　血栓静脉炎时,经大量抗生素治疗体温不降者,可用肝素,即150 U/(kg·d)加于5%葡萄糖注射液500 mL 中静脉滴注,6 h 一次,体温下降后改为每日2次,连用4~7 d。也可用尿激酶40万 U 加入0.9%氯化钠注射液或5%葡萄糖注射液500 mL 中,静脉滴注10 d,用药期间监测凝血功能。同时还可口服双香豆素、双嘧达莫等,也可用活血化瘀的中药治疗。

4.局部病灶处理　经抗生素治疗2~3 d 后,清除宫腔残留物,有盆腔脓肿应及时切开引流。子宫感染严重,经积极治疗无效,炎症继续扩散,出现不能控制的出血、败血症或脓毒血症时,应及时行子宫切除术,清除感染源,抢救患者生命。

【预防】

1.加强孕期保健和卫生宣传教育,妊娠末期应避免性生活及盆浴,及时治疗贫血,注意营养,增强体质。

2.孕前及时治疗外阴炎、阴道炎、宫颈炎等;严格无菌操作,正确处理各产程,防止产程过长、产道损伤和产后出血。产后仔细检查胎盘、胎膜是否完整,软产道有无损伤,发现异常及时处理。产褥期应保持会阴清洁,鼓励产妇早日下床活动。

3.有胎膜早破、产程延长、手术产者,应给予抗生素预防感染。

第二节　晚期产后出血

考点:
　晚期产后出血的定义、最常见病因及发病时间

分娩24 h 以后,在产褥期内发生的子宫大量出血,称晚期产后出血。多于产后

1~2周发病,但也有迟至6~8周者。阴道流血持续或间断,也可表现为急性大量出血,常伴有低热、寒战,且常因失血过多导致重度贫血或休克。

【病因和临床表现】

1. 胎盘、胎膜残留　为阴道分娩最常见的原因,常发生在产后10 d左右。残留的胎盘或副胎盘组织发生变性、机化、坏死,可形成胎盘息肉,当坏死组织脱落时,暴露基底部受损血管引起大量出血。临床表现为血性恶露不净,反复出血或大量出血。检查发现子宫复旧不全,宫口松,可触及胎盘残留组织。

2. 蜕膜残留　正常蜕膜在产后一周内脱落排出。若蜕膜长时间不排出,可影响子宫复旧,继发子宫内膜炎,引起晚期产后出血。

3. 子宫胎盘附着部位复旧不全　子宫胎盘附着面血管在分娩后即有血栓形成、机化,使管腔变窄闭塞,出血逐渐减少。该部位子宫内膜的修复需6~8周。若胎盘附着面发生感染或复旧不全,血栓脱落、血窦重新开放可引起出血,常发生在产后2周左右,检查时发现子宫大而软,宫口松,阴道及宫口有血块阻塞。

4. 剖宫产术后子宫切口裂开　常发生在子宫下段剖宫产横切口两侧端。主要原因是切口位置选择不当,也可因为切口缝合技术不当所致。多发生于剖宫产术后2~3周,常引起患者贫血甚至休克。

5. 其他　妊娠合并凝血功能障碍性疾病、产后子宫黏膜下肌瘤、子宫滋养细胞肿瘤等均可引起晚期产后出血。

【诊断】

1. 病史　详细询问分娩方式、手术方式及术后恢复情况,患者常有产后恶露不净,有臭味,反复或突然阴道大出血史。

2. 症状和体征　患者可有腹痛和发热。在输液、备血、纠正休克及有抢救条件的前提下行双合诊检查,可发现子宫大而软,宫口开大,可触及血块或残留组织。对子宫下段剖宫产者,应以示指轻触切口部位,注意其愈合情况。

3. 辅助检查　血尿常规化验及宫腔分泌物培养或涂片检查,有助于了解感染与贫血情况。B型超声了解有无宫内组织残留、子宫切口愈合情况。若有宫内刮出物应送病检明确诊断。

【治疗】

1. 阴道出血少或中等量出血者,应给予宫缩剂和足量抗生素,促使子宫收缩及控制感染。

2. 怀疑有胎盘、胎膜、蜕膜残留或胎盘附着部位复旧不全者,在备血并做好开腹手术准备的前提下行清宫术,术中动作轻柔,刮出物送病检以明确诊断,术后继续应用宫缩剂及抗生素。

3. 剖宫产术后子宫切口裂开,出血量少应住院严密观察阴道出血情况,并给予抗生素。大出血时应及时抢救,并做开腹探查,若组织坏死范围小,患者又无子女,可选择清创缝合及髂内动脉、子宫动脉结扎止血保留子宫;若组织坏死范围大,必要时切除子宫。

4. 肿瘤引起的阴道出血,应按肿瘤性质、部位做相应处理。

【预防】

1. 产后仔细检查胎盘、胎膜,如有残缺,应及时清宫;若疑有胎盘残留,以行宫腔探查为宜,术后给予足够抗生素预防感染。

2. 剖宫产时注意切口位置选择及缝合技巧,避免子宫下段横切口两侧角部撕裂并合理缝合。

3. 严格按照无菌操作要求做好各项操作。

【院前急救】

出血多者,先给预防休克处理;已出现休克征象时,先做输液、输血、给氧等急救处理,然后迅速转院。切忌在无手术条件情况下探刮子宫腔。

第三节　产褥期抑郁症

产褥期抑郁症(postpartum depression,PPD)是指产妇在产褥期出现抑郁症状,是产褥期精神综合征中最常见的一种类型。有关其发生率,国外报道约为30%。通常在产后2周出现症状,表现为易激惹、恐惧、焦虑、沮丧和对自身及新生儿健康过度担忧,常失去生活自理及照料新生儿的能力,有时还会陷入错乱或嗜睡状态。

【临床表现】

①情绪改变:心情压抑、沮丧、情绪淡漠,甚至焦虑、恐惧、易怒,夜间加重;有时表现为孤独、不愿见人或伤心、流泪。②自我评价降低:自暴自弃、自罪感,对身边人充满敌意,与家人、丈夫关系不协调。③创造性思维受损,主动性降低。④对生活缺乏信心,觉得生活无意义,厌食、睡眠障碍、易疲倦、性欲减退。严重者甚至有绝望、自杀或杀婴倾向,有时陷于错乱或昏睡状态。

考点:
产褥期抑郁症的诊断标准

【诊断】

产褥期抑郁症至今尚无统一的诊断标准。美国精神病学会(1994年)在《精神疾病的诊断与统计手册》一书中,制定了产褥期抑郁症的诊断标准。详见表14-1。

产褥期抑郁症诊断困难,产后常规进行自我问卷调查对早期发现和诊断很有帮助。

【鉴别诊断】

需排除器质性精神障碍或精神活性物质和非成瘾物质所导致的抑郁症。

【治疗】

产褥期抑郁症通常需要治疗,包括心理治疗及药物治疗。

1. 心理治疗　通过心理咨询,以解除致病的心理因素(如婚姻关系紧张、想生男孩却生女孩、既往有精神障碍史等)。对产妇多加关心和无微不至照顾,尽量调整好家庭中的各种关系,指导其养成良好睡眠习惯。

2. 药物治疗　应用抗抑郁药物,尽量选用不进入乳汁的药物,首选5-羟色胺再吸收抑制剂。

(1)5-羟色胺再吸收抑制剂　帕罗西汀以20 mg为开始剂量,每日早餐时1次,逐渐增至 50 mg 口服(体弱者 40 mg);盐酸舍曲林以 50 mg 为开始剂量,每日 1 次,与食物同服。数周后逐渐增至每日 200 mg。常用剂量为每日 50～100 mg,最大剂量为每日 150～200 mg(此量不得连续应用超 8 周)。需长期应用者,需用最低有效量。

(2)三环类抗抑郁药 阿米替林常用量开始一次 25 mg,每日 2～3 次,然后根据病情和耐受情况逐渐增至每日 150～250 mg,分 3 次口服,最高剂量一日不超过 300 mg,维持量每日 50～150 mg。

表 14-1 产褥期抑郁症的诊断标准

1.在产后 2 周内出现下列 5 条或 5 条以上的症状,必须具备(1)(2)两条
(1)情绪抑郁
(2)对全部或多数活动明显缺乏兴趣或愉悦
(3)体重显著下降或增加
(4)失眠或睡眠过度
(5)精神运动性兴奋或阻滞
(6)疲劳或乏力
(7)遇事皆感毫无意义或自罪感
(8)思维能力减退或注意力不集中
(9)反复出现死亡的想法
2.在产后 4 周内发病

【预防】

产褥期抑郁症的发生受社会因素、心理因素及妊娠因素的影响,故应加强对孕产妇的精神关怀,利用孕妇学校等多种渠道普及有关妊娠、分娩知识,减轻孕妇对妊娠、分娩的恐惧心理,做好自我保健。

【预后】

产褥期抑郁症预后良好,约 70% 患者于 1 年内治愈,仅极少数患者持续 1 年以上。但再次妊娠,约有 20% 复发率。其下一代的认知能力可能受到一定影响。

课后小结:

1.产褥感染是指分娩时及产褥期生殖道受病原体侵袭引起局部或全身的炎症变化,是常见的产妇死亡原因之一。

2.产褥病率是指分娩 24 h 后至 10 d 内,每日 4 次测量体温,间隔时间 4 h,体温有 2 次达到或超过 38 ℃。

3.产褥病率最常见的原因是产褥感染。

4.产褥感染的临床类型以子宫感染(包括急性子宫内膜炎、子宫肌炎)最常见,多在产后 3～4 d 发病。应指导产妇采取半卧位,促进恶露引流,防止感染扩散。

5.下肢血栓静脉炎表现为弛张热、下肢持续性疼痛、水肿,皮肤发白,称"股白肿"。

6.分娩 24 h 后,在产褥期内发生的子宫大出血,称晚期产后出血,以产后 1～2 周发病最常见。

7.晚期产后出血最常见的原因为胎盘、胎膜残留,多发生于产后 10 d 左右。表现为恶露持续时间长,反复或大量流血。

8.子宫胎盘附着面感染或复旧不全多发生在产后 2 周左右,表现为突然大量阴道出血,子宫大而软,宫口有血块堵塞。

9.剖宫产术后引起的晚期产后出血多发生于术后2~3周。

10.产褥期抑郁症是指产妇在产褥期出现抑郁症状,是产褥期精神综合征中最常见的一种类型。

同步练习

1.产褥感染是指 （　）

    A.分娩24 h后的10 d内体温连续2次达到或超过38 ℃

    B.分娩24 h后的30 d内体温连续2次达到或超过38 ℃

    C.分娩后3 d内体温超过38.5 ℃,但在24 h内降低至正常

    D.分娩时及产褥期生殖道受病原体侵袭引起局部或全身的炎症变化

    E.分娩后至子宫内膜完全修复时发生的感染

2.晚期产后出血是指 （　）

    A.分娩12 h后,在产褥期内发生的子宫大量出血

    B.分娩24 h后,在产褥期内发生的子宫大量出血

    C.分娩48 h后,在产褥期内发生的子宫大量出血

    D.分娩1周后,在产褥期内发生的子宫大量出血

    E.分娩2周后,在产褥期内发生的子宫大量出血

3.导致产褥病率的主要原因是 （　）

    A.手术切口感染　　　　　　　　B.乳腺炎

    C.上呼吸道感染　　　　　　　　D.泌尿系统感染

    E.产褥感染

4.晚期产后出血多发生在产后 （　）

    A.24 h　　　　　　　　　　　　B.48 h

    C.1~2周　　　　　　　　　　　D.2~3周

    E.3~4周

5.关于产褥感染的病因错误的是 （　）

    A.产道本身存在细菌

    B.妊娠末期性交、盆浴

    C.医务人员的手、呼吸道及各种手术器械的接触

    D.缩宫素的使用

    E.产程延长及手术助产

6.引起产褥感染的主要病原体是 （　）

    A.需氧菌　　　　　　　　　　　B.厌氧菌

    C.真菌　　　　　　　　　　　　D.衣原体

    E.支原体

7.剖宫产术后引起的晚期产后出血多发生于术后 （　）

    A.1~2周　　　　　　　　　　　B.2~3周

    C.3~4周　　　　　　　　　　　D.5~6周

    E.6~7周

8.产褥感染中最常见的类型为 （　）

    A.急性输卵管炎　　　　　　　　B.急性盆腔结缔组织炎

    C.子宫感染　　　　　　　　　　D.急性盆腔腹膜炎

    E.血栓性静脉炎

9. 不属于产褥感染诱因的是　　　　　　　　　　　　　　　　　　　　（　　）

 A. 孕期贫血,营养不良　　　　　　　　　B. 产程长、胎膜早破或失血多

 C. 手术产、产道裂伤、手取胎盘　　　　　D. 产程中多次阴道检查或肛查

 E. 妊娠期高血压疾病

10. 产褥期抑郁症描述错误的是　　　　　　　　　　　　　　　　　　　（　　）

 A. 产妇在产褥期出现抑郁症状　　　　　B. 是产褥期精神综合征中最常见的一种类型

 C. 症状通常在产后 2 周出现　　　　　　D. 产褥期抑郁症通常只需要心理治疗

 E. 预后良好,多数患者于 1 年内治愈

11. 患者女性,28 岁,发生晚期产后出血,错误的处理是　　　　　　　　　（　　）

 A. 少量阴道流血,可给予抗生素、子宫收缩剂

 B. 中等量阴道流血,可给予抗生素、子宫收缩剂,支持疗法

 C. 剖宫产术后阴道流血,用刮匙取出宫腔残留组织

 D. 剖宫产术后阴道流血量多,必要时应开腹探查

 E. 剖宫产术后阴道流血量多,有时需切除子宫

12. 患者女性,29 岁。产后 10 d,血性恶露持续一周后,反复阴道流血,导致该患者晚期产后出血最可能的原因是　　　　　　　　　　　　　　　　　　　　　　　　（　　）

 A. 子宫复旧不全　　　　　　　　　　　B. 子宫胎盘附着面感染

 C. 蜕膜残留　　　　　　　　　　　　　D. 剖宫产术后子宫伤口裂开

 E. 胎盘、胎膜残留

13. 患者女性,26 岁。产后第 3 天突然出现畏寒,高热,T 40 ℃,伴有恶心、呕吐,下腹剧痛,压痛、反跳痛、腹肌紧张感明显。最可能的诊断是　　　　　　　　　　　　（　　）

 A. 子宫内膜炎　　　　　　　　　　　　B. 下肢血栓性静脉炎

 C. 急性盆腔结缔组织炎　　　　　　　　D. 急性盆腔腹膜炎

 E. 产后宫缩痛

14. 某产妇,孕 39 周,因胎膜早破临产 15 h,行剖宫产术,术后 5 d 体温持续 38～39 ℃,符合产褥感染诊断的临床表现是　　　　　　　　　　　　　　　　　　（　　）

 A. 宫底平脐有压痛,血性恶露,有臭味　　B. 乳腺肿胀,有压痛,可触及硬结

 C. 伤口红肿,有压痛　　　　　　　　　D. 咳嗽,双肺可闻干湿啰音

 E. 尿频尿痛,一侧肾区叩击痛

15. 患者女性,26 岁,产后 2 周出现弛张热,下腹疼痛并且压痛明显,下肢肿胀、疼痛,皮肤紧张发白。最可能的诊断是　　　　　　　　　　　　　　　　　　　　　　（　　）

 A. 子宫肌炎　　　　　　　　　　　　　B. 下肢血栓静脉炎

 C. 急性盆腔结缔组织炎　　　　　　　　D. 急性盆腔腹膜炎

 E. 产后关节炎

16. 患者女性,产后 3 日,高热,T 39.3 ℃,宫底平脐,子宫右侧压痛明显,恶露血性、混浊、有臭味,WBC 23×10^9/L,诊断为产褥感染,其治疗措施正确的是　　　　　　（　　）

 A. 继续哺乳　　　　　　　　　　　　　B. 平卧位利于引流

 C. 为减轻腹痛,少饮水　　　　　　　　D. 多行阴道检查,了解病情

 E. 及时合理使用抗生素

参考答案:1. D　2. B　3. E　4. C　5. D　6. B　7. B　8. C　9. E　10. D　11. C　12. E　13. D
14. A　15. B　16. E

(朱前进)

第十五章

妇科病史及检查

🌀**学习目标**

1. 掌握：妇科病史书写的特点和妇科检查的方法。
2. 熟悉：妇科常见症状的临床特点。
3. 了解：妇科病史的内容。
4. 具有妇科临床实践基本技能，能规范地进行盆腔检查；并能与患者进行有效地沟通，具有准确、完整地收集病史并记录的能力。

病史采集和体格检查是诊断疾病的主要依据，也是妇科临床实践的基本技能。妇科检查更是妇科所特有的检查方法。在书写妇科病历时，不仅要熟悉有关妇科病史的采集方法，还要不断地通过临床实践，逐步掌握妇科检查技术。本章除重点介绍妇科病史的采集和妇科检查方法外，同时还列举了妇科疾病常见症状的鉴别要点。

第一节　妇科病史

考点：
病史采集方法

病史采集是疾病诊治的第一步，也是医患沟通、建立良好医患关系的重要时机。要重视沟通技巧的培养。

一、病史采集方法

采集病史时，应根据女性不同的生理、心理特点，态度和蔼、语言亲切，细致地询问病情，耐心地聆听陈述。询问病史应有目的性，切勿遗漏关键性的病史内容，以免造成漏诊或误诊。必要时采用启发式提问，但应避免暗示和主观臆测。对危重患者在初步了解病情后，应立即抢救，以免贻误治疗。外院转诊者，应仔细阅读病历资料。对不能自己口述的危重患者，可向最了解其病情的家属或亲友了解询问。遇到不愿说出真相（如性生活史、生育史）者，要充分照顾患者的隐私，不宜反复追问，可先行体格检查和辅助检查，待明确病情后再予补充。

二、病史内容

1. 一般项目　包括患者姓名、性别、年龄、籍贯、职业、民族、婚姻、住址、入院日期、病史记录日期、病史陈述者和可靠程度。非患者陈述时,应注明陈述者与患者的关系。

2. 主诉　指患者就诊的主要症状(或体征)及持续时间。要求简明扼要,一般不超过 20 个字。通过主诉即能初步估计疾病的大致范围。妇科临床主要症状有外阴瘙痒、白带异常、阴道流血、闭经、下腹痛、下腹部肿块、不孕等。主诉应按症状发生的先后顺序进行描述。如患者有停经、阴道流血及腹痛 3 种主要症状,应将主诉描写为:停经 45 d 后,阴道流血 2 d,腹痛 4 h。若患者无任何自觉症状,仅检查时发现子宫肌瘤,主诉应写为:检查发现"子宫肌瘤"7 d。

3. 现病史　指患者本次疾病发生、演变和诊疗的全过程。为病史的主要组成部分,应以主诉症状为核心,按时间顺序记录,包括有无发病诱因、起病时间、起病的缓急、主要症状特点、有无伴随症状、发病后诊疗情况及结果,还应包括患者的一般情况,如睡眠、饮食、大小便、体重变化等,以及与鉴别诊断有关的阳性或阴性资料等。对于与本次疾病无紧密关系,但仍需治疗的其他疾病和用药情况,也可另起一段记录在现病史内。

4. 月经史　包括初潮年龄、月经周期、经期持续时间、经量及经期伴随症状。如 12 岁初潮,月经周期为 28 ~ 30 d,经期持续 5 d,可简写为 $12\dfrac{5}{28 ~ 30}$。经量可问每日更换卫生巾次数,有无血块,经前有无不适,如乳房胀痛、水肿、精神改变等,有无痛经及疼痛部位、性质、程度及痛经起始和消失时间。还应询问末次月经时间(LMP)及经量和持续时间。必要时询问前次月经时间(PMP)。绝经后患者应询问绝经年龄,绝经后有无阴道流血、阴道分泌物增多或其他不适。

考点:
月经史和生育史的基本公式

5. 婚育史　婚次及每次结婚年龄,是否近亲结婚(直系血亲及三代旁系血亲)。男方年龄、职业、健康状况,有无性病史及双方性生活情况等。生育史包括足月产、早产、流产次数及现存子女数。如足月产 1 次,无早产,流产 2 次,现存子女 1 人,可简写为 1-0-2-1,或用孕 3 产 1(G_3P_1)表示。记录分娩方式,有无难产史,新生儿出生情况,产后有无大出血或感染史。自然流产或人工流产情况。末次分娩或流产日期。采用何种避孕措施及其效果。

6. 既往史　是指患者过去的健康和疾病情况,包括以往健康状况、疾病史、传染病史、预防接种史、手术外伤史、输血史、药物过敏史。为避免遗漏,可按全身各系统依次询问并记录。若患过某种疾病,应记录疾病名称、患病时间和诊疗转归。

7. 个人史　生活和居住情况,出生地和曾居留地区,有无烟、酒等嗜好。

8. 家族史　父母、兄弟、姐妹及子女健康情况。家族成员中有无遗传性疾病(如白化病、血友病等)、可能与遗传有关的疾病(如糖尿病、高血压、癌症等)及传染病(如结核等)。

课后小结:

1. 病史采集是疾病诊治的重要步骤,要做到准确、完整。

2. 注意医患沟通的技巧,尊重患者隐私。

3. 月经是常规询问。

第二节　体格检查

体格检查应在采集病史后进行。检查内容包括全身检查、腹部检查和盆腔检查。盆腔检查为妇科所特有,又称妇科检查。体格检查完成后,要记录与疾病有关的重要体征及有鉴别意义的阴性体征。体格检查完成后,应及时告知患者或家属检查结果。

一、全身检查

常规测量体温、脉搏、呼吸及血压,必要时测量体重和身高。还应检查患者的营养状况、精神状态、神志、面容、体态、全身发育、毛发分布情况、皮肤、浅表淋巴结(特别是左锁骨上和腹股沟淋巴结)、头部器官、颈、乳房(注意其发育、皮肤有无凹陷、包块或分泌物)、心肺、脊柱及四肢。

二、腹部检查

腹部检查是妇科疾病体格检查的重要部分,应在盆腔检查前进行。视诊观察腹部是否隆起或呈蛙腹状,腹壁有无瘢痕、静脉曲张、妊娠纹、腹壁疝、腹直肌分离等。扪诊腹壁厚度,肝、脾、肾有无增大及压痛,腹部是否有压痛、反跳痛或肌紧张,能否扪及包块。扪到包块时,应描述其部位、大小(以 cm 为单位或用相当的妊娠月份大小表示)、形状、质地、活动度、表面是否光滑及有无压痛等。叩诊时注意鼓音和浊音分布范围,有无移动性浊音。若已妊娠,应检查子宫底高度、腹围、胎位、胎心及胎儿大小等。

三、盆腔检查

盆腔检查包括外阴、阴道、宫颈、宫体及双侧附件检查。

1. 基本要求

(1)医师应关心体贴患者,做到态度严肃、语言亲切、检查仔细,动作轻柔。检查前告知患者盆腔检查可能引起不适,不必紧张,以取得患者的配合。

(2)检查前应嘱患者排空膀胱(尿失禁患者除外),必要时导尿。大便充盈者应排便或灌肠后检查。

(3)每检查一人,应更换置于臀部下面的垫单或纸单,一次性使用,以避免感染或交叉感染。

(4)患者取膀胱截石位。臀部置于检查台缘,头略抬高,两手平放于身旁,放松腹肌。检查者面向患者,立于患者两腿之间。不宜搬动的危重患者可在病床上检查。

(5)应避免于经期做盆腔检查。若为阴道异常流血必须检查时,检查前消毒外阴,使用无菌手套,以防发生感染。

(6)对无性生活史者禁做阴道窥器检查和双合诊检查,应行直肠-腹部诊。确需检查时,应先征得患者及其家属同意后,方可进行。

(7)男医师进行检查时,需有其他医护人员在场,以减轻患者紧张心理和避免发生不必要的误会。

（8）疑有盆腔内病变的腹壁肥厚、高度紧张不合作患者，若盆腔检查不满意，可进行 B 型超声检查，必要时可在麻醉下进行盆腔检查。

2. 检查内容和方法

（1）外阴部检查　观察外阴发育、阴毛多少和分布情况（女性型或男性型），有无畸形、水肿、皮炎、溃疡、赘生物、皮肤和黏膜色泽或色素减退及质地变化，有无增厚、变薄或萎缩。分开小阴唇，暴露阴道前庭、尿道口和阴道口，观察尿道口周围黏膜及有无赘生物。无性生活者的处女膜一般完整，阴道口勉强可容示指；已有性生活者的阴道口能容两指；经产妇的处女膜仅余残痕或可见会阴侧切瘢痕。检查时还应嘱患者用力向下屏气，观察有无阴道壁膨出、子宫脱垂或尿失禁等。

（2）阴道窥器检查　使用阴道窥器检查时，要注意阴道窥器的结构特点。

1）放置和取出　临床常用鸭嘴形阴道窥器，可根据阴道宽窄选用不同大小的型号。放置窥器时，应先将其前后两叶合拢，表面涂滑润剂以减轻插入时的不适。若取阴道分泌物做细胞涂片检查或行宫颈细胞学检查，不应用滑润剂，以免影响涂片质量。放置窥器时，检查者一手将两侧小阴唇分开，另一手将窥器斜行沿着阴道后侧壁缓慢插入阴道内，插入后边推进边旋转，逐渐转正并缓慢张开两叶，暴露宫颈、阴道壁及穹窿部，然后旋转窥器以暴露侧壁（图 15-1）。窥器取出前，先合拢其前后两叶，再沿阴道后侧壁缓慢取出。

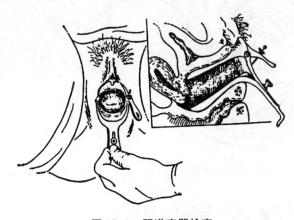

图 15-1　阴道窥器检查

2）视诊　观察阴道前后侧壁及穹窿黏膜颜色、皱襞多少，有无先天畸形、溃疡、赘生物或囊肿等。注意阴道内分泌物的量、性质、色泽和气味。阴道分泌物异常者应做滴虫、假丝酵母菌、淋病奈瑟菌及线索细胞等检查。暴露宫颈后，观察宫颈大小、颜色、外口形状，有无出血、糜烂样改变、撕裂、外翻、肥大、息肉、囊肿、赘生物，宫颈管内有无出血或分泌物。同时可采集宫颈外口鳞-柱交接部脱落细胞或宫颈分泌物做细胞学检查和 HPV 检测。

（3）双合诊　是盆腔检查中最重要的项目，适用于有性生活史的女性。检查者一手的两指或一指放入阴道，另一手在腹部配合的检查方法，称双合诊。其目的是检查阴道、宫颈、宫体、输卵管、卵巢、宫旁结缔组织及盆腔其他器官和组织有无异常。

检查方法：检查者一手戴无菌手套，示、中两指蘸润滑剂，轻轻沿阴道后壁进入，检查阴道通畅度和深度，有无畸形、肿块及阴道穹窿情况；再扪触宫颈大小、形状、硬度、外口情况及有无接触性出血。向上或向两侧摇动宫颈,若患者感到疼痛,称为宫颈举痛。随后将阴道内两指放在宫颈后方,另一手掌心朝下手指平放在患者腹部平脐处,当阴道内手指向上向前抬举宫颈,腹部手指往下往后按压腹壁,并逐步移向耻骨联合部。通过内、外两手同时分别抬举和按压,相互协调,即能扪清子宫的位置、大小、形状、软硬度、活动度及有无压痛(图15-2)。子宫的位置一般为前倾略前屈位。"倾"指宫体纵轴与身体纵轴的关系。若宫体朝向耻骨,称为前倾;若宫体朝向骶骨,称为后倾。"屈"指宫体与宫颈之间的关系。若两者间的纵轴形成的角度朝向前方,称为前屈;若形成的角度朝向后方,称为后屈。扪清子宫后,将阴道内两指由宫颈后方移至一侧穹窿部,尽量向上向盆腔深部扪触,同时,另一手从同侧下腹壁髂嵴水平开始,由上往下按压腹壁,与阴道内手指相互对合,以触摸该侧子宫附件区有无肿块、增厚或压痛(图15-3)。正常输卵管不能扪及。正常卵巢偶可扪及,触后稍有酸胀感。若两手之间距离增大,提示宫旁结缔组织增厚或有肿物。若扪及肿块,应查清其位置、大小、质地、活动度、有无压痛及与子宫的关系等。

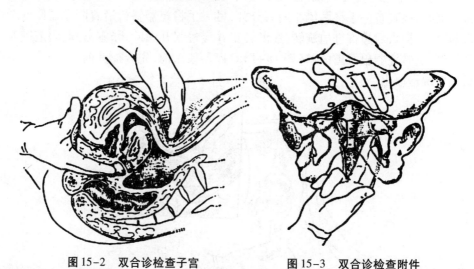

图15-2　双合诊检查子宫　　　　　图15-3　双合诊检查附件

(4)三合诊　经直肠、阴道、腹部联合检查称三合诊,是对双合诊检查不足的重要补充手段。方法是一手示指放入阴道,中指插入直肠以替代双合诊时的两指,其余检查步骤同双合诊检查(图15-4)。通过三合诊能扪清后倾或后屈子宫大小,发现子宫后壁、直肠子宫陷凹、宫颈旁、宫骶韧带及盆腔后部的病变。在诊断生殖器官肿瘤、结核、子宫内膜异位症、盆腔炎症等疾病时尤为重要。

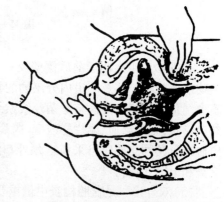

图15-4　三合诊检查

(5)直肠-腹部诊　检查者一手示指伸入直肠,另一手在腹部配合检查,称直肠-腹部诊,又称肛腹诊。适用于无性生活史、阴道闭锁或其他不宜行双合诊及三合诊的患者。

行双合诊、三合诊或直肠-腹部诊时,除应按常规操作外,掌握下述情况有利于检查的顺利进行:两手指放入阴道后,若患者感疼痛不适,可单用示指替代双指进行检查;三合诊时,在将中指伸入肛门时,嘱患者像解大便一样同时用力向下屏气,使肛门括约肌自动放松,可减轻患者疼痛和不适感;若患者腹肌紧张,可边检查边与患者交谈,使其张口呼吸而使腹肌放松;当检查者无法查明盆腔内解剖关系时,继续强行扪诊,不但患者难以忍受,且往往徒劳无益,此时应停止检查。待下次检查时,多能获得满意结果。

3.记录　盆腔检查结果应按解剖部位顺序记录如下:

外阴:发育情况及婚产式(未婚、已婚未产或经产式)。若有异常应详加描述。

阴道:是否通畅,黏膜情况,分泌物量、色、性状及有无气味。

宫颈:大小、硬度,光滑否,有无糜烂样改变及其程度、撕裂、息肉、腺囊肿,有无接触性出血、举痛和摇摆痛等。

宫体:位置、大小、硬度、活动度、表面是否平整、有无突起、有无压痛等。

附件:有无块物、增厚或压痛。若扪及块物,应记录其位置、大小、硬度,表面是否光滑,活动度,有无压痛及与子宫及盆壁关系。左右两侧应分别记录。

课后小结:

1.盆腔检查是疾病诊断的重要手段。

2.盆腔检查包括双合诊、三合诊及直肠-腹部诊。

3.盆腔检查时,要关心体贴患者。

第三节　妇科疾病常见症状与体征

妇科疾病的常见症状有阴道流血、白带异常、下腹痛、外阴瘙痒及下腹部肿块等,掌握这些症状的鉴别要点对妇科疾病的诊治极为重要。

一、阴道流血

阴道流血为妇科最常见的主诉之一。出血可来自阴道、宫颈、宫体及输卵管等女性生殖道的任何部位。虽然绝大多数出血来自宫体,但不论其源自何处,除正常月经外,均称为"阴道流血"。

1.原因

(1)卵巢内分泌功能失调　较常见,主要包括无排卵性和排卵性功能失调性子宫出血两类。另外月经间期卵泡破裂,雌激素水平短暂下降也可致子宫出血。

(2)与妊娠有关的子宫出血　常见于流产、异位妊娠、葡萄胎、产后胎盘部分残留和子宫复旧不全等。

(3)生殖器炎症　如阴道炎、宫颈炎、子宫颈息肉和子宫内膜炎等。

(4)生殖器肿瘤　包括子宫肌瘤、分泌雌激素的卵巢肿瘤、阴道癌、子宫颈癌、子宫内膜癌、子宫肉瘤、妊娠滋养细胞肿瘤等。

(5)损伤、异物和药物　生殖道损伤如阴道骑跨伤、性交所致处女膜或阴道损伤,放置宫内节育器,阴道内放入异物,雌激素或孕激素药物引起的异常出血等。

(6)与全身疾病有关的阴道流血　如血小板减少性紫癜、再生障碍性贫血、白血病、肝功能损害等。

2. 临床表现

(1)经量增多 月经量增多(>80 mL)或经期延长,月经周期基本正常,为子宫肌瘤的典型症状。其他如子宫腺肌病、排卵性功能失调性子宫出血、放置宫内节育器等也可引起经量增多。

(2)周期不规则的阴道流血 多为无排卵性功能失调性子宫出血,但围绝经期妇女应注意排除早期子宫内膜癌的可能。性激素或避孕药物引起的"突破性出血"也表现为不规则阴道流血。

(3)无任何周期可辨的长期持续阴道流血 多见于生殖道恶性肿瘤,首先应考虑子宫颈癌或子宫内膜癌的可能。

(4)停经后阴道流血 若发生于育龄妇女,应首先考虑与妊娠有关的疾病,如流产、异位妊娠、葡萄胎等;若发生于围绝经期妇女,多为无排卵性功能失调性子宫出血,但应首先排除生殖道恶性肿瘤。

(5)阴道流血伴白带增多 一般应考虑晚期子宫颈癌、子宫内膜癌或子宫黏膜下肌瘤伴感染。

(6)接触性出血 发生于性交后或阴道检查后,立即有鲜血出现,应考虑急性子宫颈炎、子宫颈癌、宫颈息肉或子宫黏膜下肌瘤的可能。

(7)经间出血 若发生在下次月经来潮前 14 ~ 15 d,历时 3 ~ 4 d,且出血量,多为排卵期出血。

(8)经前或经后点滴出血 月经来潮前后数日,持续少量阴道褐红色分泌物,可见于放置宫内节育器的副作用或排卵性功能失调性子宫出血或子宫内膜异位症等。

(9)绝经后阴道流血 若出血量极少,历时 2 ~ 3 d 即净,多为绝经后子宫内膜脱落引起的出血或萎缩性阴道炎;若出血量较多、持续不净或反复阴道出血,应考虑子宫内膜癌的可能。

(10)间歇性阴道排出血性液体 应警惕有输卵管癌的可能。

(11)外伤后阴道流血 多见于骑跨伤后,流血量多少不一。

此外,年龄对诊断亦有重要的参考价值。新生女婴生后数日有少量阴道流血,与离开母体后雌激素水平骤然下降,子宫内膜脱落有关;幼女出现阴道流血,应考虑有性早熟或生殖道恶性肿瘤的可能;青春期少女出现阴道流血,多为无排卵性功能失调性子宫出血;育龄妇女出现阴道流血,应考虑与妊娠相关疾病;围绝经期妇女出现阴道流血,以无排卵性功能失调性子宫出血多见,但应首先排除生殖道恶性肿瘤。

二、白带异常

白带是由阴道黏膜渗出物、子宫颈管及子宫内膜腺体分泌物等混合而成,其形成与雌激素作用有关。正常白带呈白色稀糊状或蛋清样,黏稠、量少,无腥臭味,称生理性白带。若生殖道出现炎症,如阴道炎和子宫颈炎或发生癌变时,白带的量和性状发生异常改变,称病理性白带。临床常见以下类型:

1. 透明黏性白带 与正常白带外观相似,但量显著增多,应考虑卵巢功能失调、阴道腺病或宫颈高分化腺癌等疾病的可能。

2. 灰黄色或黄白色泡沫状稀薄白带 常见于滴虫阴道炎,可伴有外阴瘙痒。

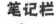

3.凝乳块状或豆渣样白带　为外阴阴道假丝酵母菌病的特征,常伴有严重的外阴瘙痒或灼痛。

4.灰白色均质鱼腥味白带　常见于细菌性阴道病,可伴有外阴瘙痒。

5.脓性白带　多为细菌感染所致,呈黄色或黄绿色、黏稠、多有臭味,可见于淋病奈瑟菌阴道炎、急性宫颈炎、子宫颈管炎、宫腔积脓、子宫颈癌、阴道癌或阴道内异物残留等。

6.血性白带　白带中混有血液,血量多少不一。应考虑子宫颈癌、子宫内膜癌、子宫颈息肉、宫颈柱状上皮异位合并感染、子宫黏膜下肌瘤或宫内放置节育器的可能。

7.水样白带　持续流出淘米水样白带且具奇臭者,应考虑为晚期子宫颈癌、阴道癌或黏膜下肌瘤伴感染。间断性排出清澈、黄红色或红色水样白带,应考虑输卵管癌的可能。

三、下腹痛

下腹痛为妇女常见的症状,多由妇科疾病所引起,也可来自生殖器以外的疾病,应注意鉴别诊断。

1.起病缓急　起病急骤者,应考虑卵巢囊肿蒂扭转或破裂,或子宫浆膜下肌瘤蒂扭转;起病缓慢而逐渐加剧者,多为内生殖器炎症或恶性肿瘤所引起;反复隐痛后突然出现撕裂样剧痛者,可能为输卵管妊娠破裂或流产。

2.下腹痛部位　一侧下腹痛多为该侧附件病变,如输卵管卵巢炎症、卵巢囊肿蒂扭转、异位妊娠等;右侧下腹痛还应考虑急性阑尾炎的可能;双侧下腹痛多见于盆腔炎性疾病;下腹中央疼痛常为子宫病变引起,较少见;输卵管妊娠破裂、卵巢囊肿破裂或盆腔腹膜炎时,可引起整个下腹痛甚至全腹疼痛。

3.下腹痛性质　持续性钝痛多为炎症或腹腔内积液所致;顽固性疼痛难以忍受应考虑生殖器官晚期癌肿可能;子宫或输卵管等收缩时,表现为阵发性绞痛;输卵管或卵巢肿瘤破裂可引起撕裂性剧痛;宫腔内积血或积脓排出不畅时,可导致下腹坠痛。

4.下腹痛时间　在月经周期中间出现一侧下腹隐痛,可伴少量阴道流血者,应考虑为排卵期腹痛;经期出现腹痛者,或为原发性痛经,或有子宫内膜异位症的可能;周期性下腹痛而无月经来潮者,应考虑先天性生殖道畸形或术后宫腔、宫颈管粘连等致经血排出受阻引起。

5.腹痛放射部位　放射至肩部,常为腹腔内出血;放射至腹股沟及大腿内侧,多为该侧附件病变所引起;放射至腰骶部,多为宫颈、子宫病变引起。

6.腹痛伴随症状　伴停经史者,多为与妊娠相关疾病;伴畏寒、发热者,常为盆腔炎性疾病;伴恶心、呕吐者,应考虑有卵巢囊肿蒂扭转的可能;伴有休克症状者,应考虑有腹腔内出血;出现肛门坠胀,一般为直肠子宫陷凹有积液所致;伴有恶病质者,常为晚期癌肿的表现。

四、外阴瘙痒

外阴瘙痒是妇科患者常见症状,多由外阴各种不同病变引起,外阴正常者也可发生。瘙痒严重时,患者坐卧不安,甚至影响生活和工作。

1. 原因

（1）局部原因　外阴阴道假丝酵母菌病和滴虫阴道炎是引起外阴瘙痒最常见的原因。细菌性阴道病、萎缩性阴道炎、阴虱、疥疮、蛲虫病、寻常疣、湿疹、疱疹、外阴鳞状上皮增生，药物过敏或护肤品刺激及不良卫生习惯等，也常是引起外阴瘙痒的原因。

（2）全身原因　糖尿病、黄疸、维生素 A 和 B 族维生素缺乏、重度贫血、白血病、妊娠期肝内胆汁淤积症等。

除上述原因之外，还有不明原因的外阴瘙痒。

2. 临床表现

（1）外阴瘙痒部位　多位于阴蒂、小阴唇、大阴唇、会阴甚至肛周等皮损区。长期搔抓可出现抓痕、血痂或继发毛囊炎。

（2）外阴瘙痒症状及特点　常为阵发性发作，也可为持续性，通常夜间加重。瘙痒程度因不同疾病和不同个体而有明显差异。外阴阴道假丝酵母菌病、滴虫阴道炎以外阴瘙痒、白带增多为主要症状。外阴上皮非瘤样病变以外阴奇痒为主要症状，伴有外阴皮肤色素脱失。蛲虫病引起的外阴瘙痒以夜间为甚。糖尿病患者尿糖对外阴皮肤刺激，特别是并发外阴阴道假丝酵母菌病时，外阴瘙痒特别严重。无原因的外阴瘙痒一般仅发生在生育年龄或绝经后妇女，外阴瘙痒症状严重，甚至难以忍受，但局部皮肤和黏膜外观正常，或仅有抓痕和血痂。黄疸、维生素 A 和 B 族维生素缺乏、重度贫血、白血病等慢性疾病患者出现外阴瘙痒时，常为全身瘙痒的一部分。妊娠期肝内胆汁淤积症也可出现包括外阴在内的全身皮肤瘙痒。

五、下腹部肿块

下腹部肿块是患者就医时的常见主诉。肿块可为患者本人或家属无意发现，或因其他症状就诊经妇科检查或超声检查时发现。根据肿块质地不同，可分为：①囊性，多为良性病变，如卵巢囊肿、输卵管卵巢囊肿、输卵管积水或充盈的膀胱等；②实性，除妊娠子宫为生理情况，子宫肌瘤、卵巢纤维瘤、盆腔炎性包块等为良性病变外，其他实性肿块应首先考虑为恶性肿瘤。

根据发病器官或部位的不同，下腹部肿块可来自肠道、泌尿道、腹壁、腹腔或生殖道等，但以源自生殖道者最多。下腹部肿块可以是增大的子宫、附件肿块、肠道或肠系膜肿块、泌尿系肿块、腹腔肿块、腹壁或腹膜后肿块。

1. 子宫增大　位于下腹正中且与宫颈相连，可能的原因有以下方面。

（1）妊娠子宫　育龄妇女有停经史，在下腹部正中扪及包块，应首先考虑为妊娠子宫。停经后出现不规则阴道流血且子宫迅速增大者，应考虑有葡萄胎的可能。

（2）子宫肌瘤　子宫不规则增大，表面可有单个或多个球形隆起，常伴有月经的改变。带蒂的浆膜下肌瘤仅蒂与宫体相连，一般无症状，故可误诊为卵巢实质性肿瘤。

（3）子宫腺肌病　子宫均匀增大、质硬，一般不超过妊娠 12 周大小。患者多伴有逐渐加剧的痛经、经量增多及经期延长。

（4）子宫恶性肿瘤　围绝经期或绝经后患者子宫增大，并伴有不规则阴道流血，应考虑子宫内膜癌的可能。子宫增长迅速，伴有不规则阴道流血及腹痛者可能为子宫肉瘤。有生育史或流产史，特别是有葡萄胎史者，若子宫增大，且外形不规则，并伴有子宫不规则出血时，应考虑妊娠滋养细胞肿瘤的可能。

(5)子宫畸形 双子宫或残角子宫可扪及子宫另一侧有与其对称或不对称的包块,两者相连,硬度亦相似。

(6)宫腔阴道积血或宫腔积脓 青春期无月经来潮伴有周期性腹痛,并扪及正中下腹部肿块,应考虑处女膜闭锁或阴道无孔横隔引起。子宫增大可见于子宫内膜癌合并宫腔积脓。

2.附件肿块 正常情况下,子宫附件包括输卵管和卵巢均难以扪及。当附件出现肿块时,多属病理现象。常见于以下情况。

(1)输卵管妊娠 肿块位于子宫一侧,大小、形状不规则,有明显触痛。患者多有短期停经史,随后出现阴道少量流血和腹痛。

(2)附件炎性肿块 肿块多为双侧性,位于子宫两侧,常与子宫粘连,压痛明显。急性炎症时,患者有发热、腹痛。慢性炎症患者多有不育及下腹部隐痛史。

(3)卵巢子宫内膜异位囊肿 多为与子宫有粘连、活动受限、有压痛的囊性肿块,可伴有继发性痛经、性交痛、不孕等病史。

(4)卵巢非赘生性囊肿 多为单侧可活动的囊性包块,直径一般不超过 8 cm。如黄体囊肿、卵巢黄素囊肿等。

(5)卵巢赘生性囊肿 若为良性,多表面光滑、囊性且可活动;若为恶性,多表面不规则、实性且活动受限,特别是盆腔内扪及其他结节或伴有胃肠道症状者。

3.肠道及肠系膜肿块

(1)粪块嵌顿 块物多位于左下腹,呈圆锥状,质偏实,略能推动。灌肠排便后块物消失。

(2)阑尾脓肿 肿块位于右下腹,边界不清,距子宫较远,有明显压痛伴发热、白细胞增高。发病初期为脐周疼痛,逐渐转移并局限于右下腹疼痛。

(3)腹部手术或感染后继发的肠管、大网膜粘连 患者有手术史或盆腔感染史,肿块边界不清,叩诊时部分区域呈鼓音。

(4)肠系膜肿块 肿块位置较高、表面光滑,左右移动度大,上下移动受限制,易被误诊为卵巢肿瘤。

(5)结肠癌 肿块位于一侧下腹部,呈条索状,可推动,有轻压痛。患者常伴有下腹痛、便秘、腹泻及粪便带血史,晚期可出现贫血和消瘦。

4.腹腔肿块

(1)腹腔积液 大量腹腔积液易与巨大卵巢囊肿混淆。腹腔积液的典型特征是:腹部两侧叩诊浊音,脐周鼓音。若腹腔积液合并卵巢肿瘤,可采用腹部冲击触诊法以发现潜在的肿块。

(2)盆腔结核包裹性积液 肿块呈囊性,表面光滑,界限不清,固定不活动。囊肿大小可随患者病情加剧或好转而变化。

(3)直肠子宫陷凹脓肿 肿块呈囊性,向后穹隆突出,压痛明显,伴发热及急性盆腔腹膜炎体征。后穹隆穿刺抽出脓液可确诊。

5.泌尿系肿块 可为充盈膀胱或先天异位盆腔肾。

6.腹壁或腹膜后肿块 包括腹壁血肿或脓肿、腹膜后肿瘤或脓肿(如肉瘤、良性畸胎瘤)等。

笔记栏

课后小结:

1.妇科疾病的常见症状有阴道流血、白带异常、下腹疼痛、外阴瘙痒及下腹肿块等。

2.相同形式的症状可由不同的妇科疾病所引起,要注意鉴别诊断。

 同步练习

一、选择题

A1 型题

1.采集妇产科病史时,应避免　　　　　　　　　　　　　　　　　　　　　　(　)

  A.可询问患者家属　　　　　　　　　　B.遇患者有难言之隐,单独询问患者

  C.结合辅助检查了解病史　　　　　　　D.索取外院病情记录

  E.暗示,臆测

2.一般盆腔检查时应取的体位是　　　　　　　　　　　　　　　　　　　　　(　)

  A.平卧　　　　　　　　　　　　　　　B.侧卧

  C.俯卧　　　　　　　　　　　　　　　D.膀胱截石位

  E.膝胸卧位

3.关于双合诊检查,下述哪项是正确的　　　　　　　　　　　　　　　　　　(　)

  A.双合诊不是盆腔检查的主要方法　　　B.检查前可以不必排空膀胱

  C.在正常情况下可以摸到卵巢　　　　　D.在正常情况下可以摸到输卵管

  E.检查方法是一手放入阴道,另一手按下腹部,双手配合进行

4.引起阴道出血最常见的原因是　　　　　　　　　　　　　　　　　　　　　(　)

  A.卵巢内分泌功能失调　　　　　　　　B.与妊娠有关的原因

  C.生殖器肿瘤　　　　　　　　　　　　D.生殖器炎症

  E.损伤、异物、药物

5.已婚女性发现子宫后壁直肠子宫陷凹,宫骶韧带病变宜选用　　　　　　　　(　)

  A.双合诊　　　　　　　　　　　　　　B.三合诊

  C.直肠腹部诊　　　　　　　　　　　　D.腹部扪诊

  E.肛诊

A2 型题

6.某妇女流产1次,早产2次,足月产1次,现有子女1人,其生育史可简写为　(　)

  A.1-2-1-1　　　　　　　　　　　　　B.2-1-1-1

  C.1-3-1-1　　　　　　　　　　　　　D.1-1-2-1

  E.1-1-1-2

7.某妇女行盆腔检查时发现,盆腔肿块为双侧性,位于子宫两旁,与子宫粘连,压痛明显,常为(　)

  A.输卵管妊娠　　　　　　　　　　　　B.附件炎性肿块

  C.卵巢肿瘤　　　　　　　　　　　　　D.绒癌

  E.输卵管癌

二、思考题

1.病史采集时应注意什么?

2.简述盆腔检查的基本要求。

3.下腹痛部位与妇科疾病有什么关系?

参考答案:1.E　2.D　3.E　4.A　5.B　6.A　7.B

(河南医学高等专科学校　冯艳奇)

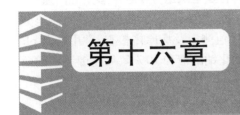

第十六章 外阴及阴道炎症

学习目标

1. 掌握:外阴炎、前庭大腺炎及各种阴道炎的临床表现、诊断和处理要点。

2. 熟悉:外阴炎、前庭大腺炎及各种阴道炎的病因及诱因。

3. 了解:各种阴道炎的传播方式。

4. 具有判断外阴炎、前庭大腺炎及各种阴道炎的能力;并能与患者及时沟通,具有让患者对疾病正确认知的能力。

外阴及阴道炎症是妇科最常见疾病,各年龄组均可发病。外阴阴道与尿道、肛门毗邻,局部环境潮湿,易受感染;生育年龄妇女,性活动较频繁,且外阴阴道是分娩、宫腔操作的必经之道,容易受到外界病原体的感染和损伤;绝经后妇女及女婴幼儿体内雌激素水平低下,局部抵抗力较弱,也易发生感染。外阴及阴道炎可以单独存在,也可两者同时存在。

1. 阴道正常微生物群　正常阴道内有微生物寄居形成阴道正常微生物群,包括:①革兰氏阳性需氧菌及兼性厌氧菌,如乳杆菌、棒状杆菌、非溶血性链球菌、肠球菌及表皮葡萄球菌。②革兰氏阴性需氧菌及兼性厌氧菌:加德纳菌(此菌革兰氏染色变异,有时呈革兰氏阳性)、大肠埃希菌及摩根菌。③专性厌氧菌:消化球菌、消化链球菌、类杆菌、动弯杆菌、梭杆菌及普雷沃菌。④支原体及假丝酵母菌。

2. 阴道生态系统及影响阴道生态平衡因素　正常阴道内虽有多种微生物存在,但由于阴道与这些微生物之间形成生态平衡,故并不致病。在维持阴道生态平衡中,乳杆菌、雌激素及阴道 pH 值起重要作用。生理情况下,雌激素使阴道上皮增生变厚并增加细胞内糖原含量,阴道上皮细胞分解糖原为单糖,阴道乳杆菌将单糖转化为乳酸,维持阴道正常的酸性环境(pH 值≤4.5,多在3.8～4.4),抑制其他病原体生长,称为阴道自净作用。正常阴道微生物群中,以产生过氧化氢(H_2O_2)的乳杆菌为优势菌,乳杆菌除维持阴道的酸性环境外,其产生的 H_2O_2、细菌素等抗微生物因子可抑制致病微生物生长,同时通过竞争排斥机制阻止致病微生物黏附于阴道上皮细胞,维持阴道微生态平衡。阴道生态平衡一旦被打破或外源性病原体侵入,即可导致炎症发生。若体内雌激素水平下降或阴道 pH 值升高,如频繁性交(性交后阴道 pH 值可上升至7.2 并维持6～8 h)、阴道灌洗(尤其是中性或碱性灌洗液)等均可使阴道 pH 值升高,不利于

考点:

维持阴道生态平衡机制

乳杆菌生长。此外,长期应用抗生素抑制乳杆菌生长,或机体免疫力低下,均可使其他条件致病菌成为优势菌,引发炎症。

3. 阴道分泌物检查　外阴及阴道炎症的共同特点是阴道分泌物增多及外阴瘙痒,但因病原体不同,分泌物特点、性质及瘙痒程度不同。在行妇科检查时,应注意阴道分泌物的颜色、气味及 pH 值。取阴道分泌物做 pH 值测定及病原体检查,常用精密 pH 试纸测定 pH 值,将分泌物分别放在盛有 0.9% 氯化钠溶液和 10% 氢氧化钾溶液的两张玻片上,前者用于检查滴虫、线索细胞及白细胞,后者用于检查假丝酵母菌。

虽然正常妇女也有一定量的阴道分泌物,但分泌物清亮、透明、无味,不引起外阴刺激症状。除外阴及阴道炎症外,子宫颈炎症等疾病也可引起阴道分泌物增多,因此,对阴道分泌物异常者,应做全面的妇科检查。

第一节　非特异性外阴炎

非特异性外阴炎是由物理、化学因素而非病原体所致的外阴皮肤或黏膜的炎症。

【病因】

外阴与尿道、肛门邻近,经常受到经血、阴道分泌物、尿液、粪便刺激,若不注意皮肤清洁,易引起外阴炎;其次,糖尿病患者糖尿刺激、粪瘘患者粪便刺激及尿瘘患者尿液长期浸渍等,以及穿紧身化纤内裤、经期使用卫生巾致局部通透性差,局部潮湿,均可引起非特异性外阴炎。

【临床表现】

外阴皮肤黏膜瘙痒、疼痛、烧灼感,于活动、性交、排尿及排便时加重。检查可见外阴局部充血、肿胀、糜烂,常有抓痕,严重者形成溃疡或湿疹。若为慢性炎症,可见皮肤增厚、粗糙、皲裂,甚至苔藓样变。

【处理】

治疗原则为保持局部清洁、干燥,局部应用抗生素,重视消除病因。

1. 局部治疗　可用 0.1% 聚维酮碘液或 1 : 5 000 高锰酸钾液坐浴,每日 2 次,每次 15 ~ 30 min。坐浴后涂抗生素软膏或紫草油。也可选用中药水煎熏洗外阴部,每日 1 ~ 2 次。急性期还可选用微波或红外线局部物理治疗。

2. 病因治疗　应积极寻找病因。若发现糖尿病应及时治疗糖尿病,若有尿瘘、粪瘘应及时行修补术。

课后小结:

1. 非特异性外阴炎是由物理、化学因素而非病原体所致的外阴皮肤或黏膜的炎症。

2. 临床表现为外阴皮肤瘙痒、疼痛、烧灼感等。

3. 治疗原则是积极消除病因和局部治疗。

第二节　前庭大腺炎

病原体侵入前庭大腺引起的炎症,称为前庭大腺炎。

【病因】

前庭大腺又称巴多林腺,位于两侧大阴唇后 1/3 深部,腺管开口于处女膜与小阴唇之间,在性交、分娩或其他情况污染外阴部时易引发炎症。此病多见于生育年龄妇女,幼女及绝经后期妇女少见。常见病原体为葡萄球菌、大肠埃希菌、链球菌、肠球菌。随着性传播疾病发病率的增加,淋病奈瑟菌及沙眼衣原体已成为常见病原体。急性炎症发作时,病原体首先侵犯腺管,引起前庭大腺导管炎,腺管开口往往因肿胀或渗出物凝聚而阻塞,脓液不能外流、积存而形成脓肿,称前庭大腺脓肿。

【临床表现】

炎症多为一侧。初期主要表现为局部肿胀、疼痛、灼热感,行走不便,有时可致大小便困难。检查见局部皮肤红肿、发热、压痛明显,患侧前庭大腺开口处有时可见白色小点。当脓肿形成时,疼痛加剧,脓肿直径可达 3 ~ 6 cm,局部可触及波动感。部分患者出现发热等全身症状,腹股沟淋巴结可呈不同程度增大。当脓肿内压力增大时,表面皮肤变薄,脓肿自行破溃。若破口大,可自行引流,炎症较快消退而痊愈;若破口小,脓液引流不畅,则炎症持续不消退,并可反复急性发作。

【处理】

急性炎症发作时,应卧床休息,局部保持清洁。可取前庭大腺开口处分泌物行细菌培养,以确定病原体。根据病原体选用口服或肌内注射抗生素。也可选用清热、解毒中药局部热敷或坐浴。若脓肿形成,应尽快行脓肿切开引流及造口术,并放置引流条。

课后小结:

1. 前庭大腺炎主要由葡萄球菌、大肠埃希菌、链球菌、肠球菌等引起。

2. 主要症状为局部肿胀、疼痛,可发展为前庭大腺脓肿,也可反复发作。

3. 主要治疗手段是休息、抗生素、切开引流等。

第三节　滴虫阴道炎

滴虫阴道炎是由阴道毛滴虫引起的常见阴道炎症,也是常见的性传播疾病。

【病原体】

阴道毛滴虫属厌氧性寄生虫。适宜在温度 25 ~ 40 ℃、pH 值 5.2 ~ 6.6 的潮湿环境中生长,在 pH 值 5 以下或 7.5 以上环境中则无法生长。滴虫生存力较强,能在 3 ~ 5 ℃的环境中生存 21 d,在 46 ℃的环境中生存 20 ~ 60 min,在半干燥环境中生存约 10 h;在普通肥皂水中也能生存 45 ~ 120 min。月经前、后阴道 pH 值发生变化,月经后接近中性,故隐藏在腺体及阴道皱襞中的滴虫于月经前、后常得以繁殖,引起炎症发作。滴虫能消耗或吞噬阴道上皮细胞内的糖原,阻碍乳酸生成,使阴道 pH 值升高。滴虫阴道炎患者的阴道 pH 值为 5.0 ~ 6.5。滴虫不仅寄生于阴道外,还常侵入尿道或尿道旁腺,甚至膀胱、肾盂及男性的包皮皱褶、尿道或前列腺中。滴虫能消耗氧,使阴道成为厌氧环境,易致厌氧菌繁殖。约 60% 患者同时合并细菌性阴道病。

笔记栏

【传播方式】

1. 经性交直接传播 是主要的传播方式。男女双方一方泌尿生殖道带有滴虫均可传染给对方。由于男性感染滴虫后常无症状,故易成为感染源。

2. 间接传播 经公共浴池、浴盆、浴巾、游泳池、坐式便器、衣物、污染的器械及敷料等间接传播。

【临床表现】

滴虫阴道炎的潜伏期为 4~28 d。

1. 症状 25%~50% 患者感染初期无明显症状。主要症状是阴道分泌物增多及外阴瘙痒,间或有灼热、疼痛、性交痛等。分泌物典型特点为稀薄脓性、黄绿色、泡沫状、有臭味。分泌物呈脓性是因分泌物中含有白细胞;若合并其他感染则呈黄绿色;呈泡沫状、有臭味是因滴虫无氧酵解碳水化合物,产生腐臭气体。瘙痒的主要部位在阴道口及外阴。若合并尿道感染,可有尿频、尿痛,有时可见血尿。阴道毛滴虫还可吞噬精子,并能阻碍乳酸生成,影响精子在阴道内存活,可致不孕。

2. 体征 妇科检查时见阴道黏膜充血,严重者有散在出血斑点,甚至宫颈有出血斑点,形成"草莓样"宫颈。后穹窿处可见多量灰黄色、黄白色稀薄液体或黄绿色脓性分泌物,常呈泡沫状。带虫者阴道黏膜无异常改变。

【诊断】

典型病例容易诊断,若在阴道分泌物中找到滴虫即可确诊。最简便的方法是0.9%氯化钠溶液湿片法,具体方法是:取0.9%氯化钠温溶液一滴放于玻片上,在阴道侧壁或穹窿处取典型分泌物混于其中,立即在低倍光镜下寻找滴虫。显微镜下可见到呈波状运动的滴虫及增多的白细胞被推移。此方法的敏感性为60%~70%。对可疑患者,若多次湿片法未能发现滴虫时,可送培养,准确性达98%左右。但应注意:取分泌物前24~48 h避免性交、阴道灌洗或局部用药;取分泌物前不做双合诊,阴道窥器不涂润滑剂;取出分泌物后应及时送检并注意保暖,以防滴虫活动力减弱,造成辨认困难。

【处理】

因滴虫阴道炎可同时有尿道、尿道旁腺、前庭大腺滴虫感染,治愈此病,需全身用药,主要治疗药物为甲硝唑和替硝唑。

1. 全身用药 初次治疗患者,可选择甲硝唑或替硝唑 2 g,单次口服;或甲硝唑400 mg,每日 2 次,连服 7 d。口服用药治愈率可达90%~95%。服药后部分患者可出现食欲减退、恶心、呕吐等胃肠道反应。此外,偶见头痛、皮疹、白细胞减少等症状,一旦发现应立即停药。甲硝唑及替硝唑与乙醇结合可出现皮肤潮红、呕吐、腹痛、腹泻等戒酒硫样反应,故甲硝唑用药期间及停药 24 h 内,替硝唑用药期间及停药 72 h 内应禁止饮酒。哺乳期用药不宜哺乳。

2. 性伴侣的治疗 滴虫阴道炎主要由性行为传播,性伴侣应同时进行治疗,并告知患者及性伴侣治愈前应避免无保护性交。

3. 随访及治疗失败的处理 由于滴虫阴道炎患者再感染率很高,可考虑对患有滴虫阴道炎的性活跃女性在最初感染 3 个月后重新进行筛查。对甲硝唑 2 g 单次口服,治疗失败且排除再次感染者,可增加甲硝唑剂量及疗程仍有效。对初次治疗失败者,

笔记栏

可重复应用甲硝唑 400 mg,每日 2 次,连服 7 d;或替硝唑 2 g,单次口服。若治疗仍失败,可给予甲硝唑 2 g,每日 1 次,连服 5 d 或替硝唑 2 g,每日 1 次,连服 5 d。

4.妊娠合并滴虫阴道炎的治疗　妊娠期滴虫阴道炎可引起胎膜早破、早产及低出生体重儿。治疗有症状的妊娠期滴虫阴道炎可以减轻症状,减少传播,防止新生儿呼吸道和生殖道感染。方法为甲硝唑 2 g,顿服,或甲硝唑 400 mg,每日 2 次,连服 7 d。但甲硝唑治疗能否改善滴虫阴道炎的产科并发症尚无定论,故应用甲硝唑时,最好取得患者及其家属的知情同意。

5.治疗中的注意事项　有复发症状的病例多为重复感染,为避免重复感染,内裤及洗涤用的毛巾应煮沸 5 ~ 10 min 以消灭病原体,并应对其性伴侣同时进行检查和治疗。因滴虫阴道炎可合并其他性传播疾病,应注意排除有无其他性传播疾病。

课后小结:

1.滴虫阴道炎的分泌物典型特点为稀薄脓性、黄绿色、泡沫状、有臭味。

2.传播途径主要为性接触传播。

3.治疗采用口服抗滴虫药物,性伴侣需同时治疗。

第四节　外阴阴道假丝酵母菌病

外阴阴道假丝酵母菌病(vulvovaginal candidiasis,VVC)是由假丝酵母菌引起的常见外阴阴道炎症,曾称为外阴阴道念珠菌病。国外资料显示,约 75% 的妇女一生中至少患过 1 次外阴阴道假丝酵母菌病,45% 的妇女经历过 2 次或 2 次以上的发病。

【病原体及诱发因素】

外阴阴道假丝酵母菌病的病原体 80% ~ 90% 为白假丝酵母菌,10% ~ 20% 为光滑假丝酵母菌、近平滑假丝酵母菌、热带假丝酵母菌等。假丝酵母菌适宜生长在酸性环境中,有假丝酵母菌感染的阴道 pH 值多在 4.0 ~ 4.7,通常 <4.5。白假丝酵母菌为双相菌,有酵母相和菌丝相,酵母相为芽生孢子,在无症状寄居及传播中起作用;菌丝相为芽生孢子伸长成假菌丝,侵袭组织能力加强。假丝酵母菌对干燥、日光、紫外线及化学制剂等抵抗力较强,但对热的抵抗力不强,加热至 60 ℃ 1 h 即可死亡。

白假丝酵母菌为机会致病菌,10% ~ 20% 非孕妇女及 30% 孕妇阴道内有此菌寄生,但菌量极少,呈酵母相,并不引起症状。只有在全身及阴道局部细胞免疫能力下降,假丝酵母菌大量繁殖并转变为菌丝相时,才出现症状。常见的发病诱因有:应用广谱抗生素、妊娠、糖尿病、大量应用免疫抑制剂及接受大量雌激素治疗。长期应用抗生素,抑制了乳杆菌生长,有利于假丝酵母菌繁殖。妊娠及糖尿病时,机体免疫力下降,阴道组织内糖原增加,酸度增高,有利于假丝酵母菌生长。大量应用免疫抑制剂如皮质类固醇激素或免疫缺陷综合征,机体抵抗力降低。其他诱因有胃肠道假丝酵母菌、穿紧身化纤内裤及肥胖,后者可使会阴局部温度和湿度增加,利于假丝酵母菌繁殖而引起感染。

【传播方式】

1.内源性传播　为主要传播方式。假丝酵母菌除作为条件致病菌寄生阴道外,也可寄生于人的口腔和肠道,一旦条件适宜可引起感染。这三个部位的假丝酵母菌可相考点：
VVC 的临床表现及分类

互传染。

2.直接传播　少部分患者可经性交直接传播。

3.间接传播　极少数患者可以通过接触感染的衣物间接传染。

【临床表现】

1.症状　主要表现为外阴瘙痒、灼痛、性交痛及尿痛,部分患者阴道分泌物增多。尿痛特点是排尿时尿液刺激水肿的外阴及前庭导致疼痛。分泌物由脱落上皮细胞和菌丝体、酵母菌、假菌丝组成,其特征是白色稠厚呈凝乳块状或豆腐渣样。

2.体征　妇科检查时可见外阴红斑、水肿,常伴有抓痕,严重者可见皮肤皲裂、表皮脱落。阴道黏膜红肿、小阴唇内侧和阴道黏膜上有白色块状物附着,擦除后露出红肿黏膜面,急性期还可能见糜烂及浅表溃疡。

3.分类　根据其流行情况、临床表现、微生物学、宿主情况,目前将外阴阴道假丝酵母菌病分为单纯性外阴阴道假丝酵母菌病(uncomplicated VVC)及复杂性外阴阴道假丝酵母菌病(complicated VVC)(表16-1)。其中 VVC 的临床表现按 VVC 评分标准划分,评分≥7 分为重度 VVC,而<7 分为轻、中度 VVC(表16-2),10% ~20% 的妇女表现为复杂性 VVC。

表 16-1　外阴阴道假丝酵母菌病临床分类

	单纯性 VVC	复杂性 VVC
发生频率	散发或非经常发作	复发性
临床表现	轻到中度	重度
真菌种类	白假丝酵母菌	非白假丝酵母菌
宿主情况	免疫功能正常	免疫功能低下或应用免疫抑制剂或未控制糖尿病、妊娠

表 16-2　外阴阴道假丝酵母菌病临床评分标准

评分项目	0	1	2	3
瘙痒	无	偶有发作,可被忽略	能引起重视	持续发作,坐立不安
疼痛	无	轻	中	重
阴道黏膜充血、水肿	无	轻	中	重
外阴抓痕、皲裂、糜烂	无	/	/	有
分泌物量	无	较正常稍多	量多,无溢出	量多,有溢出

【诊断】

对有阴道炎症状或体征的妇女,若在阴道分泌物中找到假丝酵母菌的芽生孢子或假菌丝即可确诊。可采用10%氢氧化钾溶液湿片法或0.9%氯化钠注射液湿片法,具体方法是:取10%氢氧化钾溶液或0.9%氯化钠注射液一滴放于玻片上,将阴道分泌物混于其中,混匀后在显微镜下查找芽生孢子和假菌丝。由于10%氢氧化钾溶液可溶解其他细胞成分,假丝酵母菌检出率高于0.9%氯化钠注射液。此外,还可用革兰氏染色检查。若有症状而多次湿片法检查为阴性,或为顽固病例,为确诊是否为非白假丝酵母菌感染,可采用培养法。pH值测定具有重要的鉴别意义,若pH值<4.5,可能为单纯性假丝酵母菌感染,若pH值>4.5,可能存在混合感染,尤其是细菌性阴道病的混合感染。

【处理】

消除诱因,根据患者情况选择局部或全身应用抗真菌药物。

考点:
VVC的主要处理要点

1. 消除诱因　及时停用广谱抗生素、雌激素及皮质类固醇激素。糖尿病患者应给予积极治疗。勤换内裤,不穿紧身化纤内裤,保持外阴干燥,用过的毛巾、盆及内裤均应用开水烫洗。

2. 单纯性VVC的治疗　可局部用药,也可全身用药,主要以局部短疗程抗真菌药物为主。全身用药与局部用药的疗效相似,治愈率80%～90%;唑类药物的疗效一般高于制霉菌素。

(1)局部用药　放置药物于阴道内,可选用:①咪康唑栓剂,每晚1粒(200 mg),连用7 d;或每晚1粒(400 mg),连用3 d;或1粒(1 200 mg),单次用药。②克霉唑栓剂,每晚1粒(150 mg),塞入阴道深部,连用7 d;或每日早、晚各1粒(150 mg),连用3 d;或1粒(500 mg),单次用药。③制霉菌素栓剂,每晚1粒(10万U),连用10～14 d。

(2)全身用药　对未婚妇女、不能耐受或不愿采用局部用药者及经局部治疗未愈者,可选用口服药物。常用药物:氟康唑150 mg,顿服。

3. 复杂性VVC的治疗

(1)严重VVC　无论局部用药还是口服药物均应延长治疗时间。若为局部用药,延长为7～14 d;若口服氟康唑,应在首次口服150 mg后,72 d再加服1次。症状严重者,局部应用低浓度糖皮质激素软膏或唑类霜剂。

(2)复发性外阴阴道假丝酵母菌病(recurrent vulvovaginal candidiasis,RVVC)的治疗　一年内有症状并经真菌学证实的VVC发作4次或以上,称为RVVC,发生率约为5%,多数患者复发机制不明确。抗真菌治疗分为初始治疗和巩固治疗。根据培养和药敏试验选择药物。在初始治疗达到真菌学治愈后,给予巩固治疗至半年。初始治疗若为局部治疗,应延长治疗时间为7～14 d;若口服氟康唑,则单次予150 mg后,于第4日、第7日各加服1次。巩固治疗方案:目前国内外尚无成熟方案,可口服氟康唑150 mg,每周1次,连用6个月;也可根据复发规律,在每月复发前给予局部用药巩固治疗。在治疗前应做真菌培养以确诊。治疗期间应定期复查,观察疗效及药物副作用,一旦发现副作用,应立即停药。

(3)妊娠合并外阴阴道假丝酵母菌病的治疗　以局部治疗为主,禁用口服唑类药物。常用药物有:咪康唑、克霉唑、制霉菌素栓剂等,以7 d疗法效果好。

4. 性伴侣治疗　无须对性伴侣进行常规治疗。约15%男性与女性患者接触后患有龟头炎,对有症状男性应进行假丝酵母菌检查及治疗,预防女性重复感染。

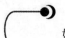

5.随访　若症状持续存在或诊断后 2 个月内复发者,需再次复诊。对 RVVC 在治疗结束后 7～14 d、1 个月、3 个月和 6 个月各随访 1 次,3 个月及 6 个月时建议同时行真菌培养。

课后小结:

1.外阴阴道假丝酵母菌病的典型白带为豆渣样或凝乳样。

2.传播方式主要为内源性传播。

3.治疗原则消除诱因,选择局部或全身抗真菌药物治疗,根据疾病分类决定疗程长短。

第五节　细菌性阴道病

细菌性阴道病(bacterial vaginosis,BV)是阴道内正常菌群失调所导致的一种混合性感染,但临床及病理特征无炎症改变。

【病因】

正常阴道内以产生过氧化氢的乳杆菌占优势,细菌性阴道病时,阴道内乳杆菌减少,导致其他微生物大量繁殖,主要有加德纳菌、厌氧菌(动弯杆菌、普雷沃菌、紫单胞菌、类杆菌、消化链球菌等)及人型支原体,其中以厌氧菌居多,厌氧菌的数量可增加 100～1 000 倍。促使阴道菌群发生变化的具体原因仍不明确,可能与性生活频繁、多个性伴侣或阴道灌洗使阴道碱化有关。

【临床表现】

1.症状　10%～40%患者无明显临床症状。有症状者主要表现为阴道分泌物增多,有鱼腥臭味,尤其性交后加重,可伴有轻度外阴瘙痒或烧灼感。分泌物呈鱼腥臭味是由于厌氧菌繁殖的同时产生了胺类物质(尸胺、腐胺、三甲胺)所致。

2.体征　妇科检查见阴道黏膜无充血的炎症表现,分泌物呈灰白色、均匀一致、稀薄,常黏附于阴道壁,但黏度很低,容易将分泌物从阴道壁拭去。

细菌性阴道病除引起阴道炎症外,还可引起其他不良情况,如发生在妊娠期可导致绒毛膜羊膜炎、胎膜早破、早产;发生在非孕期妇女可引起子宫内膜炎、盆腔炎及子宫切除术后阴道断端感染等。

【诊断】

主要采用 Amsel 临床诊断标准,下列 4 项条件中有 3 项阳性,即可临床诊断为细菌性阴道病。

考点:
　　细菌性阴道病的诊断标准

1.匀质、稀薄、白色阴道分泌物,常黏附于阴道壁。

2.线索细胞阳性:取少许阴道分泌物放在玻片上,加 1 滴 0.9%氯化钠溶液混合,高倍显微镜下寻找线索细胞。线索细胞即阴道脱落的表层细胞,于细胞边缘贴附颗粒状物即各种厌氧菌,尤其是加德纳菌,细胞边缘不清。细菌性阴道病时线索细胞需大于20%。

3.阴道分泌物 pH 值>4.5。

4.胺臭味试验阳性:取阴道分泌物少许放在玻片上,加入 10%氢氧化钾溶液 1～2 滴,产生一种烂鱼肉样腥臭气味,系因胺遇碱释放氨所致。

此外,还可参考阴道分泌物涂片的革兰氏染色诊断标准。细菌性阴道病为正常微生物群失调,细菌定性培养在诊断中意义不大。应注意本病与其他阴道炎的鉴别(表16-3)。

表 16-3　细菌性阴道病与其他阴道炎的鉴别诊断

鉴别	细菌性阴道病	滴虫阴道炎	外阴阴道假丝酵母菌病
症状	分泌物增多,无或轻度瘙痒	分泌物增多,轻度瘙痒	重度瘙痒,灼烧感
分泌物特点	白色、匀质、腥臭味	稀薄、脓性、泡沫状	白色,豆腐渣样
阴道黏膜	正常	散在出血斑点	水肿、红斑
阴道 pH 值	>4.5	>4.5	<4.5
胺试验	阳性	可为阳性	阴性
显微镜检查	线索细胞,极少白细胞	阴道毛滴虫,多量白细胞	芽生孢子及假菌丝,少量白细胞

【处理】

处理原则为选用抗厌氧菌药物,主要有甲硝唑、替硝唑、克林霉素。甲硝唑能抑制厌氧菌生长,不影响乳杆菌生长,是较理想的治疗药物,但对支原体疗效不佳。

1.口服药物治疗　首选甲硝唑 400 mg 口服,每日 2 次,连服 7 d;替代方案:替硝唑 2 g 口服,每日 1 次,连服 3 d;或替硝唑 1 g 口服,每日 1 次,连服 5 d;或克林霉素 300 mg 口服,每日 2 次,连服 7 d。

2.局部药物治疗　含甲硝唑栓剂 200 mg,放入阴道内,每晚 1 次,连用 7 d;或 2% 克林霉素软膏涂布阴道,每次 5 g,每晚 1 次,连用 7 d。口服与局部用药疗效相似,治愈率 80% 左右。

3.性伴侣的治疗　本病虽与多个性伴侣有关,但对性伴侣给予治疗后并未改善治疗效果及降低其复发,故性伴侣无须常规治疗。

4.妊娠期细菌性阴道病的治疗　由于细菌性阴道病与不良妊娠结局有关,任何有症状的细菌性阴道病孕妇均需筛查及治疗,以减少阴道感染的症状和体征,减少细菌性阴道病相关感染的并发症和其他感染。用药方案为甲硝唑 400 mg 口服,每日 2 次,连服 7 d;或克林霉素 300 mg 口服,每日 2 次,连服 7 d。

5.随访　治疗后无症状者一般无须随访。对症状持续或症状重复出现者,应嘱其复诊,接受治疗,可选择与初次治疗不同的抗厌氧菌药物,也可试用阴道乳杆菌制剂。对妊娠合并 BV 者,需要随访治疗效果。

课后小结:

1.由阴道内乳酸杆菌减少,加德纳菌及厌氧菌等增加所致的内源性混合感染。

2.临床特点为鱼腥臭味、稀薄阴道分泌物增加,但阴道检查无炎症表现。

3.临床诊断标准为阴道分泌物特性、线索细胞阳性、pH 值>4.5 及胺臭味试验阳性 4 项中符合 3 项。

4.主要采用针对厌氧菌的治疗。对于任何有症状的孕妇均需接受筛查及治疗。

考点:
　细菌性阴道病的主要处理要点

第六节　萎缩性阴道炎

考点：
**　萎缩性阴道炎**
的病因

萎缩性阴道炎常见于自然绝经或人工绝经后妇女，也可见于产后闭经、卵巢早衰、卵巢切除或药物假绝经治疗的妇女。

【病因】

绝经后妇女由于卵巢功能衰退，雌激素水平降低，阴道壁萎缩，黏膜变薄，上皮细胞内糖原含量减少，阴道内 pH 值增高，多为 5.0～7.0，嗜酸性的乳杆菌不再为优势菌，局部抵抗力降低，其他致病菌过度繁殖或容易入侵引起炎症。

【临床表现】

1. 症状　主要表现为外阴灼热不适、瘙痒及阴道泌物增多。阴道分泌物稀薄，呈淡黄色，感染严重者呈脓血性白带。由于阴道黏膜萎缩，可伴有性交痛。炎症也可侵犯尿道，引起尿频、尿急、尿痛等泌尿系统刺激症状。

2. 体征　妇科检查见阴道呈萎缩性改变，上皮皱襞消失、萎缩、菲薄。引导黏膜充血，有散在小出血点或点状出血斑，有时可见浅表溃疡。若溃疡面与对侧粘连，可造成阴道狭窄甚至闭锁。若炎症分泌物引流不畅还可引起阴道积脓甚或宫腔积脓。

【诊断】

考点：
**　萎缩性阴道炎**
的主要处理要点

根据患者绝经史、卵巢手术史、盆腔放射治疗史或药物性闭经史等及临床表现，诊断一般不困难，但应排除其他疾病才能诊断。取阴道分泌物检查，镜下见大量基底层细胞和白细胞，未见滴虫及假丝酵母菌。若阴道分泌物为血性，应行宫颈细胞学检查，必要时行分段诊刮术，以排除子宫恶性肿瘤。若阴道壁见肉芽组织及溃疡，应行局部活组织检查，以排除阴道癌。

【处理】

处理原则为补充雌激素增加阴道抵抗力；抗生素抑制细菌生长。

1. 增加阴道抵抗力　针对病因，给予雌激素制剂是萎缩性阴道炎的主要治疗方法。雌激素制剂可局部给药，也可全身给药。可选用雌三醇软膏局部涂抹，每日 1～2 次，连用 14 d。为防止阴道炎复发，亦可全身用药，对同时需要性激素替代治疗的患者，可给予替勃龙 2.5 mg，每日 1 次，也可选用其他雌孕激素制剂连续联合使用。雌激素制剂应在医生指导下使用。对于乳腺癌或子宫内膜癌患者，应慎用雌激素制剂。

2. 抑制细菌生长　主要是阴道局部应用抗生素，如甲硝唑 200 mg 或诺氟沙星 100 mg 放于阴道深部，每晚 1 次，连用 7～10 d。也可选用中药如保妇康栓等。对阴道局部干涩明显者，可加用润滑剂。

课后小结：

1. 萎缩性阴道炎为雌激素水平降低、局部抵抗力下降引起的以需氧菌感染为主的炎症。

2. 临床表现为阴道分泌物增多，外阴瘙痒等，常伴有性交痛。

3. 治疗原则为适当补充雌激素。

同步练习

一、选择题

A1 型题

1. 维持阴道正常生态平衡的菌种为 （ ）
   A. 乳杆菌　　　　　　　　　　　　　B. 棒状杆菌
   C. 肠球菌　　　　　　　　　　　　　D. 链球菌
   E. 葡萄球菌

2. 关于前庭大腺炎的临床特点下列正确的是 （ ）
   A. 多为双侧性　　　　　　　　　　　B. 绝经后妇女多见
   C. 支原体是主要病原体　　　　　　　D. 病变位于两侧大阴唇前部
   E. 脓肿形成时可切开引流

3. 滴虫阴道炎的治疗正确的是 （ ）
   A. 甲硝唑 2 g，单次口服　　　　　　B. 咪康唑栓剂，每晚 1 粒(200 mg)，连用 7 d
   C. 克霉唑栓剂，1 粒(500 mg)，单次用药　　D. 性伴侣不需要同时进行治疗
   E.2% 克林霉素软膏阴道涂抹，每晚 1 次，连用 7 d

4. 滴虫阴道炎的传播方式，下列哪项不正确 （ ）
   A. 性交传播　　　　　　　　　　　　B. 公共浴池传播
   C. 不洁器械和敷料传播　　　　　　　D. 长期应用抗生素导致菌群失调
   E. 游泳池传播

5. 细菌性阴道病的典型临床表现为 （ ）
   A. 阴道分泌物灰黄、稀薄、有泡沫
   B. 阴道分泌物呈灰白色，稀薄均匀一致，有恶臭味
   C. 阴道流出大量水样阴道分泌物
   D. 血性阴道分泌物，外阴痒、痛
   E. 脓性阴道分泌物，外阴瘙痒、烧灼感

6. 外阴阴道假丝酵母菌病的典型临床表现是 （ ）
   A. 脓性阴道分泌物，外阴瘙痒
   B. 白色凝乳状或豆渣样阴道分泌物，外阴瘙痒
   C. 白色水样阴道分泌物，不痒
   D. 黄色泡沫状阴道分泌物，外阴瘙痒
   E. 稀薄一致的阴道分泌物，外阴瘙痒

7. 有关外阴阴道假丝酵母菌病的诱发因素错误的是 （ ）
   A. 糖尿病　　　　　　　　　　　　　B. 妊娠
   C. 长期用抗生素　　　　　　　　　　D. 使用免疫抑制剂
   E. 使用避孕套避孕

8. 关于萎缩性阴道炎的病因错误的是 （ ）
   A. 雌激素水平下降　　　　　　　　　B. 阴道黏膜变薄
   C. 上皮细胞内糖原含量上升　　　　　D. 阴道内 pH 值上升
   E. 局部抵抗力低

A2 型题

9.24 岁已婚女性，阴道分泌物多伴外阴瘙痒 1 周。妇科检查见阴道后穹窿处有多量稀薄泡沫状分泌物，阴道黏膜有多处散在红色斑点，宫颈光滑。临床诊断为 （ ）
   A. 外阴阴道假丝酵母菌病　　　　　　B. 细菌性阴道病

C.萎缩性阴道炎　　　　　　　　　　　D.滴虫阴道炎

E.子宫颈炎症

10.28 岁已婚女性,阴道分泌物增多 6 d,伴外阴瘙痒,妇科检查见外阴黏膜无明显异常,阴道黏膜无充血,阴道分泌物稀薄,灰白色,均匀一致,宫颈光滑,无充血。若要确诊,辅助检查最重要的是　　　　　　　　　　　　　　　　　　　　　　　　　(　　　)

A.阴道分泌物悬滴法查滴虫　　　　　B.阴道分泌物检查真菌

C.阴道分泌物细菌培养　　　　　　　D.阴道分泌物查找线索细胞

E.阴道细胞学检查

二、思考题

1.试述维持阴道生态平衡的机制。

2.如何诊断滴虫阴道炎、外阴阴道假丝酵母菌病、细菌性阴道病和萎缩性阴道炎?

参考答案:1.A　2.E　3.A　4.D　5.B　6.B　7.E　8.C　9.D　10.D

(冯艳奇)

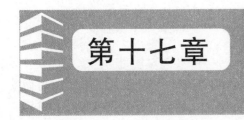

第十七章

子宫颈炎症

学习目标

1. 掌握:急、慢性子宫颈炎症的临床表现、诊断和处理要点。

2. 熟悉:急、慢性子宫颈炎症的病理。

3. 了解:急、慢性子宫颈炎症的病因。

4. 具有判断急、慢性子宫颈炎症的能力;并能对患者及时沟通,具有让患者对疾病正确认知的能力。

子宫颈炎症是常见妇科疾病之一,包括子宫颈阴道部炎症及子宫颈管黏膜炎症。因子宫颈阴道部鳞状上皮与阴道鳞状上皮相延续,阴道炎症均可引起子宫颈阴道部炎症。临床常见的子宫颈炎为急性子宫颈管黏膜炎,由于子宫颈管黏膜上皮为单层柱状上皮,抗感染能力差,易发生感染。若急性子宫颈炎未及时诊治或病原体持续存在,可导致慢性子宫颈炎症。

第一节　急性子宫颈炎

急性子宫颈炎习称急性宫颈炎,指子宫颈发生急性炎症,包括局部充血、水肿,上皮变性、坏死,黏膜、黏膜下组织、腺体周围见大量中性粒细胞浸润,腺腔中可有脓性分泌物。急性子宫颈炎一般由多种病原体引起,也可由物理因素、化学因素刺激或机械性子宫颈损伤、子宫颈异物伴发感染所致。

【病因及病原体】

急性子宫颈炎的病原体:①性传播疾病病原体,淋病奈瑟菌及沙眼衣原体,主要见于性传播疾病的高危人群;②内源性病原体,部分子宫颈炎的病原体与细菌性阴道病病原体、生殖支原体感染有关。但有部分患者的病原体仍不清楚。除子宫颈管柱状上皮外,淋病奈瑟菌还常侵犯前庭大腺、尿道移行上皮及尿道旁腺。

【临床表现】

大部分患者无临床症状。有症状者主要表现为阴道分泌物增多,呈黏液脓性。由于阴道分泌物刺激还可引起外阴瘙痒、灼热感等。此外,可出现经间期出血、妇科检查或性交后出血等症状。若合并尿路感染者,可出现尿频、尿急、尿痛。妇科检查见子宫颈充血、水肿、黏膜外翻,有黏液脓性分泌物附着甚至从子宫颈管流出,子宫颈管黏膜质脆,容易诱发出血。若为淋病奈瑟菌感染,因尿道旁腺、前庭大腺受累,可见尿道口、阴道口黏膜充血、水肿、多量脓性分泌物等。

考点:
急性子宫颈炎症的诊断

【诊断】

出现两个特征性体征之一,且显微镜检查子宫颈或阴道分泌物白细胞增多,可做出急性子宫颈炎症的初步诊断。急性子宫颈炎症诊断后,需进一步检测衣原体和淋病奈瑟菌。

1. 两个特征性体征 具备一个或两个同时具备:①于子宫颈管或子宫颈管棉拭子标本上,肉眼可见脓性或黏液脓性分泌物;②用棉拭子擦拭子宫颈管时,容易诱发子宫颈管内出血。

2. 白细胞检测 检测子宫颈管分泌物或阴道分泌物中的白细胞,后者应注意排除引起白细胞增多的阴道炎症。

(1)子宫颈管脓性分泌物涂片做革兰氏染色,中性粒细胞>30/高倍视野。

(2)阴道分泌物涂片检查,白细胞>10/高倍视野。

3. 病原体检测 需做衣原体及淋病奈瑟菌的检测,以及有无细菌性阴道病及滴虫阴道炎。

(1)检测淋病奈瑟菌常用的方法 ①淋病奈瑟菌培养,为诊断淋病的金标准方法;②核酸检测,包括核酸杂交及核酸扩增,尤其核酸扩增方法诊断淋病奈瑟菌感染的敏感性及特异性均高;③分泌物涂片革兰氏染色,查找中性粒细胞内有无革兰氏阴性双球菌,但敏感性、特异性均差,故目前不推荐用于女性淋病的诊断。

(2)检测沙眼衣原体常用的方法 ①酶联免疫吸附试验:检测沙眼衣原体抗原,为临床常用的方法;②核酸检测,包括核酸杂交及核酸扩增,尤其是后者为检测衣原体感染敏感、特异的方法,但要注意做好质量控制,避免污染;③衣原体培养,因方法复杂,临床已少用。

【处理】

主要为抗生素药物治疗,可根据不同情况采用经验性抗生素治疗及针对病原体的抗生素治疗。

1. 经验性抗生素治疗 对有性传播疾病高危因素的患者(如年龄小于25岁,多性伴或新性伴,且为无保护性性交),在未获得病原体检测结果前,可采用针对衣原体的经验性抗生素治疗,方案为阿奇霉素1 g,单次顿服;或多西环素100 mg,每日2次,连服7 d。

2. 针对病原体的抗生素治疗 对于获得病原体检测结果者,选择针对病原体的抗生素。

(1)单纯急性淋病奈瑟菌性子宫颈炎 主张及时、大剂量、单次给药,常用药物有头孢菌素,如头孢曲松钠250 mg,单次肌内注射;或头孢克肟400 mg,单次口服;也可选择头孢唑肟500 mg,肌内注射;头孢噻肟钠500 mg,肌内注射;也可选择氨基糖苷类抗生素,如大观霉素4 g,单次肌内注射。

（2）沙眼衣原体性感染所致子宫颈炎　常用治疗药物有：①四环素类，如多西环素 100 mg，每日 2 次，连服 7 d；②红霉素类，主要有阿奇霉素 1 g，单次顿服，或红霉素 500 mg，每日 4 次，连服 7 d；③喹诺酮类，主要有氧氟沙星 300 mg，每日 2 次，连服 7 d 或左氧氟沙星 500 mg，每日 1 次，连服 7 d 或莫西沙星 400 mg，每日 1 次，连服 7 d。

淋病奈瑟菌感染时常伴有衣原体感染，故治疗除选用抗淋病奈瑟菌药物外，还应同时选用抗衣原体感染的药物。

（3）合并细菌性阴道病　应同时治疗细菌性阴道病，否则将导致子宫颈炎持续存在。

3. 性伴侣的处理　若子宫颈炎患者的病原体为沙眼衣原体及淋病奈瑟菌，应同时对其性伴侣进行相应的检查及治疗。

课后小结：

1. 急性子宫颈炎，以抗生素药物治疗为主。

2. 临床表现为阴道分泌物增多，呈黏液脓性；可出现经间期出血；合并尿路感染者，可出现尿频、尿急、尿痛。

第二节　慢性子宫颈炎

慢性子宫颈炎习称慢性宫颈炎，指子宫颈间质内有大量淋巴细胞、浆细胞等慢性炎症细胞浸润，可伴有子宫颈腺上皮及间质的增生和鳞状上皮化生。慢性子宫颈炎症可由急性子宫颈炎症迁延而来，也可为病原体持续感染所致，病原体与急性子宫颈炎相似。

【病理】

1. 慢性子宫颈管黏膜炎　由于子宫颈管黏膜皱襞较多，感染后容易形成持续性子宫颈管黏膜炎，表现为子宫颈管黏液或脓性分泌物，反复发作。

2. 子宫颈息肉　是指子宫颈管腺体和间质的局限性增生，并向子宫颈外口突出形成息肉。妇科检查可见子宫颈息肉通常为单个，也可为多个，色红，质软而脆，呈舌型，可有蒂，蒂宽窄不一，根部附在子宫颈外口或子宫颈管内。光镜下见息肉表面被覆高柱状上皮，间质水肿、血管丰富及慢性炎症细胞浸润。子宫颈息肉很少恶变，但应注意与子宫的恶性肿瘤相鉴别。

3. 子宫颈肥大　慢性炎症的长期刺激导致腺体及间质增生。此外，子宫颈深部的腺囊肿也可使子宫颈呈不同程度肥大，硬度增加。

【临床表现】

慢性子宫颈炎多无症状，少数患者可有阴道分泌物增多，呈淡黄色或脓性，性交后出血，月经间期出血，偶有分泌物刺激引发的外阴瘙痒或不适。妇科检查可见子宫颈呈糜烂样改变，或有黄色分泌物覆盖子宫颈口或从子宫颈口流出，也可表现为子宫颈息肉或子宫颈肥大。

【诊断及鉴别诊断】

根据临床表现可初步做出诊断，但需注意应将妇科检查所发现的阳性体征与子宫颈的常见病理生理改变相鉴别。

1. 子宫颈柱状上皮异位和子宫颈上皮内瘤变 除慢性子宫颈炎外,子宫颈的生理性柱状上皮异位、子宫颈上皮内瘤变,甚至早期子宫颈癌均可呈现子宫颈糜烂样改变。生理性柱状上皮异位是指子宫颈外口处的子宫颈阴道部外观呈细颗粒状的红色区。此区为子宫颈管单层柱状上皮所覆盖,因柱状上皮菲薄,其下间质透出而成红色,曾将此种情况称为"宫颈糜烂",并认为是慢性子宫颈炎最常见的病理类型之一。但目前已明确"宫颈糜烂"并不是病理学上的上皮溃疡、缺失所致的真性糜烂,也与慢性子宫颈炎症的定义即间质中出现慢性炎症细胞浸润并不一致。因此,"宫颈糜烂"现作为慢性子宫颈炎症的诊断术语已不再恰当。子宫颈糜烂样改变只是一个临床征象,可为生理性改变,也可为病理性改变。生理性柱状上皮异位多见于青春期、生育年龄妇女雌激素分泌旺盛者、妊娠期或口服避孕药妇女,由于雌激素的作用,鳞柱交界部外移,子宫颈局部呈糜烂样改变外观。此外,子宫颈上皮内瘤变及早期子宫颈癌也可使子宫颈呈糜烂样改变,因此对于子宫颈糜烂样改变者需进行子宫颈细胞学检查和(或)HPV 检测,必要时行阴道镜及宫颈活组织检查以除外子宫颈上皮内瘤变或子宫颈癌。

2. 子宫颈腺囊肿 子宫颈腺囊肿绝大多数情况下是子宫颈的生理性变化。子宫颈转化区内鳞状上皮取代柱状上皮过程中,新生的鳞状上皮覆盖子宫颈腺管口或伸入腺管,将腺管口阻塞,导致腺体分泌物引流受阻,潴留形成囊肿。子宫颈局部损伤或子宫颈慢性炎症使腺管口狭窄,也可导致子宫颈腺囊肿形成。镜下见囊壁被覆单层扁平、立方柱状上皮。浅部的子宫颈腺囊肿检查见子宫颈表面突出单个或多个青白色小囊泡,容易诊断。子宫颈腺囊肿通常无须处理。但深部的子宫颈腺囊肿,子宫颈表面无异常,表现为子宫颈肥大,应与子宫颈腺癌相鉴别。

3. 子宫恶性肿瘤 子宫颈的恶性肿瘤及子宫体的恶性肿瘤均可呈息肉状,从子宫颈口突出,故应与子宫颈息肉相鉴别。鉴别方法是行子宫颈息肉切除,病理组织学检查确诊。除慢性炎症外,内生型子宫颈癌也可引起子宫颈肥大,故对子宫颈肥大者,需行子宫颈细胞学检查,必要时行子宫颈管搔刮术进行鉴别。

【处理】

考点:
慢性子宫颈炎的物理治疗要点

不同类型病变采用不同的治疗方法。对表现为糜烂样改变者,若为无症状的生理性柱状上皮异位,无须处理;对糜烂样改变伴有分泌物增多、乳头状增生或接触性出血者,可给予局部物理治疗,包括微波、激光、冷冻等,也可给予中药保妇康栓治疗或其作为物理治疗前后的辅助治疗。

物理治疗注意事项:①治疗前,应常规进行筛查,排除子宫颈上皮内瘤变和子宫颈癌;②急性生殖道炎症因易引起炎症扩散故禁忌;③治疗时间选择在月经干净后 3～7 d 内进行;④物理治疗后有阴道分泌物增多,甚至有大量水样排液,术后 1～2 周为脱痂期,可有少许出血,应避免强烈活动或搬运重物;⑤在创面尚未完全愈合期间(4～8 周)禁盆浴、性交及阴道冲洗;⑥物理治疗有引起术后出血、子宫颈狭窄、不孕和感染的可能,治疗后应定期复查。观察创面愈合情况直到痊愈,同时注意有无子宫颈管狭窄。

1. 慢性子宫颈管黏膜炎 对持续性子宫颈管黏膜炎症,应了解有无沙眼衣原体及淋病奈瑟菌的再次感染、性伴是否已进行治疗、阴道微生物群失调是否持续存在。针对不同病因给予治疗。若病原体不清,又尚无有效治疗方法,可试用物理治疗。

2. 子宫颈息肉　行息肉摘除术,术后将切除息肉送病理组织学检查。

3. 子宫颈肥大　多无须治疗。

课后小结:

1. 慢性子宫颈炎症是妇科常见疾病之一,可由急性子宫颈炎迁延而来。

2. 妇科检查见子宫颈糜烂样改变、子宫颈息肉或宫颈肥大为慢性子宫颈炎,不同病变采用不同的治疗方法。

3. 临床表现为分泌物增多,生理性糜烂无须治疗。

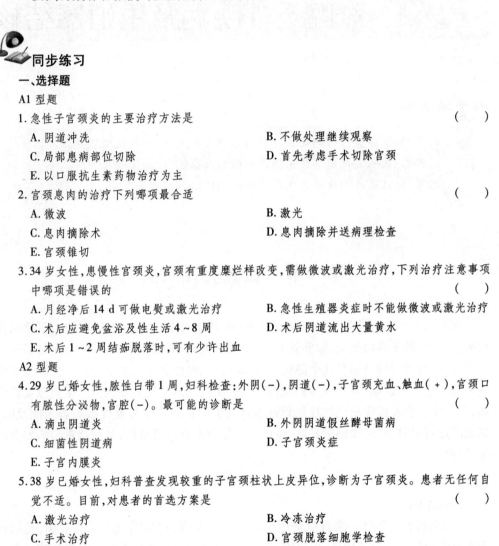

同步练习

一、选择题

A1 型题

1. 急性子宫颈炎的主要治疗方法是　　　　　　　　　　　　　　　　　　　　（　　）

　　A. 阴道冲洗　　　　　　　　　　　　　B. 不做处理继续观察

　　C. 局部患病部位切除　　　　　　　　　D. 首先考虑手术切除宫颈

　　E. 以口服抗生素药物治疗为主

2. 宫颈息肉的治疗下列哪项最合适　　　　　　　　　　　　　　　　　　　　（　　）

　　A. 微波　　　　　　　　　　　　　　　B. 激光

　　C. 息肉摘除术　　　　　　　　　　　　D. 息肉摘除并送病理检查

　　E. 宫颈锥切

3. 34 岁女性,患慢性宫颈炎,宫颈有重度糜烂样改变,需做微波或激光治疗,下列治疗注意事项中哪项是错误的　　　　　　　　　　　　　　　　　　　　　　　　　　　　　（　　）

　　A. 月经净后 14 d 可做电熨或激光治疗　　B. 急性生殖器炎症时不能做微波或激光治疗

　　C. 术后应避免盆浴及性生活 4~8 周　　　D. 术后阴道流出大量黄水

　　E. 术后 1~2 周结痂脱落时,可有少许出血

A2 型题

4. 29 岁已婚女性,脓性白带 1 周,妇科检查:外阴(-),阴道(-),子宫颈充血、触血(+),宫颈口有脓性分泌物,宫腔(-)。最可能的诊断是　　　　　　　　　　　　　　　　　（　　）

　　A. 滴虫阴道炎　　　　　　　　　　　　B. 外阴阴道假丝酵母菌病

　　C. 细菌性阴道病　　　　　　　　　　　D. 子宫颈炎症

　　E. 子宫内膜炎

5. 38 岁已婚女性,妇科普查发现较重的子宫颈柱状上皮异位,诊断为子宫颈炎。患者无任何自觉不适。目前,对患者的首选方案是　　　　　　　　　　　　　　　　　　　　（　　）

　　A. 激光治疗　　　　　　　　　　　　　B. 冷冻治疗

　　C. 手术治疗　　　　　　　　　　　　　D. 宫颈脱落细胞学检查

　　E. 取宫颈管分泌物做培养及药敏试验

二、思考题

1. 简述急性子宫颈炎的诊断标准。

2. 简述慢性子宫颈炎物理治疗的注意事项。

参考答案:1. E　2. D　3. A　4. D　5. D

（冯艳奇）

第十八章

盆腔炎性疾病及生殖器结核

学习目标

1. 掌握:盆腔炎性疾病及生殖器结核的临床表现、诊断及处理要点。
2. 熟悉:盆腔炎性疾病及生殖器结核的病原体、传播途径及预防。
3. 了解:盆腔炎性疾病及生殖器结核的概念及病理改变。

第一节　盆腔炎性疾病

盆腔炎性疾病(pelvic inflammatory disease,PID)是指女性上生殖道的一组感染性疾病,主要包括子宫内膜炎、输卵管炎、输卵管卵巢脓肿、盆腔腹膜炎。炎症可局限于一个部位,也可以同时累及几个部位,以输卵管炎、输卵管卵巢炎最常见。盆腔炎性疾病多发生于性活跃期、有月经的妇女,初潮前、绝经后或未婚妇女很少发生盆腔炎性疾病,若发生盆腔炎性疾病也往往是邻近器官炎症的扩散。盆腔炎性疾病若未能及时、彻底治疗可导致不孕、输卵管妊娠、慢性盆腔痛及炎症反复发作,从而严重影响妇女的生殖与健康。

【病因】

1. 病原体

(1)内源性病原体　来自原寄居于阴道内的菌群,包括需氧菌及厌氧菌,可以仅为需氧菌或仅为厌氧菌感染,但以需氧菌及厌氧菌混合感染为多见。主要的需氧菌及兼性厌氧菌有金黄色葡萄球菌、溶血性链球菌、大肠埃希菌;厌氧菌有脆弱类的杆菌、消化链球菌等。

(2)外源性病原体　主要为性传播疾病的病原体,如淋病奈瑟菌、沙眼衣原体、支原体等。

2. 感染途径

(1)上行性蔓延　病原菌由外阴、肛门进入阴道,沿黏膜间上行,通过子宫颈、子宫内膜、输卵管黏膜蔓延至卵巢、腹腔。是淋球菌、葡萄球菌感染的主要途径。

（2）血行播散　多先有其他脏器如肺、肾盂感染，而后经血液循环扩散至生殖器官，是结核菌感染的主要方式。

（3）淋巴系统播散　细菌经阴道、子宫颈侵入后，经宫颈旁淋巴管扩散至盆腔蜂窝组织及子宫附件以至腹腔，常为链球菌、葡萄球菌的蔓延方式。

（4）直接蔓延　由邻近脏器的感染蔓延而来，如腹膜炎、阑尾炎、结肠炎、膀胱炎等均可蔓延至子宫、输卵管而引起盆腔炎。

2.诱因

（1）产后或流产后感染　产后或流产后感染是引起盆腔炎的常见原因。分娩后产妇体质虚弱，宫颈口未及时关闭，宫腔内有胎盘的剥离面，分娩造成产道损伤，或有胎盘、胎膜残留等，或产后过早有性生活，病原体乘虚侵入宫腔内，容易引起感染；自然流产、药物流产过程中阴道流血时间过长，或有组织物残留于宫腔内均可以发生流产后感染。

（2）宫腔内手术操作后感染　如放置或取出宫内节育环、刮宫术、输卵管通液术、子宫输卵管造影术、宫腔镜检查、黏膜下子宫肌瘤摘除术等。由于术前有性生活或手术消毒不严格或术前适应证选择不当，或生殖道原有慢性炎症，经手术干扰而引起急性发作并扩散；也有患者术后不注意个人卫生，也可使细菌上行感染，引起盆腔炎。

（3）月经期感染　月经期子宫内膜的剥脱也是细菌良好的滋生环境，如不注意经期卫生也可引起炎症。

【病理】

1.急性子宫内膜炎、子宫肌炎　子宫内膜充血、水肿，有炎性渗出物，严重者内膜坏死、脱落形成溃疡。镜下见大量白细胞浸润，炎症向深部侵入形成子宫肌炎。

2.急性输卵管炎、输卵管积脓、输卵管卵巢脓肿　急性输卵管炎因病原体传播途径不同而有不同的病变特点。

（1）炎症经子宫内膜向上蔓延　首先引起输卵管黏膜炎，输卵管黏膜肿胀、间质水肿及充血、大量中性粒细胞浸润，严重者输卵管上皮发生退行性变或成片脱落，引起输卵管黏膜粘连，导致输卵管管腔及伞端闭锁，若有脓液积聚于管腔则形成输卵管积脓。

（2）病原菌通过宫颈旁淋巴播散　病原体经损伤的宫颈侵入通过宫颈旁淋巴管扩散到盆腔结缔组织，首先侵及输卵管浆膜层发生输卵管周围炎，然后累及肌层，而输卵管黏膜层可不受累或受累极轻。病变以输卵管间质炎为主，其管腔常可因肌壁增厚受压变窄，但仍能保持通畅。轻者输卵管仅有轻度充血、肿胀、略增粗；严重者输卵管明显增粗、弯曲，纤维素性脓性渗出物增多，造成与周围组织粘连。卵巢常与发炎的输卵管伞端粘连而发生卵巢周围炎，称为输卵管卵巢炎，也称附件炎。炎症可通过卵巢排卵的破孔侵入卵巢实质形成输卵管卵巢脓肿。

3.急性盆腔腹膜炎　盆腔内器官发生严重感染时，往往蔓延到盆腔腹膜，发炎的腹膜充血、水肿，并有少量含纤维素的渗出液，形成盆腔脏器粘连。当有大量脓性渗出液积聚于粘连的间隙内，可形成散在小脓肿；积聚于直肠子宫陷凹处形成盆腔脓肿，较多见。脓肿可破入直肠而使症状突然减轻，也可破入腹腔引起弥漫性腹膜炎。

4.急性盆腔结缔组织炎　病原体经宫颈旁淋巴管进入盆腔结缔组织而引起结缔组织充血、水肿及中性粒细胞浸润。开始局部增厚，质地较软，边界不清，以后向两侧盆壁呈扇形浸润,若组织化脓形成盆腔腹膜外脓肿。

5.败血症及脓毒血症 当病原体毒力强、数量多、患者抵抗力降低时,常发生败血症。发生盆腔炎性疾病后,若身体其他部位发现多处炎症病灶或脓肿者,应考虑有脓毒血症存在,但需经血培养证实。

6.肝周围炎(Fitz-Hugh-Curtis 综合征) 是指肝包膜炎症而无肝实质损害的肝周围炎。淋病奈瑟菌及衣原体感染均可引起。肝包膜上有脓性或纤维渗出物,早期在肝包膜与前腹壁腹膜之间形成松软粘连,晚期形成琴弦样粘连。5%~10%输卵管炎可出现肝周围炎,临床表现为继下腹痛后出现右上腹痛,或下腹疼痛与右上腹疼痛同时出现。

【临床表现】

1.症状 可因炎症轻重及范围大小而有不同的表现。轻者无症状或症状轻微。常见症状为下腹痛、发热、阴道分泌物增多。

(1)全身症状 若病情严重可有寒战、高热、头痛、食欲不振等表现。

(2)腹痛 腹痛为持续性、活动或性交后加重。

(3)阴道分泌物增多 多为脓性,有臭味。

(4)月经改变 月经期发病可出现经量增多,经期延长。

(5)消化道症状 若有腹膜炎,则出现消化系统症状,如恶心、呕吐、腹胀、腹泻等。

(6)其他症状 若有脓肿形成,可有局部压迫刺激症状。包块位于子宫前方可出现膀胱刺激症状,如排尿困难、尿频等;包块位于子宫后方可有直肠刺激症状如里急后重、排便困难。若有输卵管炎症并同时有右上腹疼痛者,应怀疑有肝周围炎。

2.体征 患者体征差异较大,轻者无明显异常或妇科检查仅发现宫颈举痛或宫体压痛或附件区压痛。严重病例呈急性病容,体温升高、心率加快,下腹部有压痛、反跳痛及肌紧张,甚至出现腹胀,肠鸣音减弱或消失。盆腔检查:阴道可见脓性臭味分泌物;宫颈充血、水肿,将宫颈表面分泌物拭净,若见脓性分泌物从宫颈口流出,说明宫颈黏膜或宫腔有急性炎症。后穹窿饱满,触痛明显,宫颈举痛;宫体稍大,有压痛,活动受限;子宫两侧压痛明显,若为单纯输卵管炎,可触及增粗的输卵管,压痛明显。若为输卵管积脓或输卵管卵巢脓肿,则可触及包块。宫旁结缔组织炎时,可扪及宫旁一侧或两侧片状增厚,压痛明显;若有子宫直肠凹脓肿,可扪及后穹窿有肿块且有波动感,三合诊能协助进一步了解盆腔情况。

【诊断与鉴别诊断】

根据病史、症状、体征及实验室检查可做出初步诊断。由于 PID 的临床表现差异较大,临床正确诊断 PID 比较困难,而延误诊断又导致 PID 的后遗症产生,2006 年美国疾病控制中心(CDC)推荐的 PID 诊断标准(表 18-1),旨在提高对 PID 的认识,对可疑患者做进一步评价,及时治疗,减少后遗症的发生。

最低诊断标准提示在性活跃的年轻女性或者具有性传播疾病的高危人群,若出现下腹痛,并可排除其他引起下腹痛的原因,妇科检查符合最低诊断标准,即可给予经验性抗生素治疗。

表 18-1　盆腔炎性疾病(PID)的诊断标准(美国 CDC 诊断标准,2010 年)

最低标准

　　宫颈举痛或子宫压痛或附件压痛

附加标准

　　体温超过 38.3 ℃(口表)

　　宫颈或阴道异常黏液脓性分泌物

　　阴道分泌物 0.9% 氯化钠溶液涂片见到大量白细胞

　　红细胞沉降率升高

　　血 C 反应蛋白升高

　　实验室证实的宫颈淋病奈瑟菌或衣原体阳性

特异标准

　　子宫内膜活检组织学证实子宫内膜炎

　　阴道超声或磁共振检查显示输卵管增粗,输卵管积液,伴或不伴有盆腔积液、输卵管卵巢肿块,以及腹腔镜检查发现盆腔炎性疾病征象。

　　附加标准可增加诊断的特异性,多数 PID 患者有宫颈黏液性脓性分泌物,或阴道分泌物 0.9% 氯化钠溶液涂片中见到白细胞,若宫颈分泌物正常并且镜下见不到白细胞,PID 的诊断需慎重。

　　特异标准基本可诊断 PID,但由于除 B 型超声检查外,均为有创检查或费用较高,特异标准仅适用于一些有选择的病例。

　　鉴别诊断:急性盆腔炎应与急性阑尾炎、输卵管妊娠流产或破裂、卵巢囊肿蒂扭转或破裂等急诊相鉴别。

【处理】

　　主要为抗生素药物治疗,必要时手术治疗。抗生素的治疗原则:经验性、广谱、及时及个体化。

　　1.门诊治疗　患者一般情况好,症状轻,能耐受口服抗生素,并有随访条件,可在门诊给予口服或肌内注射抗生素治疗。常用方案如下:

　　(1)氧氟沙星 400 mg 口服,每天 2 次,或左氧氟沙星 500 mg 口服,每天一次,同时加服甲硝唑 400 mg,每天 2～3 次,连用 14 d。

　　(2)头孢曲松钠 250 mg,单次肌内注射,或头孢西丁钠 2 g,单次肌内注射,同时口服丙磺舒 1 g,然后改用多西环素 100 mg,每天 2 次,连用 14 d,可同时口服甲硝唑 400 mg,每天 2 次,连用 14 d;或选用其他第三代头孢菌素与多西环素,甲硝唑合用。

　　2.住院治疗　患者一般情况差,病情严重,伴有发热、恶心、呕吐;或有盆腔腹膜炎;或输卵管卵巢脓肿;或门诊治疗无效;或不能耐受口服抗生素;或诊断不清,均应住院给予抗生素药物治疗为主的综合治疗。

　　(1)支持疗法　卧床休息,取半卧位,有利于炎症局限。给予高热量、高蛋白、高维生素流食或半流食,补充液体,注意纠正电解质紊乱及酸碱失衡。

　　(2)抗生素治疗　给药途径以静脉滴注收效快,常用的配伍方案有以下几种:

1）头孢类药物 头孢西丁钠 2 g，静脉滴注，每 6 h 一次；或头孢替坦二钠 2 g，静脉滴注，每 12 h 一次。加多西环素 100 mg，静脉滴注或口服，每 12 h 一次。临床症状改善至少 24 h 转为口服给药治疗。

2）克林霉素与氨基糖苷类抗生素联合 克林霉素 900 mg，静脉滴注，每 8 h 一次，庆大霉素先给予负荷量 2 mg/kg，然后给予维持量 1.5 mg，静脉滴注，每 8 h 一次，临床症状改善后，克林霉素改口服，每日 4 次，连用 14 d。

3）青霉素类与四环素类联合 氨苄西林/舒巴坦 3 g，静脉滴注，每 6 h 一次，加多西环素 100 mg，每日 2 次，连服 14 d。

4）喹诺酮类与甲硝唑联合 氧氟沙星 400 mg，静脉滴注，每 12 h 一次，或左氧氟沙星 500 mg，静脉滴注，每日 1 次，加甲硝唑 500 mg，静脉滴注，每 8 h 一次，连用 14 d。

（3）手术治疗 主要用于抗生素控制不满意的输卵管卵巢脓肿或盆腔脓肿患者。手术可根据情况选择经腹手术或腹腔镜手术。手术范围应根据病变范围、患者年龄、一般状态等全面考虑。原则以切除病灶为主。

（4）中药治疗 主要为活血化瘀、清热解毒药物，如银翘解毒液、安宫牛黄丸或紫血丹等。

【盆腔炎性疾病后遗症】

若 PID 未得到及时正确的治疗，可能会发生一系列后遗症。主要病理改变为组织破坏、广泛粘连、增生及瘢痕形成，可导致：① 输卵管阻塞、输卵管增粗；② 输卵管卵巢粘连形成输卵管卵巢肿块；③ 若输卵管伞端闭锁、浆液性渗出物聚集形成输卵管积水，或输卵管积脓或输卵管卵巢脓肿的脓液吸收，被浆液性渗出物代替形成输卵管积水或输卵管卵巢囊肿；④ 盆腔结缔组织炎增生、变厚、粘连，若病变广泛，可使子宫固定。

1. 临床表现

（1）不孕 输卵管粘连阻塞可致不孕。急性盆腔炎后不孕发生率为 20% ~ 30%。

（2）异位妊娠 盆腔炎后异位妊娠发生率是正常妇女的 8 ~ 10 倍。

（3）慢性盆腔痛 慢性炎症形成的粘连、瘢痕及盆腔充血，常引起下腹部坠胀、疼痛及腰骶部酸痛，常在劳累、性交后及月经前后加剧。

（4）盆腔炎反复发作 由于 PID 造成输卵管组织结构的破坏，局部防御功能减退，若患者仍有同样的高危因素，可造成 PID 的再次感染导致反复发作。

2. 诊断与鉴别诊断 有 PID 史，症状和体征明显者，诊断多无困难。但不少患者自觉症状较多，而无明显 PID 病史及阳性体征，诊断困难时，可行腹腔镜检查。

PID 后遗症有时与子宫内膜异位症不易鉴别，子宫内膜异位症痛经呈继发性、进行性加重，若能触及典型触痛结节，有助于诊断。鉴别困难时，应行腹腔镜检查。

3. 处理 PID 后遗症需根据不同情况选择治疗方案。不孕患者多需要辅助生育技术协助受孕。对慢性盆腔痛，尚无有效治疗方法，对症处理或给予中药、物理治疗等综合治疗。治疗前需排除子宫内膜异位症等其他引起盆腔痛的疾病。PID 反复发作者，在抗生素药物治疗的基础上可根据具体情况，选择手术治疗。输卵管积水者需行手术治疗。

【预防】

1. 注意性生活卫生，减少性传播疾病。

2. 及时治疗下生殖道感染。

3. 加强公共卫生教育,提高公众对生殖道感染的认识,宣传预防感染的重要性。

4. 严格掌握妇科手术指针,做好术前准备,术时注意无菌操作,预防感染。

5. 及时治疗 PID,预防后遗症的发生。

第二节　生殖器结核

由结核杆菌侵入生殖道引起的炎症称为生殖器结核,或称结核性盆腔炎。多见于20 ~ 40 岁妇女和绝经后的老年妇女。

【病因及传播途径】

生殖器结核是全身结核的一部分,多为继发感染。主要来源于肺结核、肠结核、腹膜结核等。以血行传播为主,亦可直接蔓延或通过淋巴管传播,一般首先侵犯输卵管,再蔓延至子宫内膜,宫颈、卵巢则少见。

【病理】

1. 输卵管结核　占女性生殖器结核的 90% ~ 100%,多为双侧性,外观有不同表现。有的输卵管表面布满粟粒样结节,有的输卵管增粗肥大,伞端外翻如烟斗状,管腔内充满干酪样物质,有的输卵管僵直变硬,峡部有多个结节隆起。

2. 子宫内膜结核　常由输卵管结核蔓延而来,输卵管结核患者约半数同时患有子宫内膜结核。病变首先出现在宫腔两侧角,内膜出现粟粒样结节、干酪样坏死及溃疡,最后子宫内膜被瘢痕组织替代,宫腔粘连、缩小、变形。

3. 卵巢结核　由输卵管结核蔓延而来的,仅有卵巢周围炎。由血行播散者,可在卵巢深部形成结节、干酪样坏死,甚至脓肿。

4. 宫颈结核　较少见,多由子宫内膜结核蔓延而来,形成浅表溃疡或乳头状增生,极易与宫颈癌混淆。

5. 盆腔腹膜结核　常合并输卵管结核,分渗出型和粘连型。前者以渗出为主;渗出液为浆液性草黄色,积聚粘连形成包裹性囊肿。后者以粘连为主,腹膜增厚,与周围器官紧密粘连,发生干酪样坏死,形成瘘管。

【临床表现】

1. 不孕　主要由于输卵管黏膜遭破坏与粘连,管腔阻塞,或输卵管僵硬与周围组织粘连,蠕动受限所致。子宫内膜结核可影响受精卵的着床和发育而致不孕。

2. 月经失调　病变初期,子宫内膜充血或形成溃疡,可使月经过多、经期延长;晚期子宫内膜受到广泛破坏并被瘢痕组织替代,则表现为月经稀少或闭经。

3. 下腹坠痛　由盆腔炎症或粘连所致。

4. 全身症状　活动期可有发热、消瘦、盗汗、乏力、食欲不振或体重减轻等结核病的一般症状。

5. 全身及妇科检查　多数患者无明显体征。如有腹膜结核,腹部有柔韧感或腹水征。有包裹性积液时,可触及边界不清的囊性包块,不活动。子宫粘连固定,子宫两侧可触及大小不等,形状不规则的肿块,表面不平,质硬。

【诊断】

1.病史　未婚或原发不孕的患者如有慢性盆腔炎征象,并有月经稀少、闭经、低热、盗汗;或慢性盆腔炎久治不愈者;或既往曾有结核病史者,均应考虑有生殖器结核的可能。

2.辅助检查

(1)子宫内膜病理检查　是诊断子宫内膜结核最可靠的依据。经前 1 周或月经来潮后 6 h 内行诊断性刮宫,注意刮取两侧宫角部内膜。术前 3 d 及术后 4 d 应每日肌内注射链霉素 0.75 g 及口服异烟肼 0.3 g,防止结核扩散。

(2)X 射线检查　肺、胃肠道、泌尿系统摄片,以便发现原发病灶。子宫输卵管碘油造影可见宫腔狭窄变形,边缘呈锯齿状;碘油进入子宫一侧或两侧的静脉丛;输卵管变细呈串珠状或僵直状;在相当于盆腔淋巴结、输卵管、卵巢的部位有钙化灶。

(3)腹腔镜检查　能直接观察子宫、输卵管表面有无粟粒样结节,并可取材活检或培养。

(4)结核菌检查　取月经血或刮出的子宫内膜进行细菌培养或动物接种。

(5)其他　结核菌素试验、红细胞沉降率、白细胞计数等均可作为诊断参考。

【鉴别诊断】

需与慢性盆腔炎、子宫内膜异位症、卵巢肿瘤及宫颈癌等相鉴别。

【处理】

处理原则以抗结核药物治疗为主,休息营养为辅。

1.一般治疗　急性患者需休息 3 个月以上,慢性患者应注意劳逸结合,加强营养,增强体质。

2.抗结核药物治疗　抗结核药物治疗生殖器结核 90% 有效。注意遵循早期、联合、规律、适量、全程的用药原则。采用利福平、异烟肼、链霉素、乙胺丁醇、吡嗪酰胺等抗结核药物联合治疗 6~9 个月。前 2~3 个月为强化期,后 4~6 个月为巩固期。常用的治疗方案有:①强化期 2 个月,每日利福平、异烟肼、链霉素、吡嗪酰胺联合应用,后 4 个月巩固期每日用利福平、异烟肼。②强化期每日链霉素、利福平、异烟肼、吡嗪酰胺联合应用 2 个月,巩固期每日用利福平、异烟肼、乙胺丁醇 6 个月。

3.手术治疗　盆腔肿块药物治疗无效或治疗后有反复者,可行手术治疗。以双侧附件及全子宫切除术为宜。术前应用抗结核药物 1~2 个月,以防病灶扩散,术后继续抗结核药物治疗,达到彻底治愈的目的。

课后小结:

1.盆腔炎性疾病(PID)是指女性上生殖道的一组感染性疾病,主要包括子宫内膜炎、输卵管炎、输卵管卵巢脓肿、盆腔腹膜炎。以输卵管炎、输卵管卵巢炎最常见。以需氧菌及厌氧菌混合感染为多见。

2.PID 的常见症状为发热、下腹痛、阴道分泌物增多。盆腔检查:宫颈、阴道可见脓性臭味分泌物,宫颈举痛;子宫及附件压痛,宫旁组织片状增厚,压痛,可扪及包块。

3.PID 的主要治疗原则为抗生素药物治疗,必要时手术治疗。抗生素的治疗原则:经验性、广谱、及时及个体化。

4.PID 未得到及时正确的治疗,可发生 PID 后遗症,主要表现为不孕或异位妊娠、慢性盆腔疼痛及炎症反复急性发作。PID 后遗症的治疗主要为对症处理或给予中药、物理治疗等综合治疗。输卵

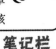

管积水者需行手术治疗。

5.生殖结核是由结核杆菌侵入生殖道引起的炎症,多为继发感染。主要来源于肺结核、肠结核、腹膜结核等。以血行传播为主,首先侵犯输卵管,再蔓延至子宫内膜,宫颈。

6.生殖器结核主要表现为不孕、月经失调及结核中毒症状等。子宫内膜病理检查是诊断子宫内膜结核最可靠的依据。主要处理原则是规范应用抗结核药物,辅以支持疗法。

同步练习

1.盆腔炎性疾病的临床表现下列哪项错误　　　　　　　　　　　　　　　　（　　）
　　A.寒战、高热、头痛、食欲不振
　　B.阵发性腹部隐痛
　　C.阴道分泌物增多,脓性、有臭味
　　D.可出现经量增多,经期延长
　　E.炎症累及腹膜可出现消化系统症状

2.关于盆腔炎性疾病的处理,错误的是　　　　　　　　　　　　　　　　　（　　）
　　A.半卧位休息
　　B.补充水分和营养,纠正水、电解质紊乱
　　C.宫颈分泌物培养及药敏试验
　　D.静脉滴注广谱抗生素
　　E.急性期不能采用手术治疗

3.关于盆腔炎性疾病后遗症的论述错误的是　　　　　　　　　　　　　　　（　　）
　　A.下腹坠痛于劳累、月经前后加重　　　　　B.以子宫内膜炎最为常见
　　C.慢性输卵管炎最常见　　　　　　　　　　D.子宫多呈后位粘连固定
　　E.以综合治疗为主

4.生殖器结核首先侵犯的部位是　　　　　　　　　　　　　　　　　　　　（　　）
　　A.子宫内膜　　　　　　　　　　　　　　　B.子宫浆膜
　　C.输卵管　　　　　　　　　　　　　　　　D.卵巢
　　E.子宫颈

5.诊断子宫内膜结核最可靠的依据是　　　　　　　　　　　　　　　　　　（　　）
　　A.X射线腹部透视　　　　　　　　　　　　B.结核菌素试验
　　C.腹腔镜检查　　　　　　　　　　　　　　D.子宫内膜病理检查
　　E.宫腔镜检查

参考答案:1.D 2.E 3.B 4.C 5.D

（洛阳职业技术学院　曹姣玲）

第十九章
子宫内膜异位症和子宫腺肌病

🌀 学习目标

1. 掌握:子宫内膜异位和子宫腺肌病症的临床表现、诊断及处理要点。
2. 熟悉:子宫内膜异位症的概念、常见异位的部位及预防。
3. 了解:子宫内膜异位症和子宫腺肌病症的病因及病理改变。

第一节　子宫内膜异位症

具有生长功能的子宫内膜组织出现在子宫内膜层以外的身体其他部位时,称为子宫内膜异位症(endometriosis,EMT),简称内异症。异位子宫内膜虽可出现在全身任何部位,但大多数位于盆腔内生殖器官和其邻近器官的腹膜表面,临床上常称为盆腔子宫内膜异位症。子宫内膜异位症多发生于25~45岁的妇女,其发病率近年明显提高,为10%~15%,行妇科手术发现5%~15%的患者患有此病。

子宫内膜异位症最常见的病变部位是卵巢,宫骶韧带、直肠子宫陷凹、阴道直肠隔、子宫下部后壁浆膜面也较常见,异位子宫内膜还可出现在宫颈、阴道、外阴、膀胱等处,也可出现在远离盆腔的部位,如脐、输尿管、肺、乳腺、手臂、大腿等处,但极罕见。

【病因】

子宫内膜异位症虽为良性病变,却具有类似恶性肿瘤的远处转移和种植生长的行为,其确切病因不明。目前,关于子宫内膜异位症发病机制的学说很多,尚无一种可以全面解释异位症的发生,各种学说却可以相互补充。

1. 子宫内膜种植学说　1921年Sampson提出经血逆流学说,认为盆腔子宫内膜异位症的发生是由于行经时子宫内膜组织脱落,经输卵管逆流至腹腔种植所致。以下资料支持此学说:①先天性阴道闭锁和宫颈狭窄患者,常并发子宫内膜异位症;②剖宫产后可发生腹壁瘢痕异位症;③动物实验证实,经血直接流入腹腔,可形成典型的盆腔子宫内膜异位症。

2. 淋巴及静脉播散学说　有学者在盆腔淋巴管、淋巴结及盆腔静脉中发现有子宫内膜组织,认为远离盆腔部位的器官,如肺、手等部位的子宫内膜异位症可能是通过淋巴和静脉播散的结果。

3. 免疫学说　研究表明,此病的发生可能与患者体液和细胞免疫改变有关。逆流入腹腔的子宫内膜碎片,有一部分可以逃避免疫监视,继而种植生长。此学说可以解释子宫内膜异位症仅在少数妇女中发病,且在远离盆腔部位发病率极低的现象。

4. 体腔上皮化生学说　卵巢表面上皮、盆腔腹膜是由胚胎期具有高度化生潜能的体腔上皮分化而来。在受到经血、卵巢激素或炎症刺激后,可衍化为子宫内膜样组织。但此学说尚无临床及实验依据。

【病理】

主要病理变化为异位内膜组织随卵巢激素的变化而发生周期性出血,伴周围纤维组织增生,导致病变区形成紫褐色斑点或小泡,最终发展为大小不等的紫蓝色结节或包块,病变可因发生部位和程度不同而有差异。

1. 巨检

(1) 卵巢　累及单侧或双侧卵巢者可达50%以上,表现为卵巢表面上皮及皮层中紫褐色斑点或小泡。异位内膜反复出血,可形成单个或多个囊肿(以单个多见),称为卵巢子宫内膜异位囊肿,因囊肿内含暗褐色、黏糊状陈旧血,状似巧克力,又称作卵巢巧克力囊肿。囊肿大小不一,常与邻近器官紧密粘连,手术时若强行分离,囊壁往往破裂,黏稠的暗红色陈旧血即流出。

(2) 宫骶韧带、直肠子宫陷凹和子宫后壁下段　表现为上述部位腹膜散在的紫褐色出血点或结节,病变发展可相互粘连融合成包块,但极少穿透阴道或直肠黏膜层。

2. 镜下观察　病灶中可见到子宫内膜上皮、内膜腺体、内膜间质及出血。异位内膜极少恶变。

【临床表现】

1. 症状

(1) 痛经和持续下腹痛　继发性和渐进性痛经是子宫内膜异位症的典型症状。痛经多发生于初潮数年后,逐年加重,典型者多于月经来潮前1~2 d开始疼痛,经期第1日最剧,以后逐渐减轻,随月经干净而消失。疼痛部位多位于下腹部及腰骶部,可向阴道、会阴、肛门、大腿部放射,疼痛程度与病灶大小不一定呈正比,散在的盆腔小结节病灶,经期时可出现剧烈疼痛,较大的卵巢子宫内膜异位囊肿却可无疼痛症状。当卵巢子宫内膜异位囊肿破裂时,可突发剧烈腹痛,伴恶心、呕吐、肛门坠胀等。

(2) 性交痛　病变累及直肠子宫陷凹及宫骶韧带时,多有性交痛及肛门坠胀感,经期加剧。

(3) 月经失调　15%~30%患者表现为经量增多、经期延长、经血淋漓不尽等,可能由于卵巢实质被破坏,与周围组织粘连,致使卵巢功能紊乱所致。

(4) 不孕　子宫内膜异位症患者不孕率可高达40%,不孕的发生与盆腔器官及组织广泛粘连、输卵管蠕动减弱、卵巢功能紊乱等有关。

(5) 盆腔以外症状　盆腔以外部位有子宫内膜生长时,可在病变部位出现周期性疼痛、出血或块物增大。腹部瘢痕子宫内膜异位症表现为剖宫术后腹部瘢痕周期性疼痛,局部可扪及剧痛包块;肠道或肺部子宫内膜异位症可出现腹痛、周期性便血或经前咳血、胸痛等。

2.体征 盆腔检查时,可触及子宫后倾固定,子宫的一侧或双侧附件可扪及囊性偏实的不活动包块,与子宫相连,可有轻压痛。在直肠子宫陷凹、宫骶韧带和子宫后壁下段等部位可扪及触痛性结节,若病变累及直肠阴道隔,可在阴道后穹隆扪及甚至可看到紫蓝色结节。

【诊断及鉴别诊断】

1.病史 凡生育年龄妇女诉有继发性、渐进性痛经和不孕史,应怀疑为子宫内膜异位症。

2.盆腔检查 扪及子宫后倾、固定,子宫旁有粘连性包块,盆腔内有触痛性结节,可初步诊断。

3.辅助检查

(1)B型超声 阴道和腹部B型超声可确定卵巢异位囊肿大小、位置和形状,并能发现盆腔检查所不能扪及的异位包块,敏感性可达97%,是诊断子宫内膜异位症的重要手段。

(2)腹腔镜检查 在腹腔镜下可以看到典型病灶并对可疑病变进行活检和治疗,是目前诊断子宫内膜异位症的最佳方法。

(3)CA125值测定 子宫内膜异位症患者血清CA125值高于正常人,除用于诊断外,CA125值测定还可用于监测异位症的转归及疗效评估。

(4)抗子宫内膜抗体测定 该抗体是内膜异位的标志性抗体,其靶抗原是内膜腺体细胞中的一种孕激素依赖性糖蛋白。患者血中检出该抗体,表明体内有异位内膜刺激及免疫内环境改变。因测定方法烦琐,临床未普及应用。

诊断子宫内膜异位症时,应注意与卵巢恶性肿瘤、盆腔炎性包块及子宫腺肌病相鉴别。

【预防】

1.防止经血逆流 应及时治疗导致经血潴留的疾病如阴道横隔、无孔处女膜、宫颈粘连等;经期应避免行盆腔检查。

2.避免医源性因素引起的子宫内膜异位症 凡剖宫手术均应注意保护好子宫切口周围术野,缝线勿穿透子宫内膜层,缝合腹壁切口前,用生理盐水清洗;严格遵守输卵管通畅试验、宫颈及阴道各种手术的操作规程等。

3.药物避孕 长期应用口服药物避孕,可使子宫内膜萎缩、经量减少,因而经血反流至腹腔的机会减少,子宫内膜异位症发病风险相应降低。

【处理】

应根据患者的生育要求、症状、年龄、病变部位和范围的不同选择最佳治疗方案。

1.定期随访 适用于无症状或症状轻微、病变轻微的患者。一般每3~6个月随访一次。子宫内膜异位症患者一旦妊娠,病变组织多坏死萎缩,分娩后症状缓解,甚至病变可自然消失,所以应积极行各项有关不孕的检查,促使尽早受孕。

2.药物疗法 采用性激素治疗,导致患者较长时间闭经,使异位内膜萎缩退化,从而缓解症状,并可使一部分不孕患者妊娠,但盆腔包块性质未明或有肝功能异常时,禁用性激素治疗。治疗期间应每月复查肝功能1次。

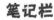

笔记栏

（1）假绝经疗法　是子宫内膜异位症的首选疗法，双侧卵巢切除或绝经后子宫内膜异位症消退是假绝经疗法的基础。常用药物为达那唑（danazol），用法：400~800 mg/d，分次服用，一般于月经第1日开始，连续服用6个月。达那唑适用于中度子宫内膜异位症、痛经明显或要求生育患者。由于达那唑大部分在肝内代谢，已有肝功能损害者应慎用。停药4~6周，恢复月经，一般应于月经恢复正常2~3次后再考虑受孕。

（2）孕三烯酮　具有雄激素作用，可对抗孕激素及雌激素。其疗效与达那唑相同，但副反应较小。用法：每周2次，每次2.5 mg，于月经第1日开始服药，连续用药6个月。

（3）假孕疗法　适于症状不重，近期无生育要求且不能采取其他治疗方法者。应用人工合成的药物治疗，模仿妊娠期的持续性高孕激素水平，造成类似妊娠的人工闭经，称假孕疗法，此疗法可使异位内膜发生退行性变化。

口服避孕药：可用来诱发假孕，每日应用一片，持续6~12个月，造成类似妊娠的人工闭经。有效剂量可因人而异，以诱发闭经为目的。

高效孕激素：人工合成的孕激素与内源性雌激素共同造成闭经，常用甲羟孕酮（20~50 mg/d）或醋酸炔诺酮（5 mg/d），连服6个月。副反应较重，疗效劣于其他疗法。

（4）促性腺激素释放激素激动剂（GnRH-a）　GnRH-a较天然的GnRH与垂体GnRH受体结合力更强，长期连续应用，垂体GnRH受体被耗尽，则垂体分泌的促性腺激素减少，导致卵巢激素明显下降，出现暂时绝经，故又称此疗法为"药物性卵巢切除"。此药副反应主要由雌激素过低引起。目前，临床上常用的GnRH-a类药物有亮丙瑞林和戈舍瑞林，用法：于月经第1日皮下注射亮丙瑞林3.75 mg或戈舍瑞林3.6 mg，以后每隔28 d注射一次，共3~6次。疗效与达那唑相近，停药后在短期内可恢复排卵。

3. 手术治疗　手术可切除病灶及异位囊肿、分离粘连、缓解疼痛、增加生育力，并可确诊异位症及进行临床分期。手术方式有两种：经腹手术和腹腔镜手术。

（1）保留生育功能的手术　适用于年轻和有生育要求的患者，尤其适用于药物治疗无效者。手术可经腹腔镜或剖腹直视下进行，手术时尽量切净或灼除子宫内膜异位灶，保留子宫和卵巢。

（2）保留卵巢功能的手术　适用于年龄<45岁、无生育要求的重症患者。切除子宫及盆腔内病灶，至少保留一侧或部分卵巢。有少数患者术后复发。

（3）根治性手术　适用于45岁以上的重症患者。切除子宫及双附件，并尽量切除盆腔内膜异位灶。即使残留小部分内膜异位灶，亦会自行萎缩退化。

4. 手术药物联合治疗　单纯手术治疗不能防止新病灶生长，单纯药物治疗存在停药后复发问题，因此采用手术前后加用药物治疗更为科学。

第二节　子宫腺肌病

具有生长功能的子宫内膜出现在子宫肌层称子宫腺肌病。约15%患者合并子宫内膜异位症。

【病因】

尚不十分清楚。通过病理切片检查,发现子宫肌层中的部分异位子宫内膜与宫腔的子宫内膜相连,推测此病的发生是由分娩时子宫壁的创伤所致。此外,临床上常见子宫腺肌病合并有子宫肌瘤和子宫内膜增生过长,据此,有人认为子宫腺肌病的发生可能与雌激素有关。

【病理】

子宫肌层内病灶多呈弥漫性分布,故子宫多均匀性增大;少数子宫腺肌病病灶呈局限性生长,病灶局部反复出血,导致周围纤维组织增生,形成结节或团块,类似肌壁间肌瘤,称子宫腺肌瘤。子宫剖面见子宫肌壁明显增厚,肌壁间见微囊腔,腔内有陈旧血液。镜检:子宫肌层内见到子宫内膜腺体及间质。

【临床表现】

1. 痛经　约25%患者有痛经,特点为周期性下腹正中疼痛。

2. 月经量多、经期延长　约50%患者出现月经增多、经期延长。

3. 盆腔检查　发现子宫均匀性增大,一般不超过妊娠12周子宫大小,或可触及结节,质硬,有压痛,经期压痛更为明显。

【诊断】

根据以上表现结合B型超声检查子宫增大,肌层增厚,且回声不均,可初步诊断为子宫腺肌病,确诊需依据组织学检查。

【处理】

1. 手术治疗　主要治疗方法是手术治疗。对有生育要求的子宫腺肌瘤的患者可行病灶切除术;对年龄较大、症状较重者应行全子宫切除术,卵巢是否保留取决于患者年龄和卵巢有无病变。

2. 药物治疗　目前尚无有效根治药物,可用萘普生、布洛芬等对症治疗,也可试用GnRH-a治疗使症状缓解,但停药后易复发。

课后小结:

1. 具有生长功能的子宫内膜组织出现在子宫体腔以外的部位称为子宫内膜异位症。以卵巢内膜异位最常见。

2. 子宫内膜异位症的典型症状是继发性痛经,进行性加重。

3. 典型子宫内膜异位症患者行盆腔检查发现子宫多后倾固定,正常或略大;直肠子宫陷凹或宫骶韧带等部位可扪及触痛性结节。

4. 腹腔镜检查是目前诊断子宫内膜异位症的最佳方法。

5. 子宫内膜异位症的治疗方法主要包括定期随访、药物治疗和手术治疗。

6. 子宫腺肌病是指具有生长功能的子宫内膜出现在子宫肌层。主要表现为痛经,妇科检查发现子宫均匀性增大,质硬,有压痛,主要治疗方法为手术切除子宫。

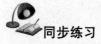

同步练习

1. 子宫内膜异位症最常侵犯的部位是　　　　　　　　　　　　　　　　( )

A. 直肠子宫陷凹   B. 宫骶韧带

C. 输卵管   D. 卵巢

E. 盆腔以外的部位

2. 子宫内膜异位症最主要的临床表现是   ( )

A. 经期第 1～2 日出现腹痛   B. 可造成不孕

C. 经期腹痛伴发热   D. 月经量多,经期延长

E. 继发性痛经,进行性加重

3. 目前诊断子宫内膜异位症的最佳方法是   ( )

A. B 型超声   B. CA125 测定

C. 腹腔镜检查   D. 抗子宫内膜抗体测定

E. 诊断性刮宫

4. 已婚未孕妇女,30 岁,近 3 年痛经逐渐加重。妇科检查子宫后屈,活动受限,在直肠子宫陷凹处触及多个蚕豆大结节,触痛明显,附件区未触及包块。本例恰当的治疗方案是   ( )

A. 镇痛对症治疗

B. 给予广谱抗生素

C. 进行有关不孕的检查,促使尽早受孕

D. 病灶切除术

E. 子宫及双附件切除术

5. 患者女性,39 岁,痛经 11 年,孕 2 产 1,盆腔检查:子宫均匀性增大如孕 8 周大小,质硬,有压痛,B 型超声检查示:子宫肌层增厚、回声不均。最可能的诊断是   ( )

A. 子宫肌瘤   B. 子宫腺肌病

C. 慢性盆腔炎   D. 子宫内膜增生

E. 子宫内膜异位症

参考答案:1. D   2. E   3. C   4. C   5. B

(曹姣玲)

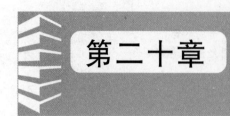

第二十章　女性生殖系统肿瘤

第一节　外阴恶性肿瘤

外阴恶性肿瘤相对少见,占女性生殖道恶性肿瘤 3%～5%,90% 为鳞状细胞癌,另外还有恶性黑色素瘤、腺癌、基底细胞癌、疣状癌、肉瘤及其他罕见的外阴恶性肿瘤。外阴肿瘤的恶性程度,以恶性黑色素瘤和肉瘤较高,腺癌和鳞癌次之,基底细胞癌恶性程度最低。

一、外阴鳞状细胞癌

外阴鳞状细胞癌是最常见的外阴恶性肿瘤,主要发生于绝经后妇女,发病率随年龄的增长而升高。近年来发病率有增高趋势。

1. 发病相关因素　外阴鳞状细胞癌与 HPV(HPV16、18、31 型)感染、吸烟、慢性非瘤性皮肤黏膜病变(如外阴鳞状上皮增生和硬化性苔藓)相关。

2. 病理　巨检为外阴出现单发或多发的圆形、乳头状或菜花状的硬结节或溃疡,可合并感染、坏死、出血或周围伴有色素减退病变。镜下多数外阴癌分化好,有角化珠和细胞间桥。前庭和阴蒂的病灶倾向于分化差或未分化,常有淋巴管和神经周围的侵犯。

3. 临床表现

(1)症状　主要为长时间久治不愈的外阴瘙痒和各种不同形态的肿物,如结节状、菜花状、溃疡状。肿瘤合并感染或较晚期癌可出现疼痛、渗血和出血。

（2）体征　癌灶可生长在外阴任何部位，但大多数发生于大阴唇，也可发生于小阴唇、阴蒂和会阴。

4.转移途径　以直接浸润和淋巴转移为主。癌灶沿皮肤及邻近黏膜直接侵犯尿道、阴道、肛门，晚期可累及膀胱、直肠等。外阴淋巴管丰富，癌细胞通常沿淋巴管扩散，先扩散至腹股沟浅淋巴结再至腹股沟深淋巴结，并经此进入盆腔淋巴结，最终转移至主动脉旁淋巴结和左锁骨下淋巴结。血行转移极少见，仅发生于晚期，引起肺、骨转移多见。

5.临床分期　目前采用国际妇产科联盟（FIGO，2009 年）分期法（表20-1）。

表20-1　外阴癌分期（FIGO，2009 年）

Ⅰ期	肿瘤局限于外阴
ⅠA	肿瘤最大径线≤2 cm，局限外阴或会阴且间质浸润≤1.0 mm*，无淋巴结转移
ⅠB	肿瘤最大径线>2 cm 或间质浸润>1.0 mm*，局限外阴或会阴，无淋巴结转移
Ⅱ期	任何大小的肿瘤侵犯会阴邻近结构（下 1/3 尿道、下 1/3 阴道、肛门），无淋巴结转移
Ⅲ期	任何大小的肿瘤，有或无侵犯至会阴邻近结构（下 1/3 尿道、下 1/3 阴道、肛门），有腹股沟-股淋巴结转移
ⅢA	（ⅰ）1 个淋巴结转移（≥5 mm）；或（ⅱ）1~2 个淋巴结转移（<5 mm）
ⅢB	（ⅰ）≥2 个淋巴结转移（≥5 mm）；或（ⅱ）≥3 个淋巴结转移（<5 mm）
ⅢC	阳性淋巴结伴囊外扩散
Ⅳ期	肿瘤侵犯其他区域（上 2/3 尿道，上 2/3 阴道），或远处转移
ⅣA	肿瘤侵犯至下列任何部位：（ⅰ）上尿道和（或）阴道黏膜、膀胱黏膜、直肠黏膜或固定于盆壁；或（ⅱ）腹股沟-股淋巴结出现固定或溃疡形成
ⅣB	包括盆腔淋巴结的任何转移

＊浸润深度是指从肿瘤邻近的最表浅真皮乳头的表皮-间质连接处至浸润最深点之间的距离。

6.诊断依据　①病史、症状及妇科检查：早期可为外阴结节或小溃疡，晚期可累及全外阴伴破溃、出血、感染。检查时注意病灶大小、部位、与邻近器官的关系及双侧腹股沟淋巴结有无增大。②组织学检查：一般可确诊。对一切外阴赘生物和可疑病灶，均需尽早做活体组织检查，病灶取材应有足够的深度，避免误取坏死组织。为提高活检阳性率，可用1%亚甲胺蓝涂抹外阴病变皮肤，待干后用1%醋酸液擦洗脱色，在蓝染部位做活检，或用阴道镜观察外阴皮肤定位活检。③影像学检查：CT、MRI。④膀胱镜检查、直肠镜检查等有助于判断是否有局部或远处转移。

7.治疗　手术治疗为主，辅以放射治疗及化学药物等综合治疗。手术治疗强调个体化，在不影响预后的前提下，最大限度地缩小手术范围以保留外阴的解剖结构，改善生活质量。

（1）手术治疗　ⅠA 期：行局部病灶扩大切除（切缘距肿瘤2~3 cm，单侧病灶）或单侧外阴切除（多病灶者），通常不需切除腹股沟淋巴结。ⅠB 期：行广泛性外阴切除及腹股沟淋巴结切除。Ⅱ~Ⅲ期:广泛性外阴切除及受累的下尿道、阴道与肛门皮肤切除、双侧腹股沟淋巴结切除。Ⅳ期:除广泛性外阴切除、双侧腹股沟及盆腔淋巴结切除外,分别根据膀胱、上尿道或直肠受累情况选做相应切除术。

（2）放射治疗　由于外阴及正常组织对放射线耐受性差,放疗仅属辅助治疗。

（3）化疗　用于晚期癌或复发癌的综合治疗,常用的化疗方案有单药顺铂与放疗同期进行。也可选择 FP 方案(5-FU+DDP)等联合化疗方案。常采用静脉注射或局部动脉灌注。

8.预后　外阴鳞状细胞癌的预后与病灶大小、部位、分期、肿瘤分化、有无淋巴结转移及治疗措施等有关。其中以淋巴结转移最为重要,有淋巴结转移者 5 年生存率 50%,而无淋巴结转移者 5 年生存率 90%。

9.随访　治疗后随访:术后第 1 年内每 1~2 个月 1 次,第 2 年每 3 个月 1 次,3~4 年每半年 1 次,5 年及以后每年 1 次。

二、外阴恶性黑色素瘤

外阴恶性黑色素瘤较少见,居外阴恶性肿瘤第 2 位,但恶性程度高,多见于成年妇女,好发部位为阴蒂及小阴唇。主要临床表现为外阴瘙痒、出血、色素沉着范围增大。检查可见病灶稍隆起,有色素沉着(多为棕褐色或蓝黑色),呈平坦状或结节状可伴溃疡,为单病灶或多病灶。确诊需活检。治疗以手术为主。早期低危患者可选局部病灶扩大切除(切缘巨肿瘤>2~3 cm,晚期或高危组则应选用广泛性外阴切除及腹股沟淋巴结切除。免疫治疗为首选的术后辅助治疗。化疗一般用于晚期患者的姑息或综合治疗。预后主要与浸润深度密切相关,也与病灶的部位、大小、有无淋巴结转移、尿道和阴道是否累及、有无远处转移有关。

课后小结:

1.外阴恶性肿瘤较少见,其中以外阴鳞状细胞癌最常见。

2.确诊依靠组织病理学。

3.外阴恶性肿瘤的治疗应根据分期制订个体化治疗方案,分别采用手术、放疗、化疗或综合治疗。

第二节　子宫颈癌

子宫颈癌习称宫颈癌,是最常见的妇科恶性肿瘤,起源于子宫颈上皮内瘤变,高发年龄为 50~55 岁。自 20 世纪 50 年代以来,由于子宫颈细胞学筛查方法的普遍应用,使子宫颈癌和癌前病变得以早期发现和治疗,子宫颈癌发病率和死亡率已有明显下降。但是,近年来宫颈癌的发生有年轻化的趋势。

考点:

　子宫颈癌病因

【发病相关因素】

流行病学调查发现子宫颈上皮内瘤变(cervical intraepithelial neoplasia, CIN)和宫颈癌与人乳头瘤病毒(human papilloma virus, HPV)感染、多个性伴侣、性生活过早(<16 岁)、分娩次数、吸烟、性传播疾病、经济状况低下和免疫抑制等因素相关。

1.HPV 感染　高危型(10 余种)人乳头状瘤病毒(HPV)感染是 CIN 和宫颈癌的

主要危险因素。已在接近90%的CIN和99%以上的宫颈癌组织中发现有高危型HPV感染,其中以HPV16及HPV18型最常见。

2.性行为　多个性伴侣、初次性生活<16岁与子宫颈癌发生有关。青春期宫颈发育尚未成熟,对致癌物比较敏感。与有阴茎癌、前列腺癌或其性伴侣曾患子宫颈癌的高危男子性接触的妇女易患宫颈癌。

3.分娩　分娩次数多、过早分娩。宫颈创伤概率增加,妊娠及分娩内分泌及营养也有改变,孕妇免疫力较低,HPV DNA检出率很高,患宫颈癌的危险性增加。

4.其他　吸烟可抑制机体的免疫功能,增加HPV感染效应。宫颈癌的发病率还与性传播疾病、经济状况、种族和地理因素等有关。

【组织发生和发展】

宫颈上皮由宫颈阴道部的鳞状上皮和宫颈管柱状上皮共同组成,两者在宫颈外口处交接,称为鳞-柱交接部或鳞-柱交接。鳞-柱交接部又分为原始鳞-柱交接部和生理鳞-柱交接部。胎儿期,来源于泌尿生殖窦的鳞状上皮向头侧生长,至宫颈外口与子宫颈管柱状上皮相邻,形成原始鳞-柱交接部。青春期后,在雌激素作用下,子宫发育增大,子宫颈管柱状上皮及其下的间质成分到达子宫颈阴道部,使原始鳞-柱交接部外移,以后,在阴道酸性环境或致病菌的作用下,外移的柱状上皮逐渐被鳞状上皮替代,形成新的鳞-柱交接部,即生理鳞-柱交接部。原始鳞-柱交接部和生理鳞-柱交接部之间的区域,称为转化区,也称为移行带区(图20-1),是宫颈癌的好发部位。

考点:
　子宫颈癌的好发部位

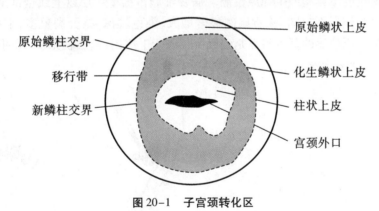

图20-1　子宫颈转化区

转化区表面被覆的柱状上皮被鳞状上皮替代有鳞状上皮化生和鳞状上皮化两种机制,化生的鳞状上皮偶可分化为成熟的角化细胞,但一般均为大小形态一致、圆形而核大的未成熟鳞状细胞,无明显表、中、底层之分,也无核深染、异型或异常分裂象。成熟的化生鳞状上皮对致癌物的刺激相对不敏感,但未成熟的化生鳞状上皮却代谢活跃,在人乳头瘤病毒等的刺激下形成CIN。CIN是一组与宫颈浸润癌密切相关的子宫颈病变。高级别的CIN具有癌变潜能,可能发展为浸润癌,被视为癌前病变,反映了宫颈癌发生发展中的连续过程。

【病理】

（一）CIN分级

CIN分为3级(图20-2):

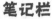

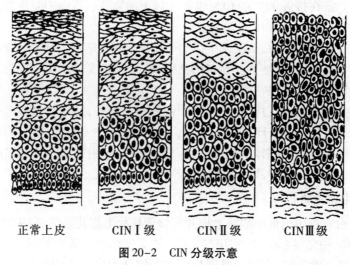

正常上皮　　　CIN I 级　　　CIN II 级　　　CIN III 级

图 20-2　CIN 分级示意

Ⅰ级：即轻度不典型增生。上皮下 1/3 层细胞核增大，核染色稍加深，核分裂象少，细胞极性正常。

Ⅱ级：即中度不典型增生。上皮下 1/3～2/3 层细胞核明显增大，核质比例增大，核深染，核分裂象较多，细胞极性尚存在。

Ⅲ级：即重度不典型增生和原位癌。病变细胞占据 2/3 层以上或全部上皮层，细胞核异常增大，核形不规则，核质比例显著增大，染色较深，核分裂象多，细胞排列紊乱，极性消失。原位癌的基本特点是癌细胞仅限于上皮内，基底膜完整，无间质浸润。

（二）宫颈癌组织学类型

1. 鳞状细胞癌　占子宫颈癌 75%～80%。

（1）巨检　微小浸润癌肉眼观察无明显异常，或类似子宫颈柱状上皮异位，随病变发展，表现为以下 4 种类型（图 20-3）。

外生型：最常见，癌灶向外生长呈乳头状或菜花状，组织脆，触之易出血。常累及阴道。

内生型：癌灶向子宫颈深部组织浸润，子宫颈表面光滑或仅有柱状上皮异位，子宫颈肥大变硬，呈桶状。常累及宫旁组织。

溃疡型：不论外生型或内生型病变进一步发展，癌组织坏死脱落，可形成凹陷性溃疡。严重者宫颈为空洞所代替，形如火山口。

颈管型：癌灶发生在子宫颈管内，常侵入子宫颈管及子宫峡部供血层，并转移至

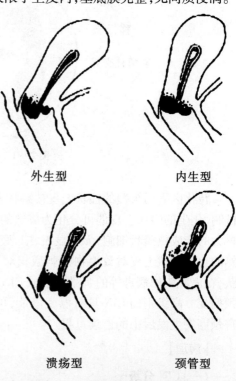

外生型　　　　　　　　内生型

溃疡型　　　　　　　　颈管型

图 20-3　子宫颈癌巨检类型示意

盆腔淋巴结。

（2）显微镜检　镜下早期浸润癌指在原位癌基础上镜检发现小滴状、锯齿状癌细胞团突破基底膜,浸润间质。宫颈浸润癌指癌灶浸润间质范围已超出镜下早期浸润癌,多成网状或团块状浸润间质。

2.腺癌　占宫颈癌的20%~25%,近年来宫颈腺癌的发生率有上升趋势。来自子宫颈管内,浸润管壁;或自子宫颈管内向子宫颈外口突出生长;常可侵犯宫旁组织;病灶向子宫颈管内生长时,子宫颈外观可正常,但因子宫颈管膨大,形如桶状。有黏液腺癌和宫颈恶性腺瘤（又称偏微腺瘤）2种类型。

3.腺鳞癌　占宫颈癌3%~5%。癌组织中含有腺癌和鳞癌2种成分。

4.其他少见病理类型　神经内分泌癌、未分化癌、混合性上皮/间叶肿瘤、黑色素瘤、淋巴瘤等。

【转移途径】

以直接蔓延和淋巴转移为主,血行转移极少见。

1.直接蔓延　最常见,癌组织直接侵犯邻近组织和器官。常向下累及阴道;极少向上由子宫颈管累及宫腔;癌灶向两侧可扩散至子宫主韧带及子宫颈旁、阴道旁组织至骨盆壁;晚期向前、后蔓延,侵及膀胱或直肠,形成膀胱阴道瘘或直肠阴道瘘。癌灶压迫或侵及输尿管时,可引起输尿管阻塞或积水。

2.淋巴转移　癌组织侵入淋巴管后,形成瘤栓,随淋巴液引流进入局部淋巴结,在淋巴管内扩散。淋巴转移一级组包括宫旁、子宫颈旁、闭孔、髂内、髂外、髂总、骶前淋巴结;二级组包括腹股沟深浅淋巴结、腹主动脉旁淋巴结。晚期可出现锁骨旁淋巴结转移。

3.血行转移　极少见,晚期可转移到肺、肝或骨骼等。

【临床分期】

根据国际妇产科联盟（FIGO,2009年）修订的临床分期标准。临床分期在治疗前进行,治疗后不再更改（表20-2和图20-4）。

表20-2　宫颈癌的临床分期（FIGO,2009年）

期别	肿瘤范围
Ⅰ期	癌灶局限于子宫颈（扩展至宫体将被忽略）
ⅠA	镜下浸润癌（所有肉眼可见的病灶,包括表浅浸润,均为ⅠB期） 间质浸润深度<5 mm,宽度≤7 mm
ⅠA1	间质浸润深度≤3 mm,宽度≤7 mm
ⅠA2	间质浸润深度>3 mm且<5 mm,宽度≤7 mm
ⅠB	临床癌灶局限于宫颈,或显微镜下可见病变>ⅠA
ⅠB1	临床癌灶≤4 cm
ⅠB2	临床癌灶>4 cm

续表20-2

期别	肿瘤范围
Ⅱ期	肿瘤超越宫颈,但未达盆壁或未达阴道下1/3
ⅡA	肿瘤侵犯阴道上2/3,无明显宫旁浸润
ⅡA1	临床癌灶≤4 cm
ⅡA2	临床癌灶>4 cm
ⅡB	有明显宫旁浸润,但未达盆壁
Ⅲ期	肿瘤扩散盆壁和(或)累及阴道下1/3,导致有肾盂积水或肾无功能者
ⅢA	肿瘤累及阴道下1/3,未扩展到骨盆壁
ⅢB	肿瘤扩展到盆壁,或引起肾盂积水或肾无功能
Ⅳ期	肿瘤超出了真骨盆范围,或侵犯膀胱黏膜和(或)直肠黏膜
ⅣA	肿瘤侵犯膀胱黏膜和(或)直肠黏膜
ⅣB	远处转移

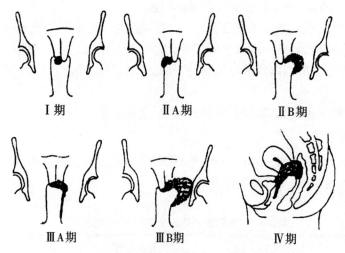

Ⅰ期　　　　ⅡA期　　　　ⅡB期

ⅢA期　　　　ⅢB期　　　　Ⅳ期

图20-4　子宫颈癌临床分期示意

【临床表现】

1.症状　早期宫颈癌患者常无明显症状,随病变发展可出现以下表现。

(1)阴道流血　早期表现为性交后或妇科检查后有少量阴道出血,称为接触性出血。也可表现为不规则阴道流血,或经期延长,经量增多等;老年患者常为绝经后不规则阴道流血。若侵蚀大血管可引起大出血。一般外生型出血较早,量多,内生型出血较晚。

(2)阴道排液　多数患者有白色或血性,稀薄如水样或米泔样、有腥臭味的阴道排液。晚期患者因癌组织坏死伴感染,可有大量米泔样或脓性恶臭白带。

(3)晚期症状　根据癌灶累及范围,可出现不同的继发症状。邻近组织器官及神经受累时,可出现尿频、尿急、便秘、下肢肿痛等症状;癌肿压迫或累及输尿管时可引起输尿管梗阻,肾积水及尿毒症;晚期患者可有贫血、恶病质等全身衰竭症状。

2. 体征 早期局部可无明显变化,宫颈光滑或糜烂样改变。随着宫颈浸润癌的生长发展可出现不同体征。外生型者宫颈可见息肉状、菜花状赘生物,常伴感染,质脆,触之易出血;内生型则表现为宫颈肥大、质硬,宫颈管膨大;晚期癌组织坏死脱落形成溃疡或空洞伴恶臭。癌灶浸润阴道壁时,局部见有赘生物或阴道壁变硬;宫旁组织受累时,双合诊、三合诊检查可扪及宫旁组织增厚、结节状、质硬或形成冰冻骨盆。

【诊断】

应重视早期病例的筛查和诊断,采用子宫颈细胞学检查和(或)高危型 HPV DNA 检测、阴道镜检查、子宫颈活组织检查的"三阶梯"程序,确诊依据为组织学诊断。

考点:
　　子宫颈癌的筛查方法

1. 子宫颈细胞学检查 是 CIN 和子宫颈癌筛查的基本方法。也是诊断的必须步骤,相对于高危型 HPV 检测,细胞学检查特异性高,但敏感性较低。筛查应在性生活开始 3 年后开始,或 21 岁以后开始,并定期复查。可采用巴氏涂片法或液基细胞涂片法。结果报告有巴氏 5 级分类法和 TBS (The Bethesda System) 分类系统。巴氏分类法简单,但其各级之间的区别无严格客观标准,也不能很好地反映组织学病变程度。推荐使用 TBS 分类系统,该系统较好地结合了细胞学、组织学与临床处理方案。

2. HPV 检测 相对于细胞学检查,其敏感性较高,特异性较低。可与细胞学检查联合应用于子宫颈癌筛查,也可用于细胞学检查异常的分流,当细胞学检查结果为意义未明的不典型鳞状细胞(ASCUS)时进行高危型 HPV DNA 检测,阳性者行阴道镜检查,阴性者 12 个月后行细胞学检查。

3. 阴道镜检查 宫颈刮片细胞学检查巴氏Ⅲ级以上、TBS 报告 ASCUS 并高危型 HPV DNA 检测阳性,或低度鳞状上皮内病变(LSIL)及以上者,均做阴道镜检查,选择可疑癌变区行宫颈活组织检查,提高诊断准确率。

4. 子宫颈活组织检查 是确诊 CIN 和宫颈癌的最可靠方法。可在肉眼可见病灶或子宫颈移行带区 3、6、9、12 点处取材,或在碘试验不着色区或涂抹醋酸后的醋酸白上皮区取材,或在阴道镜指引下取材,提高确诊率。若需了解子宫颈管的病变情况,应行子宫颈管内膜刮取术。

考点:
　　子宫颈癌的确诊方法

5. 宫颈锥切术 适用于宫颈刮片检查多次阳性,而宫颈活检阴性;或活检为 CIN Ⅱ级和 CIN Ⅲ级需确诊者。宫颈锥切可采用冷刀切除、环状电凝切除(loop electrosurgical excision procedure, LEEP),切除组织应做连续切片(24 ~ 36 张)检查。

确诊后根据患者具体情况选择 X 射线胸片检查,静脉肾盂造影,膀胱镜及直肠镜检查,B 型超声检查和 CT,MRI,PET-CT 等检查评估病情。

【鉴别诊断】

依据子宫颈活组织病理检查,与有临床类似症状或体征的各种子宫颈病变鉴别。①子宫颈良性病变:子宫颈柱状上皮异位、子宫颈息肉、子宫内膜异位症和子宫颈结核性溃疡等;②子宫颈良性肿瘤:子宫黏膜下肌瘤、子宫颈管肌瘤、子宫颈乳头瘤等;③子宫颈恶性肿瘤:原发性恶性黑色素瘤、肉瘤及淋巴瘤、转移性癌等。

【处理要点】

处理方案应根据临床分期、患者年龄、生育要求和全身情况,综合分析后确定。总原则为采用手术和放疗为主、化疗为辅的综合治疗。

1. CIN 的处理　约 60% CIN Ⅰ级会自然消退,目前 CIN Ⅰ级的治疗趋于保守。CIN Ⅱ、CIN Ⅲ可以采用物理治疗或子宫颈锥切术。

2. 手术治疗　适用于ⅠA~ⅡA 期宫颈癌患者,根据病情选择不同术式。①Ⅰ A1期:无淋巴脉管间隙浸润者行子宫全切术,有淋巴脉管间隙浸润者按Ⅰ A2 处理。②ⅠA2~ⅡA 期:选用广泛子宫切除术及盆腔淋巴结切除术,必要时腹主动脉旁淋巴结取样。未绝经、<45 岁的鳞癌患者可保留卵巢。

3. 放射治疗　适用于:①部分Ⅰ B2 和ⅡA2 期和ⅡB~ⅣA 期患者;②全身情况不适宜手术的早期患者;③子宫颈大块病灶的术前放疗;④手术治疗后病理检查发现有高危因素的辅助治疗。放射治疗包括腔内照射及体外照射。

4. 化疗　适用于晚期或复发转移癌患者和同期放化疗。常采用以铂类为基础的联合化疗方案,如 TP(顺铂+紫杉醇)、FP(顺铂+氟尿嘧啶)、BVP(博来霉素、长春新碱与顺铂)、BP(博来霉素与顺铂)等。

【预后】

与临床期别、病理类型等密切相关,有淋巴结转移者预后差。

【随访】

子宫颈癌治疗后复发 50% 在 1 年内;75%~80% 在 2 年内。治疗后 2 年内应 3~4 个月复查 1 次;3~5 年内每 6 个月复查 1 次。第 6 年开始,每年复查 1 次。随访内容包括盆腔检查、阴道脱落细胞学检查、胸部 X 射线摄片、血常规及子宫颈鳞状细胞癌抗原(SCCA)等。

【预防】

子宫颈癌病因明确,筛查方法较完善,是一个可以预防的肿瘤。

1. 通过普查,规范子宫颈癌筛查(二级预防),早期发现 CIN,并及时治疗高级别病变,阻断子宫颈浸润癌的发生。

2. 广泛开展预防子宫颈癌相关知识的宣传,提高接受子宫颈癌筛查和预防性传播疾病的自觉性。

3. 条件成熟时推广 HPV 疫苗注射(一级预防),可通过阻断 HPV 感染预防宫颈癌的发生。

课后小结:

1. 宫颈癌是最常见的妇科恶性肿瘤。高危型 HPV 持续感染是 CIN 和子宫颈癌的基本病因,防止 HPV 感染和 CIN 有助于预防宫颈癌发生。

2. 宫颈癌主要的早期表现是接触性出血。子宫颈细胞学检查是子宫颈癌的筛查方法,宫颈和宫颈管的活组织检查是子宫颈癌的确诊方法。

3. 宫颈癌的治疗早期以手术为主,中晚期以放疗为主,辅以化疗的综合治疗。

第三节　子宫肌瘤

子宫肌瘤由平滑肌和结缔组织组成,又称子宫平滑肌瘤,是女性生殖器官中最常见的良性肿瘤,多见于 30~50 岁妇女。据尸检统计,30 岁以上妇女约 20% 有子宫肌瘤,因肌瘤多无或很少有症状,临床报道发病率远低于肌瘤真实发病率。

本病的确切病因尚未明了,因肌瘤好发于生育年龄,青春期前少见,绝经后萎缩或消退,提示其发病可能与女性性激素有关。认为肌瘤组织局部对雌激素的高敏感性是肌瘤发生的重要因素之一。此外,研究还证实孕激素有促进肌瘤有丝分裂、刺激肌瘤生长的作用。细胞遗传学研究显示 25%~50% 子宫肌瘤存在细胞遗传学异常。

【病理】

1. 巨检　肌瘤为实质性球形包块,单个或多个,大小不一,表面光滑,质地较子宫肌层硬。肌瘤外表有被压缩的肌纤维束和结缔组织构成的假包膜覆盖。肌瘤长大或多个相融合时,呈不规则形状。一般肌瘤呈白色,质硬,切面呈旋涡状结构。肌瘤的颜色和硬度则由含纤维组织的多少而定。

2. 镜检　肌瘤由旋涡状排列的平滑肌细胞和不等量的纤维结缔组织组成。细胞大小均匀,细胞核呈杆状。

3. 变性　肌瘤变性是肌瘤失去原有的典型结构,常见的变性有以下几种。

(1) 玻璃样变　又称透明变性,最常见。肿瘤剖面旋涡状结构消失,由均匀透明样物质取代。镜下见病变区肌细胞消失,为均匀透明无结构区。

(2) 囊性变　玻璃样变继续发展,肌细胞坏死液化,形成大小不等的囊腔,内含清亮无色液体,也可凝固成胶冻状。镜下见囊腔为玻璃样变的肌瘤组织构成,内壁无上皮覆盖。

(3) 红色样变　多见于妊娠期或产褥期,为肌瘤的一种特殊类型的坏死,可能与肌瘤内小血管退行性变引起血栓及溶血、血红蛋白渗入肌瘤内有关。患者可有剧烈腹痛伴恶心、呕吐、发热,白细胞计数升高,检查发现肌瘤迅速增大、压痛。肌瘤剖面为暗红色,如半熟的烤牛肉,有腥臭味,质软,旋涡状结构消失。镜检组织高度水肿,假包膜内大静脉瘤及瘤体内小静脉血栓形成,广泛出血伴溶血,肌细胞减少,细胞核常溶解消失,并有较多脂肪小球沉积。

(4) 肉瘤样变　肌瘤恶变为肉瘤少见,仅为 0.4%~0.8%,多见于绝经后伴疼痛和出血的患者。肌瘤恶变后,组织变软且脆,切面灰黄色,似生鱼肉状,与周围组织界限不清。镜下见平滑肌细胞增生,排列紊乱,旋涡状结构消失,细胞有异型性。

(5) 钙化　多见于蒂部细小、血供不足的浆膜下肌瘤及绝经后妇女的肌瘤。常在脂肪变性后进一步分解成三酰甘油,再与钙盐结合,沉积在肌瘤内。X 射线片可清楚看到钙化阴影。

【分类】

按肌瘤生长部位可分为子宫体部肌瘤和子宫颈部肌瘤。前者尤为常见,约占 90%。按肌瘤与子宫肌壁的关系,可分为以下 3 类(图 20-5)。

1. 肌壁间肌瘤　肌瘤位于子宫肌层内,周围均为肌层包绕,为最常见的类型,占总数的 60%~70%。

2. 浆膜下肌瘤　肌瘤突出于子宫表面,表面仅由浆膜层覆盖,约占总数的 20%。浆膜下肌瘤继续向浆膜面生长,基底部形成细蒂与子宫相连时为带蒂的浆膜下肌瘤。若肌瘤位于宫体侧壁向宫旁生长突出于子宫阔韧带两叶之间,称为阔韧带内肌瘤。

3. 黏膜下肌瘤　肌瘤向宫腔方向突出,表面由子宫黏膜层覆盖,称为黏膜下肌瘤,占总数的 10% ~15%。

子宫肌瘤常为多个,各种类型的肌瘤可发生在同一子宫,称为多发性子宫肌瘤。

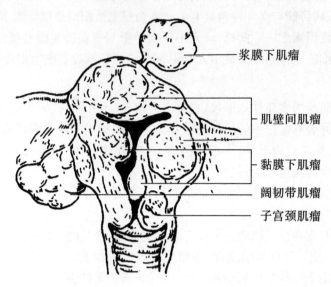

图 20-5　子宫肌瘤分类示意

考点:
子宫肌瘤的临床表现

【临床表现】

1. 症状　多数患者无明显症状,仅在体检时偶尔发现。症状与肌瘤的部位、有无变性相关,而与肌瘤的大小、数目关系不大。常见症状有以下几种。

(1)月经改变　是子宫肌瘤最常见的症状,主要表现为经量增多及经期延长。多见于大的壁间肌瘤及黏膜下肌瘤。肌瘤可致宫腔增大,子宫内膜面积增加并影响子宫收缩,从而引起经量增多、经期延长、不规则阴道流血等。黏膜下肌瘤伴有坏死感染时,可有不规则阴道流血或血样脓性排液等。

(2)下腹部包块　当肌瘤逐渐增大使子宫超过妊娠 3 个月大时,患者可于下腹正中扪及块状物。巨大的黏膜下肌瘤可脱出于阴道外,患者可因外阴脱出物就医。

(3)白带增多　肌壁间肌瘤使宫腔表面内膜面积增大,内膜腺体分泌增加,并伴盆腔充血致白带增多;子宫黏膜下肌瘤一旦感染,可有大量脓样白带。

(4)压迫症状　肿瘤增大时可压迫邻近的膀胱、直肠、输尿管等,出现相应器官受压的各种症状,如尿频、尿急、排尿困难、下腹坠胀、便秘、肾盂积水等。

(5)其他　包括下腹坠胀、腰酸背痛,经期加重。当浆膜下肌瘤发生蒂扭转时,出现急性腹痛;肌瘤红色样变时有急性下腹痛,伴发热、呕吐及肿瘤局部压痛;黏膜下和引起宫腔变形的肌壁间肌瘤可引起不孕或流产。

2. 体征　与肌瘤大小、数目、位置及有无变性有关。大肌瘤可在下腹部扪及实质性不规则肿块。盆腔检查扪及子宫增大,表面不规则单个或多个结节状突起。黏膜下肌瘤脱出于宫颈外口者,窥器检查即可看到宫颈口处有肿物,红色,表面光滑,宫颈四周边缘清楚。

【诊断】

根据病史及体征诊断多无困难。B 型超声是常用的辅助检查,MRI 可准确判断肌瘤大小、数目和位置。如有需要,还可选择宫腔镜、腹腔镜、子宫输卵管造影等协助诊断。

【鉴别诊断】

子宫肌瘤需要与下列疾病鉴别:妊娠子宫、卵巢肿瘤、子宫腺肌病、子宫肉瘤、子宫内膜癌、宫颈癌、盆腔炎性包块、子宫畸形等。根据停经史、HCG 和 B 型超声可与妊娠子宫鉴别;根据症状、体征、影像学检查和腹腔镜可与卵巢肿瘤、子宫腺肌病、盆腔炎性肿块、畸形子宫鉴别;借助宫腔镜和活检可鉴别子宫黏膜下肌瘤与子宫内膜癌。带蒂的黏膜下肌瘤可借助活检与宫颈癌鉴别。

【处理要点】

根据患者症状、年龄和生育要求,以及肌瘤类型、大小、数目全面考虑。

考点:
子宫肌瘤的治疗

1.随访观察 肌瘤小,无症状,特别是近绝经期的妇女发现无症状肌瘤,不需治疗。可 3～6 个月随访一次,若出现症状可考虑进一步治疗。

2.药物治疗 适用于症状轻、近绝经年龄或全身情况不宜手术者。

(1)促性腺激素释放激素类似物(GnRH-a) 抑制 FSH 和 LH 分泌,降低雌二醇到绝经水平,缓解症状并抑制肌瘤生长使其萎缩。但停药后又逐渐增大到原来大小。应用指征:①缩小肌瘤以利于妊娠;②术前治疗控制症状、纠正贫血;③术前应缩小肌瘤,降低手术难度,或使阴式手术成为可能;④对近绝经期妇女,提前过渡到自然绝经,避免手术。常用药物有亮丙瑞林每次 3.75 mg,或戈舍瑞林每次 3.6 mg,每月皮下注射 1 次。用药 6 个月以上可产生围绝经期综合征,骨质疏松等副作用,不宜长期用药。

(2)米非司酮 12.5 mg/d 口服,作为术前用药或提前绝经使用。因其拮抗孕激素后,子宫内膜长期受雌激素刺激,有增加子宫内膜增生的风险,不宜长期用药。

3.手术治疗 手术治疗适应证:月经过多致继发贫血,药物治疗无效;严重腹痛、性交痛或慢性腹痛、有蒂扭转引起的急性腹痛;体积大或引起膀胱、直肠等压迫症状;能确定肌瘤是不孕或反复流产的唯一原因;疑有肉瘤变。手术可经腹、经阴道或采用宫腔镜及腹腔镜进行。手术方式有肌瘤剔除术和子宫切除术。

(1)肌瘤剔除术 适用于希望保留生育功能的患者。术后有 50% 复发机会,约 1/3 患者需再次手术。

(2)子宫切除术 不要求保留生育功能的患者可行子宫切除术。术前应行宫颈细胞学检查,排除宫颈上皮内瘤变或子宫颈癌。发生于围绝经期的子宫肌瘤要注意排除合并子宫内膜癌。

4.其他治疗 如子宫动脉栓塞术或宫腔镜子宫内膜切除术。

【子宫肌瘤合并妊娠】

肌瘤合并妊娠者占肌瘤患者 0.5%～1%,占妊娠 0.3%～0.5%。肌瘤对妊娠及分娩的影响与肌瘤类型及大小有关。黏膜下肌瘤可影响受精卵着床,导致早期流产;肌壁间肌瘤过大可使宫腔变形或内膜供血不足引起流产。生长位置较低的肌瘤可妨碍胎先露下降,使妊娠后期及分娩时胎位异常、胎盘低置或前置、产道梗阻等。胎儿娩出易因胎盘粘连、附着面大或排出困难及子宫收缩乏力导致产后出血。妊娠及产褥期肌瘤易发生红色样变,但采用保守治疗通常能缓解。妊娠合并子宫肌瘤多能自然分娩,但应预防产后出血。若肌瘤阻碍胎儿下降应行剖宫产术,术中是否同时切除肌瘤,需根据肌瘤大小、部位和患者情况而定。

课后小结:

1.子宫肌瘤是最常见的妇科良性肿瘤。

2.患者的临床症状取决于肌瘤生长部位。

3.手术是治疗子宫肌瘤的主要方法。

第四节　子宫内膜癌

考点:
激素依赖型子宫内膜癌的发病相关因素

子宫内膜癌是发生于子宫内膜的一组上皮性恶性肿瘤,是女性生殖道三大恶性肿瘤之一,平均发病年龄为60岁,其中75%发生于50岁以上妇女。近年来,该病的发病率在世界范围内有上升趋势。

【发病相关因素】

病因不十分清楚。目前认为有雌激素依赖型和非雌激素依赖型两种发病类型。

1.**雌激素依赖型**　其发生可能是在无孕激素拮抗的雌激素长期作用下,发生子宫内膜增生症,甚至癌变。临床上可见于无排卵性疾病(无排卵性功血、多囊卵巢综合征)、分泌雌激素的卵巢肿瘤(颗粒细胞瘤、卵泡膜细胞瘤)、长期服用雌激素的绝经后妇女及长期服用他莫昔芬的妇女。这种类型占子宫内膜癌的大多数,均为子宫内膜样腺癌,肿瘤分化较好,雌孕激素受体阳性率高,预后好。患者较年轻,常伴有肥胖、高血压、糖尿病、不孕或不育及绝经延迟。

2.**非雌激素依赖型**　发病与雌激素无明确关系。这类子宫内膜癌的病理形态属少见类型,如子宫内膜浆液性癌、透明细胞癌、腺鳞癌、黏液腺癌等。多见于老年体瘦妇女,肿瘤恶性度高,分化差,雌孕激素受体多呈阴性,预后不良。

大约有10%的子宫内膜癌还与遗传有关。

【病理】

1.**巨检**　不同组织类型的子宫内膜癌肉眼表现无明显区别,大体分为弥散型和局灶型。

(1)**弥散型**　子宫内膜大部或全部为癌组织侵犯,并突向宫腔,常伴有出血、坏死,但较少浸润肌层。晚期癌灶可侵犯深肌层或宫颈,堵塞宫颈导致宫腔积脓。

(2)**局灶型**　病灶局限于宫腔的一小部分,多见于子宫底或宫角部,病灶小,呈息肉或菜花状,易浸润肌层。

2.**镜检及组织学类型**

(1)**内膜样腺癌**　占80%~90%,内膜腺体高度异常增生,上皮复层,并形成筛孔状结构。癌细胞异型明显,核大、不规则、深染,核分裂活跃。分化差的腺癌腺体少,腺结构消失,成实性癌块。按腺癌分化程度分为级Ⅰ级(高分化G1),Ⅱ级(中分化G2),Ⅲ级(低分化G同上)。分级越高,恶性程度越高。

(2)**腺癌伴鳞状上皮分化**　腺癌组织中含有鳞状上皮成分,伴化生鳞状上皮成分者称棘腺癌(腺角化癌),伴鳞癌者称鳞腺癌,介于两者之间称腺癌伴鳞状上皮不典型增生。

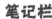

（3）浆液性癌　又称子宫乳头状浆液性腺癌,占 1%～9%。癌细胞异型性明显,多为不规则复层排列,呈乳头状或簇状生长,1/3 可伴砂粒体。恶性程度高,易有深肌层浸润和腹腔、淋巴结及远处转移,预后极差。无明显肌层浸润时也可能发生腹腔播散。

（4）黏液性癌　约占 5%,肿瘤半数以上由胞质内充满黏液的细胞组成,大多腺体结构分化良好,病理行为与内膜样腺癌相似,预后较好。

（5）透明细胞癌　占不足 5%,癌细胞呈实性片状、腺管样或乳头状排列,癌细胞胞质丰富、透亮,核呈异型性,或鞋钉状,恶性程度高,易早期转移。

【转移途径】

多数子宫内膜癌生长缓慢,局限于内膜或宫腔时间较长,部分特殊病理类型（浆液性乳头状腺癌,鳞腺癌）和低分化癌可发展很快,短期内出现转移,其主要转移途径为直接蔓延、淋巴转移,晚期可有血行转移。

1.直接蔓延　癌灶初期沿子宫内膜蔓延,向上可沿子宫角波及输卵管,向下可累及宫颈管及阴道。若癌瘤向肌壁浸润,可穿透子宫肌层,种植于盆腹膜、直肠子宫陷凹及大网膜。

2.淋巴转移　为子宫内膜癌的主要转移途径。转移途径与癌肿生长部位有关:宫底部癌灶常沿子宫阔韧带上部淋巴管网经骨盆漏斗韧带转移至腹主动脉旁淋巴结。子宫角或前壁上部病灶沿圆韧带淋巴管转移至腹股沟淋巴结。子宫下段或已累及子宫颈管癌灶的淋巴转移途径与子宫颈癌相同。子宫后壁癌灶可沿宫骶韧带转移至直肠淋巴结。约 10% 子宫内膜癌经淋巴管逆行引流累及阴道前壁。

【分期】

采用国际妇产科联盟（FIGO,2009 年）修订的手术–病理分期（表 20-3）。

表 20-3　子宫内膜癌手术–病理分期（FIGO,2009 年）

Ⅰ期	肿瘤局限于子宫体
Ⅰ A	肿瘤浸润深度<1/2 肌层
Ⅰ B	肿瘤浸润深度≥1/2 肌层
Ⅱ期	肿瘤累及宫颈间质,但无宫体外蔓延
Ⅲ期	肿瘤局部和(或)区域扩散
Ⅲ A	肿瘤累及浆膜层和(或)附件
Ⅲ B	阴道和(或)宫旁受累
Ⅲ C	盆腔淋巴结和(或)腹主动脉旁淋巴结转移
Ⅲ C1	盆腔淋巴结阳性
Ⅲ C2	腹主动脉旁淋巴结阳性伴(或不伴)盆腔淋巴结阳性
Ⅳ期	肿瘤侵及膀胱和(或)直肠黏膜,和(或)远处转移
Ⅳ A	肿瘤侵及膀胱和(或)直肠黏膜
Ⅳ B	远处转移,包括腹腔内和(或)腹腔淋巴结转移

笔记栏

考点：
　　子宫内膜癌的主要症状

考点：
　　子宫内膜癌的确诊方法

【临床表现】

1. 症状　约90%的患者出现阴道出血或阴道排液症状。

（1）阴道流血　主要表现为绝经后阴道流血，量一般不多。尚未绝经者表现为月经增多，经期延长或月经紊乱。

（2）阴道排液　多为血性液体或浆液性分泌物，合并感染则有脓血性排液，恶臭。

（3）下腹疼痛及其他　若癌肿累及宫颈内口，可引起宫腔积脓，出现下腹胀痛及痉挛样疼痛。晚期癌瘤浸润周围组织或压迫神经时可引起下腹及腰骶部疼痛。晚期可出现贫血、消瘦及恶病质等相应症状。

2. 体征　早期患者妇科检查可无异常发现。晚期可有子宫明显增大，合并宫腔积脓时可有明显压痛，宫颈管内偶见癌组织脱出，触之易出血。癌灶浸润周围组织时，子宫固定或在宫旁触及不规则结节样物。

【诊断】

1. 病史　对于绝经后阴道流血、绝经过渡期月经紊乱，均应排除子宫内膜癌后再按良性疾病处理。对有子宫内膜癌高危因素的异常阴道流血要警惕子宫内膜癌。

2. 体格检查　观察患者的一般情况。盆腔检查仔细触诊子宫大小、硬度、活动度。明确绝经后妇女宫体应萎缩。全面查看宫颈、阴道、附件等有无异常。

3. 辅助检查

（1）B型超声　经阴道B型超声检查可了解子宫大小、宫腔形状、宫腔内有无赘生物、子宫内膜厚度、肌层有无浸润及深度，可对异常阴道流血的原因做出初步判断并为进一步检查的选择提供参考。

（2）分段诊断性刮宫　是最常用最有价值的诊断方法。通常要求先环刮宫颈管，后探宫腔，再搔刮宫腔内膜，标本分瓶做好标记，送病理检查。分段诊刮的优点是能获得子宫内膜的组织标本进行病理诊断，同时还能鉴别子宫内膜癌和宫颈管腺癌；也可明确子宫内膜癌是否累及宫颈管，为制订治疗方案提供依据。

（3）宫腔镜检查　可直接观察宫腔及宫颈管内有无癌灶存在、大小及部位，直视下取活检，对局灶性子宫内膜癌的诊断更为准确。

（4）其他　MRI、CT等检查可协助判断肌层浸润深度、有无宫颈间质浸润及子宫外转移；血清CA125测定可协助判断有无子宫外转移，也可作为疗效观察的指标。

【鉴别诊断】

子宫内膜癌需要与以下疾病鉴别：功能失调性子宫出血、萎缩性阴道炎、子宫黏膜下肌瘤、宫颈或子宫内膜息肉、子宫内膜炎、宫颈癌、原发性输卵管癌等鉴别。分段诊刮、宫腔镜及病理检查是主要的鉴别手段。

【处理要点】

根据肿瘤累及范围及组织学类型、年龄及患者全身情况选择手术、放射治疗或药物（化学药物及激素）治疗，早期患者以手术为主，术后根据高危因素选择辅助治疗，晚期采用手术、放射、药物等综合治疗。

1. 手术治疗　为首选方案。Ⅰ期患者行筋膜外全子宫切除及双侧附件切除。有下列情况之一者，行盆腔淋巴结切除及腹主动脉旁淋巴结取样：①可疑盆腔和（或）腹主动脉旁淋巴结转移；②特殊病理类型，如浆液性腺癌、透明细胞癌、鳞状细胞癌、癌肉瘤、未分化癌等;③子宫内膜样腺癌 G3;④肌层浸润深度≥1/2;⑤癌灶累及宫腔面积超过 50%。Ⅱ期改良广泛性子宫切除及双侧附件切除术,同时行盆腔淋巴结切除及腹主动脉旁淋巴结取样术。Ⅲ期和Ⅳ期的手术应个体化,以尽可能切除所有肉眼可见病灶为目的。

2. 放射治疗 是治疗子宫内膜癌的有效方法之一,分腔内照射及体外照射两种。单纯放疗仅用于有手术禁忌证或无法手术切除的晚期患者。术后放疗是Ⅰ期高危和Ⅱ期子宫内膜癌最主要的辅助治疗,可降低局部复发,改善无瘤生存期。对Ⅲ期和Ⅳ期患者,通过放疗和手术及化疗联合应用,可提高疗效。

3. 药物治疗 主要用于晚期或复发癌,或年轻,也可试用于极早期要求保留生育功能者。其机制可能是孕激素与癌细胞孕激素受体结合形成复合物进入细胞核、延缓DNA 和 RNA 复制,抑制癌细胞生长。孕激素以高效、大剂量长期应用为宜,至少应用12 周以上方可评定疗效。孕激素受体阳性者有效率可达 80%。常用药物:醋酸甲羟孕酮,200~400 mg/d,口服;己酸孕酮 500 mg,肌内注射每周 2 次。长期使用可有水钠潴留、水肿或药物性肝炎等副作用,停药后可恢复。

4. 化疗 为晚期或复发癌综合治疗措施之一,也可用于术后有复发高危因素患者的治疗以期减少盆腔外的远处转移。常用的化疗药物有顺铂、多柔比星、紫杉醇、环磷酰胺、氟尿嘧啶、丝裂霉素、依托泊苷等,可单独或联合应用,还可与孕激素合并应用。

【预后】

影响预后的主要因素是肿瘤分期、组织学类型、肿瘤分级,另外患者全身状况、治疗方案的选择也与子宫内膜癌预后有关。

【随访】

子宫内膜癌 75%~95%复发在术后 2~3 年内,随访时间:术后 2~3 年内每 3 个月随访 1 次,3 年后每 6 个月 1 次,5 年后每年 1 次。随访内容包括询问病史、盆腔检查、阴道细胞学涂片、胸部 X 射线射片、血清 CA125 检测等,必要时可做 CT 及 MRI检查。

【预防】

预防措施包括:①重视绝经后妇女和绝经过渡期妇女月经紊乱的诊治;②正确应用雌激素;③对高危人群,密切随访和检测。

课后小结:

1. 子宫内膜癌是来自子宫内膜的一组上皮性恶性肿瘤,分雌激素依赖型和非雌激素依赖型两型。

2. 绝经后出血是子宫内膜癌主要的早期表现。

3. 分段诊断性刮宫是子宫内膜癌确诊方法。手术是子宫内膜癌的主要治疗方法。

第五节 卵巢肿瘤

卵巢肿瘤是妇科常见的肿瘤,可发生于任何年龄,但肿瘤的组织学类型会有所不同。卵巢恶性肿瘤是女性生殖器官常见的三大恶性肿瘤之一。卵巢位于盆腔深部,早

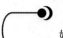
期病变不易发现,晚期病例也缺乏有效的治疗手段,因此死亡率居妇科恶性肿瘤首位,已成为严重威胁妇女生命和健康的主要肿瘤。

【组织学分类】

卵巢组织成分非常复杂,是全身各脏器原发肿瘤类型最多的器官。卵巢肿瘤分类方法多,目前最常用的是世界卫生组织(World Health Organnization,WHO)的卵巢肿瘤组织学分类(2003 年)。

1.上皮性肿瘤 包括浆液性肿瘤、黏液性肿瘤、子宫内膜样肿瘤、透明细胞瘤、纤维上皮瘤、混合性上皮瘤及未分化癌等,均有良性、恶性和交界性。

2.性索-间质肿瘤 包括颗粒细胞瘤、卵泡膜细胞瘤、纤维瘤、睾丸母细胞瘤及两性母细胞瘤等。

3.生殖细胞肿瘤 包括无性细胞瘤、内胚窦瘤、胚胎癌、多胚瘤、非妊娠性绒毛膜癌、畸胎瘤及混合型肿瘤。

4.转移性肿瘤 其原发部位多为胃肠道、乳腺及生殖器官。

【病理】

(一)卵巢上皮性肿瘤

为最常见的卵巢肿瘤。占原发性卵巢肿瘤的 50%～70%,占卵巢恶性肿瘤的 85%～90%,肿瘤来源于卵巢表面的生发上皮,有良性、恶性和交界性之分。交界性肿瘤是一种低度潜在恶性肿瘤,转移率低、复发迟。卵巢上皮性恶性肿瘤的发生可能与持续排卵使卵巢表面上皮不断损伤与修复从而诱发癌变有关,5%～10% 卵巢上皮癌有家族史或遗传史。

1.浆液性肿瘤

(1)浆液性囊腺瘤 占卵巢良性肿瘤的 25%。多为单侧,球形,大小不等,表面光滑,囊性,壁薄,囊内充满淡黄色清亮浆液。镜下见囊壁为纤维结缔组织,内衬单层柱状上皮。

(2)交界性浆液性囊腺瘤 中等大小,多为双侧,较少在囊内乳头状生长。镜下见乳头分支纤细而密,上皮复层不超过 3 层,细胞轻度异型,核分裂象<1/HP,无间质浸润,预后好。

(3)浆液性囊腺癌 为最多见的卵巢恶性肿瘤,占卵巢上皮性癌的 75%。多为双侧,体积较大,囊实性。结节状或分叶状,灰白色,或有乳头状增生,切面为多房,腔内充满乳头,质脆,出血、坏死。镜下见囊壁上皮明显增生,复层排列。癌细胞立方形或柱状,细胞异型明显,并向间质浸润。

2.黏液性肿瘤

(1)黏液性囊腺瘤 约占卵巢良性肿瘤的 20%。多为单侧,圆形或卵圆形,体积较大,表面光滑,灰白色。切面常为多房,囊壁内充满胶冻样黏液,含黏蛋白和糖蛋白,囊内很少有乳头生长。镜下见囊壁为纤维结缔组织,内衬单层高柱状上皮;可见杯状细胞及嗜银细胞。

偶可自行破裂,瘤细胞种植在腹膜上继续生长,并分泌黏液,形成腹膜黏液瘤,多限于腹膜表面生长,一般不浸润脏器实质。

(2)交界性黏液性囊腺瘤 一般较大,单侧较多,表面光滑,常为多房。切面见囊壁增厚,有实质区和乳头状形成,乳头细小、质软。镜下见细胞轻度异型性,细胞核大、深染,有少量核分裂,增生上皮向腔内突出形成短粗乳头,上皮细胞不超过3层,无间质浸润。

(3)黏液性囊腺癌 约占卵巢上皮癌的10%。多为单侧。瘤体较大,囊壁可见乳头或实质区,切面为囊实性,囊液混浊或为血性。镜下见腺体密集,间质较少,上皮细胞超过3层,明显异型,并有间质浸润。

(二)卵巢生殖细胞肿瘤

卵巢生殖细胞肿瘤是来源于原始生殖细胞的一组肿瘤,占卵巢肿瘤的20%~40%。多发于年轻妇女及幼女,青春期前患者占60%~90%。绝经后患者仅占4%。除成熟畸胎瘤外,大多为恶性。

1.畸胎瘤 由多胚层组织构成,偶见含一个胚层成分。肿瘤组织多数成熟,少数不成熟。肿瘤的良、恶性及恶性程度取决于组织分化程度。

(1)成熟畸胎瘤 又称皮样囊肿,属良性肿瘤。可发生于任何年龄,以20~40岁居多。多为单侧,双侧占10%~17%。中等大小,呈圆形或卵圆形,壁光滑、质韧。多为单房,腔内充满油脂和毛发,有时可见牙齿或骨质。囊壁内层为复层鳞状上皮,囊壁常见小丘样隆起向腔内突出称为"头节"。成熟囊性畸胎瘤恶变率为2%~4%,多发生于绝经后妇女;头节的上皮易癌变,形成鳞状细胞癌,预后差。

(2)未成熟畸胎瘤 属恶性肿瘤。多见于年轻患者,平均年龄11~19岁。肿瘤多为实性,可有囊性区域。含2~3胚层,由分化程度不同的未成熟胚胎组织构成,主要为原始神经组织。肿瘤恶性程度根据未成熟组织所占比例、分化程度及神经上皮含量而定。该肿瘤的复发及转移率高,但复发后再次手术可见未成熟肿瘤组织向成熟转化的特点,即恶性程度的逆转现象。

2.无性细胞瘤 占卵巢恶性肿瘤的5%。中等恶性,好发于青春期及生育期妇女,多为单侧,右侧多于左侧,中等大小,实性,触之如橡皮样,表面光滑或呈分叶状。对放疗敏感。

3.卵黄囊瘤 又名内胚窦瘤。较罕见,常见于儿童及年轻妇女。多为单侧,较大,圆形或卵圆形。切面部分囊性,组织质脆,多有出血坏死区,呈灰红或灰黄色,易破裂。镜下见疏松网状和内胚窦样结构。瘤细胞扁平、立方、柱状或多角形,产生甲胎蛋白(alpha-fetal protein,AFP),故患者血清AFP升高,是诊断及病情监测时的重要标志物。恶性程度高,生长迅速,转移早,预后差,但该肿瘤对化疗十分敏感,现经手术及联合化疗,生存期明显延长。

(三)卵巢性索间质肿瘤

1.颗粒细胞-间质细胞瘤 由性索的颗粒细胞及间质的衍生成分如成纤维细胞及卵泡膜细胞组成。

(1)颗粒细胞瘤 在病理上颗粒细胞瘤分成人型和幼年型。

成人型颗粒细胞瘤属低度恶性肿瘤,可发生于任何年龄,高峰为45~55岁。肿瘤能分泌雌激素,青春期前患者可出现性早熟,生育年龄患者出现月经紊乱,绝经后患者则有不规则阴道流血,常合并子宫内膜增生,甚至发生癌变。肿瘤多为单侧,圆形或卵圆形,呈分叶状,表面光滑,实性或部分囊性;切面组织脆而软,伴出血坏死灶。镜下见颗粒细胞环绕成小圆形囊腔,菊花样排列,中心含嗜伊红物质及核碎片(Call-Exner小体)。预后较好,5年存活率达80%以上,但有晚期复发倾向。幼年型颗粒细胞瘤罕见,恶性度极高,主要发生在青少年。98%为单侧。

(2)卵泡膜细胞瘤　常与颗粒细胞瘤同时存在,但也可单一成分。多为良性肿瘤,单侧多见,圆形、卵圆形或呈分叶状,表面被覆薄的有光泽的纤维包膜。切面为实性,灰白色。镜下见瘤细胞短梭形,细胞交错排列成旋涡状。常合并子宫内膜增生甚至子宫内膜癌。

(3)纤维瘤　良性,多见于中年妇女。肿瘤多为单侧,中等大小,实性,坚硬,表面光滑或结节状,切面灰白色。可伴有腹水或胸水,称梅格斯综合征(Meigs syndrome)。手术切除肿瘤后,胸腹水自行消失。

2.支持细胞-间质细胞瘤　也称睾丸母细胞瘤,罕见,多发生于40岁以下妇女。单侧居多,通常较小,实性,可局限在卵巢门区或皮质区,表面光滑或润滑,有时呈分叶状,切面灰白色伴囊性变,囊内壁光滑,含血性浆液或黏液,镜下见不同分化程度的支持细胞及间质细胞。高分化者属良性。中低分化为恶性,占10%~30%,具有男性化作用;少数无内分泌功能呈雌激素升高,5年存活率为70%~90%。

【卵巢转移性肿瘤】

体内任何部位如乳腺、肠、胃、生殖道、泌尿道等的原发性癌均可能转移到卵巢。库肯勃瘤(Krukenberg tumor)即印戒细胞癌,是一种特殊的卵巢转移性腺癌,原发部位是胃肠道。肿瘤为双侧性,中等大,多保持卵巢原状或呈肾形。一般无粘连,切面实性,胶质样。镜下见典型的印戒细胞,能产生黏液。大部分卵巢转移性肿瘤治疗效果不好,预后很差。

【卵巢恶性肿瘤的转移途径】

直接蔓延及腹腔种植、淋巴转移是卵巢恶性肿瘤主要的转移途径,因此其转移特点是盆、腹腔内广泛转移,包括横隔、大网膜、腹腔脏器表面、壁腹膜及腹膜后淋巴结等部位。即使外观肿瘤局限在原发部位,也可存在广泛微转移,其中以上皮性癌最为典型。血行转移少见,晚期可转移到肺、胸膜及肝实质。

【卵巢恶性肿瘤分期】

采用国际妇产科联盟(FIGO)的手术病理分期(表20-4)。

表20-4　卵巢恶性肿瘤的手术病理分期(FIGO,2006年)

Ⅰ期	肿瘤局限于卵巢
Ⅰ A	肿瘤局限于一侧卵巢,包膜完整,卵巢表面无肿瘤;腹腔积液中未找到恶性细胞
Ⅰ B	肿瘤局限于双侧卵巢,包膜完整,卵巢表面无肿瘤;腹腔积液中未找到恶性细胞
Ⅰ C	肿瘤局限于单侧或双侧卵巢并伴有如下任何一项:包膜完破裂;卵巢表面有肿瘤;腹腔积液或腹腔冲洗液有恶性细胞
Ⅱ期	肿瘤累及一侧或双侧卵巢,伴有盆腔扩散
Ⅱ A	扩散和(或)转移至子宫和(或)输卵管

续表20-4

ⅡB	扩散至其他盆腔器官
ⅡC	ⅡA或ⅡB,伴有卵巢表面肿瘤;或包膜破裂;或腹腔积液或腹腔冲洗液有恶性细胞
Ⅲ期	肿瘤侵犯一侧或双侧卵巢,并有组织学证实的盆腔外腹膜种植和(或)局部淋巴结转移;肝表面转移;肿瘤局限于真骨盆,但组织学证实肿瘤细胞已扩散至小肠或大网膜
ⅢA	肉眼见肿瘤局限于真骨盆,淋巴结阴性,但组织学证实腹腔腹膜表面存在镜下转移,或组织学证实肿瘤细胞已扩散至小肠或大网膜
ⅢB	一侧或双侧卵巢,并有组织学证实的腹腔腹膜表面肿瘤种植,但直径≤2 cm,淋巴结阴性
ⅢC	盆腔外腹膜转移灶直径>2 cm,和(或)区域淋巴结转移
Ⅳ期	肿瘤侵犯一侧或双侧卵巢,伴有远处转移。有胸腔积液且胸腔肿瘤细胞阳性为Ⅳ期,肝实质转移为Ⅳ期

【临床表现】

1. 症状 卵巢良性肿瘤较小时多无症状,多在妇科检查时偶然发现。肿瘤增大时感腹胀或腹部扪及肿块。肿瘤增大占据盆、腹腔时,可出现尿频、便秘、气急、心悸等压迫症状。

恶性卵巢肿瘤早期常无症状,晚期主要症状为腹胀、腹部肿块、腹水及其他消化道症状。若肿瘤向周围组织浸润或压迫可引起腹痛、腰痛或下肢疼痛;压迫盆腔静脉可出现下肢水肿;功能性肿瘤可出现不规则阴道流血或绝经后阴道流血。晚期可出现贫血、消瘦、发热、全身衰竭等恶病质表现。

2. 体征 双合诊或三合诊检查可在子宫一侧或双侧触及囊性或实性包块;表面光滑或高低不平;活动或固定不动。卵巢良性肿瘤表面光滑,与子宫无粘连,活动。肿瘤增大占满整个盆腹腔时,腹部隆起,肿物活动度差,叩诊无移动性浊音。卵巢恶性肿瘤肿块多为双侧、实性或半实性,表面凹凸不平,活动度差。三合诊可在直肠子宫陷凹及盆腔内触及质硬的不规则结节。晚期可呈"冰冻骨盆"状。常伴有腹腔积液,可有腹股沟、锁骨上淋巴结肿大。

【卵巢肿瘤并发症】

1. 蒂扭转 为常见的妇科急腹症。好发于瘤蒂长、中等大,活动度良好,重心偏于一侧的肿瘤,如成熟畸胎瘤。常在体位突然改变,或妊娠期、产褥期子宫大小、位置改变时易发生蒂扭转(图20-6)。卵巢肿瘤扭转的蒂由骨盆漏斗韧带、卵巢固有韧带和输卵管组成。急性蒂扭转的典型症状是体位改变后突然发生一侧下腹剧痛,

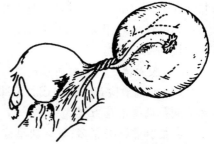

图20-6 卵巢肿瘤蒂扭转

考点:
　　卵巢肿瘤并发症

常伴有恶心、呕吐甚至休克。双合诊检查扪及肿物张力大,压痛,以瘤蒂处最明显。有

时不全扭转可自然复位,腹痛也随之缓解。蒂扭转一经确诊,应尽快手术,术时应在扭转蒂部靠子宫的一侧钳夹后,再将肿瘤和扭转的瘤蒂切除,钳夹前不可将扭转的蒂回复,以防血栓脱落造成重要脏器栓塞。

2.破裂 卵巢肿瘤破裂有外伤性和自发性两种。外伤性破裂可因重击、分娩、性交、穿刺、盆腔检查等所致;自发性破裂则因肿瘤过速生长所致,多数为恶性肿瘤浸润性生长穿破囊壁引起。症状轻重取决于破裂口大小及流入腹腔囊液的量和性质。轻者仅感轻度腹痛,重者剧烈腹痛、恶心、呕吐以致腹膜炎及休克。体征有腹部压痛、腹肌紧张,可有腹腔积液征,盆腔原肿块缩小或消失。诊断破裂后应立即手术,彻底清洗盆、腹腔,切除的标本送病理检查。

3.感染 较少见,多继发于蒂扭转或破裂,也可来自邻近器官感染如阑尾脓肿扩散。临床表现为发热、腹痛、腹部压痛及反跳痛、肌紧张、腹部肿块及白细胞升高等。治疗原则是抗感染治疗后手术切除肿瘤。感染严重者应尽快手术去除感染灶。

4.恶变 肿瘤生长迅速,尤其双侧性,应疑恶变,须尽早手术。

【诊断】

1.病史 注意收集与发病有关的高危因素,根据患者年龄、肿块存在时间及局部体征初步判断是否为卵巢肿瘤、有无并发症,并对良恶性做出初步判断。

2.体格检查 检查患者的一般情况,良性肿瘤患者一般情况较好,恶性肿瘤,尤其是晚期患者,会有贫血貌、消瘦等恶病质表现,仔细做好全身体格检查,注意有无淋巴结肿大,胸部叩诊有无异常,有无移动性浊音。盆腔检查首先查看阴道、宫颈、子宫有无异常,仔细触诊附件区的改变,触及肿块时,注意其大小、位置、质地、活动度等。

3.辅助检查 通常需借助以下常用的方法。

(1)影像学检查 B型超声检测肿瘤的部位、大小、形态,囊性或实性,囊内有无乳头。临床诊断符合率>90%,但直径<1 cm 的实性肿瘤不易测出。MRI 可较好显示肿块及肿块与周围的关系。CT 可判断周围侵犯及远处转移情况,对手术方案的制定有较大优势。

(2)肿瘤标志物 目前尚无任何一种肿瘤标志物为某一独特肿瘤专有,各类型卵巢肿瘤可具有相对较特殊的标志物,可用于辅助诊断及病情监测。80%卵巢上皮性癌患者血清 CA125 值高于正常,但近半数的早期病例并不升高,故不单独用于卵巢上皮性癌的早期诊断,90%以上患者 CA125 值的高低与病情进展相关,故可用于病情监测和疗效评估。AFP 对卵黄囊瘤有特异性诊断价值。血清 HCG 对于原发性卵巢绒癌有特异性。颗粒细胞瘤、卵泡膜细胞瘤可产生较高水平雌激素。血清 HE4 是继 CA125 后被高度认可的卵巢上皮性癌肿瘤标志物,目前推荐其与 CA125 联合应用来判断盆腔肿块的良、恶性。

(3)腹腔镜 可直视肿块的大体情况,必要时在可疑部位进行多点活检。

(4)细胞学检查 腹水或腹腔冲洗液找癌细胞,有助于进一步确定 I 期患者的临床分期及选择治疗方案。

卵巢肿瘤种类繁多,缺乏典型症状和体征,也无有效的辅助检查明确诊断,故在诊断时,要结合病史、体征和辅助检查确定:①盆腔肿块是否来自卵巢;②卵巢肿块的性质是否为卵巢肿瘤;③卵巢肿瘤是良性还是恶性;④肿瘤的可能组织学来源;⑤恶性肿瘤的转移范围。

【鉴别诊断】

1. 卵巢良性肿瘤与恶性肿瘤的鉴别　见表20-4。

表20-5　卵巢良性肿瘤和恶性肿瘤鉴别

鉴别内容	良性肿瘤	恶性肿瘤
病史	病程长,逐渐增大	病程短,迅速增大
体征	多为单侧,活动,囊性,表面光滑,常无腹腔积液	多为双侧,固定;实性或囊实性,表面不平,结节状;常有腹腔积液,多为血性,可查到癌细胞
一般情况	良好	恶病质
B型超声	为液性暗区,可有间隔光带,边缘清晰	液性暗区内杂乱光团、光点,肿块边界不清

2. 卵巢良性肿瘤的鉴别诊断

（1）卵巢瘤样病变　滤泡囊肿和黄体囊肿是育龄期妇女最常见的卵巢瘤样病变,多为单侧,壁薄,直径约8 cm。观察或口服避孕药2~3个月,可自行消失;若肿块持续存在或增大,卵巢肿瘤的可能性较大。

（2）输卵管卵巢囊肿　为炎性积液,常有盆腔炎性疾病病史。两侧附件区有不规则条形囊性包块,边界较清,活动受限。

（3）子宫肌瘤　浆膜肌瘤或肌瘤囊性变,容易与卵巢肿瘤混淆。肌瘤常为多发性,与子宫相连,检查时随宫体及宫颈移动。B型超声可协助鉴别。

（4）腹腔积液　腹腔积液常有肝、心、肾病史,平卧时,腹部两侧突出如蛙腹,叩诊腹部中间鼓音,两侧浊音,移动性浊音阳性。而巨大卵巢囊肿平卧时腹部中间隆起,叩诊浊音,腹部两侧鼓音,无移动性浊音,边界清楚。B型超声可协助鉴别。

3. 卵巢恶性肿瘤的鉴别诊断

（1）子宫内膜异位症　内异症可有粘连性肿块及直肠子宫陷凹结节,有时与卵巢恶性肿瘤很难鉴别。子宫内膜异位症常有进行性痛经、经量过多、不规则阴道流血等症状。B型超声、腹腔镜检查有助于鉴别。

（2）结核性腹膜炎　常有结核病史合并腹腔积液和盆腹腔内粘连性块物。多发生于年轻、不孕妇女,伴月经稀少或闭经。有消瘦、乏力、低热、盗汗、食欲缺乏等全身症状。肿块位置较高,形状不规则,界限不清,不活动。叩诊时鼓音和浊音分界不清。胸部X射线片、B型超声检查可协助鉴别,必要时剖腹探查或腹腔镜检查取活检确诊。

（3）生殖道以外的肿瘤　卵巢肿瘤需与腹膜后肿瘤、直肠癌、乙状结肠癌等鉴别。腹膜后肿瘤固定不动,位置低者可使子宫、直肠或输尿管移位。肠癌多有消化道症状。B型超声、钡剂灌肠、乙状结肠镜有助于鉴别。

【处理要点】

卵巢肿瘤一经发现,应行手术。手术目的:①明确诊断;②切除肿瘤;③恶性肿瘤进行手术病理分期;④解除并发症。

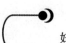

1. 良性肿瘤　根据患者年龄、生育要求及对侧卵巢情况决定手术范围。年轻单侧良性肿瘤应行患侧卵巢肿瘤剔除或卵巢切除术,保留患侧正常卵巢组织和对侧正常卵巢;双侧良性肿瘤应行肿瘤剔除术。绝经后妇女可行子宫及双侧附件切除术或单侧附件切除术。术中需剖检肿瘤,必要时做冰冻切片组织学检查,明确肿瘤性质以确定手术范围。肿瘤应完整取出,尽可能防止肿瘤破裂,囊液流出。

2. 交界性肿瘤　主要采用手术治疗。交界性肿瘤很少广泛转移及深部浸润,故手术尽量全部切除所有病灶。交界性肿瘤预后较好,年轻希望保留生育功能的Ⅰ期患者,可以保留正常的子宫和对侧卵巢。

3. 卵巢上皮癌

(1)手术治疗　早期(Ⅰ、Ⅱ期)卵巢上皮性癌应行全面分期手术。年轻的早期患者应根据肿瘤的范围仔细讨论其预后,签署知情同意书后方可行保留生育功能的手术。晚期卵巢上皮性癌行肿瘤细胞减灭术,手术的目的是切除所有原发灶,尽可能切除所有转移灶,使残余肿瘤病灶达到最小。必要时可切除部分肠管、膀胱、脾等脏器。若最大残余癌灶直径小于 1 cm,称满意的或理想的肿瘤细胞减灭术。

(2)化疗　卵巢上皮性癌对化疗较敏感,即使已有广泛转移也能取得一定疗效。除经过全面分期手术的ⅠA期和ⅠB期且为 G1 的患者不需化疗外,其他患者均需化疗。常用化疗药物有顺铂、卡铂、紫杉醇、环磷酰胺、依托泊苷等。多采用以铂类为基础的联合化疗,其中铂类联合紫杉醇为一线化疗方案。老年患者可用卡铂或紫杉醇单药化疗。一般采用静脉化疗,对初次手术达到满意的患者也可采用静脉腹腔联合化疗。早期患者 3~6 个疗程,晚期患者 6~8 个疗程。疗程间隔一般为 3 周,但也有对紫杉醇采用间隔 1 周给药。

(3)放射治疗　对卵巢上皮性癌价值有限。

(4)其他　目前临床应用较多的是细胞因子,如白介素-2、干扰素、胸腺素等。分子靶向治疗作为卵巢上皮癌的辅助治疗手段,已呈现出一定的临床疗效。如血管内皮生长因子(VEGF)的抑制剂贝伐珠单抗等。

4. 恶性生殖细胞瘤

(1)手术治疗　绝大多数恶性生殖细胞肿瘤患者年轻并希望保留生育功能,而且该肿瘤对化疗十分敏感。因此手术的原则无论期别早晚,只要对侧卵巢和子宫未受肿瘤累及,在进行全面手术分期的基础上,均可行保留生育功能的手术。对复发者仍主张积极手术。

(2)化疗　除Ⅰ期无性细胞瘤和Ⅰ期、G1 的未成熟畸胎瘤外,其他患者均需化疗。常用 BEP(依托泊苷、顺铂、博来霉素)、EP(依托泊苷、顺铂)化疗方案。

(3)放疗　无性细胞瘤对放疗敏感,但放疗会破坏卵巢功能,故已极少应用,仅用于治疗复发的无性细胞瘤。

5. 恶性性索间质肿瘤　手术方法参考卵巢上皮癌,希望保留生育功能的Ⅰ期患者在分期手术的基础上,可实施保留生育功能手术。复发患者也可考虑手术。Ⅰ期低危患者术后随访,不需辅助治疗;Ⅰ期高危患者(肿瘤破裂、G3、肿瘤直径超过 10~15 cm)术后可选择随访,也可选择化疗或放疗;Ⅱ~Ⅳ期患者术后应给予化疗或残余灶放疗。

6. 卵巢转移性肿瘤　治疗原则是缓解和控制症状。大部分卵巢转移瘤治疗效果不佳,预后很差。

【预后】

卵巢恶性肿瘤的预后与分期、病理类型及分级、年龄等有关。最重要的预后是肿瘤期别和初次手术后残余灶的大小,期别越早、残余灶越小预后越好。

【随访】

卵巢非赘生性肿瘤直径<5 cm 者,应定期(3~6个月)接受复查。良性肿瘤术后1个月常规复查。卵巢恶性肿瘤随访:治疗后第1年每3个月一次;第2年后每4~6个月1次;第5年后每年1次。随访内容包括症状、体征、全身及盆腔检查和B型超声。肿瘤标志物根据组织学类型选择。

【预防】

1.口服避孕药　是上皮性癌的保护因素,高危妇女可通过口服避孕药预防卵巢癌的发生。

2.正确处理附件包块　对实质性或囊实相间,或直径>8 cm 的囊性附件包块应及早手术,切忌盲目观察随访。

3.卵巢癌筛查　目前还无有效的卵巢癌筛查方案。应用血清 CA125 检测联合 B型超声检查、盆腔检查用于筛查普通人群尚缺乏理想的敏感性和特异性。

4.预防性卵巢切除　遗传性卵巢癌综合(HOCS)家族成员是发生卵巢癌的高危人群,与 BRCA 基因突变密切相关,因此对 BRCA 基因突变者建议行预防性卵巢切除。

【卵巢肿瘤合并妊娠】

妊娠合并卵巢良性肿瘤较常见,合并恶性肿瘤较少。妊娠合并良性肿瘤以成熟畸胎瘤及浆液性囊腺瘤居多。合并恶性肿瘤者以无性细胞瘤及浆液性囊腺癌居多。妊娠时,因盆腔充血,可使肿瘤迅速增大,并促使恶性肿瘤扩散。妊娠合并卵巢肿瘤在中期妊娠时易并发肿瘤蒂扭转,晚期妊娠时可致胎位异常,分娩时肿瘤位置低者可阻塞产道导致难产。妊娠合并卵巢良性肿瘤的处理原则是:早期妊娠发现肿瘤可等待至妊娠12周后手术,以免引起流产;妊娠晚期发现者可等待至妊娠足月行剖宫产,同时切除肿瘤。妊娠合并卵巢恶性肿瘤,应尽早手术,处理原则同非孕期。

课后小结:

1.卵巢肿瘤组织学类型多。

2.目前尚无早期卵巢肿瘤的筛查方法,要重视高危人群和卵巢肿块的处理。

3.手术和化疗是卵巢恶性肿瘤的主要治疗手段。

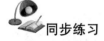

同步练习

一、选择题

A1 型题

1.与宫颈癌发生密切相关的病原体是　　　　　　　　　　　　　　　　(　　)

　A.单纯疱疹病毒　　　　　　　　　B.EB 病毒

　C.巨细胞病毒　　　　　　　　　　D.HPV

　E.滴虫

2.子宫内膜癌典型的表现是 （　　）

    A.阴道分泌物增多　　　　　　　　　　B.绝经后出血

    C.下腹胀痛　　　　　　　　　　　　　D.腹部增大

    E.腰痛

3.卵巢肿瘤最常见的并发症是 （　　）

    A.蒂扭转　　　　　　　　　　　　　　B.破裂

    C.感染　　　　　　　　　　　　　　　D.恶变

    E.红色样变

4.下列卵巢肿瘤的描述,错误的是 （　　）

    A.卵巢肿瘤组织学类型多

    B.卵巢恶性肿瘤是女性生殖系统三大恶性肿瘤之一

    C.卵巢恶性肿瘤死亡率高　　　　　　　D.卵巢良性肿瘤以随访观察为主

    E.卵巢恶性肿瘤以手术治疗为主

A2 型题

5.患者,女性,55 岁,体检时发现子宫肌瘤,无月经改变及其他不适主诉。妇科检查:子宫小于
2 个月妊娠子宫大小。最佳的处理方法是 （　　）

    A.抗贫血药物　　　　　　　　　　　　B.随访观察

    C.子宫次全切除术　　　　　　　　　　D.子宫全切术

    E.腹腔镜肌瘤摘除术

A3/A4 型题

6～7 题共用题干

患者,女性,46 岁,孕 3 产 2,经量增多,经期延长 2 年,头晕、乏力 2 个月。妇科检查:子宫如孕
3 个半月大小,形态不规则,表面结节状突起,质硬。请思考以下问题:

6.该患者最可能的诊断是 （　　）

    A.月经失调　　　　　　　　　　　　　B.子宫肌瘤

    C.子宫内膜息肉　　　　　　　　　　　D.卵巢肿瘤

    E.慢性盆腔炎

7.作为医生,你首先为该患者选择的辅助检查是 （　　）

    A.腹腔镜　　　　　　　　　　　　　　B.宫腔镜

    C.B 型超声　　　　　　　　　　　　　D.基础体温测定

    E.CT

8.适合该患者的治疗措施是 （　　）

    A.保守治疗为主,纠正贫血　　　　　　B.子宫肌瘤切除术,保留子宫

    C.子宫切除术　　　　　　　　　　　　D.止血、调整月经周期

    E.因患者近绝经期,选 GnRH-a 皮下注射,每月 1 次

9～11 题共用题干

患者,女性,44 岁,孕 3 产 3,性生活后阴道出血 1 个月。体格检查:生命体征正常,心肺无异常,
肝、脾肋下未及。妇科检查:阴道正常,宫颈外口周围颗粒状红色区,宫体正常大小,宫旁未触及增
厚,双附件未触及异常。宫颈刮片结果:宫颈鳞癌。

9.该患者下一步该做的检查是 （　　）

    A.宫颈锥切　　　　　　　　　　　　　B.宫颈活检

    C.B 型超声　　　　　　　　　　　　　D.宫颈细胞学

    E.CT

10.该患者的宫颈癌是 （　　）

A. Ⅰ期   B. ⅡA期

C. ⅡB期   D. Ⅲ期

E. Ⅳ期

11. 首选的治疗是   ( )

A. 手术   B. 放疗

C. 化疗   D. 放疗+化疗

E. 物理治疗

二、简答题

1. 子宫肌瘤的临床表现有哪些?

2. 宫颈癌早期有什么症状?怎么预防?

3. 卵巢肿瘤常见的四大并发症是什么?

参考答案:1.D 2.B 3.A 4.D 5.B 6.B 7.C 8.C 9.B 10.A 11.A

(河南医学高等专科学校 郑巧荣)

第二十一章 妊娠滋养细胞疾病

学习目标

1. 掌握:妊娠滋养细胞疾病的临床表现、诊断、处理要点及随访。
2. 熟悉:妊娠滋养细胞疾病的病理改变、妊娠滋养细胞肿瘤的分期。
3. 了解:妊娠滋养细胞疾病的病因及预后。

妊娠滋养细胞疾病(gestational trophoblastic disease,GTD)是一组来源于胎盘绒毛滋养细胞的疾病,根据组织学特点将其分为葡萄胎、侵蚀性葡萄胎和绒毛膜癌(简称绒癌)。由于侵蚀性葡萄胎和绒毛膜癌在临床表现、诊断和处理原则等方面基本相同,因此,国际妇产科联盟(FIGO)妇科肿瘤委员会2000年建议将侵蚀性葡萄胎和绒毛膜癌合称为妊娠滋养细胞肿瘤(gestational trophoblastic neoplasia,GTN)。滋养细胞疾病绝大部分继发于妊娠,故本章主要讨论妊娠滋养细胞疾病。

第一节 葡萄胎

葡萄胎又称为水泡状胎块(hydatidiform mole,HM),是一种良性病变。妊娠后胎盘绒毛滋养细胞异常增生,绒毛间质水肿变性而形成大小不一的水泡,其间相连成串,形如葡萄因而得名(图21-1)。葡萄胎分为完全性葡萄胎和部分性葡萄胎两类。大多数为完全性葡萄胎,即全部胎盘

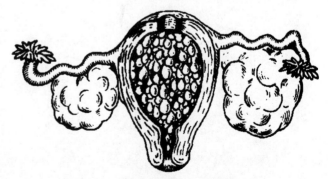

图21-1 葡萄胎及双侧卵巢黄素囊肿

绒毛变性,无胚胎、脐带及羊膜等,10% ~15%发生恶变;少数为部分性葡萄胎,即胎盘的部分绒毛变性,可伴有胚胎及其附属物,恶变罕见。

【病因】

葡萄胎的确切发病原因不明。流行病学调查表明:葡萄胎的发生与年龄、病毒感染、种族、细胞遗传异常、营养不良及社会经济状况等有关。其中,年龄是一显著相关因素,20岁以下及40岁以上的妇女妊娠后葡萄胎的发生率较高。细胞遗传学研究表明,葡萄胎的发生与异常受精有关,完全性葡萄胎染色体核型为二倍体,均来自父方,部分性葡萄胎染色体核型为三倍体,多余的一套染色体来自父方。我国葡萄胎的患病率平均为0.78‰。

【病理】

1. 肉眼观　完全性葡萄胎时,整个宫腔充满水泡,水泡大小不等,相连成串,壁薄,内含黏性液体,常混有血液及凝血块,无胎儿及其附属物。部分性葡萄胎仅部分绒毛水泡变性,可见部分正常绒毛组织及胎儿组织,胎儿多已死亡。

由于滋养细胞异常增生产生大量绒毛膜促性腺激素(HCG),刺激卵巢内卵泡内膜细胞发生黄素化而形成囊肿,称卵巢黄素囊肿。多为双侧发生,大小不等、表面光滑、色黄、壁薄,切面呈多房,囊液清亮。

2. 组织学特点　①滋养细胞不同程度增生;②绒毛间质水肿;③绒毛间质内血管消失。部分性葡萄胎为部分绒毛水肿,间质内可见胎源性血管。

【临床表现】

1. 停经后阴道流血　为最常见的症状。多数患者停经2～4个月后,出现不规则阴道流血,也可反复大量出血,在排出血液中,有时可见水泡状组织。长期出血可出现贫血和继发感染。

2. 子宫异常增大、变软　因绒毛水肿及宫腔积血,约2/3患者子宫大于停经月份,质地柔软。因绒毛退变,少数患者子宫大小与停经月份相符或小于停经月份。在子宫大小如孕5个月时,仍触不到胎体、胎动,听不到胎心。

3. 卵巢黄素囊肿　发生率为30%～50%,常为双侧卵巢囊性增大。葡萄胎组织清除后,黄素囊肿可于2～4个月内自行消退。

4. 腹痛　为阵发性下腹隐痛,由于葡萄胎生长迅速和子宫快速扩张所致。如黄素囊肿发生蒂扭转可出现急性腹痛。

5. 妊娠剧吐及妊娠期高血压疾病征象　葡萄胎时妊娠呕吐出现较早,症状严重且持续时间长,常发展为妊娠剧吐。在孕中期即可出现高血压、水肿、蛋白尿等妊娠期高血压疾病征象,可较早发展为子痫前期。

6. 甲状腺功能亢进现象　约7%患者合并轻度甲状腺功能亢进,葡萄胎清除后甲亢症状迅速消失。

【诊断】

根据以上临床表现可初步诊断为葡萄胎,需结合下列辅助检查进一步确诊。

1. HCG测定　葡萄胎时滋养细胞异常增生,产生大量HCG,血清HCG浓度高于正常妊娠相应月份值,其差别可用于区别正常妊娠。HCGβ链结构具有特异性。常用测定方法有两种:即尿β-HCG酶联免疫吸附试验和血β-HCG放射免疫测定法。葡萄胎时血β-HCG在100 kIU/L以上,常超过1 000 kIU/L,且持续不降。

2. 超声检查　B型超声检查见增大的子宫腔内充满弥漫分布的光点和小囊样无

回声区,呈"落雪状"或"蜂窝状"图像。见不到妊娠囊及胎心搏动。可探及一侧或双侧卵巢黄素囊肿。超声多普勒不能探测到胎心音。

【鉴别诊断】

1.流产 有停经史及阴道流血症状,妊娠试验阳性,葡萄胎患者最初易被误诊为先兆流产。葡萄胎患者子宫多大于停经月份,HCG 水平显著增高,超过孕 12 周时仍不见下降,B 型超声图像显示葡萄胎特点。

2.双胎妊娠 与同期正常单胎妊娠相比,子宫较大,HCG 水平亦稍高,易与葡萄胎混淆,双胎妊娠无阴道流血症状,B 型超声检查可以确诊。

3.羊水过多 羊水过多时子宫增大较迅速,应与葡萄胎鉴别,羊水过多无阴道流血症状,B 型超声检查可鉴别。

【处理】

1.清除宫腔内容物 葡萄胎一经确诊,应及时清除宫腔内容物。一般采用吸刮术。术前应做好输液、配血准备,操作时应选用大号吸管吸引,子宫明显缩小后改用轻柔刮宫。为减少出血和预防子宫穿孔,术中可应用缩宫素静脉滴注,为防止宫缩时滋养细胞被压入宫壁血窦,造成肺栓塞和转移,所以缩宫素一般在充分扩张宫颈管和大部分葡萄胎组织排出后开始应用。第一次清宫不应强调吸净,可于一周后行第二次刮宫。每次刮出物均需送病理检查,应注意选择近宫壁的小水泡组织送检。

2.子宫切除术 对于年龄>40 岁、无生育要求者,可行子宫切除术,保留双侧卵巢。单纯子宫切除并不能阻止葡萄胎发生子宫外转移。

3.预防性化疗 预防性化疗可减少恶变发生,同时,也产生一定的毒副作用,只适用于下列高危病例。①年龄>40 岁;②HCG 异常增高或葡萄胎排出后 HCG 下降曲线不呈进行性下降;③第二次刮宫仍可见滋养细胞增生活跃;④子宫明显大于停经月份;⑤卵巢黄素囊肿直径>6 cm;⑥伴有咳血者;⑦无条件随访者。一般采用氟尿嘧啶或放线菌素 D(更生霉素)单药化疗一疗程。

【随访】

葡萄胎排空后仍有恶变的可能,恶变率为 10% ~25%,定期随访可早期发现葡萄胎恶变。正常情况下葡萄胎排空后 HCG 降至阴性的平均时间为 9 周,最长不超过 14 周,如葡萄胎排出后 HCG 持续异常应考虑恶变。随访时间最少 2 年。最初应每周检测 HCG 一次,连续 3 次阴性后改为每月一次持续半年,此后可每半年一次,共随访 2 年。随访时除必须检测 HCG 外,应注意询问有无异常阴道流血、咯血及其他转移灶症状,并做盆腔检查,必要时进行 X 射线胸片及盆腔 B 型超声检查。

葡萄胎随访期间应避孕,避孕方法最好选用阴茎套;宫内节育器可混淆子宫出血原因,一般不用;目前认为口服避孕药并不影响葡萄胎的自然转归规律,可以选用。

第二节 妊娠滋养细胞肿瘤

妊娠滋养细胞肿瘤是滋养细胞的恶性病变。主要包括侵蚀性葡萄胎、绒毛膜上皮癌及罕见的胎盘部位滋养细胞肿瘤。侵蚀性葡萄胎是指葡萄胎组织侵入子宫肌层引起组织破坏或转移至子宫以外,常继发于葡萄胎之后,多在葡萄胎排空后半年内发生,具有恶性肿瘤行为,但预后较好。绒毛膜癌是一种高度恶性肿瘤,可继发于葡萄胎,但多发生在葡萄胎后 1 年以上,亦可继发于流产、足月产及异常妊娠之后。早期即可通过血行转移至全身,破坏组织或器官,引起出血坏死。

【病理】

1. 侵蚀性葡萄胎　大体观可见子宫肌壁内有大小不等、深浅不一的水泡状组织。病灶接近子宫浆膜层时,子宫表面可见紫蓝色结节。镜下可见侵入子宫肌层的水泡状组织的形态和葡萄胎相似,可见绒毛结构及滋养细胞增生和分化不良。绒毛结构也可退化仅见绒毛阴影。

2. 绒毛膜癌　多原发于子宫,肿瘤常位于子宫肌层内,也可突入宫腔或穿破宫壁而至阔韧带或腹腔。瘤灶表面呈紫蓝色,组织软而脆,剖视可见组织呈暗红色,常伴出血、坏死及感染。镜下见滋养细胞高度增生,排列紊乱,广泛侵入子宫肌层及血管,无绒毛结构。

【临床表现】

1. 原发灶表现　①阴道流血:葡萄胎清宫后或流产、足月产后出现不规则阴道流血,量多少不定,或正常月经后又出现阴道流血;②子宫复旧不良或不均匀增大:葡萄胎清宫后 4～6 周子宫未恢复正常大小,质软;③卵巢黄素化囊肿持续存在;④腹痛:病灶穿破子宫浆膜层,可出现急性腹痛和腹腔内出血症状。

2. 转移灶表现　主要经血行播散,最常见的部位是肺部,其次依次为阴道、盆腔、肝、脑等。各转移部位的共同特点是局部出血。①肺转移:表现为咳嗽、血痰、反复咯血、胸痛及呼吸困难;②阴道转移:局部表现为紫蓝色结节,破溃后可引起大出血;③脑转移:为主要致死原因。按病情进展分三期,瘤栓期:表现为一过性脑缺血症状,如短暂失语或失明、突然跌倒等。脑瘤期:表现为头痛、喷射性呕吐、偏瘫、抽搐、昏迷。脑疝期:表现为颅内压明显升高,脑疝形成,压迫呼吸中枢而死亡。

【诊断】

1. 病史及表现　凡葡萄胎排空后、流产、分娩、异位妊娠后出现不规则阴道流血和(或)转移灶症状和体征,应考虑为滋养细胞肿瘤。

2. 辅助检查

(1)血、尿 HCG 测定　患者常于葡萄胎排空后 9 周以上,或流产、足月产、异位妊娠后 4 周以上,血、尿 HCG 测定持续高水平或一度下降后又升高,排除再次妊娠,可诊断为滋养细胞肿瘤。

(2)B 型超声检查　子宫正常大或不均匀增大,肌层内可见高回声团,边界清楚,无包膜。

(3)胸部 X 射线摄片　如有肺转移可见肺纹理增粗,棉球状或团块状阴影。

(4)CT 和磁共振　主要用于脑、肝和盆腔病灶的诊断。

(5)组织病理学检查　在子宫肌层或转移灶中见到绒毛结构为侵蚀性葡萄胎,见成片滋养细胞而无绒毛结构者为绒毛膜癌。若原发灶和转移灶诊断结果不一致,只要在任一组织切片中见到绒毛结构即可诊断为侵蚀性葡萄胎。

【鉴别诊断】

1.侵蚀性葡萄胎 绒癌可继发于葡萄胎、足月产、流产及异位妊娠,侵蚀性葡萄胎只发生于葡萄胎之后。葡萄胎清除后半年内恶变者临床诊断为侵蚀性葡萄胎,一年以上发生恶变者多考虑为绒癌,半年至一年者,绒癌和侵蚀性葡萄胎均有可能,一般而言,葡萄胎清宫后间隔时间愈长,绒癌的可能性愈大。组织学检查有无绒毛结构为最有价值的鉴别手段。

2.葡萄胎 表现为阴道出血、子宫增大,葡萄胎病变局限于子宫蜕膜层,无转移灶症状,多无组织坏死,镜下可见水肿绒毛结构。

3.胎盘残留 流产或足月产后胎盘残留于宫腔内,可出现阴道不规则出血及子宫复旧不良,HCG亦可升高,易与绒毛膜癌混淆。但胎盘残留病变局限于蜕膜层,无转移灶,组织学检查可见退化绒毛。

【临床分期】

国内外临床分期标准较多,现推荐我国常用的两种分期方法,即滋养细胞肿瘤解剖学分期标准(FIGO,2000年)(表21-1)和滋养细胞肿瘤临床分期标准(FIGO,1992年)(表21-2)。

表21-1 滋养细胞肿瘤解剖学分期标准(FIGO,2000年)

Ⅰ期	病变局限于子宫
Ⅱ期	病变扩散,但仍然局限于生殖器
Ⅲ期	病变转移至肺,有或无生殖系统病变
Ⅳ期	所有其他转移

表21-2 滋养细胞肿瘤临床分期标准(FIGO,1992年)

Ⅰ期	病变局限于子宫
	Ⅰa 无高危因素;Ⅰb 具有1个高危因素;Ⅰc 具有2个高危因素
Ⅱ期	病变超出子宫,但局限于生殖系统
	Ⅱa 无高危因素;Ⅱb 具有1个高危因素;Ⅱc 具有2个高危因素
Ⅲ期	病变累及肺,伴或不伴生殖系统受累
	Ⅲa 无高危因素;Ⅲb 具有1个高危因素;Ⅲc 具有2个高危因素
Ⅳ期	所有其他部位转移
	Ⅳa 无高危因素;Ⅳb 具有1个高危因素;Ⅳc 具有2个高危因素

高危因素:①治疗前 HCG>100 kIU/L;②病程(从先行妊娠算起)>6个月。

【处理】

恶性滋养细胞肿瘤的治疗原则:以化疗为主,手术为辅。侵蚀性葡萄胎的治愈率接近100%,绒毛膜癌的治愈率为80%左右。

1.化疗 Ⅰ期可用单药治疗,Ⅱ期以上多采用联合化疗。应用两个疗程后,效果不明显应改换其他药物。氟尿嘧啶(5-FU)和放线菌素 D(更生霉素,ACTD)常作为首选药。5-FU 对肺、消化道、生殖器官的转移均有效,KSM 对肺转移的疗效最好,甲氨蝶呤(MTX)可用于脑转移者。5-FU 与 KSM 合用,为国内治疗滋养细胞肿瘤的理想药物。具体用法如下:5-FU 26~28 mg/(kg·d)溶于 5% 葡萄糖注射液 500 mL 中,6~8 h 滴完;KSM 6 μg/(kg·d)溶于 5% 葡萄糖注射液 500 mL 中,2~4 h 滴完,8 d 为一疗程,疗程间隔为 3 周。以上化疗药物主要的副作用有造血功能障碍、消化道反应、肝功能损害、脱发等,应注意观察及防治。经化疗,患者症状、体征消失,肺或其他转移灶消失后,每周测定一次 HCG,连续 3 次于正常范围,再巩固 2~3 个疗程,即可停药。随访 5 年无复发者为治愈。

2.手术　当癌灶造成子宫穿孔时,手术治疗可控制大出血。此外,对于子宫内较大病灶、耐药病灶可在化疗基础上行手术治疗。年轻未育者尽量行子宫病灶剜除术,保留子宫,必须切除子宫时,仍应保留卵巢,手术后仍宜配合化疗。

【随访】

出院后应定期随访,2 年内随访间隔时间同葡萄胎,两年后每年随访一次持续至 5 年,随访内容同葡萄胎。随访期间应严格避孕。

课后小结:

1.妊娠滋养细胞疾病是一组由胎盘绒毛滋养细胞过度增生引起的疾病,根据组织学特点将其分为葡萄胎、侵蚀性葡萄胎、绒毛膜癌。

2.葡萄胎为良性病变,主要表现为停经后阴道出血、子宫异常增大及双侧卵巢黄素囊肿。辅助检查:HCG 值异常增高;B 型超声子宫异常增大,宫腔弥漫落雪样光点。

3.葡萄胎的治疗首选清宫术,对高危患者也可切除子宫或预防性化疗。

4.葡萄胎排空后应随访 2 年,以及时发现恶变。每次随访必须测 HCG。随访期间应避孕,首选避孕套,不宜采用宫内节育器。

5.滋养细胞肿瘤包括侵蚀性葡萄胎与绒癌,主要表现为妊娠结束后不规则阴道流血及转移灶表现。

6.滋养细胞肿瘤主要经血行转移,最常见的转移部位是肺。其次为阴道、肝、脑。侵蚀性葡萄胎与绒毛膜癌主要的区别是病检有无绒毛结构。

7.滋养细胞肿瘤的治疗首选化疗。治愈后随访年限为 5 年。

同步练习

1. 葡萄胎主要临床表现是　　　　　　　　　　　　　　　　　　　　　　（　　）

　　A.白带增多　　　　　　　　　　　　　B.停经后阴道出血,子宫大于孕月

　　C.外阴瘙痒　　　　　　　　　　　　　D.双侧附件不增大

　　E.转移症状

2. 葡萄胎确诊后首选的处理是　　　　　　　　　　　　　　　　　　　　（　　）

　　A.化疗　　　　　　　　　　　　　　　B.清宫

　　C.止血　　　　　　　　　　　　　　　D.抗生素

　　E.子宫切除

3. 葡萄胎随访最常用的辅助检查是　　　　　　　　　　　　　　　　　　（　　）

　　A.CT　　　　　　　　　　　　　　　　B.B 型超声

　　C.HCG 测定　　　　　　　　　　　　　D.阴道脱落细胞检查

E.诊断性刮宫

4.葡萄胎排空后的随访时间为 （　　）

A.3 个月　　　　　　　　　　　　B.6 个月

C.1 年　　　　　　　　　　　　　D.2 年

E.5 年

5.滋养细胞肿瘤的主要治疗方法为 （　　）

A.放疗　　　　　　　　　　　　　B.同位素治疗

C.手术治疗　　　　　　　　　　　D.化疗

E.放疗加手术

6.滋养细胞肿瘤最常见的转移部位是 （　　）

A.脑　　　　　　　　　　　　　　B.肝

C.肺　　　　　　　　　　　　　　D.阴道

E.肾

7.侵蚀性葡萄胎与绒毛膜癌的主要鉴别依据是 （　　）

A.尿中 HCG 量　　　　　　　　　B.有无肺转移

C.镜检有无绒毛结构　　　　　　　D.症状的严重程度

E.子宫的大小

8.葡萄胎排出后定期随访观察的项目不符的是 （　　）

A.坚持避孕 1 年　　　　　　　　　B.询问有无咯血及阴道流血

C.必要时进行脑部 CT 检查　　　　D.测尿中的 HCG 值

E.必要时行胸部 X 射线检查

9.患者女性,28 岁,停经 2 个月,伴阴道流血 2 d。妇科检查:子宫如 4 个月大小,两侧卵巢增大,约 5 cm 直径。最可能的诊断是 （　　）

A.子宫肌瘤　　　　　　　　　　　B.葡萄胎

C.先兆流产　　　　　　　　　　　D.双胎妊娠

E.羊水过多

10.患者女性,26 岁,已婚,正常分娩后 18 个月,持续咳嗽,反复咯血 20 d 前来就诊,胸部 X 射线提示肺内见多发棉球状或团块状阴影。妇科检查:子宫较正常略大,左侧和右侧附件处分别扣及直径 4 cm 和 3 cm 囊性包块,能活动。最可能的诊断是 （　　）

A.肺炎伴卵巢肿瘤　　　　　　　　B.肺结核伴卵巢囊肿

C.肺癌　　　　　　　　　　　　　D.绒毛膜癌伴肺转移

E.侵蚀性葡萄胎伴肺转移

参考答案:1.B　2.B　3.C　4.D　5.D　6.C　7.C　8.D　9.B　10.C

（曹姣玲）

第二十二章

生殖内分泌疾病

学习目标

1. 掌握:功能失调性子宫出血、闭经、痛经、绝经综合征的有关概念,功血临床表现、诊断及治疗原则。

2. 熟悉:功血的病因、病理、分类,闭经的病因、分类、诊断及治疗。

3. 了解:痛经的临床表现、诊断及治疗,绝经综合征的临床表现及治疗原则。

4. 具有诊断内分泌疾病的能力;并能与患者及时沟通,让患者正确认识疾病、重视并坚持治疗。

月经失调是妇科的常见疾病,可由器质性病变或月经调节机制失常引起,本章主要介绍由月经调节机制失常引起的月经失调和其他原因引起的闭经、痛经及绝经综合征。

第一节 功能失调性子宫出血

正常月经周期为 21～35 d,经期 2～7 d,经量 20～60 mL。凡不符合上述标准的均属异常子宫出血,异常子宫出血可由结构性病变和非结构性病变引起。本节所述功能失调性子宫出血(简称功血),是由调节生殖的神经内分泌机制失常引起的异常子宫出血,而全身及内外生殖器官无器质性病变存在,分为无排卵性和有排卵性两类。

一、无排卵性功能失调性子宫出血

(一)病因

月经周期的调节轴是下丘脑-垂体-卵巢轴。任何干扰月经神经内分泌调节的因素,均可以致月经失调和异常子宫出血。无排卵性功血是由于机体内部和外界诸多因素,如精神紧张、恐惧、忧伤、环境和气候骤变、过度劳累、营养不良及全身性疾病,通过大脑皮质和中枢神经系统影响下丘脑-垂体-卵巢轴的正常作用,导致排卵障碍,引起月经失调。

(二)病理生理

在青春期,下丘脑和垂体的调节功能未完全成熟,它们和卵巢间尚未建立稳定的周期性调节,大脑中枢对雌激素的正反馈作用存在缺陷,此时期垂体分泌促卵泡激素(follicle-stimulating hormone,FSH)呈持续低水平,黄体生成素(luteinizing hormone,LH)无高峰形成。因此,虽有成批的卵泡生长,却无排卵,卵泡发育到一定程度即发生退行性变。围绝经期妇女,卵巢对垂体促性腺激素的反应性低下,卵巢功能衰退,雌激素分泌量锐减,对垂体的负反馈变弱,造成排卵障碍,终至发生无排卵性功血。

正常月经的发生是基于排卵后黄体萎缩,雌、孕激素水平下降,使子宫内膜皱缩坏死而脱落出血。无排卵性功血是由于单一雌激素刺激而无孕酮对抗引起的雌激素撤退出血或雌激素突破出血。在单一雌激素的持久刺激下,子宫内膜增生过长,若有一批卵泡闭锁,雌激素水平可突然下降,内膜因失去雌激素支持而剥脱出血。低水平雌激素可发生间断性少量出血,内膜修复慢使出血时间延长;高水平雌激素且维持在有效浓度,则引起长时间闭经,易发生急性突破出血,功血量汹涌。

考点:
　功血时子宫内膜的病理变化

(三)子宫内膜的病理变化

功血的病理学改变可见于诊刮或切除的子宫内膜,根据血内雌激素水平的高低和作用时间长短,以及子宫内膜对雌激素反应的敏感性,子宫内膜可表现出不同程度的增生性变化,少数呈萎缩性改变。

1.子宫内膜增生症的分类

(1)单纯型增生　是最常见子宫内膜增生类型,表现为腺体和间质弥漫性增生,细胞与增生期内膜相似。腺体数量增多,腺腔囊性扩大,大小不一。腺上皮为单层或假复层,细胞呈高柱状,无异型性。间质细胞丰富,发展为子宫内膜腺癌的概率很小,仅约1%。

(2)复杂型增生　腺体呈局灶性增生明显,腺体数量拥挤,结构复杂,间质减少,腺体与腺体相邻时出现背靠背现象,由于腺上皮增生,可向腺腔内呈乳头状或向间质出芽样生长。腺上皮细胞呈柱状复层排列但无异型性,发展为子宫内膜腺癌的概率约占3%。

(3)不典型增生　只涉及腺体,指腺上皮出现异型性改变,表现为腺上皮细胞增生,排列不规则,结构复杂,细胞核大深染有异型性,细胞极性紊乱,体积增大,核质比例增加,核深染,见核分裂象。间质细胞减少。只要腺上皮细胞出现不典型增生改变,都应归类于不典型增生过长。约23%可转化为子宫内膜癌。

2.增生期子宫内膜　此类最多见。子宫内膜所见与正常增生期内膜无区别,只是在月经周期后半期甚至月经期,仍为增生期形态,内膜出血者多无腺体坏死。

3.萎缩型子宫内膜　子宫内膜很少,上皮平坦,腺体少而小,腺管狭而直,腺上皮为低柱状或单层立方形,间质少而密、纤维化,血管很少,胶原纤维相对增多。

考点:
　功血的临床表现

(四)临床表现

1.子宫不规则出血　特点是月经全无规律,周期紊乱,经期长短不一,经量不定,有时出血呈点滴状,有时表现大量出血;有时先有数周或数月停经,然后发生阴道不规则流血,血量较多,持续 2~3 周或更多时间,不易自止,常继发贫血,大量出血导致休克;出血期间一般无腹痛或其他不适。临床根据出血特点,异常出血可分为月经过多、子宫不规则出血过多、子宫不规则出血及月经过频。①月经过多:周期正常,经期延长或经量增多。②子宫不规则出血过多:表现为月经周期不规则,经期延长,经量增多。③子宫不规则出血:周期不规则,经期延长而经量正常。④月经过频:表现为月经频发,周期缩短,少于 21 d。

2.贫血 出血多或时间长者常伴贫血,贫血引起凝血功能失常,加重子宫出血。大量出血可导致休克。

3.妇科检查 子宫正常大小,部分病例出血时子宫略大微软。

(五)诊断

考点:
功血的诊断

1.仔细询问病史 应注意患者年龄、月经史、婚育史、避孕措施及一般健康状况,全身是否有慢性病史,如肝病、血液病、糖尿病、甲状腺功能亢进或减退症,有无精神紧张、情绪打击等影响正常月经的因素,了解流血时间、目前流血量、持续时间、流血性质等,流血前有无停经史、流产史及以往治疗经过。

2.全面体格检查 包括全身检查、妇科检查,除外全身性疾病及器质性病变。注意出血来自宫颈表面还是来自宫颈管内。

3.辅助检查

(1)全血细胞计数 确定有无贫血及血小板减少。

(2)凝血功能检查 凝血酶原时间、部分促凝血酶原激酶时间、血小板计数、出凝血时间等,排除凝血和出血功能障碍性疾病。

(3)尿妊娠试验或血 HCG 检测 有性生活史者,应排除妊娠及妊娠相关疾病。

(4)盆腔超声检查 可了解子宫大小、形状、子宫内膜厚度及宫腔内病变等。

(5)诊断性刮宫 对围绝经期患者进行全面刮宫,搔刮整个宫腔,必要时行分段诊断性刮宫,以排除子宫内膜病变和达到止血的目的。为确定排卵或黄体功能,应在月经前期或月经来潮 6 h 内刮宫,不规则流血者可随时进行刮宫,刮出组织送病理检查。子宫内膜病理检查可见增生期变化或增生过长,无分泌期改变。

(6)宫腔镜检查 宫腔镜下应注意内膜表面是否充血、有无突起,选择病变区进行活检。可提高诊断率,尤可提高早期宫腔病变如子宫黏膜下肌瘤、子宫内膜癌的诊断率。

(7)基础体温测定 利用孕激素对体温中枢的致热作用来检测排卵。测量方法是每晚睡前将体温表水银柱甩至 36 ℃ 以下,第二日清晨清醒后,不说话,也不活动,将体温计放于舌下,测量口中温度,持续 5 min。每日测量时间最好不变。测得结果记录于体温单上,并连成曲线。如有性生活、失眠、感冒及处于月经期,也应随时记录在体温单上。一般连续测量 3 个周期以上即可得到比较准确的结果。基础体温呈双相型,提示卵巢有排卵;基础体温呈单相型,提示无排卵(图 22-1)。

(8)血清性激素水平测定 于月经周期第 21 天左右测尿孕二醇或血清孕酮以测定有无排卵。适时测定血孕酮,催乳素水平及甲状腺功能,排除其他内分泌疾病。

(9)妊娠试验 有性生活史者,应进行妊娠试验,排除妊娠及相关疾病。

(10)宫颈黏液结晶检查 若经前出现羊齿植物叶状结晶提示无排卵。出现椭圆体提示有排卵。

笔记栏

（11）阴道脱落细胞涂片检查　阴道脱落细胞在月经周期后半期动态检查,涂片一般为中、高雌激素影响而无周期性变化。

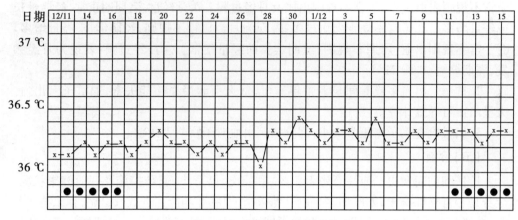

图 22-1　基础体温单相型

（六）鉴别诊断

诊断功血必须排除生殖道局部病变或全身性疾病所导致的生殖道出血,如血液病、肝损害、甲状腺功能亢进或低下等。

1. 妊娠有关疾病　育龄妇女应排除与妊娠有关疾病。如流产、异位妊娠、滋养细胞疾病、子宫复旧不良、胎盘残留等。

2. 生殖系统感染　急、慢性子宫内膜炎及子宫肌炎等。

3. 生殖系统肿瘤　如子宫肌瘤、子宫内膜炎、子宫颈癌、卵巢肿瘤等。

4. 全身性疾病　如血液病、肝肾衰竭、甲状腺功能亢进与减低症。

5. 其他　性激素使用不当,宫内节育器或异物引起的子宫不规则出血。

考点：
功血的治疗

（七）治疗

功血治疗首选药物治疗。青春期及生育期年龄的无排卵功血以止血、调整周期、促排卵为主;围绝经期功血以止血、调整周期、减少经量,防止内膜癌变为治疗原则。常采用性激素止血和调整月经周期。

1. 止血　需根据出血量选择合适的制剂和止血方法。对大量出血患者使用性激素,要求治疗 8 h 内见效、24～48 h 内出血基本停止,若 96 h 以上阴道流血仍不停止,考虑有器质性病变存在。

（1）性激素

1）雌激素　适用于青春期功血、内源性激素不足者。应用大剂量雌激素,促使子宫内膜生长,短期内修复创面而止血。①苯甲酸雌二醇:初剂量 3～4 mg /d,分 2～3 次肌内注射。若出血明显减少则维持;若出血未见减少则加量,每日最大量不超过 12 g。出血停止 3 d 后开始减量,每 3 d 减 1/3。②结合雌激素（针剂）:25 mg 静脉注射,可以 4～6 h 重复一次,一般用药 2～3 次,出血量明显减少,次日应给予口服结合雌激素 3.75～7.5 mg/d,接下来按每 3 d 减 1/3。③结合雌激素（片剂）1.25 mg/次或戊酸雌二醇 2 mg/次,口服,4～6 h 一次,血止后 3 d 减量。无论何种雌激素,在血红蛋白计数增加至 90 g/L 以上时必须加用孕激素,如甲地孕酮,使内膜转化为分泌期,雌、

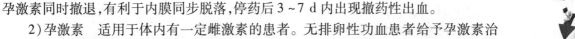

孕激素同时撤退,有利于内膜同步脱落,停药后3~7 d内出现撤药性出血。

2)孕激素 适用于体内有一定雌激素的患者。无排卵性功血患者给予孕激素治疗,可使处于增生期或增生过长的子宫内膜转化为分泌期,停药后3~7 d内膜失去激素的维持而脱落,出现撤药性出血。此种内膜脱落较彻底,故又称"药物性刮宫"。常用的合成孕激素有17-羟孕酮(甲地孕酮、甲羟孕酮)和19-去甲基睾酮衍生物(双醋炔诺醇、炔诺酮)。可选择炔诺酮(妇康片)5~7.5 mg口服,每日4次,用药4次后出血量明显减少或停止,改为每日3次,再逐渐减量,每3 d递减1/4~1/3量,直至维持量5 mg,持续至血止后20 d左右停药,停药后3~7 d发生撤药性出血。如血量不减少,可调整剂量,每日最高剂量可达15~20 mg。

3)雌、孕激素联合用药 性激素联合用药的止血效果优于单一用药,口服避孕药在治疗青春期和生育年龄无排卵性宫血时常常有效。如口服短效避孕药1片,每日4次,血止以后递减至维持量1 mg,共20 d停药。

4)雄激素 雄激素有拮抗雌激素作用,可减少盆腔充血而减少出血。适用于围绝经期功血。常用丙酸睾酮25~50 mg肌内注射,每日1次,连续使用3~5 d,以后改为甲睾酮5 mg,每日1~2次,共用20 d。每月总量不超过30 mg。但大出血时雄激素不能立即改变内膜脱落过程使内膜迅速修复,故常与其他性激素联合用药。

(2)刮宫术 对围绝经期患者进行全面刮宫,搔刮整个宫腔,必要时行分段诊断性刮宫,迅速达到止血的目的,刮出物送病理检查以明确子宫内膜病变。

(3)辅助治疗

1)一般止血药 可使用卡巴克洛(安络血)和酚磺乙胺(止血敏)减少血管通透性,也可用氨基己酸、氨甲苯酸(止血芳酸)抑制纤溶酶,有减少出血的辅助作用,可适当选用。

2)矫正凝血功能和贫血 对中重度贫血患者同时给予铁剂和叶酸治疗,必要时输血。

3)抗感染治疗 出血时间长,贫血严重,抵抗力差时及时应用抗生素。

2.调整月经周期 用性激素止血后继续用药可以控制周期,避免再次出血的发生,一般连用3个周期。

(1)雌、孕激素序贯疗法 即人工周期。为模拟自然月经周期中卵巢激素的周期性变化,将雌、孕激素序贯应用,使内膜发生相应变化,引起周期性脱落。用于青春期功血或育龄期功血内源性雌激素水平较低者。可用妊马雌酮1.25 mg或戊酸雌二醇2 mg于出血第5日起,每晚1次,连服20 d,服药第11日起,每日醋酸甲羟孕酮10 mg,连用10 d,停药后3~7 d内出现撤药性出血(图22-2)。于出血第5日重复用药,连续3个周期为1个疗程。若月经仍未建立,应重复上述序贯疗法。若患者体内有一定雌激素水平,雌激素可采用1/2或1/4量。

(2)雌、孕联合法 雌激素使内膜再生修复,孕激素可限制雌激素引起的内膜增生程度。常用短效避孕药,可于出血第5日起,每日1片,连续使用21 d,停药后3~7 d内出现撤药性出血,血量较少。连用3个周期为1个疗程。

(3)孕激素法 适用于围绝经期功血。于月经周期后半期服用醋酸甲羟孕酮10 mg,每日次,连服10 d以调整月经周期。也可使用地屈孕酮或微粒化孕酮,酌情使用3~6个周期。

（4）宫内孕激素释放系统　可有效治疗功血,在宫内放置含孕酮或左炔诺酮宫内节育器,可减少经量80%~90%,有时甚至出现闭经。

3. 促进排卵　青春期一般不提倡使用促排卵药物,有生育要求的无排卵患者可针对病因促排卵,常用促排卵药物有氯米芬(CC)、绒促性素(HCG)、尿促性素(hMG)等。

4. 手术治疗　以刮宫术最常用。对围绝经期患者常规刮宫,最好在宫腔镜下行分段诊断性刮宫,既可明确诊断,又可达到止血目的。对青春期功血刮宫应慎重。年龄超过40岁,病理诊断为子宫内膜复杂型增生过长,甚至发展为子宫内膜不典型增生时,可行子宫切除术。对年龄超过40岁的顽固性功血,或有子宫切除术禁忌证者,可通过电凝或激光行子宫内膜去除术。

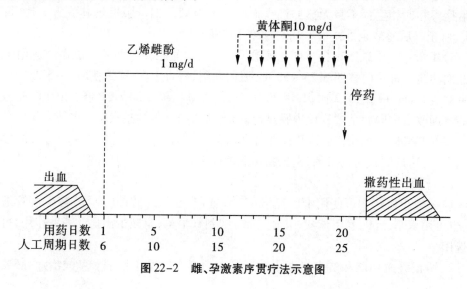

图22-2　雌、孕激素序贯疗法示意图

二、排卵性月经失调

排卵性月经失调较无排卵性功血少见,多发生于生育年龄妇女,表现为患者有排卵功能,临床上有可辨认的月经周期,但黄体功能异常。

（一）月经过多

考点：
月经过多的临床表现、诊断及治疗

月经过多指月经周期规则、经期正常,但经量增多,占育龄妇女的19%左右。

1. 发病机制　较复杂,可能与子宫内膜纤溶酶活性过高或前列腺素血管舒缩因子分泌比例失调有关,也可能与分泌期子宫内膜 ER\PR 过高有关。

2. 病理　子宫内膜表现为分泌期内膜,存在间质水肿不明显或腺体与间质发育不同步的可能。

3. 临床表现　月经周期规则,经期正常,但经量>80 mL。

4. 诊断　根据月经周期规则,经期正常,但经量>80 mL;妇科检查无引起异常子宫出血的生殖器官器质性病变,子宫内膜活检呈分泌期反应,无特殊病变,血清基础性激素测定结果正常,可做出诊断。

5. 治疗　①止血药:氨甲环酸、酚磺乙胺及维生素 K 等;②宫内孕激素释放系统:

宫腔释放左炔诺孕酮 20 μg/d,有效期 5 年;③孕激素内膜萎缩法:同无排卵性功血调整月经周期孕激素法;④复方短效口服避孕药:抑制内膜增生,使内膜变薄,减少出血量。

(二)月经周期间出血

考点:
月经周期间出血的诊断及治疗要点

1. 黄体功能异常

(1)黄体功能不足　月经周期中有卵巢卵泡发育及排卵,但黄体期孕激素分泌不足或黄体过早萎缩,导致子宫内膜分泌反应不良和黄体期缩短。

病因:由于神经内分泌功能紊乱或某些生理因素,如初潮、分娩后及绝经前,LH/FSH 比率异常造成性腺轴功能紊乱,使月经周期中有卵泡发育及排卵,但黄体期孕激素分泌不足,导致内膜分泌反应不良,有时黄体分泌功能正常,但维持时间短。

病理:子宫内膜形态一般表现为分泌期内膜,腺体分泌不良,间质水肿不明显或腺体与间质发育不同步,内膜活检显示分泌反应落后 2 d。

临床表现:月经周期缩短,月经频发。有时月经周期正常,经期延长可达 9 ~ 10 d,出血多。由于黄体期短,患者不易受孕或孕早期易流产。

诊断:患者月经周期缩短,不孕或早期流产;妇科检查生殖器官无异常;基础体温双相型,但体温升高幅度偏低,高温相维持时间仅 9 ~ 10 d 即下降(图 22-3),不超过 11 d;子宫内膜显示分泌不良,分泌反应至少落后 2 d,可做出诊断。

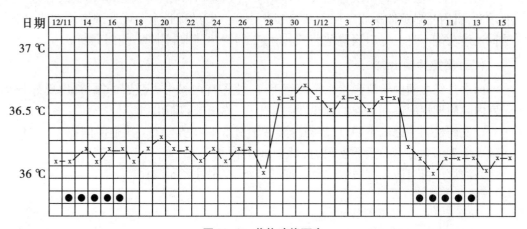

图 22-3　黄体功能不全

治疗:促进卵泡发育,卵泡期使用小剂量雌激素或氯米芬,月经第 5 日起每日口服妊马雌酮 0.625 mg 或戊酸雌二醇 1 mg,连续 5 ~ 7 d,或于月经第 3 ~ 5 日起每日口服氯米芬 50 mg,连续 5 d,适用于黄体功能不足卵泡期过长者。②黄体功能刺激疗法,选用绒促性素促进和维持黄体功能。于基础体温上升后开始,隔日肌内注射绒促性素 1 000 ~ 2 000 U,共 5 次。③促进月经中期 LH 峰形成,当卵泡成熟后,给予肌内注射绒促性素 5 000 ~ 10 000 U,1 次或分 2 次注射,以加强月经中期 LH 排卵峰,不使黄体过早衰退。④黄体功能补充疗法,选用天然黄体酮制剂,自排卵后开始每日肌内注射黄体酮 10 mg,共 10 ~ 14 d,可使月经周期正常,血量减少。⑤口服避孕药,尤其适用于有避孕要求者,周期性使用避孕药 3 个周期,病情反复者延至 6 个周期。

(2)子宫内膜不规则脱落

病因:由于下丘脑-垂体-卵巢轴调节功能紊乱,引起黄体发育良好,但萎缩不全,内膜持续受孕激素影响,导致内膜不规则脱落。

临床表现:月经周期正常,但经期延长,长达9~10 d,经量增多。

诊断:病史和临床表现如上述;基础体温双相型,但是下降缓慢,历时较长(图22-4);在月经期第5~6日行子宫内膜诊断性刮宫,见到分泌期宫内膜与增生期宫内膜,与出血、坏死组织混杂共存。

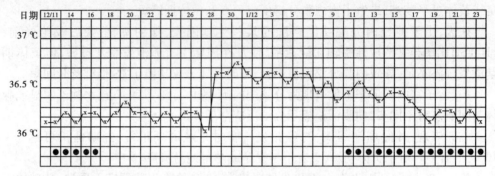

图22-4 子宫内膜不规则脱落

治疗:①孕激素,自下次月经前10~14 d开始,每日口服甲羟孕酮10 mg,有生育要求者,肌内注射黄体酮或口服天然微粒化孕酮。②绒促性素,可促进黄体功能,用法同黄体功能不足。③口服避孕药,周期性使用避孕药抑制排卵,控制周期。

(三)围排卵期出血

两次月经之间由于雌激素水平短暂下降,使子宫内膜失去激素的维持,出现部分子宫内膜周期性脱落而引起的规律性阴道出血,称围排卵期出血。

1. 发病机制 原因不明,可能与排卵后激素水平波动有关。出血时间在1~3 d,一般少于7 d,血停数日后再次出血,量少,时有时无。

2. 治疗 可口服复方短效避孕药抑制排卵、控制月经周期。

课后小结:

1. 功血诊断首先排除器质性病变。

2. 功血分排卵性和无排卵性两种。

3. 无排卵性功血以周期性性激素治疗为主。

4. 刮宫术既是诊断方法也是治疗方法。

第二节　闭经

【概念及概述】

闭经是妇科常见症状,表现为无月经或月经停止。根据既往有无月经来潮,分为原发性闭经和继发性闭经。原发性闭经是指年龄超过13岁(有地域性差异),第二性征未发育,或年龄超过15岁,第二性征已发育,月经尚未来潮者;继发性闭经则指正常月经建立后月经停止6个月,或按自身原来月经周期计算停经3个周期以上者。青春期前、妊娠期、哺乳期及绝经后的月经来潮属生理现象,本节不予讨论。

按生殖轴病变和功能失调的部位分为下丘脑性闭经、垂体性闭经、卵巢性闭经、子宫性闭经及下生殖道发育异常性闭经。世界卫生组织将闭经归纳为3种类型。①Ⅰ型:无内源性雌激素产生,卵泡刺激素(FSH)水平正常或低下,催乳素(PRL)水平正常,无下丘脑、垂体器质性病变的证据。②Ⅱ型:有内源性雌激素产生、FSH及PRL水平正常。③Ⅲ型:FSH水平升高,提示卵巢功能衰竭。

【病因】

正常月经的建立和维持有赖于下丘脑-垂体-卵巢轴的神经内分泌调节,以及子宫内膜对性激素的周期性反应,其中任何一个环节发生障碍都可以导致闭经。

考点:
　闭经的病因及分类

1. 原发性闭经　原发性闭经较为少见,多由于遗传学原因或先天发育缺陷引起,根据第二性征发育情况,分为第二性征存在和第二性征缺乏两类。

(1)第二性征存在的原发性闭经

1)米勒管发育不全综合征　是由副中肾管发育障碍引起的先天性畸形,可能系基因突变所致,青春期原发性闭经中约占20%。染色体核型正常,为46,XX,外生殖器、输卵管、卵巢及女性第二性征正常,有排卵,促性腺激素正常,主要异常表现为始基子宫或无子宫、无阴道,约30%伴肾畸形,约12%伴骨骼畸形。

2)雄激素不敏感综合征　又称睾丸女性化或男性假两性畸形,患者体内有睾丸。在胚胎早期睾丸分泌睾酮,但由于靶器官细胞内缺乏雄激素受体,对睾酮不发生反应,以致妨碍外生殖器和男性第二性征的发育。青春期后,睾丸发育,同时能分泌雌激素而产生女性化作用,引起乳房发育,外表似女性,故称男性假两性畸形。临床分为对雄激素完全不敏感型和部分不敏感型两类。①对雄激素完全不敏感型:患者发育正常,身材偏高,手臂长、脚大,乳房发育,但乳头小,乳晕淡,阴毛及腋毛稀少。外生殖器呈女性型,小阴唇发育差、阴道短,无子宫,睾丸可能在腹腔内或腹股沟内。②对雄激素部分不敏感型:外生殖器可表现为阴蒂肥大或为短小的阴茎,常伴有尿道下裂。因此,对原发性闭经患者伴阴道盲端及无子宫时,应考虑睾丸女性化综合征的可能。检查染色体组型为XY,FSH和LH增高,睾酮在正常男性范围或增高为诊断本病的依据。

3)对抗性卵巢综合征　又称卵巢不敏感综合征,其特征为:①卵巢具有多数始基卵泡及初级卵泡;②内源性促性腺激素,特别是FSH的升高;③卵巢对外源性促性腺激素;④临床表现为原发性闭经,但第二性征发育接近正常。

(2)第二性征缺乏的原发性闭经

1)低促性腺激素性腺功能减退　最常见的是嗅觉缺失综合征,是下丘脑GnRH先天性分泌缺乏同时伴有嗅觉丧失或减退,临床表现为原发性闭经,女性第二性征缺乏,嗅觉减退或丧失,但女性内生殖器分化正常。

2)高促性腺激素性腺功能减退

特纳综合征:属性腺先天性发育不全。性染色体异常,核型为45,XO,最常见的嵌合型为45,XO/46,XY。卵巢正常发育必须有两条染色体的全部基因,性细胞分裂时,可能因某种因素,性染色体不分离,形成的合子就可能只有一条染色体;或者在分裂过程中,X染色体短臂断裂或丢失,造成性染色体数目和结构异常,即可出现先天性卵巢发育不全(脱纳综合征)。卵巢呈条索状的纤维组织,无卵母细胞或卵泡,所以表现为原发性闭经,矮身材、蹼颈、桶状胸、肘外翻、后发际低、第二性征不发育;生殖器呈幼稚型常伴有泌尿系统异常与主动脉狭窄。

46,XX 单纯性腺发育不全:体格发育无异常,卵巢呈条索状无功能实体,子宫发育不全,第二性征发育差,但外生殖器为女型。

46,XY 单纯性腺发育不全:又称为 Swyer 综合征。主要表现为条索状性腺及原发性闭经,具有女性生殖系统,但无青春期性发育,女性第二性征发育不良。由于存在 Y 染色体,患者在 10～20 岁时易发生性腺母细胞瘤或无性细胞瘤,故诊断确定后应切除条索状性腺。

2.继发性闭经 临床多为此型。根据控制正常月经周期的5个主要环节,分为以下几类(表22-1)。

(1)下丘脑性闭经 以功能性原因为主,是最常见的一类闭经,下丘脑合成或释放促性腺素释放激素(GnRH)时若脉冲式分泌模式异常缺陷或低下,包括频率、幅度及量的变化,将导致垂体促性腺激素(FSH\LH)分泌功能异常卵泡发育障碍而闭经,治疗及时尚可逆。

1)精神应激 精神过度紧张、忧虑、恐惧、环境变化、过度劳累、寒冷等因素,均可使机体处于紧张的应激状态,扰乱中枢神经与下丘脑之间的联系,从而影响下丘脑-垂体-卵巢轴而闭经。多见于年轻未婚妇女,从事紧张脑力劳动者,盼子心切或畏惧妊娠等强烈的精神因素,也可发生假孕性闭经。

2)体重下降和神经性厌食 营养不良是闭经的主要原因之一,不论单纯性体重下降或真正的神经性厌食,均可诱发闭经。单纯性体重下降指体重减轻标准体重的15%～25%。神经性厌食通常由于内在情感的剧烈矛盾或为保持体型而强迫节食引起的下丘脑功能失调。特征性表现为精神性厌食、闭经和严重消瘦。长期营养缺乏,使 GnRH 浓度降至青春期前水平,以致促性腺激素和雌激素水平低下而闭经。因过度节食,引起体重急剧下降,导致下丘脑多种神经激素分泌降低,引起垂体前叶多种促激素(FSH、LH、ACTH)等分泌下降。

3)过剧运动 运动剧增后 GnRH 的释放受到抑制引起 LH 释放抑制而引起闭经。目前认为体内脂肪减少和营养不良引起瘦素水平下降,是生殖轴功能受抑制的机制之一。

4)药物 长期应用某些药物如吩噻嗪衍生物、甾体类避孕药,通过下丘脑抑制催乳素(PRL)抑制因子而导致溢乳,而 GnRH 分泌不足则引起闭经。此种药物性抑制常是可逆的,停药后 3～6 个月月经恢复。

5)颅咽管瘤 瘤体压迫下丘脑和垂体柄引起闭经、生殖器萎缩、肥胖、颅内压增高、视力障碍等症状,也称为肥胖生殖无能营养不良症。

(2)垂体性闭经 主要病变在垂体。腺垂体(又称垂体前叶)功能失调或器质性病变影响性腺激素的分泌,影响卵巢功能而造成闭经。

1)垂体前叶功能减退症 常见的为希恩(Sheehan)综合征,产后大出血休克,使垂体缺血坏死,使促性腺激素分泌细胞发生坏死,累及甲状腺及肾上腺组织。可出现闭经、无乳、嗜睡、消瘦、怕冷、性欲减退、毛发脱落等症状,第二性征衰退,生殖器官萎缩,还可以出现低血压及基础代谢率降低。

2)垂体肿瘤 位于蝶鞍内的各种腺细胞都可发生肿瘤。最常见的是分泌 PRL 的腺瘤,因为肿瘤压迫分泌细胞,使促性腺激素分泌减少而闭经,闭经程度与 PRL 对下丘脑 GnRH 分泌的抑制程度有关,即引起闭经泌乳综合征。

3)空蝶鞍综合征 系因鞍隔先天发育不全、肿瘤或手术破坏,蛛网膜下隙在脑脊液压力冲击下突入鞍内,致蝶鞍扩大,垂体受压而产生下丘脑与垂体间门脉循环受阻时的闭经和高泌乳素血症。X 射线检查仅见蝶鞍稍增大,CT 或 MRI 检查精确显示在扩大的垂体窝中萎缩的垂体或低密度脑脊液。

(3)卵巢性闭经 闭经的原因在卵巢。卵巢分泌的性激素水平低下,子宫内膜不发生周期性变化而导致闭经。这类闭经促性腺激素升高,属高促性腺激素性闭经。

1)早发性卵巢功能不全 既往称为卵巢早衰,指女性在 40 岁前卵巢功能衰退的临床综合征。以月经紊乱伴有高促性腺激素和低雌激素为特征。停经或月经稀发4 个月,FSH>40 U/L 或间隔 4 周连续两次 FSH>25 U/L。

2)卵巢功能性肿瘤 产生雄激素的睾丸母细胞瘤。过量的雄激素抑制下丘脑-垂体-卵巢轴功能而闭经。分泌雌激素的颗粒-卵泡膜细胞瘤,因持续分泌雌激素抑制了排卵,使子宫内膜增生过长而短暂闭经。

3)多囊卵巢综合征 由于 LH/FSH 比率高于正常;雄激素产生过多,雌酮增加,表现为闭经、不孕、多毛和肥胖,且双侧卵巢增大,持续性无排卵的综合病症。

(4)子宫性闭经 闭经的原因在子宫。由于子宫内膜受到破坏或对卵巢激素不能产生正常的反应,从而引起闭经。

1)子宫腔粘连综合征 又称 Asherman 综合征。系人工流产刮宫过度,或产后、流产后出血刮宫损伤,子宫内膜经放疗引起宫腔粘连或闭锁而引起的闭经。

2)子宫内膜炎 结核性子宫内膜炎时,子宫内膜遭受破坏导致闭经。流产或产后感染所致的子宫内膜炎,严重时也可造成闭经。

3)子宫切除后或宫腔放疗后 破坏子宫内膜而闭经。

(5)其他原因或内分泌功能异常 贫血、结核、糖尿病,或者甲状腺、肾上腺、胰腺功能紊乱影响性激素的产生,引起闭经。

表 22-1 继发性闭经的分类

1. 下丘脑性闭经:紧张应激、体重下降和营养缺乏、过剧运动、药物
2. 垂体性闭经:垂体前叶功能减退症、垂体肿瘤
3. 卵巢性闭经:卵巢早衰、卵巢切除或组织破坏、卵巢功能性肿瘤、多囊卵巢综合征
4. 子宫性闭经:Asherman 综合征、子宫内膜炎、子宫切除后或宫腔放射治疗后、其他内分泌功能异常
5. 其他原因或内分泌功能异常:贫血、结核、糖尿病,甲状腺、肾上腺等功能亢进或不足

【诊断】

闭经只是一种症状,诊断时首先必须寻找引起闭经的原因及确定病变部位,然后再确定是何种疾病所引起(图 22-5 和图 22-6)。

1. 仔细询问病史 有无失天性缺陷或其他疾病及家族史,询问年龄、婚否以除外生理性闭经;询问月经史,包括初潮年龄、第二性征发育情况、生育史及产后并发症;还应询问闭经期限及伴随症状;有无导致闭经的诱因如精神因素、环境改变、体重增减、

考点:
闭经的诊断

剧烈运动、各种疾病及用药影响等。

2.体格检查 体格检查包括检查全身发育状况,如有无畸形;测量体重、身高,四肢与躯干比例,五官生长特征;观察精神状态、智力发育,营养和健康情况,妇科检查应注意内、外生殖器的发育情况,有无先天性缺陷、畸形,腹股沟区有无肿块。第二性征发育情况。

3.辅助检查

(1)功能试验

1)药物撤退试验

孕激素试验:用黄体酮20 mg,每日肌内注射1次,连续5 d;或口服甲羟孕酮,每日10 mg,连续8~10 d。停用后出现撤药出血,说明子宫内膜已受一定水平的雌激素影响,但无排卵,外源性孕激素使其发生分泌期变化,停药后内膜剥脱而出血。若孕激素试验无撤药出血,表明患者体内雌激素水平低,对孕激素无反应,应进一步做雌、孕激素序贯试验。

雌、孕激素序贯试验:嘱患者每晚睡前服妊马雌酮1.25 mg,连续20 d,最后10 d加用甲羟孕酮,每日口服10 mg,停药后发生撤药出血为阳性,提示子宫内膜功能正常,闭经是由于患者体内雌激素水平低落引起;无撤药出血为阴性,重复试验后若仍无出血,提示子宫内膜有缺陷或被破坏,可诊断为子宫性闭经。

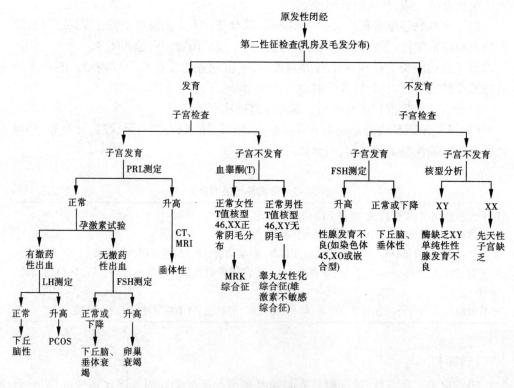

图22-5 原发性闭经诊断步骤

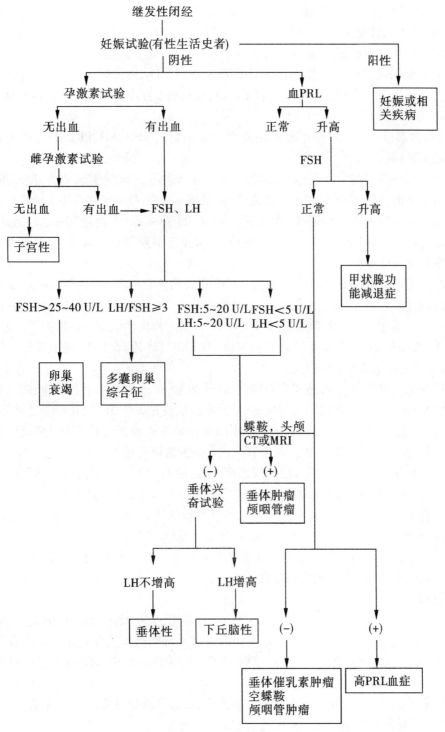

图 22-6　继发性闭经诊断步骤

2）垂体兴奋试验　又称 Gn-RH 刺激试验,当 FSH、LH 均低时做该试验。将 LHRH 100 μg 溶于生理盐水 5 mL 中,30 s 内静脉注射完毕。注射前及注射后 15、30、60、120 min 分别取静脉血 2 mL,用放射免疫法测定 LH 含量。若注射后 15~60 min

LH 含量较注射前高 2~4 倍,说明垂体功能正常,病变在下丘脑。若注射后 15~60 min LH 值较注射前高 2~4 倍及以上,说明垂体功能正常,病变在下丘脑;若 LH 值仍无升高或升高不显著,提示病变在垂体。

3)卵巢兴奋试验 用尿促性素 HMG 75~150 U/d 肌内注射,连用 4 d。了解卵巢能否产生雌激素。若卵巢对垂体激素无反应,提示病变在卵巢;若卵巢有反应,则病变在垂体或垂体以上。

(2)激素检查 建议停用雌孕激素至少 2 周后行 FSH、LH、PRL、TSH 等激素测定,以协助诊断。

1)血甾体激素测定 包括雌二醇、孕酮及睾酮测定。血孕酮水平高,提示排卵。雌激素水平低,提示卵巢功能不正常或衰竭;睾酮水平高,提示可能为多囊卵巢综合征或卵巢。血孕酮≥15.9 nmol/L,或尿孕二醇≥6.24 μmol/24 h 为排卵标志。若雌、孕激素浓度低,提示卵巢功能异常;若睾酮值高,可见于多囊卵巢综合征、卵巢男性化肿瘤或睾丸女性化等疾病。

2)血 PRL、FSH、LH 放射免疫测定 PRL 正常值为 0~20 μg/L,PRL>25 μg/L 时提示高催乳素血症,应进一步做头颅 X 射线摄片或 CT 检查,排除垂体肿瘤。月经周期中 FSH 正常值为 5~20 U/L,若 FSH>40 U/L,提示卵巢功能衰竭;LH 正常值为 5~25 U/L,若 LH>25 U/L,高度怀疑多囊卵巢;若 FSH、LH 均<5 U/L,提示垂体功能减退,病变可能在垂体或垂体以上。

3)其他 肥胖多毛、痤疮患者行胰岛素、雄激素、口服葡萄糖耐量试验、胰岛素释放试验等,确定是否存在胰岛素抵抗、高雄激素血症或先天性 21-羟化酶功能缺陷等。Cushing 综合征可测定 24 h 尿皮质或采用 1 mg 地塞米松抑制试验排除。怀疑甲状腺功能异常时测定血 T_3、T_4、TSH。考虑肾上腺功能异常可行尿 17-酮或血皮质醇测定。

4)基础体温测定 孕酮可使体温轻度升高,故基础体温在正常月经周期中显示为双相型,即排卵后的基础体温较排卵前上升 0.3~0.6 ℃,提示有排卵。

5)宫颈黏液结晶 雌激素使宫颈黏液呈羊齿状结晶,若涂片上出现成排的椭圆体,提示在雌激素的基础上受孕激素影响,卵巢有排卵。

6)阴道脱落细胞检查 观察阴道脱落细胞中表、中、底层细胞的百分比,表层细胞百分率越高反映雌激素水平也越高。

(3)影像学检查

1)盆腔超声检查 观察盆腔有无子宫,子宫形态、大小及内膜厚度,卵巢大小、形态、卵泡数目等。用 B 型超声动态监测卵泡发育及排卵情况简便可靠。卵泡直径达 18~20 mm 时为成熟卵泡,卵泡边缘模糊,排卵后卵泡明显缩小,直肠子宫陷凹可有游离气体。

2)子宫输卵管碘油造影 了解子宫腔大小、形态及输卵管形态及通畅情况,用以诊断生殖系统发育不良、畸形、结核等病变。

3)X 射线摄片或 CT、MRI 检查 疑有垂体肿瘤者可做蝶鞍 X 射线摄片或 CT、MRI 检查,头颅侧位平片可辨认较大肿瘤,阴性时需再做 CT 或 MRI 检查,有助于早期诊断垂体微腺瘤。

4)静脉肾盂造影 怀疑米勒管发育不全综合征时,用以确定有无肾畸形。

(4)宫腔镜检查 用以诊断宫腔粘连。

（5）腹腔镜检查　能直视下观察卵巢形态、大小、子宫大小与形态,对诊断多囊卵巢综合征有价值。

（6）染色体检查　可进行染色体核型分析及分带检查。对鉴别性腺发育不全病因及指导临床处理有重要意义。

（7）其他检查　可进行诊断性刮宫,适用于已婚妇女,可了解宫腔深度和宽度、宫颈管和宫腔有无粘连,子宫内膜对卵巢激素的反应情况,还可确定子宫内膜结核的诊断。在宫腔镜直视下观察子宫腔内膜增生程度并将诊刮物送检,其诊断准确性更高。

【治疗】

对闭经患者尽早找出病因,及时进行治疗。

1. 全身治疗　提高机体体质,供给足够的营养,对环境改变、精神因素影响大或营养缺乏者,应进行耐心的心理治疗,消除精神紧张和焦虑。

2. 病因治疗　治疗造成闭经的器质性病变,部分患者去除病因后可恢复月经。如神经、精神应激起因的患者应进行有效的心理疏导;低体质量或因过度节食、消瘦所致闭经者应调整饮食、加强营养;剧烈运动引起闭经者应适当减少运动量及训练强度;诊断为结核性子宫内膜炎者,应积极抗结核治疗,口服避孕药引起闭经者应停药。对于下丘脑(颅咽管肿瘤)、垂体肿瘤(不包括分泌 PRL 的肿瘤)及卵巢肿瘤引起的闭经,应根据肿瘤的部位、大小和性质制订治疗方案。含 Y 染色体的高 Gn 性闭经,其性腺具有恶性潜能,应尽快行性腺切除术;因生殖道畸形经血引流障碍而引起的闭经,应手术矫正使经血流出畅通。

3. 激素治疗

（1）雌激素补充治疗　性激素治疗的目的是维持女性全身健康及生殖健康。促进和维持性征和月经。①适用于子宫发育不良或无子宫者。妊马雌酮 0.625 mg/d,连服21 d,停药1周后重复用药。②雌、孕激素序贯治疗:妊马雌酮每日 0.625 mg,自撤退性出血第5日起,连服21 d,后10 d加服甲羟孕酮8~10 mg,每日1次。③孕激素疗法:适用于体内有一定内源性雌激素的闭经患者。可在月经周期第16~25天,每天口服醋酸甲羟孕酮10 mg。

（2）促排卵　①氯米芬:自撤药性出血第5日开始,每日口服50~200 mg,连续5 d。若无效,下一周期可逐步加量。适用于卵巢、垂体有正常反应,而下丘脑功能不足且有生育要求者。②尿促性素:对有生育要求且垂体功能不全者,自撤药出血第5日起,每日肌内注射 HMG 1 支,连续7 d,无反应时加至每日2支,至宫颈黏液评分≥8分,B 型超声测定卵泡直径≥18 mm 时,停用 HMG,加用 HCG 10 000 U 肌内注射,以诱发排卵并维持黄体。

（3）溴隐亭　高催乳激素血症,卵巢功能正常者,愈后较好,可用溴隐亭使 PRL 下降,促排卵。应用 1.25 mg 起逐步增加至 PRL 正常,再略减量以长期维持,服法:于晚上睡前服少量食物服药,再进食物,然后入睡,以减少副作用,并同时测基础体温,以观察月经排卵情况。垂体催乳激素瘤患者,每日 5~7.5 mg,敏感者服药3个月后肿瘤明显缩小。

（4）其他激素治疗　①甲状腺素:适用于甲状腺功能低下引起的闭经。用法:甲状腺素 30~40 mg 口服,每日 1~3 次,连续服用,根据患者症状及基础代谢率调整剂量。②肾上腺皮质激素:适用于先天性肾上腺皮质功能亢进所致闭经,一般用泼尼松或地塞米松。

4.手术治疗　对诊断为多囊卵巢综合征的患者可行卵巢楔形切除术,先天性畸形如处女膜闭锁、阴道横隔或阴道闭锁,均可手术切开或者行阴道成形术。

(1)处女膜闭锁切开术　在麻醉下处女膜"X"形切口,切口边缘用肠线缝合,用抗生素抗感染,引流积血。

(2)人工阴道成形术　在麻醉下于阴道直肠间横行切口,钝性分离 9~10 cm,直径 3~4 cm 大小间隙,用羊膜或大腿皮瓣植入覆盖阴道。放入阴道模型。开封后每日更换模型。半年后每日取出模型 1~2 h,开始性生活,以后逐渐增加取出时间,如长期停止性生活仍需放置阴道模型。患者出院前应学会更换模型。短小阴道可以不做手术,用阴道模型由小至大,机械扩张法,直至满足性生活。

(3)剖腹探查　做活检探明性腺是睾丸或卵巢,睾丸在腹腔内则予以切除,防止癌变。

(4)外阴成形术　首先决定成男性或女性,必要时请泌尿科会诊。对睾丸女性化应考虑切除睾丸做成女性外阴。肾上腺皮质增生阴蒂过大可予以切除。

课后小结:

1.继发性闭经包括下丘脑性闭经、垂体性闭经、卵巢性闭经和子宫性闭经。

2.继发性闭经以下丘脑性闭经最多见。

3.治疗包括全身治疗、药物治疗及手术治疗。

第三节　多囊卵巢综合征

【概念与概述】

多囊卵巢综合征(polycystic ovarian syndrome, PCOS)于 1935 年由 Stein 和 Leventhal 首先报道,故又称 Stein-Leventhal 综合征,是一种生殖功能障碍与糖代谢异常并存的内分泌紊乱综合征。其特征为持续性无排卵、雄激素过多、雌酮过多、促性腺激素比例失调和胰岛素过多,是造成生育期妇女月经紊乱的最常见原因。主要表现为闭经、不孕、多毛、肥胖。典型病例双侧卵巢增大呈囊性改变,而排卵障碍所致不孕则是多囊卵巢综合征的主要临床表现。

【病因】

多囊卵巢综合征的病因尚不清楚,可能与以下三方面因素有关:①垂体促性腺激素的分泌失调;②卵巢类固醇生物合成所需酶系统的功能缺陷;③肾上腺皮质功能紊乱;④可与常染色体或性染色体的显性遗传有关。

【临床表现】

1.月经失调　少部分轻度患者可能会有规律性排卵,可表现为月经正常,但临床上多数多囊卵巢综合征患者出现月经稀发、继发性闭经及无排卵性功血。月经不调多发生于青春期,也有部分患者原来有规律月经,在体重增加、流产、情绪等精神因素或环境发生改变后出现月经失调。原发性闭经者仅占 5%,而大部分患者可呈现为继发性闭经。

2. 不孕　74%（35%～94%），系慢性无排卵或流产继发感染所致。

3. 多毛与色素沉着　多囊卵巢综合征患者常常伴有高雄激素血症、高胰岛素血症和黑棘皮症，称为高雄激素-胰岛素抵抗-黑棘皮综合征。黑棘皮症为阴唇、颈背部、腋下、乳房下和腹股沟等处皮肤出现灰褐色色素沉着，皮肤对称性增厚。雄激素过高时，患者出现多毛、痤疮，当睾酮水平≥6.94 nmol/L（200 ng/dL）时患者喉结明显、嗓音粗、肌肉粗大，体型失去女性体态呈男性化改变。

4. 超重或肥胖　41%（16%～49%），多始于青春期前后，渐进性。与雄激素过多、未结合睾酮比例增加及雌激素的长期刺激有关。国际上常用体重指数（BMI）测定肥胖，BMI = 体重（kg）/身高²（m）。评价标准为：BMI = 15～22 为正常；BMI≤15 为消瘦；大于 24 为超重；女性≥28 为肥胖。多囊卵巢综合征患者多为向心性肥胖。

5. 卵巢增生　59%（50%～75%），多为双侧对称性多囊性增大 2～4 倍。

【辅助检查】

1. 内分泌测定

（1）促性腺激素　约 75% 患者 LH 升高，FSH 正常或降低，LH/FSH≥2～3。

（2）甾体激素　①雄激素：包括睾酮、双氢睾酮、雄稀二酮和 17-酮类固醇升高。②雌激素：总量可达 140 pg/mL，雌二醇相当于卵泡早期水平约 60 pg/mL，性腺外雌酮生成增加使 $E_1/E_2 \geq 1$。③肾上腺硫酸脱氢表雄酮生成增加。

（3）血清催乳素（PRL）　25%～40% 患者≥25 ng/mL。

（4）胰岛素（insulin）　空腹胰岛素升高≥14 mu/L。

2. 超声检查　双侧卵巢多囊性增大，被膜增厚回声强。被膜下可见直径 2～9 mm 囊状卵泡，≥12 个，卵巢体积≥10 mL。继续监测未见主导卵泡发育及排卵迹象。

3. 诊刮和子宫内膜病检　凡年龄≥35 岁患者，应做常规诊刮和内膜病检，以排除内膜癌，了解内膜组织学变化。

4. 腹腔镜　腹腔镜下可直接观察卵巢形态学并施以活检、穿刺、楔切和电烙等治疗。

5. CT 和磁共振　以鉴定和除外盆腔肿瘤。

【诊断】

诊断典型的 PCOS，并不困难，临床多见非典型者则应做必要的实验性检查和卵巢病理。目前认为诊断 PCOS 的主要标准是：①稀发排卵或无排卵；②高雄激素的临床表现和（或）高雄激素血症；③卵巢多囊改变；④3 项中符合 2 项并排除其他高雄激素病因，如先天性肾上腺皮质增生、库欣综合征、分泌雄激素的肿瘤。

> 考点：
> 多囊卵巢综合征的诊断

【治疗】

1. 调整生活方式　对肥胖型多囊卵巢综合征患者，应控制饮食和增加运动以降低体重和缩小腰围，可增加胰岛素敏感性，降低胰岛、睾酮水平，从而恢复排卵及生育功能。

> 考点：
> 多囊卵巢综合征的治疗

2. 药物治疗

（1）调整月经周期　定期合理应用药物，对抗雄激素作用并控制月经周期非常重要。

口服避孕药：常用口服短效避孕药，周期性服用 3～6 个月。孕激素通过负反馈抑

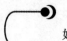

制垂体 LH 异常高分泌,减少卵巢产生雄激素,并可直接作用于子宫内膜,抑制子宫内膜过度增生和调节月经周期;雌激素可促进肝产生性激素结合球蛋白,导致游离睾酮减少,能有效抑制毛发生长和治疗痤疮。

孕激素后半周期疗法:可调节月经并保护子宫内膜。对 LH 过高分泌同样有抑制作用,亦可达到恢复排卵的效果。

(2)降低血雄激素水平 ①糖皮质类固醇:适用于多囊卵巢综合征的雄激素来源为肾上腺或肾上腺和卵巢混合来源。常用药物为地塞米松,每晚 0.25 mg 口服,剂量每日不宜超过 0.5 mg。②环丙孕酮:达因-35 含有醋酸环丙孕酮 2 mg 和乙炔雌二醇 35 μg,乙炔雌二醇可以降低游离雌二醇水平,醋酸环丙孕酮可阻断雄激素的作用并抑制雄激素产生。痤疮治疗需要 3 个月,多毛治疗需要 6 个月。③螺内酯:是醛固酮受体的竞争性抑制剂,能抑制卵巢和肾上腺合成雄激素,增强雄激素分解,并有在毛囊竞争雄激素受体的作用。剂量为每日 40～200 mg,治疗多毛需 6～9 个月。

(3)改善胰岛素抵抗 对肥胖或有胰岛素抵抗患者常用胰岛素增敏剂二甲双胍。用法:500 mg,每日 2 次或 3 次。二甲双胍主要的副作用为胃肠道反应,餐中用药可减轻反应。

(4)诱发排卵 对有生育要求者在生活方式调整、抗雄激素和改善胰岛素抵抗等基础治疗后,进行促排卵治疗。用药见第二十四章第一节不孕症。

3. **手术治疗** 包括卵巢楔切术和腹腔镜下卵巢打孔术。

课后小结:

1. 多囊卵巢综合征特征为持续性无排卵、雄激素过多、促性腺激素比例失调和胰岛素过多。

2. 内分泌特征为血清 LH 升高,雄激素升高。

3. 治疗多采用药物治疗。

第四节 痛经

【概念与概述】

凡在行经前后或月经期出现下腹疼痛、坠胀或其他不适,程度较重,以致影响工作和生活者称痛经。痛经为妇科最常见的自觉症状之一,大约有 50% 妇女有痛经,其中 10% 症状严重。痛经分为原发性痛经和继发性痛经。原发性痛经是指生殖器官无器质性病变者;继发性痛经则是指由于盆腔器质性病变,如子宫内膜异位症、子宫腺肌病。本节仅叙述原发性痛经。

【病因】

1. **全身因素** 原发性痛经受精神、神经因素影响。另外,与遗传因素也有一定关系。

2. **内分泌因素** 由于孕激素的作用,使分泌期子宫内膜合成并释放 PGF-2α 比增生期多,前列腺素诱发子宫平滑肌收缩,产生下腹痉挛性绞痛,导致子宫腔压力增高及子宫缺血,供血不足,代谢产物积蓄,刺激疼痛神经元而产生疼痛。另一方面,PGF-2α 进入血液循环,可引起胃肠道、泌尿道和血管等处的平滑肌收缩,而出现恶心、呕吐、潮红及昏厥等症状。

笔记栏

【临床表现】

原发性痛经在青少年期常见。下腹疼痛为主要症状,最早出现于经前 12 h,月经第一日疼痛最剧,多呈痉挛性疼痛,持续数小时至 2～3 d 缓解,严重者常伴有面色苍白、出冷汗、头晕、恶心、呕吐、腹泻、乏力等。疼痛一般位于下腹部,也可放射至腰骶部和大腿内侧。妇科检查无异常发现。

考点:
痛经的临床表现

【诊断与鉴别诊断】

1.仔细询问病史有经期下腹痛症状。

2.全身检查和妇科检查无异常发现,但需排除引起痛经的盆腔器质性病变。继发性痛经往往在初潮后数年出现症状,大多有不孕、月经过多、放置宫内节育器史、子宫内膜异位症、子宫腺肌病或盆腔炎病史,妇科检查易发现引起痛经的器质性病变。腹腔镜检查是最有价值的诊断方法。

【治疗】

1.一般治疗　重视精神心理治疗,关心和理解患者的不适及恐惧心理,讲解痛经的原因和简单应对方法,帮助患者打消顾虑。加强锻炼,增强体质,注意经期卫生,不食生冷及刺激性食物,避免重体力劳动及剧烈运动,注意合理休息和充足睡眠,加强营养。发现全身性疾病应给予治疗,纠正贫血及便秘等。

考点:
痛经的治疗

2.药物治疗　当疼痛不能忍受时,可适当应用前列腺素合成酶抑制剂,如布洛芬、酮洛芬、甲氯芬那酸、双氯芬酸、甲芬那酸、萘普生等。有避孕要求的痛经妇女可口服避孕药。

课后小结:

1.痛经多为原发性痛经。

2.治疗为心理治疗和前列腺素合成酶抑制剂。

第五节　围绝经期综合征

【概念与概述】

围绝经期是指接近绝经出现与绝经有关的内分泌、生物学和临床特征起,至绝经一年内的期间,即绝对过渡期至绝经后 1 年。围绝经期妇女可出现一系列性激素减少所致的症状,称为围绝经期综合征。一般发生于 45～55 岁。除自然绝经外,手术切除两侧卵巢或受放射线破坏,可导致人工绝经,更容易发生围绝经期综合征。

考点:
围绝经期、围绝经期综合征的定义

【病因】

病因不十分明确,多认为卵巢功能减退,下丘脑和垂体功能退化,导致内分泌失调,代谢障碍,自主神经功能失调,出现围绝经期症状;并因雌激素减少,干扰中枢神经递质的代谢及分泌,出现情绪不稳定等一系列精神症状。

【临床表现】

1.生殖系统

(1)月经紊乱　绝经前半数以上妇女出现月经紊乱,多为月经周期不规则,持续

考点:
围绝经期综合征的临床表现

 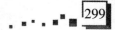

时间长,经量增加,或月经稀发而逐渐绝经。围绝经期及绝经后妇女出现异常子宫出血,一定要警惕子宫内膜癌、子宫颈癌、子宫肌瘤的发生。

(2)生殖器官萎缩　外阴、阴道萎缩,分泌物减少,干燥疼痛,外阴瘙痒,盆底肌肉松弛。

2.全身症状

(1)潮热　为最常见症状,面部和颈部烘热,继之出汗,持续时间长短不一,次数不等。这种症状可历时数年。

(2)精神、神经症状　激动易怒、焦虑不安、抑郁寡欢、不能自我控制。

(3)泌尿系统症状　尿道黏膜变薄,括约肌有松弛,常有尿失禁;膀胱因黏膜变薄,易反复发作膀胱炎。

(4)心血管疾病　绝经后妇女易发生动脉粥样硬化、心肌缺血、心肌梗死、高血压,伴头痛、眩晕、耳鸣等症,因绝经后雌激素水平低下,使血胆固醇水平升高,高密度脂蛋白/低密度脂蛋白比率降低。

(5)骨质疏松　绝经后妇女骨质吸收速度快于骨质生成,造成骨质疏松,骨小梁减少,最后可能引起骨骼压缩使体格变小,严重者导致骨折。

(6)皮肤和毛发的变化　雌激素不足,使皮肤胶原纤维丧失,皮肤皱纹增多加深;皮肤变薄,甚至破裂。

【治疗】

1.一般治疗　围绝经期精神症状可因神经类型不稳定或精神状态不健全而加剧,故应进行心理治疗,可选用适量的镇静药以助睡眠。如地西泮 2.5～5 mg,每日 2～3 次;谷维素 20 mg,每日 3 次,有助于调节自主神经功能;α 受体阻滞剂可乐定 0.15 mg 口服,每日 2～3 次,用以治疗潮热症状。为预防骨质疏松,老年妇女应坚持体格锻炼,增加日晒时间,摄入富含蛋白质及钙的食物。

2.激素补充治疗(HRT)

(1)适应证　绝经期妇女出现以下问题时应建议应用性激素:①绝经症状严重影响生活质量;②需要防治绝经后骨质疏松症;③需要预防冠心病;④要求使用性激素预防围绝经期症状者。

(2)禁忌证　①雌激素依赖性肿瘤:乳腺癌、子宫内膜癌、黑色素瘤;②原因不明的阴道出血;③严重的肝、肾功能障碍;④近 6 个月内血栓栓塞性疾病;⑤红斑狼疮;⑥镰形红细胞贫血症;⑦孕激素禁忌证为脑膜瘤。

(3)制剂及剂量的选择　主要药物为雌激素,可辅以孕激素。单用雌激素仅适用于子宫已切除者,单用孕激素适用于绝经过渡期功能失调性子宫出血。剂量应个体化,以取最小有效量为佳。①戊酸雌二醇:每日口服 0.5～2 mg。②妊马雌酮(倍美力):每日或隔日口服 0.3～0.625 mg。也可用妊马雌酮软膏阴道给药,每日 0.5～1 g,用于治疗绝经后萎缩性阴道炎。③替勃龙:为组织选择性雌激素活性调节剂,每日口服 1.25～2.5 mg。④孕激素:可用醋酸环丙孕酮,每日口服 2～6 mg,亦可用微粒化孕酮,每日口服 100～300 mg。

(4)给药途径　①口服:口服给药对肝有一定损害,还可刺激产生凝血因子,因此需排除肝病或血栓栓塞性疾病。②胃肠道外途径:包括阴道、皮肤及皮下给药。不论何种途径,均能解除潮热,防止骨质疏松。

（5）用药剂量与时间　选择最小剂量和与治疗目的相一致的最短时期,在卵巢功能开始衰退并出现相关症状时即可使用。需定期评估,明确受益大于风险方可继续应用,停止雌激素治疗时,一般主张应缓慢减量或间歇用药,逐步停药,防止复发。

（6）副作用与危险性　性激素的副作用有乳房胀痛、沉着、抑郁、易怒、水肿等,长期应用雌激素,乳腺癌、卵巢癌、乳腺癌的发病风险增加,故激素补充要严格掌握适应证和剂量,定期随访,保证用药安全。

3.其他药物治疗　①钙剂及维生素 D:钙尔奇-D、乐力等。②选择性 5-羟色胺再摄取抑制剂:盐酸帕罗西汀 20 mg,每日 1 次,早晨口服,可有效改善血管舒缩症状及精神神经症状。

课后小结:

1.血管舒缩异常为围绝经期的标志性症状。

2.围绝经期以月经改变和自主神经功能紊乱为主。

3.治疗多采用激素替代。

同步练习

一、选择题

1. 下列黄体功能不足的临床表现,错误的是　　　　　　　　　　　　（　　）

　A.月经周期短　　　　　　　　　　　　　B.卵泡期延长

　C.不易妊娠,容易发生流产　　　　　　　D.基础体温呈双相,高温大于 11 d

　E.子宫内膜呈现分泌期改变

2. 子宫内膜不规则脱落的病理改变是　　　　　　　　　　　　　　　（　　）

　A.腺型增生　　　　　　　　　　　　　　B.囊型增生

　C.子宫内膜增生过长　　　　　　　　　　D.间质增生

　E.子宫内膜增生与分泌并存

3. 单女士,36 岁,继发闭经 1 年,孕激素试验(-),雌激素试验(-),基础体温呈双相改变,应属何种性质闭经　　　　　　　　　　　　　　　　　　　　　　（　　）

　A.子宫性　　　　　　　　　　　　　　　B.卵巢性

　C.垂体性　　　　　　　　　　　　　　　D.下丘脑性

　E.精神因素

4. 生育期妇女,月经不调,经期延长,淋漓不尽,BBT 呈双相,为确定诊断,何时诊刮恰当（　　）

　A.月经前 1 周　　　　　　　　　　　　　B.月经来潮 12 h 内

　C.月经来潮第 5 天　　　　　　　　　　　D.月经干净后 3～7 d

　E.随时均可诊刮

5. 27 岁未婚女性,闭经 2 年,肛-腹诊子宫正常大,质地中等,黄体酮试验为阴性,下一步检查方法是　　　　　　　　　　　　　　　　　　　　　　　　　　　（　　）

　A.垂体兴奋试验　　　　　　　　　　　　B.子宫输卵管碘油造影

　C.盆腔充气试验　　　　　　　　　　　　D.雌、孕激素序贯试验

　E.诊断性刮宫

参考答案:1.D　2.E　3.A　4.C　5.D

（河南医学高等专科学校　张　蕾）

第二十三章
生殖器官损伤性疾病

学习目标

1. 掌握:阴道壁膨出、子宫脱垂的分度;临床表现和处理要点。
2. 熟悉:阴道壁膨出、子宫脱垂的病因。
3. 了解:阴道壁膨出、子宫脱垂的预防。

第一节　阴道壁膨出

阴道壁膨出是指女性生殖器官包括盆底肌和筋膜及子宫韧带因损伤而发生撕裂,或因其他原因使阴道支持组织不能恢复正常而露于阴道口外。阴道壁膨出分为阴道前壁膨出和阴道后壁膨出,阴道前壁膨出多因膀胱和尿道膨出所致,常伴有不同程度的子宫脱垂,阴道后壁膨出又称直肠膨出。阴道前、后壁膨出可单独存在也可合并存在。

【病因】

阴道后壁主要由耻骨宫颈韧带、膀胱宫颈筋膜和泌尿生殖膈的深筋膜支持。分娩时,这些组织容易发生撕裂,尤其是膀胱宫颈筋膜、耻骨宫颈韧带的损伤;产后过早参加体力劳动,使膀胱底部失去支持力,从而导致与膀胱紧连的阴道前壁向下膨出,露于阴道口或阴道口外,称膀胱膨出;若支持尿道的膀胱宫颈筋膜受损严重,尿道紧连的阴道前壁以尿道外口向下 3～4 cm 膨出,称尿道膨出;若受损的耻骨肌、直肠、阴道筋膜或泌尿生殖膈等盆底支持组织未能修复,直肠向阴道后壁中端逐渐膨出,称为直肠膨出。老年女性盆底肌肉及肛门内括约肌肌力弱、便秘,排便时用力亦可导致或加重直肠膨出。

【临床分度】

临床上传统分为 3 度,根据患者屏气下膨出和脱垂程度来判定。

轻度:阴道壁向下突出,已达处女膜缘,但仍在阴道内。

中度:部分阴道壁突出阴道口外。

重度:阴道壁全部突出于阴道口外。

【临床表现】

1.症状　轻度阴道前壁膨出患者无症状。重者出现腰酸、下坠感,有肿物自阴道脱出,膀胱膨出导致尿急排尿困难,排尿后仍有便意,进一步可继发尿路感染,引起肾功能不全,膀胱进一步膨出可导致张力性尿失禁。如膀胱膨出加重,可导致排尿困难,需用手将阴道前壁向上抬起方能排尿。同样,轻度阴道后壁膨出患者多无不适,重者自觉下坠、腰痛及排便困难,有时需用手指推压膨出的阴道后壁方能排出粪便。

2.体征　阴道前壁膨出患者检查可见阴道前壁呈球形膨出,阴道口松弛,膨出膀胱柔软,该处阴道壁黏膜皱襞消失,如反复摩擦,容易发生溃疡。

阴道后壁膨出患者检查可见阴道口球状突出物,自阴道后壁突出(图23-2),肛诊时指端向前可进入凸向阴道的盲袋内。患者多伴有陈旧性会阴撕裂。

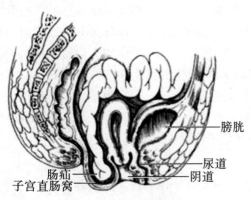

膀胱
尿道
阴道
肠疝
子宫直肠窝

图23-1　阴道后壁膨出

【诊断】

妇科检查发现阴道壁膨出,不难诊断和分度。阴道检查时,阴道口松弛常伴有陈旧性会阴撕裂。

【治疗】

无症状的轻度患者无须治疗。有症状重度患者可行阴道壁及会阴修补术,加用医学合成网片或生物补片能够达到加强修补、减少复发的作用,对其他慢性疾病不宜手术者可置子宫托缓解症状。

【预防】

正确处理产程。凡头盆不称者应及早行剖宫产术;宫口未开全时产妇不得用力向下屏气;当宫口已开全应及时行会阴后-斜切开,必要时手术助产避免出现第二产程延长;发生会阴撕裂应立即修复;产后避免过早参加重体力劳动,产后保健操有助于骨盆底肌肉及筋膜张力的恢复。

第二节　子宫脱垂

子宫从正常位置沿阴道下降,宫颈外口达坐骨棘水平以下,甚至子宫全部脱出于阴道口以外,称子宫脱垂。子宫脱垂常伴发阴道前壁和后壁脱垂。

【病因】

1. 分娩损伤　为子宫脱垂最主要的病因。在分娩过程中,特别是经阴道手术助产或第二产程延长者,盆底肌、筋膜及子宫韧带均过度伸展,张力降低,甚至出现撕裂。当上述各组织在产后尚未恢复正常时,若产妇过早参加体力劳动,特别是重体力劳动,此时过高的腹压可将子宫轴与阴道轴仍相一致的未复旧后倾子宫推向阴道以致发生脱垂。子宫脱垂常合并阴道前壁脱垂。多次分娩也是子宫脱垂的病因。

2. 长时间腹压增加　长期慢性咳嗽、直肠狭窄所致排便困难、经常超重负荷(肩挑、举重、蹲位、长期站立)、盆腔内巨大肿瘤或大量腹水等,均使腹内压力增加,并直接作用于子宫,迫使其向下移位,尤其发生在产褥期时。

考点:
子宫脱垂的分度

3. 盆底组织发育不良或退行性变　子宫脱垂偶见于未产妇,甚至处女,其主要原因为先天性盆底组织发育不良导致子宫脱垂,其他脏器(如胃)也下垂。老年妇女盆底组织萎缩退化,也可发生子宫脱垂或使脱垂程度加重。

【临床分度】

检查以患者平卧用力向下屏气时子宫下降的程度,将子宫脱垂分为3度(图23-2):

Ⅰ度:轻型为宫颈外口距处女膜缘<4 cm,未达处女膜缘;重型为宫颈外口已达处女膜缘,但未超出该缘,检查时在阴道口可见到宫颈。

Ⅱ度:轻型为宫颈已脱出阴道口,宫体仍在阴道内;重型为宫颈及部分宫体已脱出于阴道口。

Ⅲ度:宫颈及宫体全部脱出至阴道口外。

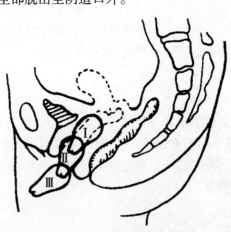

图23-2　子宫脱垂分度

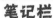

【临床表现】

Ⅰ度患者多无自觉症状。Ⅱ、Ⅲ度患者常有程度不等的腰骶部疼痛或下坠感。Ⅱ度患者在行走、劳动、下蹲或排便等导致腹压增加时,块状物自阴道口脱出,开始块状物经平卧休息可变小或消失。Ⅲ度脱垂者,即使休息后,块状物也不能自行回缩,通常需用手推送才能将其还纳至阴道内。若脱出的子宫及阴道黏膜高度水肿,即使用手协助也难以回纳,长期脱出在外。由于外阴部有块状物长期脱出,患者行动极其不便,长期摩擦导致宫颈出现溃疡甚至出血。当溃疡继发感染时,有脓血分泌物渗出。Ⅲ度子宫脱垂患者多伴有重度阴道前壁脱垂,易出现尿潴留;若同时有Ⅲ度阴道前壁脱垂,还可发生张力性尿失禁。

不能回纳的子宫脱垂常伴有阴道前后壁膨出,检查见Ⅱ、Ⅲ度子宫脱垂患者的宫颈及阴道黏膜多明显增厚,宫颈肥大并显著延长。

【诊断】

根据病史和临床表现不难确诊。妇科检查时需判断子宫脱垂程度并予以分度,同时了解阴道前、后壁脱垂及会阴陈旧性撕裂程度。还应判断有无张力性尿失禁,嘱患者不解小便,取仰卧截石位,观察咳嗽时有无尿液自尿道口溢出。若见尿液不自主地溢出时,检查者用示、中两指分别轻压尿道两侧,再嘱患者咳嗽,若尿液不再溢出,提示患者有张力性尿失禁。

【鉴别诊断】

子宫脱垂应与下列疾病相鉴别:

1. 阴道前壁脱垂　患者常将阴道前壁脱垂误认为子宫脱垂,但检查时不难确诊。

2. 阴道壁囊肿　壁薄,呈囊性,界限清楚,位置固定不变,能移动。

3. 子宫黏膜下肌瘤或宫颈肌瘤　为鲜红球状块物,质硬,表面找不到宫颈口,但在其周围或一侧可扪及因扩张变薄的宫颈边缘。

4. 宫颈延长　宫颈尚未外露者应行阴道指诊,测量宫颈距阴道口距离,以厘米计。还应注意宫颈管是否延长,用子宫探针探测至宫颈内口距离,即可确诊。宫颈延长患者的宫体位置多无明显下移。

【治疗】

因人而异,无症状者无须治疗,有症状者采用保守治疗或手术治疗。治疗以安全、简单和有效为原则。

1. 支持疗法　加强营养,适当安排休息和工作,避免重体力劳动,经常保持大便通畅,积极治疗慢性咳嗽。

2. 非手术疗法　①中药补中益气汤(丸):有促进盆底肌张力恢复、缓解局部症状的作用。②目前较普遍采用子宫托。子宫托是一种支持子宫和阴道壁并使其维持在阴道内而不脱出的工具。常用的有喇叭形、环形和球形3种,适用于各度子宫脱垂和阴道前后壁脱垂者,但重度子宫脱垂伴盆底肌明显萎缩及宫颈或阴道壁有炎症和溃疡者均不宜使用,经期和妊娠期停用。

子宫托(图23-3)放置时应注意:①子宫托的大小应适宜,放置后不脱出又无不适感。②子宫托应在每晨起床后放入,每晚睡前取出,并洗净放置于清洁杯内备用。久置不取可发生子宫托嵌顿,甚至引起压迫坏死性尿瘘和粪瘘。③放托后应每3~6

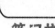
个月复查一次。

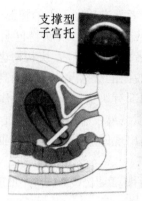
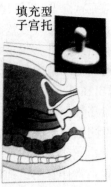

图 23-3　各式子宫托及放置

3. 手术治疗　根据患者年龄、生育要求及全身健康情况加以选择。

(1)阴道前后壁修补术　适用于Ⅱ、Ⅲ度阴道前、后壁脱垂患者。

(2)阴道前后壁修补、主韧带缩短及宫颈部分切除术　又称 Manchester 手术,适用于年龄较轻、宫颈延长的Ⅱ、Ⅲ度子宫脱垂患者。

(3)经阴道子宫全切除及阴道前后壁修补术　适用于Ⅱ、Ⅲ度子宫脱垂伴阴道前后壁脱垂、年龄较大、无须考虑生育功能的患者。

(4)阴道纵隔形成术　又称 Le Fort 手术。系将阴道前后壁各部切除相等大小的黏膜瓣,然后将阴道前后壁剥离创面相对缝合以部分封闭阴道。术后失去性交功能,故仅适用于年老体弱不能耐受较大手术者。

(5)阴道、子宫悬吊术　目的是缩短圆韧带,或利用生物材料制成各种吊带,达到悬吊子宫和阴道的目的。

【预防】

同阴道壁膨出。

课后小结:

1. 阴道壁膨出轻者无症状,重者可伴有阴道内肿物脱出及腰酸、下坠感等症状。

2. 对阴道壁膨出或子宫脱垂患者妇科检查即能明确诊断和分度,分度检查应在最大屏气状态下进行。

3. 治疗方法存在个体差异,根据实际情况进行选择处理。

同步练习

一、选择题

A1 型题

1. 子宫脱垂最常见的病因,下列哪项是错误的　　　　　　　　　　　　　　　( )

　　A. 分娩损伤　　　　　　　　　　　　B. 绝经后雌激素降低

　　C. 盆底组织先天发育不良　　　　　　D. 营养不良

　　E. 剖宫产术后

2. 重度子宫脱垂(Ⅲ度)常伴有　　　　　　　　　　　　　　　　　　　　　( )

A.宫颈溃疡　　　　　　　　　　　B.膀胱直肠膨出

C.张力性尿失禁　　　　　　　　　　D.阴道壁溃疡

E.以上都是

3.下列哪项不是阴道壁膨出的症状　　　　　　　　　　　　　　（　　）

A.阴道内有肿物脱出　　　　　　　　B.腰酸、下坠感

C.尿频、尿急和尿痛　　　　　　　　D.排便困难

E.腹胀、恶心、呕吐

A2 型题

4.60 岁女性,孕 4 产 4,外阴块状物脱出 1 年,妇检:部分宫体脱出于阴道口外,正确的诊断是

（　　）

A.子宫脱垂Ⅱ度轻　　　　　　　　B.子宫脱垂Ⅱ度重

C.子宫脱垂Ⅲ度　　　　　　　　　D.子宫脱垂Ⅰ度重

E.子宫脱垂Ⅰ度轻

5.女,68 岁,孕 5 产 4,阴道脱出一物 6 年,妇科检查:宫颈、宫体全部脱出于阴道口外,阴道前后壁有轻度溃疡,其最有效的治疗方法为　　　　　　　　　　　　　　　　（　　）

A.子宫托　　　　　　　　　　　　B.曼氏手术

C.经阴子宫全切术　　　　　　　　D.阴道前后壁修补术

E.经阴子宫全切术+阴道前后壁修补术

A3 型题

A.宫颈脱出阴道口　　　　　　　　B.部分宫颈脱出阴道口

C.宫颈、宫体全部脱出阴道口　　　　D.宫颈处于处女膜缘

E.宫颈距处女膜缘 8 cm

6.无子宫脱垂　　　　　　　　　　　　　　　　　　　　　　　（　　）

7.Ⅰ度子宫脱垂　　　　　　　　　　　　　　　　　　　　　　　（　　）

8.Ⅱ度重型子宫脱垂　　　　　　　　　　　　　　　　　　　　　（　　）

9.Ⅲ度子宫脱垂　　　　　　　　　　　　　　　　　　　　　　　（　　）

10.Ⅱ度轻型子宫脱垂　　　　　　　　　　　　　　　　　　　　　（　　）

二、思考题

1.何谓阴道前、后壁脱垂? 分几度?

2.试述子宫脱垂的临床分度及手术治疗方法。

参考答案:1.B　2.E　3.E　4.B　5.E　6.E　7.D　8.B　9.C　10.A

（黄会霞）

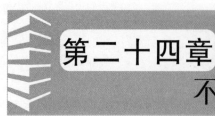

第二十四章
不孕症与辅助生殖技术

学习目标

1. 掌握:不孕症概念、检查步骤及诊断。
2. 熟悉:不孕症的病因和治疗。
3. 了解:辅助生殖技术的类型及并发症。
4. 具备诊疗不孕症能力,并能与患者有效沟通,正确认识不孕症,共同制订诊疗方案。

不孕症是一组由多种病因导致的生育障碍状态。随着辅助生殖技术的迅速发展,许多不孕夫妇通过辅助生殖技术获得了后代,由于技术本身涉及一些伦理和法律问题,需要对该技术进行严格管理和规范管理。

第一节　不孕症

女性凡未避孕、有正常性生活,同居 1 年以上而未孕者,称为不孕症,在男性则称为不育症。既往无避孕且从未有过妊娠史者,称为原发不孕;既往有过妊娠史而后无避孕连续 1 年未孕者,称为继发不孕。我国不孕症发病率为 7% ~ 10% 。

一、病因

考点:
不孕症的定义及病因

阻碍受孕的因素可能在女方、男方或男女双方。据调查不孕属女性因素约占60% ;属男性因素约占30% ,属男女双方因素约占10% 。

1. 女性因素

(1)盆腔因素　①盆腔炎症、盆腔粘连、子宫内膜异位症、结核性腹膜炎等均可引起盆腔局部或广泛粘连,导致盆腔和输卵管功能和结构的破坏;②子宫内膜异位症可引起盆腔和宫腔免疫机制紊乱,导致排卵、输卵管功能、受精、黄体生成及子宫内膜接受性多个环节异常,对妊娠产生影响,是不孕的重要原因。

(2)输卵管因素　是不孕症最常见因素。输卵管有运送精子、拾卵及将受精卵运进到宫腔的功能。任何影响输卵管功能的因素,如输卵管发育不全(过于细长扭曲、纤毛运动及管壁蠕动功能丧失等),输卵管炎症引起伞端闭锁或输卵管黏膜破坏时输卵管闭塞,阑尾炎或产后、术后所引起的继发感染均可导致不孕。

(3)卵巢因素　引起卵巢功能紊乱导致持续不排卵的因素有:①卵巢病变,如先天性卵巢发育不全、早发性卵巢功能不全、多囊卵巢综合征、功能性卵巢肿瘤、卵巢子宫内膜异位囊肿、黄素化卵泡不破裂综合征等;②下丘脑-垂体-卵巢轴功能紊乱,如长期精神紧张、垂体病变或功能减退、闭经溢乳综合征等影响卵巢功能的调节引起无排卵性月经或闭经等;③全身性疾病:如重度营养不良、甲状腺功能亢进等影响卵巢功能导致不排卵。

(4)子宫因素　子宫先天畸形、较大的肌壁间肌瘤和子宫黏膜下肌瘤可造成不孕或妊娠后流产;子宫内膜炎、内膜息肉、内膜结核、宫腔粘连或子宫内膜分泌反应不良等因素影响受精卵着床。

(5)宫颈因素　①宫颈黏液量和性状与精子能否进入宫腔关系密切。如雌激素不足或宫颈管感染。②宫颈息肉、宫颈肌瘤堵塞宫颈管影响精子穿过、宫颈口狭窄也可造成不孕。

(6)阴道因素　阴道损伤后形成的瘢痕性狭窄,或发育异常如先天无阴道、阴道横隔、无孔处女膜等,均能影响性交并阻碍精子进入。严重阴道炎症时,大量白细胞降低精子活力,缩短其存活时间而影响受孕。

2. 男性因素　主要是生精障碍与输精障碍,应行外生殖器和精液的检查,明确有无异常。

(1)精液异常　性功能正常,先天或后天性原因所致精液异常,表现为无精、弱精、少精、精子发育停滞、畸精症等。影响精子产生的因素:①先天发育异常,先天性睾丸发育不全不能产生精子;双侧隐睾导致曲细精管萎缩等妨碍精子产生。②全身原因,慢性消耗性疾病,如长期营养不良、慢性中毒(吸烟、酗酒)、精神过度紧张,可能影响精子产生。③局部原因:腮腺炎并发睾丸炎导致睾丸萎缩;睾丸结核破坏睾丸组织;精索静脉曲张有时影响精子质量。

(2)精子运送受阻　附睾及输精管结核可使输精管阻塞,阻碍精子通过;阳痿、早泄不能使精子进入女性阴道。

(3)免疫因素　精子、精浆在体内产生对抗自身精子的抗体可造成男性不孕,射出的精子发生自身凝集而不能穿过宫颈黏液。

(4)内分泌功能障碍　男性内分泌受下丘脑-垂体-睾丸轴调节。垂体、甲状腺及肾上腺功能障碍可能影响精子的产生而引起不孕。

(5)性功能异常　外生殖器发育不良或勃起障碍、早泄、不射精、逆行射精等,使精子不能正常射入阴道内,均可造成男性不育。

3. 男女双方因素　①缺乏性生活的基本知识。②男女双方盼孕心切造成的精神过度紧张。③免疫因素:认为不孕妇女血清中存在透明带自身抗体,与透明带起反应后可防止精子穿透卵子,因而阻止受精。④原因不明:属于男女双方均可能同时存在的不孕因素。可能与免疫性因素、潜在的卵子质量异常、受精障碍、隐性输卵管因素、植入失败、遗传缺陷等因素相关,但通过目前的检测手段尚无法找到确切原因。

笔记栏
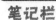

考点：
不孕症的检查
步骤与诊断

二、不孕症的检查步骤与诊断

通过对男女双方全面检查找出原因,是诊断不孕症的关键,男方检查简单易行,应与女方检查同时进行。

1. 男方检查

(1)病史采集　了解性生活情况,有无性交困难,仔细询问不育时间、性生活史、性交频率和时间,有无勃起和(或)射精障碍、近期不育相关检查及治疗经过;询问既往疾病史、手术史及治疗情况,注意询问既往有无慢性疾病,如结核、腮腺炎等;个人职业和环境暴露史,吸烟、酗酒、吸毒史,家族史等。

(2)体格检查　除全身检查外,重点应检查外生殖器有无畸形或病变。

(3)精液常规检查　是首选的检查项目,初诊患者为获取基线数据,一般要进行2~3次精液检查。正常精液量为2~6 mL,平均为3~4 mL,异常为<1.5 mL;pH值为7.2~7.5,在室温中放置5~30 min内完全液化,精子总数>8 000万/mL,异常<2 000万/mL;活动数>50%,异常为<35%;异常精子<20%,异常为>50%。

2. 女方检查

(1)病史采集　应仔细询问与不孕相关的病史。现病史主要包括结婚年龄,男方健康状况,是否两地分居,不孕年限、白带异常、生殖系统炎症、盆腹腔疼痛、盆腔包块和(或)腹腔手术史;泌乳、多毛、痤疮或过度运动引起体重改变史;近期辅助检查及治疗经过。月经史主要包括初潮年龄、月经周期、经期、经量及痛经情况;婚育史主要包括婚姻状况及性生活状况、采取避孕方法、孕产史及有无并发症。另外,还应询问既往史、个人史及家族史。对继发不孕,应了解以往流产或分娩经过,有无感染史等。

(2)体格检查　注意检查体格发育及营养状况、注意第二性征发育情况、内外生殖器的发育情况,有无雄激素过多的体征;进行妇科检查,了解生殖器官发育情况,注意有无炎症、畸形、包块及乳房泌乳现象。胸片排除结核,必要时做甲状腺功能检查、做蝶鞍X射线摄片和血催乳激素测定排除甲状腺及垂体病变,测定尿17-酮、17-羟及血皮质醇排除肾上腺皮质疾病。

(3)女性不孕特殊检查

1)卵巢功能检查　包括监测排卵和黄体功能检查。常用方法有:B型超声监测卵泡发育及排卵;基础体温测定、阴道细胞学检查、宫颈黏液检查、月经来潮前子宫内膜活组织检查;女性激素测定等,了解卵巢有无排卵及黄体功能状态。测定FSH、LH、E_2、T应在月经周期第2~4天进行,可反映卵巢的储备功能和内分泌状态。测定孕酮和PRL应在黄体中期进行,可反映是否排卵和黄体功能。

2)输卵管通畅试验　常用方法有输卵管通液术、子宫输卵管碘油造影及B型超声引导下输卵管过氧化氢溶液通液术。输卵管通液术除可检查输卵管是否通畅外,还可分离轻度管腔粘连,有一定治疗作用。但输卵管通液术准确性差,诊断价值有限。子宫输卵管造影通过向宫腔注入造影剂,观察造影剂注入后子宫和输卵管的动态变化,可明确宫腔的形态和占位、输卵管的通畅程度,阻塞部位和有无子宫畸形及黏膜下肌瘤、子宫内膜或输卵管结核等病变,是目前应用最广、诊断价值最高的方法。

3)性交后精子穿透力试验　夫妇双方经上述检查未发现异常时进行此试验,用以判断不孕是否与性交障碍有关和精子能否穿透宫颈黏液。应选择在预测的排卵期进行。在试验前 3 d 禁止性交,避免阴道用药或冲洗。受试者在性交后 2 ~ 6 h 内,先取阴道后穹窿液检查有无活动精子,若有精子证明性交成功。再取宫颈黏液观察,若宫颈黏液拉丝长,放在玻片干燥后形成典型的羊齿植物叶状结晶,表明试验时间选择恰当。吸取宫颈管黏液涂于玻片上检查。若>20 个活动精子/高倍视野为正常。若精子穿过黏液能力差或精子不活动。应疑有免疫问题。

4)宫颈黏液、精液相合试验 试验选在预测的排卵期进行。取一滴宫颈黏液和一滴液化的精液放于玻片上,两者相距 2 ~ 3 mm,轻晃玻片使两滴液体相互接近,在光镜下观察精子的穿透能力。若精子能穿过黏液并继续向前运行,提示精子活动力和宫颈黏液性状均正常,表明宫颈黏液中无抗精子抗体。

5)宫腔镜检查 可直视下观察宫腔和输卵管的子宫开口,了解宫腔内膜情况,观察子宫、输卵管、卵巢有无病变或粘连,有无盆腔粘连和子宫内膜异位症病灶。

6)腹腔镜检查 用于上述检查均未见异常者,仍未受孕,可做腹腔镜进一步了解盆腔情况,直接观察子宫、输卵管、卵巢有无病变或粘连,并可结合输卵管通色素液术,于直视下确定输卵管是否通畅,必要时在病变处取活检。约有 20% 患者通过腹腔镜可以发现术前未能诊断的病变。另外,对卵巢表面、盆腔腹膜等处的子宫内膜异位结节可以做电凝破坏,锐性分离附件周围粘连。

三、治疗

(一)一般治疗

首先应改善生活方式,增强体质、增进健康;积极纠正营养不良和贫血;戒烟、戒毒、戒酒;掌握性知识,学会预测排卵日期性交(排卵前 2 ~ 3 d 或排卵后 24 h 内),适度性生活,以增加受孕机会;消除思想顾虑,保持生活规律及良好的情绪等。

考点:
不孕症的治疗要点

(二)女性不孕的治疗

1.治疗生殖器器质性疾病 妇科肿瘤、子宫内膜异位症、宫腔粘连、阴道横隔、生殖系统炎症及结核等应进行积极治疗。若为宫颈口狭窄可行宫颈管扩张术。

2.输卵管慢性炎症及阻塞的治疗 ①一般疗法:对卵巢功能良好、病史不长、男方精液指标正常的年轻夫妇可先行期待疗法,也可配合中医药口服或保留灌肠进行调理,同时配合超短波、离子透入等以促进局部血液循环,有利于炎症消除。②输卵管成形术:对输卵管不同部位阻塞或粘连可行造口术、吻合术、整形术及输卵管子宫移植术等,应用显微外科技术达到输卵管再通的目的。③输卵管内注药:用地塞米松 5 mg、庆大霉素 8 万 U、透明质酸酶 1 500 U,加到注射用水 20 mL 中,在<160 mmHg 压力下经宫腔缓慢注入,能减轻输卵管局部充血、水肿,分离或软化粘连。应在月经干净后 3 ~ 7 d 进行,每 2 ~ 3 d 注药 1 次,每月 3 ~ 5 次。可连用 2 ~ 3 个周期。

3.诱发排卵

(1)氯米芬(CC) 利用其与垂体雌激素受体结合产生低雌激素效应,反馈性诱导内源性促性腺激素分泌,促使卵泡生长,为诱发排卵首选药物。适用于体内有一定雌激素水平者和下丘脑-垂体轴反馈机制健全的患者。月经周期第 3 ~ 5 日起,每日口服 50 mg(最大剂量达 200 mg/d),连用 5 d,3 个周期为一疗程。排卵率高达 70% ~ 80%,但受孕率仅为 20% ~ 40%。用药后应行超声监测排卵,卵泡成熟后用人绒毛膜促性腺激素(HCG)5 000 U一次肌内注射,36~40 h后自发排卵。排卵后加用黄体酮20~40 mg/d或HCG 2 000 U,隔3 d一次肌内注射,共12~14 d进行黄体功能支持。

(2)人绝经促性腺素(HMG)　系从绝经后妇女尿中提取,又称绝经后促性腺激素。含有FSH和LH各75 U,促使卵泡生长发育成熟。于周期第2~3日起,每日或隔日肌内注射HMG 50~150 U,直至卵泡成熟。用药期间需B型超声和(或)血雌激素水平监测卵泡发育情况,卵泡发育成熟后HCG 5000~10 000 U一次肌内注射,促进排卵及黄体形成。

(3)HCG　结构与LH极相似,常在促排卵周期卵泡成熟后一次注射5 000~10 000 U,模拟内源性LH峰值作用,

(4)黄体生成激素释放激素(LHRH)脉冲疗法　为下丘脑分泌的十肽激素,适用于下丘脑性无排卵。采用微泵脉冲式静脉注射,脉冲间隔90 min,用小剂量脉冲排卵率91.4%,妊娠率为85.8%;大剂量脉冲排卵率为93 8%,妊娠率为40.6%,连续小剂量脉冲用药17~20 d可获较好排卵率和妊娠率。

(5)溴隐亭　属多巴胺受体激动剂,能抑制垂体分泌催乳激素(PRL)。适用于高泌乳素血症导致无排卵者。常用方法为:第1周1.25 mg,每晚1次;第2周1.25 mg,每日2次;第3周1.25 mg,每日晨服,2.5 mg,每晚服;第4周及以后2.5 mg,每日2次,3个月为1个疗程。

4.免疫性不孕的治疗　主要是针对抗精子抗体。女方抗精子抗体阳性者可采用避孕套避孕,部分患者在避孕3个月后抗体可能消失。男性和女性抗精子抗体都可用糖皮质激素治疗,但疗效不能为循证医学证实。

5.辅助生殖技术　包括人工授精、体外受精–胚胎移植及其衍生技术等。

课后小结:
1.女性不孕最常见的原因为输卵管因素。
2.输卵管因素的确诊依靠子宫输卵管造影。
3.查找原因是诊断的关键。

第二节　辅助生殖技术

辅助生殖技术是人类辅助生殖技术(assisted reproductive technology,ART)的简称,是指在体外对配子和胚胎采用显微操作技术,帮助不孕夫妇受孕的一组方法,目前常用的辅助生殖技术有人工授精、体外受精–胚胎移植及其衍生技术。

一、人工授精

人工授精(artificial insemination,AI)是将精子通过非性交方式放入女性生殖道内使其受孕的一种技术。主要适用于有正常发育的卵泡、健全的女性生殖道结构及至少一条通畅输卵管的不孕(育)症夫妇。精液来源分为两类:①丈夫精液人工授精(AIM),适用于男方少精、弱精、液化异常、生殖道畸形等;女方宫颈管狭窄、宫颈黏液异常、抗精子抗体阳性等。②供精者精液人工授精(AID):适用于男方不可逆的无精症、严重的少精症、弱精症,畸精症;射精障碍;男方和(或)家族有不宜生育的严重遗

传性疾病;母儿血型不合不能得到存活新生儿。

目前临床上较常用的人工授精方法是宫腔内人工授精,即将精液洗涤处理后去除精浆,取 0.3 ~ 0.5 mL 精子悬浮液,通过导管在女方排卵期间经宫颈管注入宫腔内受精。人工授精可在自然周期和促排卵周期进行。在促排卵周期中,若有 2 个以上卵子排出,因可能导致多胎妊娠发生率升高,应取消本周期受孕计划。由于供精人工授精实施中存在很多伦理问题,故卫生部规定实施人工授精的医疗机构需要经特殊审批后方可实施此项技术,供、受双盲,严格控制每一位供精者的冷冻精液最多只能使 5 名妇女受孕。

二、体外受精与胚胎移植

体外受精-胚胎移植(in vitro fertilization and embryo transfer,IVF-ET)技术指从女性卵巢内取出卵子,在体外与精子受精后,培养到卵裂期或囊胚期时,再将其移植到宫腔内,使其继续着床、发育成胎儿的全过程,俗称"试管婴儿",是第一代试管婴儿技术。目前常用的技术有常规体外受精-胚胎移植、卵细胞浆内单精子注射、植入前遗传学诊断、未成熟卵体外培养等。

1. 常规体外受精-胚胎移植　称第一代试管婴儿,1978 年 7 月 25 日英国学者 Steptoe 和 Edwards 采用该技术诞生世界第一例"试管婴儿"。我国第一例试管婴儿于 1988 年在北京诞生。主要适用于女方各种因素导致的配子运输障碍;排卵障碍;子宫内膜异位症;男方少、弱精子症;不明原因的不育;免疫性不孕。

主要步骤如下:

(1)控制性超排卵　方案主要有使用 GnRH 激动剂降调节的超排卵方案(包括长方案、短方案、超短方案及超长方案)、无降调节的超排卵方案及使用 GnRH 拮抗剂的超排卵方案。

(2)取卵　通常在给予 HCG 34 ~ 36 h 后取卵,在 B 型超声引导下,经阴道针卵泡负压吸引卵泡液获取卵母细胞,取卵后应用抗生素。

(3)体外受精　取出的卵母细胞放入培养液中培养,使卵子进一步成熟,达到与排卵时相近状态,以提高受精率与卵裂率。培养 5 h 后与优化处理的精子混合在一起,受精后培养 15 h 取出,用显微镜观察如有两个原核,即表示卵子已受精。

(4)胚胎移植　将发育到 4 ~ 8 个细胞的早期囊胚移植入宫腔。

(5)移植后处理　卧床 24 h,限制活动 3 ~ 4 d,肌内注射黄体酮或 HCG 支持黄体,移植后第 14 日测定血 HCG,明显增高提示妊娠成功,需按高危妊娠加强监测管理。

2. 卵细胞浆内单精子注射(ICSI)　1992 年 Palermo 等将精子直接注射到卵细胞质内,获得正常卵子受精和卵裂过程,诞生人类首例单精子卵细胞浆内注射技术的"试管婴儿",称为第二代试管婴儿技术。该技术诞生后在全世界得到迅速普及,主要用于重度少、弱、畸形精子症的男性不育患者或常规 IVF-ET 周期受精失败者。ICSI 的主要步骤:控制性排卵和卵泡监测同常规 IVF-ET 过程,在阴道 B 型超声引导下取卵,去除卵丘颗粒细胞,在高倍倒置显微镜下行卵母细胞质内单精子显微注射受精,继后胚胎体外移植及黄体支持治疗同常规 IVF-ET。此技术避开了人类生殖的自然选择过程,可能会增加后代出生缺陷的发生率,因此,应严格掌握适应证,并重视术前的遗传学咨询及检查。

3.植入前胚胎遗传学诊断　1990年该技术首先应用于X-性连锁疾病的胚胎性别选择。该技术是从体外受精第3日的胚胎或第5日的囊胚取1~2个卵裂球或部分滋养细胞,进行细胞和分子遗传学检测,检出带致病基因和异常核型的胚胎,将正常基因和核型的胚胎移植,得到健康后代,此法也称第三代试管婴儿。主要用于有严重遗传性疾病风险和染色体异常的夫妇,可将产前诊断提早到胚胎期避免了常规中孕期产前诊断可能导致引产对母亲的伤害。目前该技术已应用于临床。

4.未成熟卵子体外培养　是模拟体内卵母细胞的成熟环境,将从卵巢采集的未成熟卵母细胞在体外培育,直至成熟的技术。该技术避免了常规IVF-ET治疗中卵巢过度刺激综合征发生的风险,适用于PCOS等易发生卵巢高反应的不孕患者。

三、辅助生殖技术并发症

1.卵巢过度刺激综合征(OHSS)　在接受促排卵药物的患者中约20%发生不同程度卵巢过度刺激综合征。其发病机制尚不完全清楚,HCG的使用是OHSS发生的重要因素。轻度仅表现为腹部胀满、卵巢增大;重度表现为腹部膨胀,大量腹水、胸腔积液,导致血液浓缩、重要脏器血栓形成、肝肾功能损害、电解质紊乱等严重并发症。治疗原则:以增加血浆胶体渗透压扩容为主,预防血栓形成、改善症状为辅,对病情严重且难以控制的患者应果断终止妊娠。

2.多胎妊娠　与促排卵药物的应用及多个胚胎移植密切相关。多胎妊娠增加母婴并发症、流产和早产发生率、围生儿患病率和死亡率风险。为减少多胎妊娠的发生,应严格规范促排卵药物的应用,在辅助生殖技术中限制移植的胚胎数目。对多胎妊娠可在孕早期施行选择性胚胎减灭术。

四、辅助生殖技术的衍生技术

1.卵细胞质置换或卵细胞核移植技术　通过与年轻女性卵细胞质进行置换或直接将卵细胞核移植到年轻女性去除细胞核的卵细胞胞质中,可以使高龄不孕妇女获得自己血亲的后代。然而此技术可能将供卵者卵细胞质中线粒体DNA带入受卵者基因中,这是不可忽视的严重问题。在没有确定该项技术对人类遗传的影响之前必须慎重使用。目前,我国禁止使用该项技术。

2.生殖冷冻技术　包括人类精子、卵子或卵巢组织和胚胎冷冻技术等。人类精子和卵子包括卵巢组织冷冻获得成功,不仅可以长期保存生殖细胞或生殖组织,还能为肿瘤患者和那些暂不想生育但担心将来可能因生育能力下降而导致不孕的正常女性"储存"生育力。胚胎冷冻可以将患者多余胚胎保存起来,以选择合适的时机移植。卵子冷冻的成功使赠卵试管婴儿更易于控制。

辅助生殖技术在全世界迅速发展,随之而来的社会、伦理、道德、法律等诸多问题日益突出,需要严格规范和管理。

课后小结:

1.辅助生殖技术发展迅速,为不孕症患者提供了治疗途径。

2.试管婴儿适合于女方双侧输卵管阻塞的患者。

同步练习

1.诱发排卵的药物是 （ ）

　A.克罗米酚 　　　　　　　　　　B.雌激素

　C.黄体生成激素释放激素(LHRH) 　D.溴隐亭

　E.以上都是

2.某妇,32岁,孕2产0,末次人流术后3年不孕,月经3~5 d/20~30 d,妇查:左侧穹窿稍增厚,

　余正常,进一步检查首先考虑 （ ）

　A.月经前诊断性刮宫 　　　　　　　B.输卵管通液

　C.子宫输卵管造影 　　　　　　　　D.宫腔镜

　E.腹腔镜

3.试管婴儿是 （ ）

　A.人工授精 　　　　　　　　　　　B.卵巢冷冻

　C.胚胎冷冻 　　　　　　　　　　　D.体外受精与胚胎移植

　E.宫颈扩张

参考答案:1. A　2. C　3. D

（张　蕾）

第二十五章

计划生育

🐾 学习目标

　　1. 掌握:宫内节育器适应证、禁忌证及放置(取出)方法;甾体避孕药的使用方法;人工流产术的手术步骤。
　　2. 熟悉:宫内节育器、避孕药的副反应及并发症的防治;输卵管绝育术适应证、禁忌证及并发症的防治;人工流产术的适应证、禁忌证及并发症的防治;药物流产的适应证和禁忌证。
　　3. 了解:能开展计划生育宣教、技术指导和咨询服务,指导育龄妇女知情选择合适的节育方法。

　　计划生育(family planning)指有计划的节制生育,调控人口出生增长。我国是人口众多国家,科学的控制人口,提高人口素质,实施计划生育是一项基本国策。搞好计划生育,做好避孕工作,有利于妇女的生殖健康。常用的女性避孕方法有工具避孕、药物避孕及外用避孕法等。

第一节　避孕

　　避孕是采用科学手段使妇女暂时不受孕。理想的避孕方法应安全、有效、简便、实用、经济,对性生活及性生理无不良影响。

一、宫内节育器

　　宫内节育器(intrauterine,IUD)是一种安全、有效、简便、经济、可逆的避孕工具器,是我国妇女采用的主要避孕措施。

(一)种类

　　1. 惰性宫内节育器(第一代 IUD)　　由惰性原料如金属、硅胶、塑料等制成。国内主要为不锈钢单环及其改良品。因带器妊娠率及脱落率高,我国已于 1993 年淘汰。

　　2. 活性宫内节育器(第二代 IUD)　　内含有活性物质如铜离子、激素、药物及磁性物质等,以提高避孕效果,减少副反应。分为含铜 IUD 和含药 IUD。

(1)含铜宫内节育器 目前我国最常用。用聚乙烯材料为支架,形态有 T 形、V 形、宫形等。依据含铜的表面积多少,又有 TCu-220(T 形,含铜表面积 220 mm²)、TCu-380A、VCu-200 等不同。铜在宫腔内持续释放,具有较强抗生育作用。含铜宫内节育器避孕效果与含铜表面积呈正比。避孕有效率在 90% 以上。

1)带铜 T 形宫内节育器(TCu-IUD) T 形,在其纵臂或横臂上缠绕细铜丝或套以铜管。带铜丝的一般放置 5~7 年,含铜套的可放置 10~15 年。TCu-IUD 带尾丝,利于检查与取出。

2)带铜 V 形宫内节育器(VCu-UD) V 形支架,外套硅橡胶管,其斜臂或横臂缠绕铜丝或套铜管。分为大、中、小号三种规格。放置年限为 5~7 年。带器妊娠率和脱落率均较低,但子宫出血等发生率较高,故取出率也较高。

3)宫铜 IUD 形态如宫腔形状,分大、中、小号,无尾丝。放置 20 年左右。在我国四川省应用广泛。

4)母体乐(MLCu-375) 伞状,两弧形臂上各有 5 个小齿。铜丝表面积为 375 mm²,可放置 5~8 年。1995 年引入我国。

5)含铜无支架 IUD 又称吉妮 IUD,是一种新型宫内节育器,由国外引进。将 6 个铜套串联在一根尼龙线上,顶端一个结将其固定于子宫肌层防脱落。铜的表面积为 330 mm²,有尾丝。可放置 10 年。

(2)含药宫内节育器 ①左炔诺孕酮 IUD(LNG-IUD),又称曼月乐(Mirena)。采用 T 形支架,缓释药物总量 52 mg 储存在纵管中,管外包有聚二甲基硅氧烷的膜控制药物释放,每日释放左炔诺孕酮 20 μg。左炔诺孕酮使子宫内膜变化不利于受精卵着床,宫颈黏液变稠不利于精子穿透,部分妇女排卵受抑制。可有闭经和点滴出血等副反应发生,取器后恢复正常。放置时间为 5 年,有效率达 99% 以上。②含吲哚美辛 IUD。通过每日释放吲哚美辛,减少放置 IUD 后月经过多等副反应发生。

(二)作用机制

节育器避孕的作用机制尚未完全明了,一般认为 IUD 抗生育作用是异物致子宫局部组织反应影响受精卵着床,活性 IUD 避孕机制还与活性物质有关。

1.对精子和胚胎的毒性作用 IUD 放入宫腔后致子宫内膜发生无菌性炎症反应,分泌的炎症细胞有毒害胚胎的作用。铜离子可致精子头尾分离,影响精子获能。

2.干扰着床 长期异物刺激子宫内膜产生的前列腺素,改变输卵管蠕动且增强宫缩,使受精卵运行与子宫内膜发育不同步影响着床。子宫内膜受压缺血及吞噬细胞导致局部纤溶酶活性增加,使囊胚溶解吸收。释放的铜离子则干扰子宫内膜酶系统,也不利于受精卵着床。

3.含孕激素 IUD 作用 通过释放孕激素,可使子宫内膜腺体萎缩和间质蜕膜化而阻止着床。使宫颈黏液稠密,不利于精子穿透。

(三)宫内节育器放置术

1.适应证 凡育龄妇女要求放置 IUD 而无禁忌证者。

2.禁忌证

(1)妊娠或妊娠可疑者。

(2)生殖道急性炎症:如各种阴道炎、急性盆腔炎等。

(3)宫腔大小异常:宫腔>9.0 cm或<5.5 cm者。

(4)生殖器官肿瘤:如宫颈肌瘤、子宫肌瘤、卵巢囊肿等。

(5)宫颈内口过松或严重子宫脱垂者。

(6)生殖器官畸形:如双角子宫、双子宫双阴道等。

(7)人工流产出血多,疑有妊娠物残留或感染可能者。中期妊娠引产术、分娩后或剖宫产术后子宫收缩不良有出血或潜在感染者。

(8)严重全身性疾病:如心力衰竭、出血性疾病或各种疾病的急性期。

(9)有铜过敏史者。

(10)近3个月内有月经失调及阴道不规则流血者。

3.放置时间 月经干净后3～7 d内无性交者;产后42 d,恶露已净,会阴伤口愈合,子宫恢复正常者;剖宫产后6个月;人工流产后可立即放置;哺乳期或短期停经放置应先排除早孕;自然流产转经后,药物流产2次正常月经后放置;含孕激素的节育器在月经第3天放置;性交后5 d内放置为紧急避孕方法之一。

4.术前检查 详细询问病史并行全面体格检查,尤其是妇科检查,如存在禁忌证,应治愈后再放置。经检查不适合放置者,指导选用其他避孕方法。

5.放置方法

(1)受术者排空膀胱,取膀胱截石位。

(2)双合诊确定子宫大小、位置及附件情况。

(3)常规消毒外阴、阴道;铺无菌巾。

(4)阴道窥器暴露宫颈,消毒宫颈及阴道穹窿。

(5)用宫颈钳夹持宫颈前唇并稍向外牵拉,以子宫探针探测宫腔方向和深度,选择合适的节育器。

(6)用放置器将IUD推送入宫腔,IUD的上缘必须抵达子宫底部。如宫颈管过紧,可用扩宫器扩张至4～5号后再放置。带尼龙尾丝节育器放置后在距宫颈口2 cm处剪断尾丝。

(7)观察无出血即可取下宫颈钳和阴道窥器。

6.注意事项 ①术中严格无菌操作,节育器切勿接触外阴和阴道。操作要轻柔。②术后休息3 d。1周内避免重体力劳动,2周内禁盆浴和性交。保持外阴清洁。③术后第1、3、6、12个月进行随访,以后每年复查1次直至停用,特殊情况随时就诊。随访时了解IUD在宫内的情况,发现问题及时处理,保证IUD避孕的有效性。

(四)宫内节育器取出术

1.适应证

(1)生理情况 放置期限已满需更换新节育器者;计划再生育者;绝经过渡期停经1年以内者;要求改换其他避孕方法或绝育者。

(2)病理情况 带器妊娠;有副作用或并发症,经治疗无效者。

2.禁忌证 并发生殖道炎症,应治愈后方可取出;全身情况不佳或疾病急性期,待病情好转后再取出。

3.取出时间 常规于月经干净后3～7 d取出;带器妊娠者,可在人工流产时取出;带器异位妊娠者,于术前诊断性刮宫时,或术后出院前取出IUD;子宫不规则出血,可随时取出,同时行诊断性刮宫,刮出物送病理检查,排除子宫内膜病变。

4.取出方法　术前准备同放置术。有尾丝者,用血管钳夹住尾丝轻轻牵拉取出。无尾丝者,用取环钩或取环钳取出 IUD。取器困难者,可在 B 型超声引导下或宫腔镜下取出。

5.注意事项　取器前应行 B 型超声检查或 X 射线检查确定节育器位置及类型;勾取 IUD 时应十分小心,不能盲目勾取,更应避免向宫壁勾取,以免损伤宫壁;取出 IUD 后应采取其他避孕措施。

(五)副作用

1.不规则阴道出血　为常见的副作用。表现为经量增多、经期延长或点滴出血。一般无须治疗,3~6 个月后逐渐恢复。

2.腰酸、腹坠　应根据具体情况明确诊断后对症处理,如无效可以更换其他节育器或采用其他避孕方法。

考点:
　放置 IUD 的并发症及其防治

(六)并发症及其防治

1.感染　术中无菌操作不严或节育器尾丝余留阴道导致上行感染。一旦发生感染,应取出节育器并给予抗感染治疗。

2.节育器嵌顿　节育器放置时损伤宫壁,或所选用的节育器过大放置后导致 IUD 部分嵌入子宫肌壁。一经诊断应及时取出,取出困难者应在 B 型超声或宫腔镜下取出。术前选择与宫腔大小相适应的节育器,规范操作技能。

3.节育器异位　多由于节育器过大过硬、操作不当,子宫壁薄软,致 IUD 置于宫腔外。一经确诊,应经腹或腹腔镜取出节育器。

4.节育器下移或脱落　操作不规范或 IUD 与宫腔大小、形态不符,IUD 材质支撑力度过小及月经过多均可造成 IUD 脱落。常见于放置 IUD 后一年内,故在放置后第一年应定期随访。

5.带器妊娠　多见于 IUD 位置下移、脱落或异位。一旦确诊,行人工流产同时取出 IUD。

二、激素避孕

激素避孕是女性使用人工合成的甾体激素避孕,是一种高效的避孕方法。甾体避孕药的激素成分是雌激素和孕激素。

考点:
　甾体激素避孕药的作用机制

(一)作用机制

1.抑制排卵　药物负反馈干扰丘脑下部－垂体－卵巢轴的正常功能,抑制下丘脑释放 GnRH 并影响垂体对 GnRH 反应,减少垂体分泌 FSH 和 LH,影响卵泡发育且无排卵前的 LH 高峰,从而抑制排卵。

2.改变宫颈黏液性状　孕激素使宫颈黏液量少黏稠,不利于精子穿透,影响受精。

3.干扰着床　抑制子宫内膜增殖,使子宫内膜与胚胎发育不同步影响受精卵着床。

4.改变输卵管功能　在雌激素和孕激素的作用下,输卵管液体分泌、纤毛上皮功能及肌肉节段运动均受到影响,改变了受精卵在输卵管内的正常运动,干扰受精卵着床。

考点:
　甾体激素避孕药的种类

（二）种类

我国 1960 年开始研制避孕药，1963 年成功研制出第一批甾体激素复方口服避孕药，以后不断研制出长效口服避孕药及避孕针，但由于长效避孕制剂中激素含量高，现已渐趋淘汰。第一代复方口服避孕药的孕激素主要为炔诺酮。第二代复方口服避孕药的孕激素主要为左炔诺酮，活性比第一代强，具有较强的抑制排卵作用。第三代复方口服避孕药的孕激素结构更接近天然黄体酮，有更强的孕激素受体亲和力，活性增强，避孕效果提高，并且几乎无雄激素作用。目前市场上供应的第三代复方口服避孕药有复方去氧孕烯片、复方孕二烯酮片等（表 25-1）。

表 25-1　常用的女用甾体激素复方短效口服避孕药

名称	雌激素含量（mg）	孕激素含量（mg）	剂型
复方炔诺酮片（避孕片 1 号）	炔雌醇 0.035	炔诺酮 0.6	22 片/板
复方甲地孕酮片（避孕片 2 号）	炔雌醇 0.035	甲地孕酮 1.0	22 片/板
复方避孕片（避孕片 0 号）	炔雌醇 0.035	炔诺酮 0.3 甲地孕酮 0.5	22 片/板
复方去氧孕烯片	炔雌醇 0.03	去氧孕烯 0.15	21 片/板
复方孕二烯酮片	炔雌醇 0.03	孕二烯酮 0.075	21 片/板
左炔诺孕酮/炔雌醇三相片			21 片/板
第一相（1～6 片）	炔雌醇 0.03	左炔诺孕酮 0.05	
第二相（7～11 片）	炔雌醇 0.04	左炔诺孕酮 0.075	
第三相（12～21 片）	炔雌醇 0.03	左炔诺孕酮 0.0125	

1. 口服避孕药　包括复方短效口服避孕药和复方长效口服避孕药。

（1）复方短效口服避孕药　由雌激素和孕激素配伍而成。雌激素成分为炔雌醇，孕激素成分各不相同，构成不同配方和制剂。

使用方法：复方炔诺酮片、复方甲地孕酮片，于月经来潮第 5 天开始服药，每天 1 片，连服 22 d，停用 7 d 后服第 2 个周期。复方去氧孕烯片、炔雌醇环丙孕酮片，于月经来潮第 1 天开始服药，每天 1 片，连服 21 d，停用 7 d 后服第 2 个周期。若漏服，应在 12 h 内补服。若漏服 2 片，补服后要加用其他避孕措施。若漏服 3 片，应停药，待出血后服用下一个周期。三相片药盒内的每一相药物颜色不同，每片药旁标有星期几，提醒服药者按箭头方向所示顺序服药。三相片的服药方法也是每天 1 片，连服 21 d。正确使用避孕药的有效率接近 100%。

（2）复方长效口服避孕药　由长效雌激素和人工合成的孕激素配伍制成。长效雌激素为炔雌醚，被胃肠道吸收后储存于脂肪组织内，缓慢释放起到长效避孕作用。复方长效口服避孕药在月经来潮的第 5 天服第 1 片，5 d 后加服 1 片，以后按第 1 次服药日期每月服 1 片。服药 1 次避孕 1 个月，有效率达 98%。若停用，应在下一个月经周期第 5 天开始，口服短效避孕药，连续 3 个周期，作为过渡，以免发生撤药性不规则出血。长效口服避孕药因激素含量大，副作用明显如类早孕反应、月经失调等，现已少用。

2. 长效避孕针　适用于口服避孕药有明显胃肠反应者。目前有单孕激素和雌、孕激素复方制剂两种,有效率达98%以上。雌、孕激素复方制剂肌内注射一次可避孕1个月,首次于月经周期第5天和第12天各肌内注射1支,以后在每次月经周期第10～12 d肌内注射1支。复合制剂,激素量大,副作用大,很少用。单孕激素制剂醋酸甲羟孕酮避孕针,每隔3个月肌内注射一次。单孕激素制剂对乳汁影响小,哺乳期妇女可选用。长效避孕针可出现月经周期紊乱、闭经等副作用。

3. 探亲避孕药　除双炔失碳酯外均为孕激素制剂或雌、孕激素复合制剂。服用时间不受经期限制,适用于夫妇分居两地短期使用的避孕药。通过抑制排卵、改变子宫内膜的形态和功能、使宫颈黏液变稠等发挥避孕作用。制剂有炔诺酮、甲地孕酮、炔诺孕酮探亲避孕片及非孕激素制剂双炔失碳酯片。于探亲当日开始服用,每日1次,至探亲结束。

4. 其他类型避孕药

(1)皮下埋植剂　1987年引入我国,是一种缓释系统避孕剂,避孕效果达99%以上。国产皮下埋植剂为左炔诺孕酮硅胶棒Ⅰ型和Ⅱ型,Ⅰ型与国外相同,每根含左炔诺孕酮36 mg,6根总量216 mg,使用年限5～7年。Ⅱ型每根含左炔诺孕酮75 mg,2根总量150 mg,使用年限3～5年。近年采用单根硅胶棒,含依托孕烯68 mg,使用年限3年。用法:于月经周期7 d内植入左上臂内侧皮下。副作用:个别妇女使用后有不规则阴道出血或闭经,随放置时间延长逐渐减轻或消失。症状严重者,可用止血药或雌激素治疗。

(2)缓释阴道避孕环　一种新型阴道避孕工具,为医用硅胶阴道环,环内含甲地孕酮200 mg或250 mg,称甲地孕酮硅胶环。一次放置,避孕1年,经期无须取出。其副作用与其他单孕激素制剂基本相同。

(3)避孕贴片　避孕药放在特殊贴片内,粘贴在皮肤上,每日释放一定剂量避孕药,通过皮肤吸收达到避孕目的。每周1片,连用3周,停药1周,每月共用3片。

(三)适应证及禁忌证

1. 适应证　育龄期健康妇女要求避孕者均可使用。

2. 禁忌证　①严重心血管疾病、血栓性疾病;②急、慢性肝炎或肾炎;③恶性肿瘤、癌前病变、子宫或乳房肿块者;④内分泌疾病如糖尿病、甲状腺功能亢进;⑤年龄>35岁的吸烟妇女服用避孕药,增加心血管疾病发病率,不宜长期服用;⑥哺乳期服药会影响乳汁分泌,不宜服用;⑦严重偏头痛反复发作者;⑧精神病患者。

(四)副作用及处理

1. 类早孕反应　部分妇女服药初期,可出现头昏、乏力、恶心、呕吐等类似早孕反应的症状,轻者可自然减轻或消失。若反应较重,可服用维生素 B_6 对症处理或采用其他避孕措施。

> 考点:
> 甾体激素避孕药的副作用及处理

2. 不规则阴道出血　称突破出血。多发生在漏服药后,少数人虽未漏服也能发生。若在服药前半周期出血,每晚加服炔雌醇0.005～0.015 mg;若在服药后半周期出血,每晚加服1片避孕药。若出血量如月经量,可停药,5 d后再开始下一周期用药。

3. 月经影响　服药后可使月经变规则,经期缩短,经量减少,痛经减轻或消失。一

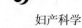

笔记栏

般在停药后 3 d 左右月经来潮。若无月经来潮,应在排除妊娠后于停药第 7 日当天晚上开始服用下一个周期的药物。若连续 3 个月无月经来潮,应停药查明原因。

4. 体重变化　有些妇女服药后出现体重增加。可能是避孕药中雌激素的水钠潴留,孕激素的弱雄激素活性促体内合成代谢引起。可以更换第三代口服避孕药。

5. 色素沉着　极少数妇女颜面部皮肤出现淡褐色色素沉着。第三代口服避孕药能改善原有的皮肤痤疮。

三、其他避孕法

(一)紧急避孕

在无防护性生活或避孕失败后的几小时或几日内,为了防止非意愿性妊娠而采用的补救措施,包括放置 IUD 与口服紧急避孕药。

1. 放置宫内节育器　在无保护性性生活后 5 d(120 h)内,于子宫腔内放置节育器,有效率可达95%以上。此法特别适合要求长期工具避孕而又无禁忌证者。

2. 口服紧急避孕药

(1)激素类药物　在无保护性性生活后 3 d(72 h)内,口服复方左炔诺孕酮避孕片,首剂 4 片,12 h 后再服 4 片;或服用左炔诺孕酮片,在无保护性性生活后 3 d(72 h)内,首剂 1 片,12 h 后再服 1 片。正确使用的妊娠率仅4%。

(2)米非司酮　为抗孕激素制剂。在无保护性性生活后 120 h 内,口服米非司酮10 mg 或 25 mg,1 片即可。避孕效果达85%以上。

(3)副反应　激素类药物服药后可出现恶心、呕吐、不规则阴道流血,一般不需处理。若月经延迟 1 周以上,需除外妊娠。米非司酮副反应少而轻。

紧急避孕药物仅对一次无保护性性生活有效,激素类紧急避孕药激素用量大,副作用也随之加大,不能取代常规避孕。

(二)阴茎套

阴茎套是目前世界上最常用、最无害的男用避孕法,故又称安全套。由优质乳胶制成,薄型筒状,顶端有小囊,容积约 1.8 mL。分 29 mm、31 mm、33 mm、35 mm 四种规格。避孕可靠性为 93% ~ 95%。

1. 避孕作用　射精时精液排在套内,阻止精子进入阴道,达到避孕目的。除避孕外,还可预防 HIV 及性传播疾病。

2. 使用方法　使用者选择合适的型号,使用前充气检查有无破损,排去前端小囊内空气,然后套在阴茎上,射精后在阴茎未全软缩前,捏住套口同阴茎一起抽出。

(三)外用杀精剂

外用杀精剂是性交前置入女性阴道,具有灭活精子作用的一类化学避孕制剂。临床常用的有避孕栓剂、片剂、凝胶剂、胶冻剂及避孕薄膜等,由活性成分为壬苯醇醚和基质制成。壬苯醇醚有强烈杀精作用,能破坏精子细胞膜使精子失去活性,基质可使杀精剂扩散覆盖宫口,提高杀精效果。应用时应注意:每次性交前均需使用;栓剂、片剂和薄膜置入阴道后需等待 5 ~ 10 min,溶解后才能起效;若置入 30 min 尚未性交,必须再次放置;绝经过渡期妇女阴道分泌物少,最好选用凝胶剂或胶冻剂。

（四）安全期避孕

安全期避孕又称自然避孕。妇女依据自身月经周期,通过测量基础体温、观察宫颈黏液推测排卵日期,避开排卵前后 4～5 d 的易孕期而避孕的方法。女性排卵的时间一般在下次月经来潮前 14 d 左右,但易受气候、环境、情绪与健康状态等因素影响,出现排卵提前或推迟,故安全期避孕失败率较高。

课后小结:

1. 宫内节育器是一种可逆的避孕工具,以带铜宫内节育器应用最为广泛。适用于无禁忌证的育龄妇女。

2. 甾体避孕药的成分是雌激素和孕激素,较适合用于 35 岁以下不吸烟的妇女。

3. 紧急避孕仅适用于一次无保护性性生活,不能替代常规避孕。

4. 正确使用阴茎套避孕率高,同时具有防止性传播疾病的作用。

第二节 输卵管结扎术

输卵管结扎术是采用手术方法阻断或结扎输卵管,从而使精子和卵子不能相遇结合,达到永久性不孕的目的。绝育方式可经腹、经腹腔镜或经阴道操作。目前常用方法为经腹输卵管结扎或腹腔镜下输卵管绝育,经阴道手术已基本不做。

一、经腹输卵管结扎

1. 适应证　已婚妇女,自愿要求做绝育手术而无禁忌证者;患有严重疾病不宜妊娠者。

2. 禁忌证　①各种疾病的急性期;②各种感染,如盆腔炎、腹壁感染等;③24 h 内两次体温达到或超过 37.5 ℃;④全身状况不佳,如心力衰竭、血液病等不能耐受手术者;⑤严重的神经症患者。

3. 手术时间　非孕妇女月经干净后 3～4 d;人工流产或分娩后,宜在 48 h 内手术;哺乳期或闭经妇女,则应排除早孕后再行手术。

4. 术前准备　详细询问病史,进行全身体格检查及妇科检查,检验血常规、出凝血时间、肝功能及白带常规。按妇科腹部手术前常规准备。解除受术者的思想顾虑和紧张情绪。

5. 手术步骤

（1）准备　受术者排空膀胱后取平卧位,常规消毒腹部皮肤,切口处行局部浸润麻醉。

（2）切口　选取下腹部正中,耻骨联合上 3～4 cm,行长约 2 cm 纵切口或横切口。产后结扎则在宫底下 2 cm 处做切口。逐层切开腹壁,切腹膜时注意勿损伤膀胱和肠管。

6. 寻找输卵管

（1）钳取法　术者左手示指经切口伸入腹腔,沿宫底后方滑向一侧宫角,摸到输卵管后,右手将卵圆钳伸入轻夹输卵管,逐渐将输卵管提至切口处。

（2）钩取法　子宫后位时用输卵管钩取出输卵管较好。将输卵管钩移至子宫底部,然后转向一侧子宫角后下方,钩端朝前方上提出输卵管。

（3）指板法　摸清子宫位置,子宫后位者应扶成前位,示指置于输卵管峡部,另一手执指板贴示指进入盆腔,指尖与板尖夹住输卵管,共同滑向输卵管壶腹部,轻轻取出输卵管。

7.结扎输卵管　我国目前多采用抽心包埋法。用两把组织钳钳夹输卵管峡部长约 3 cm 的浆膜,注意避开血管,在此段浆膜下注入 0.5% 利多卡因 1 mL 使之膨隆,在膨隆的浆膜上行 2 cm 切口,用蚊式止血钳游离出输卵管,以细丝线结扎后剪去一小段,再以 4 号细丝线分别结扎输卵管两侧断端,用 1 号丝线连续缝合浆膜层,将输卵管近侧残端包埋于浆膜内,远端留置于浆膜外,检查无出血后送回腹腔。同法处理对侧。

8.其他　清点器械、纱布无误后缝合腹壁各层。

9.术后处理　密切观察生命体征。局部浸润麻醉无须禁食,鼓励尽早下床活动,防止肠粘连。术后 2 周内禁止性生活。若为流产或产后绝育,应按流产后或产后注意事项处理。

10.并发症的防治

（1）近期并发症

1）感染　体内原有感染尚未控制,手术用品或无菌操作不严格均可导致感染。一旦出现感染应针对病因选用有效的抗生素积极治疗。

2）损伤　多为膀胱与肠管损伤,不多见。手术时必须熟悉解剖层次,操作轻柔,术中发现损伤,应立即修补。

3）出血及血肿　多见于提取输卵管用力过猛或输卵管系膜血管断裂。提取输卵管时应轻柔,术中应严格止血,缝合应选择输卵管系膜无血管区。

（2）远期并发症

1）月经异常　少数妇女术后可出现月经异常如阴道不规则出血,多为短暂现象,可渐自恢复,必要时可酌情治疗。

2）肠粘连　多因术中反复寻找输卵管,导致肠管、大网膜等损伤所致,根据粘连程度酌情按外科处理。

3）输卵管再通　绝育术后有 1% ~2% 的再通率。多因手术时误扎或漏扎输卵管,引起输卵管再通。

4）神经官能症　多由精神因素,对手术有思想顾虑等引起。要耐心细致地做思想工作,打消顾虑,使其恢复正常。

二、经腹腔镜输卵管绝育术

经腹腔镜输卵管绝育术优点多,手术时间短,恢复快,但费用较高。

1.禁忌证　主要为心肺功能不全、膈疝、腹腔粘连等,其他同经腹输卵管结扎术。

2.术前准备　同经腹输卵管结扎术,受术者取头低臀高仰卧位。

3.手术步骤　局麻、硬膜外麻醉或全身麻醉。于脐孔下缘做 1 cm 小切口,用气腹针插入腹腔,充 CO_2 2~3 L,然后插入套管针放置腹腔镜。在腹腔镜直视下将硅胶环或弹簧夹置于输卵管峡部,以阻断输卵管通道。也可用双极电凝法烧灼输卵管峡部1~2 cm。经统计,电凝术再通率为 0.19%,硅胶环为 0.33%,弹簧夹为 2.71%。机械绝育术与电凝术相比,组织损伤小,可能为以后输卵管复通提供更高的成功率。

4.术后处理 ①密切观察生命体征;②术后静卧4~6 h后可下床活动。

课后小结:

1.输卵管绝育术是将输卵管结扎或堵塞,阻断精子与卵子相遇,是一种安全、永久性的节育措施。

2.经腹输卵管抽心包埋法具有并发症少、成功率高等优点,应用最广泛。

第三节　避孕失败的补救措施

人工流产指因意外妊娠、疾病等原因而采用人工或药物方法终止妊娠,为避孕失败的补救措施。早期妊娠终止的方法有手术流产和药物流产。

一、手术流产

手术流产术是指妊娠14周以内,采用手术方法终止妊娠者。包括负压吸引术和钳刮术。

考点:
负压吸宫术的
适应证、禁忌证

(一)负压吸引术

利用负压将宫腔内的妊娠物吸出,称为负压吸引术。

1.适应证 妊娠10周以内要求终止妊娠而无禁忌证者;患有各种严重疾病不宜继续妊娠者。

2.禁忌证 各种疾病急性期,或全身情况不良,不能耐受手术者;生殖系统炎症;术前2次体温在37.5 ℃以上者。

3.术前准备 询问病史,常规全身体检及妇科检查,尿或血HCG测定,B型超声检查确诊。行阴道分泌物常规、血常规及凝血方面检查。术前测体温、脉搏、血压。

4.手术步骤 受术者排空膀胱,取膀胱截石位。消毒外阴及阴道,铺无菌巾。妇科检查明确子宫大小、位置及附件有无异常。用窥器扩张阴道暴露宫颈并行消毒,用宫颈钳钳夹宫颈前唇。顺子宫位置的方向,用探针轻轻探测宫腔方向和深度,根据宫腔大小选择吸管。用宫颈扩宫器由小到大逐号扩张宫颈管,至比选用的吸管大半号或1号。将吸管与负压吸引器相连接,顺宫腔方向轻轻送入宫底,不应超过探针所测得的深度。按孕周大小适当调整负压,一般控制在负压400~500 mmHg,按顺时针方向吸刮宫腔1~2圈。当橡皮管内有振动感时说明已吸到胚胎组织,此时负压瓶内可见组织物。若橡皮管被胚胎组织堵住吸不动时,可将吸管慢慢退至宫口,使少量空气进入,可将管腔内容物吸进瓶内。必要时,可用卵圆钳将堵塞吸管口的胚胎组织夹出。感到宫壁粗糙且子宫明显缩小,提示宫腔内组织已吸刮干净,折叠捏紧橡皮管慢慢取出吸管。为避免胚胎组织残留,用小刮匙轻轻搔刮子宫双角及宫腔四壁。用探针再次探测宫腔深度,与术前比较宫腔深度缩小程度。取下宫颈钳,用棉球或纱布擦净宫颈口和阴道血迹,取下窥器,术毕。观察吸出物的多少与停经周数是否相符,过滤吸出物,检查有无绒毛。若未见绒毛需送病理检查。

5.注意事项 ①严格无菌操作;②正确判断子宫位置及大小,操作轻柔,尤其是哺乳期子宫壁薄而柔软,要特别小心以防子宫穿孔;③扩张宫口用力均匀勿粗暴,以免宫颈内口撕裂;④若应用静脉麻醉,应有麻醉医师实施和监护。

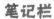

6.术后处理 ①术后观察 1~2 h,若应用静脉麻醉则苏醒无异常方可离去;②术后回家休息半个月,2 周内禁盆浴,1 个月内禁性生活;③若有发热、腹痛、阴道出血量多者,随时就诊;④指导避孕方法。

(二)钳刮术

适用于孕周≥10 周的早期妊娠。手术前行宫颈准备,如术前 12 h 宫颈管内插放无菌导管,使之自动缓慢扩张,也可于术前阴道放置或口服米索前列醇 200 μg 软化宫颈。术中应充分扩张宫颈,一般扩至 8~12 号至卵圆钳能通过为止。先用卵圆钳夹破胎膜让羊水流尽,再钳夹胎儿、胎盘,术中可辅助吸刮,方法同负压吸宫术。术后应检查刮出物是否与妊娠周数相符,胎儿是否完整,以防胚胎组织残留。

考点:
人工流产并发症及处理

(三)人工流产并发症及处理

1.人工流产综合反应 受术者在人工流产过程中出现恶心、呕吐、面色苍白、出冷汗、血压下降、心动过缓或心律失常,重者可晕厥或抽搐。由于宫颈和子宫受机械性刺激引起迷走神经兴奋所致,亦与孕妇精神紧张及手术操作有关。症状出现后立即停止手术,给予吸氧,大多可自行恢复。严重者静脉注射阿托品 0.5~1 mg,可有效缓解。术前应给予精神安慰,术中操作应轻柔,吸宫时选择适当负压,吸净后勿反复吸刮宫壁。

2.术中出血 多发生于妊娠月份较大时,可因子宫收缩不良出血较多。扩张宫颈后,于宫颈注射缩宫素,迅速清除宫腔内组织,严重时应及时补液、输血等。

3.子宫穿孔 为人工流产最严重的并发症。与手术操作及子宫情况有关。如术前未查清子宫位置及大小,探针、扩宫器、吸管未顺宫腔弯度插入或用力过猛,尤其在哺乳期、子宫有瘢痕、子宫畸形等情况时易发生穿孔。穿孔部位多发生在峡部及宫角处,可导致内出血、感染、脏器损伤等严重后果。当手术时器械进入宫腔突有无底感,或其深度明显超过检查时所测深度时,即可诊断子宫穿孔。若穿孔小症状不明显,且手术已完成,给予缩宫素和抗生素。若胚胎组织未吸净,可在 B 型超声或腹腔镜下,由经验丰富的医师避开穿孔部位行清宫术;尚未行吸宫操作者,可等待 1 周后再清除宫腔内容物,严密观察有无腹痛、阴道流血及血压脉搏的变化。若穿孔大特别是内出血增多或疑内脏损伤时,应立即剖腹探查或腹腔镜检查,根据情况进行相应处理。

4.术后感染 常见为急性子宫内膜炎、附件炎、盆腔炎等,甚至发展为败血症、感染性休克。卧床休息,支持疗法,给予足量抗生素控制感染,宫腔内残留妊娠物者按感染性流产处理。

5.吸宫不全 为人工流产术后部分妊娠组织物残留宫腔。是人工流产后常见并发症,与手术者技术不熟练或子宫体过度屈曲有关。若术后流血量较多而无感染征象,立即行刮宫术,术后抗感染。若流血不多,先抗感染,然后行刮宫术。若流血量较多伴有感染,先用卵圆钳夹出大块残留组织,同时给予大量抗生素,待感染控制后再行清宫。

6.漏吸或空吸 确定为宫内妊娠,但术时未吸到胚胎及胎盘绒毛,术后妊娠继续者,称为漏吸。子宫畸形及位置异常,或早期妊娠胚胎组织过小等容易发生漏吸。确属漏吸,应再次行负压吸引术。误诊为宫内妊娠行人工流产术,称为空吸。吸出组织肉眼未见绒毛或胚胎组织,应送病理检查,排除异位妊娠。

7.**羊水栓塞** 很少见,因宫颈损伤、胎盘剥离使血窦开放,羊水进入血液循环导致,其症状及严重性不如晚期妊娠发病凶猛。治疗见于第十二章第二节。

8.**远期并发症** 宫颈或宫腔粘连、月经失调、继发性不孕等。

二、药物流产

药物流产是服用药物而非手术终止早孕的方法。目前最常用的药物是米非司酮配伍米索前列醇,米非司酮是一种合成类固醇的抗孕激素制剂,与孕酮竞争蜕膜的孕激素受体,阻断孕酮活性而终止妊娠。米索前列醇为前列腺素类似物,可软化宫颈促进子宫收缩。二者配伍终止早孕完全流产率在90%以上。

1.**适应证** ①停经在49 d内,确诊为早孕,本人自愿,年龄在40岁以下的健康妇女;②确定为宫内妊娠的;③手术流产高危险因素者如瘢痕子宫、哺乳期、严重盆腔畸形者;④连续多次人工流产术,对手术流产有恐惧心理的妇女。

2.**禁忌证** ①米非司酮禁忌证:肾上腺疾病及其他内分泌疾病、血液病、血管栓塞性疾病、肝或肾疾病等;②米索前列醇禁忌证:青光眼、哮喘、癫痫、过敏体质者;③带器妊娠;④异位妊娠;⑤其他:妊娠剧吐、长期服用抗结核、抗癫痫、抗抑郁及抗前列腺素药物等。

3.**服用方法** 常用的方法是米非司酮25 mg,每日口服2次,连续3 d,于第4日上午口服米索前列醇0.6 mg,一次服完。服药后应严密观察,可出现恶心、呕吐、腹泻等胃肠症状,由于子宫收缩产生下腹痛,主要的副作用是出血时间过长和出血量过多,极少数甚至发生大出血需急诊手术终止妊娠。故药物流产要有医生指导,在具备抢救条件的正规医疗机构进行。

课后小结:

1.负压吸引术适用于妊娠10周以内要求终止妊娠而无禁忌证者。

2.钳刮术适用于孕周≥10周的早期妊娠要求终止妊娠者。

3.药物流产适用于停经在49 d内、年龄在40岁以下、有手术流产高危险因素的健康妇女。

第四节 避孕节育措施的选择

避孕方法的知情选择是计划生育优质服务的重要内容,育龄妇女可以根据自身特点和不同时期选择合适、安全、有效的避孕方法。以下介绍的是生育年龄各个时期建议选择的避孕方法。

1.新婚期

(1)原则 新婚夫妇尚未生育,原则上应选择使用方便又不影响生育的避孕方法。

(2)避孕方法 首选复方短效口服避孕药,使用方便,不影响性生活。男用避孕套也是较理想的避孕方法,性生活适应后可选用。还可选外用避孕栓、薄膜等。由于尚未生育,一般不选用宫内节育器,也不适合用安全期避孕、体外排精及长效避孕药。

2.哺乳期

(1)原则 不影响乳汁质量及婴儿健康。

（2）避孕方法　阴茎套是哺乳期选用的最佳避孕方法,也可选用单孕激素制剂长效避孕针或者皮下埋植剂,使用方便,不影响乳汁质量。哺乳期放置宫内节育器,操作要轻柔,防止子宫损伤。由于哺乳期阴道较干涩,不适于用避孕药膜。哺乳期不宜使用雌孕激素复合避孕药或者避孕栓剂及安全期避孕。

3. 生育后期

（1）原则　选择安全、可靠、长效的避孕方法,减少意外妊娠进行手术带来的痛苦。

（2）避孕方法　各种避孕方法(宫内节育器、复方口服避孕药、避孕针、皮下埋植、阴茎套等)均适用,可根据个人身体状况进行选择。选用某种避孕方法时,需注意有无禁忌证。生育两个及以上孩子者,宜采用绝育术。

4. 绝经过渡期

（1）原则　因此期仍有排卵可能,应坚持避孕,宜选择以外用避孕药为主的避孕方法。

（2）避孕方法　原来使用宫内节育器无不良反应者可继续使用,至绝经后半年取出。绝经过渡期阴道分泌物较少,不宜选择避孕药膜,可选用避孕套、凝胶剂。不宜选用复方避孕药剂及安全期避孕。

课后小结:

1. 避孕方法知情选择是计划生育优质服务的重要内容。

2. 育龄妇女可以根据自身特点和不同时期,选择合适的避孕方法。

同步练习

1. 宫内节育器放置的时间应选择在　　　　　　　　　　　　　　（　　）

　A. 月经后 3~7 d　　　　　　　　　　B. 月经干净后 3~7 d

　C. 月经干净后 3~7 d 无性交者　　　D. 月经第 7 天

　E. 月经第 3 天

2. 人工流产术后 12 d 仍有较多量阴道出血,应首先考虑　　　　　（　　）

　A. 子宫穿孔　　　　　　　　　　　　B. 子宫复旧不良

　C. 吸宫不全　　　　　　　　　　　　D. 子宫内膜炎

　E. 子宫绒毛膜癌

3. 人工流产负压吸宫术适用于　　　　　　　　　　　　　　　　（　　）

　A. 妊娠 10 周以内者　　　　　　　　B. 妊娠 12 周以内者

　C. 妊娠 14 周以内者　　　　　　　　D. 妊娠 16 周以内者

　E. 妊娠 18 周以内者

4. 健康女性,24 岁,现妊娠 45 d 要求终止妊娠,合适的方法是　　（　　）

　A. 负压吸宫术

　B. 药物流产——口服米非司酮和米索前列醇

　C. 静脉滴注缩宫素

　D. 乳酸依沙吖啶羊膜腔内注射

　E. 钳刮术

5. 25 岁,已婚未孕,因工作忙,暂时不准备生育,平时月经周期正常,经量多。最合适的避孕方法是　　　　　　　　　　　　　　　　　　　　　　　　（　　）

A. 安全期避孕   B. 避孕针

C. 外用避孕药   D. 宫内节育器

E. 复方短效口服避孕药

参考答案:1. C   2. C   3. A   4. B   5. E

(赵 萍)

第二十六章

妇女保健

🐾 学习目标

1. 掌握:妇女保健工作的工作方针、产时保健"五防、一加强"。
2. 熟悉:妇女各期保健。
3. 了解:妇女保健常用指标。

妇女保健学是一门以女性群体为服务和研究对象,以预防为主,旨在维护和促进妇女健康的科学。推行妇女保健的奋斗目标是能够实现全面的生殖健康。

第一节 妇女保健的意义

考点:
妇女保健的工作方针

(一)妇女保健工作的意义

在我国妇女占总人口的一半,妇女保健工作是我国人民卫生保健事业的重要组成部分。做好妇女保健工作,保障妇女的身心健康,关系到优生优育工作的贯彻落实,关系到中华民族素质的提高,有利于妇女在我国社会主义现代化建设中发挥更大的作用。因此,全社会应重视妇女的卫生保健工作,以"保健为中心,临床为基础,保健与临床相结合,以生殖健康为核心,面向基层,面向群体"为工作方针,以群体为服务对象,做好妇女保健,定期进行妇女常见病、多发病的普查普治,不断提高妇女的健康水平。

(二)妇女保健与生殖健康

世界卫生组织给予"生殖健康"的定义为"在生命所有各个阶段的生殖功能和生命全过程中,身体、心理和社会适应的完好状态,而不仅仅是没有疾病和虚弱"。妇女保健促进生殖健康,生殖健康要点是:①以人为中心,生殖健康把保护妇女健康提高到人权水平,把提高妇女地位作为先决条件;②以服务对象的需求为评价标准,保健工作不是单纯通过生物医学等技术手段,而是通过增强妇女权利和提高妇女地位,最终达到降低死亡率和人口出生率的目标;③强调满意和安全的性生活;④强调社会参与和政府责任,生殖健康的落实需要人们的广泛参与,需要社会各团体、各部门的协调,政府要给予政策支持和保证;⑤涉及学科广,包括生物医学、心理学、社会学、人类学、伦理学等学科领域。

(三)妇女保健工作的组织机构

1.行政机构 ①国家卫计委内设妇幼健康服务司(简称妇幼司),下设妇女卫生处、儿童卫生处、计划生育技术服务处等处室,领导全国妇幼保健工作。②省(直辖市、自治区)卫计委设妇幼健康服务处(简称妇幼处)。③市(地)级卫计委设妇幼健康服务科。④县(市)级卫计委设妇幼保健中心。

2.专业机构

(1)妇幼卫生专业机构 包括各级妇幼保健机构,各级妇产科医院、儿童医院,综合性医院妇产科、儿科、计划生育科、预防保健科,中医医疗机构中的妇科、儿科,各地妇产科、儿科诊所。不论其所有制关系(全民、集体、个体)均属妇幼卫生专业机构。

(2)各级妇幼保健机构 ①国家级:国家级妇幼保健中心,设立在中国疾病预防控制中心,与各省、市、县妇幼保健机构构成我国妇幼保健服务体系。②省级:省妇幼保健院及部属院校妇产科、妇幼系。③市(地)级:市(地)级妇幼保健院。④县级:县级妇幼保健院(所)。各级妇幼保健机构均在同级卫生行政部门领导下,认真贯彻落实各项妇幼保健工作方针。

(四)妇女保健工作的方法

妇女保健工作是一项社会系统工作,应充分发挥各级妇幼保健专业机构和妇幼保健网的作用。有计划地组织培训和继续教育,不断提高专业队伍的业务技能和水平。在调查研究的基础上,制订工作计划和防治措施,做到群众保健与临床保健相结合,防与治相结合;同时开展广泛的社会宣传与健康教育,提高群众的自我保健意识;同时健全有关法律和法规,保障妇女和儿童的合法权益,加强管理和监督。

第二节 妇女保健工作的任务

妇女保健工作的任务包括妇女各期保健,妇女常见病和恶性肿瘤的普查普治,计划生育技术指导、妇女劳动保健、妇女心理保健,社区妇女保健,健康教育和健康促进等。

(一)妇女各期保健

1.幼女期保健 幼女期是妇女一生生殖健康的基础,关系到今后的子代健康。重点做好以下保健:培养良好的卫生习惯,重视心理卫生指导,注意素质培养;避免幼女外生殖器感染和损伤;尽早发现并治疗发育成熟障碍、生殖器官发育畸形、肿瘤等疾病。

2.青春期保健 青春期保健分三级:一级预防包括合理的营养,培养良好的个人生活习惯,适当参与体育锻炼和体力劳动。重点给予经期卫生保健指导,乳房保健指导,进行青春期心理卫生和性知识教育及性道德的培养。二级预防包括早期发现疾病和行为偏异,减少或避免影响青春期女性身心发育的危险因素。三级预防包括对青春期女性疾病的治疗与康复。青春期保健以一级预防为重点。

3. 围婚期保健　是围绕结婚前后,为保障婚配双方及其下一代健康所进行的一系列保健服务措施。其内容包括婚前医学检查、围婚期健康教育及婚前卫生咨询。重点是婚前保健,为了能在婚后生活融洽、美满,应做好婚前医学检查,了解是否存在法律上规定的不宜结婚的某些疾病。对有遗传倾向的疾病,应说明情况,劝说不要结婚或婚后不宜生育。婚前应让男女双方了解一些性生活、怀孕、生育与避孕的知识,双方共同做好计划生育。

4. 生育期保健　主要是维护生殖功能的正常,保证母婴安全。应以加强一级预防为重点:普及孕产期保健和计划生育技术指导;二级预防:避免妇女在生育期内因孕育或节育引发各种疾病,能做到早发现、早防治,提高防治质量;三级预防:提高对高危孕产妇的处理水平,降低孕产妇死亡率和围产儿死亡率。

5. 围产期保健　是在一次妊娠的妊娠前、妊娠期、分娩期、产褥期、哺乳期、新生儿期采取的一系列保健措施。

(1)孕前保健　①生育期历时约 30 年,妇女可以充分选择最佳受孕时机,患有疾病者,应在医生的指导下选择适宜受孕时机;②女性<18 岁或>35 岁是妊娠的危险因素,易造成难产或其他产科并发症;③如从事接触毒物或放射线的工作,因其对生殖细胞和胚胎发育有害,应脱离有害环境,待体内毒物排除、恢复正常后再受孕;④不良烟酒嗜好应戒除;⑤服用避孕药时间较长者,应停药改用工具避孕,6 个月以后再受孕;⑦孕前 3 个月补充叶酸或含叶酸的多种维生素可明显降低胎儿神经管畸形的风险,若前次有不良孕产史,此次受孕应向医师咨询,做好孕前准备,以减少高危妊娠和高危儿的发生。

(2)妊娠早期保健内容　①确诊早孕,记录基础血压、体重;②恰当、积极地处理妊娠呕吐;③避免孕早期患发热性疾病;④戒除烟酒,减少去公共场所,保持心情舒畅,生活起居要有规律;⑤了解既往病史、家族史及职业;⑥患病后,应在医生指导下用药。

(3)妊娠中期保健内容　①加强营养,适当补充铁剂、钙剂;②疑有胎儿畸形的,此期可行产前诊断;③监测胎儿宫内生长发育情况;④预防妊娠并发症;⑤预防生殖道感染,如有发生,应在此期治愈。

(4)妊娠晚期保健　孕晚期应重视监测胎盘功能,及早发现并及时纠正胎儿宫内缺氧,做好乳房准备,利于产后哺乳。

考点:
产时保健五防、一加强

(5)分娩期保健　分娩是整个妊娠安全的关键。近年来我国卫计委提出了"五防、一加强"的产时保健重点内容,五防:是防出血、防感染、防滞产、防产伤、防窒息,一加强:是加强产时监护和产程中处理。

(6)产褥期保健　观察产妇有无感染(尤其乳腺及生殖道感染)、子宫复旧情况、手术伤口情况,嘱产妇科学饮食,保持外阴清洁,并进行心理护理。

(7)哺乳期保健　哺乳期是产后产妇用自己的乳汁喂养婴儿的时期,通常为1 年。保护、促进和支持母乳喂养是妇幼保健工作的重要内容。哺乳期保健内容有:①观察并具体指导哺乳姿势,了解母乳喂养状况及婴儿情况,保持室内空气清新;②产妇用药需慎重,以免药物通过乳汁影响胎儿;③指导避孕。

考点:
妇科肿瘤好发年龄

6. 绝经过渡期保健　绝经过渡期是指妇女 40 岁左右开始出现内分泌、生物学变化和临床表现直至绝经的一段时期。绝经过渡期保健的内容有:①讲究生活质量及规律,保持舒畅心情,适当锻炼身体;②防治绝经前期月经失调,重视绝经后阴道流血;

③保持外阴部清洁,进行肛提肌锻炼(用力做收缩肛门括约肌动作,每日3次,每次15 min),以防治子宫脱垂及张力性尿失禁;④此期是妇科肿瘤的好发年龄,应普及防癌知识,每年定期进行体检;⑤应用激素替代疗法防治绝经过渡期综合征、骨质疏松、心血管疾病等,可明显提高绝经过渡期妇女的生活质量,钙剂及维生素D亦可用于预防骨质疏松;⑥绝经后12个月以内仍应采取适当避孕措施。

7.老年期保健　国际老年学会规定65岁以上为老年期。由于老年期生理及心理上发生的巨大变化,老年期妇女易患多种身心疾病:萎缩性阴道炎、妇科肿瘤、老年痴呆等。应定期体检,加强身体锻炼,合理补充钙剂、激素替代治疗等。

(二)定期做好妇女常见病和良、恶性肿瘤的普查普治

考点:
　妇女疾病普查

健全妇女防癌保健网,定期进行妇女常见病和良、恶性肿瘤的普查普治工作。35岁以上妇女每1~2年普查一次,做到早发现、早诊断、早治疗。制订预防措施,降低发病率,提高治愈率,维护妇女健康。

(三)做好计划生育技术指导

开展计划生育技术咨询,普及节育科学知识,大力推广以避孕为主的综合节育措施,对育龄夫妇推荐、指导和实施安全有效的节育方法,降低人工流产率及中期妊娠引产率。保证和提高节育手术质量,杜绝事故和差错,减少和防止手术并发症的发生,确保受术者安全与健康,并加强节育手术并发症患者的管理。

(四)汇集信息资料

应用先进技术,开展计划生育技术和优生优育临床科学研究,加强信息工作,做好资料统计和分析。开展妇女保健咨询,帮助妇女正确对待自身的生理、心理和病理性问题,促进身心健康。

(五)做好妇女劳动保护

考点:
　妇女劳动保护

采用法律手段,贯彻预防为主的方针,确保女职工在劳动中的安全与健康。目前,我国已建立较为完善的妇女劳动保护和保健的法律,有关规定如下:

1.月经期规定"女职工在月经期不得从事装卸、搬运等重体力劳动及高空、低温、冷水、野外作业"。

2.妊娠期有"满7个月后不得安排其从事夜班劳动","不得在女职工怀孕期、分娩期、哺乳期降低基本工资,或者解除劳动合同"。

3.分娩期有"女职工生育享受98 d产假,其中产前可以休假15 d,难产的增加产假15 d;生育多胞胎的,每多生育1个婴儿,增加产假15 d。女职工怀孕未满4个月流产的,享受15 d产假;怀孕满4个月流产的,享受42 d产假。

4.哺乳期有"哺乳时间定为1年,用人单位应当在每日的劳动时间内为哺乳期女职工安排1 h哺乳时间";"有未满1周岁婴儿的女职工,不得安排夜班及加班"等规定。

5.绝经过渡期有"绝经过渡期女职工应该得到社会广泛体谅和关怀。经医疗保健机构诊断为绝经过渡期综合征者,经治疗效果不佳,已不适应现任工作时应暂时安排其他适宜的工作"等规定。

(六)女性心理保健

健康的心理对妇女的身心健康有不可忽视的意义,尤其是在女性一生中的几个特

定时期,了解女性心理问题很必要。

1. 与月经有关的心理问题

(1)异常月经的心理问题 情绪能够影响月经,情绪障碍可致月经周期紊乱、经量增多、经期延长和闭经。功能性月经异常可能与下丘脑促性腺激素释放激素(GnRH)的释放紊乱或中枢神经系统的神经体液因素对子宫血管的直接作用有关,也可能与正常生活方式改变、环境变迁和工作环境高度紧张有关。

(2)绝经过渡期的心理问题 绝经过渡期妇女体内雌激素水平显著降低,引起神经体液调节紊乱,导致绝经前后的心理障碍,主要表现为情绪不稳定、易激惹、焦虑、抑郁、失眠及性功能障碍,与卵巢功能低下所致的性激素分泌减少致使子宫内膜不再出现周期性剥脱、出血及心理负担加重可能有关。

2. 与分娩有关的心理问题 分娩全过程对孕妇与胎儿均属强烈应激。分娩应激主要是躯体应激。孕产妇对应激的反应主要表现为恐惧和焦虑的心理状态,已知情绪改变影响产力可以导致难产,甚至出现严重的分娩期并发症。分娩时的环境,医务人员的服务态度对产妇精神状态有很大影响。在产妇分娩过程中,医护人员的耐心安慰,可消除产妇不应有的恐惧和焦虑心情。开展家庭式产室,由丈夫或家人陪伴,就能较顺利地完成分娩全过程。新生儿出现问题,必须安排适当时机和恰当方式告诉产妇,以免影响产后康复。

3. 与妇科手术有关的心理问题

(1)行子宫切除、卵巢切除手术的心理问题 有的妇科疾病需要行双侧卵巢切除或子宫全切除时,由于受术者对卵巢、子宫的功能认识不足,容易产生许多顾虑,如卵巢是女性的性腺,子宫是女性生育必不可少的生殖器官,切除卵巢会失去女性特征,影响女性体型,切除子宫会使阴道变短,影响性欲,因而表现出情绪低落,顾虑重重,影响夫妻感情。医生应向患者说明手术的必要性及方法,告知术后不会影响夫妻性生活,也不会改变女性形象,可定期补充适当的性激素类药物,还要做好患者丈夫和家属的工作,多方面减少患者的压力和精神负担。

(2)行输卵管结扎术的心理问题 行绝育术的女性,绝大多数为健康个体,本无通过手术解除病痛的需要,因而容易出现怕疼痛、怕出现手术后遗症、怕失去女性特征等心理。因此,应该做到术前仔细检查受术者有无神经衰弱、癔症,并讲明绝育手术仅是结扎输卵管,使卵子与精子无法相遇,达到永久性避孕的目的,并不影响卵巢功能,缓解其不良心理反应。

第三节 妇女保健常用统计指标

做好妇女保健统计可以客观地反映妇幼保健工作的水平,评价工作的质量和效果,并为制订妇幼保健工作计划、指导妇幼保健工作的开展和科研提供科学依据。

(一)妇女病普查普治的常用统计指标

1. 妇女病普查率=期内(次)实查人数/期内(次)应查人数×100%。

2. 妇女病患病率=期内患者数/期内受检查人数×10万/10万。

3. 妇女病治愈率=治愈例数/患妇女病总例数×100%。

(二)孕产期保健指标

1.孕产期保健工作统计指标

(1)产前检查覆盖率=期内接受一次及以上产前检查的孕妇数/期内孕妇总数×100%。

(2)产前检查率=期内产前检查总人次数/期内孕妇总数×100%。

(3)产后访视率=期内产后访视产妇数/期内分娩的产妇总数×100%。

(4)住院分娩率=期内住院分娩产妇数/期内分娩的产妇总数×100%。

2.孕产期保健质量指标

(1)高危孕妇发生率=期内高危孕妇数/期内孕(产)妇总数×100%。

(2)妊娠期高血压疾病发生率=期内患者数/期内孕妇总数×100%。

(3)产后出血率=期内产后出血人数/期内产妇总数×100%。

(4)产褥感染率=期内产褥感染人数/期内产妇总数×100%。

(5)会阴破裂率=期内会阴破裂人数/期内产妇总数×100%。

3.孕产期保健效果指标

(1)围生儿死亡率=(孕28足周以上死胎、死产数+生后7日内新生儿死亡数)/(孕28足周以上死胎、死产数+活产数)×1000‰。

(2)孕产妇死亡率=年内孕产妇死亡数/年内孕产妇总数×10万/10万。

(3)新生儿死亡率=期内生后28日内新生儿死亡数/期内活产数×1000‰。

(4)早期新生儿死亡率=期内生后7日内新生儿死亡数/期内活产数×1000‰。

(三)计划生育统计指标

1.人口出生率=某年出生人数/该年平均人口数×1000‰。

2.人口死亡率=某年死亡人数/该年平均人口数×1000‰。

3.人口自然增长率=年内人口自然增长数/同年平均人口数×1000‰。

4.计划生育率=符合计划生育的活胎数/同年活胎总数×100%。

5.节育率=落实节育措施的已婚育龄夫妇任一方人数/已婚育龄妇女数×100%。

6.绝育率=男和女绝育数/已婚育龄妇女数×100%。

课后小结:

1.妇女的卫生保健工作以"保健为中心,临床为基础,保健与临床相结合,以生殖健康为核心,面向基层,面向群体"为工作方针。

2.妇女保健以群体为服务对象,定期进行妇女常见病、多发病的普查普治,不断提高妇女的健康水平。

3.世界卫生组织给予"生殖健康"的定义为"在生命所有各个阶段的生殖功能和生命全过程中,身体、心理和社会适应的完好状态,而不仅仅是没有疾病和虚弱"。

4.青春期保健以一级预防为重点。

5.我国卫计委提出了"五防、一加强"的产时保健重点内容,五防:是防出血、防感染、防滞产、防产伤、防窒息,一加强:是加强产时监护和产程处理。

6.孕前3个月补充叶酸或含叶酸的多种维生素可明显降低胎儿神经管畸形的风险。

7.绝经过渡期是妇科肿瘤的好发年龄,应普及防癌知识,每年定期进行体检。

8.定期进行妇女常见病和良、恶性肿瘤的普查普治工作,35岁以上妇女每1~2年普查一次。

笔记栏

同步练习

1. 妇女保健的任务不包括 （ ）
   A. 妇女各期保健
   B. 做好妇女保健统计
   C. 定期进行妇女病及良、恶性肿瘤的普查普治
   D. 进行计划生育技术指导
   E. 做好妇女劳动保护

2. 围产期保健不包括 （ ）
   A. 围婚期保健 B. 孕前保健
   C. 分娩期保健 D. 产褥期保健
   E. 哺乳期保健

3. 妇女肿瘤的好发年龄是 （ ）
   A. 青春期 B. 生育期
   C. 妊娠期 D. 绝境过渡期
   E. 老年期

4. 国家规定35岁以上妇女病普查多长时间查1次 （ ）
   A. 半年 B. 每1～2年
   C. 3～4年 D. 5年
   E. 6年

5. 哪种疾病不属于妇女病普查普治范围 （ ）
   A. 宫颈癌 B. 肺炎
   C. 子宫肌瘤 D. 卵巢肿瘤
   E. 乳腺疾病

6. 为降低胎儿神经管畸形的风险,开始补充叶酸或含叶酸的多种维生素的时间是 （ ）
   A. 孕前3个月 B. 孕前2个月
   C. 孕前1个月 D. 孕后2个月
   E. 孕后3个月

7. 哺乳期不适宜的工作是 （ ）
   A. 值夜班 B. 在家带孩子
   C. 5 d 工作日 D. 哺乳
   E. 洗衣服

8. 国际老年学会规定的老年期为 （ ）
   A. 50 岁以上 B. 55 岁以上
   C. 60 岁以上 D. 65 岁以上
   E. 70 岁以上

参考答案:1.B 2.A 3.D 4.B 5.B 6.A 7.A 8.D

（朱前进）

第二十七章
妇产科常用检查方法

第一节 生殖道细胞学检查

生殖道脱落上皮细胞包括阴道上段、宫颈阴道部、子宫、输卵管及腹腔的上皮细胞,其中以阴道上段、宫颈阴道部的上皮细胞为主。阴道上皮细胞受雌、孕激素的影响出现周期性变化,因此,检查生殖道脱落细胞既可协助诊断生殖器不同部位的恶性肿瘤,观察其治疗效果,又可反映体内性激素水平,是一种实用、简便、经济的辅助诊断方法。但生殖道脱落细胞检查发现恶性肿瘤细胞只能作为初步筛选,不能确诊,需要进一步做相关的检查。

(一)生殖道细胞学检查取材、制片

1. 涂片种类及标本采集   采集标本前24 h内禁止阴道检查、阴道灌洗、阴道用药及性生活,取标本的用具必须无菌干燥。

(1)阴道涂片   主要目的是了解卵巢或胎盘功能。对有性生活的妇女,一般在阴道侧壁上1/3处用小刮板轻轻刮取浅层细胞做涂片(避免混入深层细胞),薄而均匀地涂于玻片上,立即置于95%乙醇中固定。对无性生活的妇女,可用无菌棉签先在生理盐水中浸湿后,伸入阴道侧壁上1/3处涂抹,取出棉签,在玻片上向一个方向滚涂并用95%乙醇固定。

(2)宫颈刮片   是筛查早期宫颈癌的重要方法。取材应在宫颈外口鳞-柱状上皮交接处,以宫颈外口为圆心,用木质铲形小刮板轻轻刮取一周,取出刮板,均匀地涂于玻片上。注意应避免损伤组织引起出血而影响检查结果。若白带过多,应先用无菌干棉球轻轻擦净黏液,再刮取标本。该方法获取细胞数目较少,制片较粗糙,现多采用涂片法。

(3)宫颈管涂片 怀疑宫颈管癌,或绝经后的妇女由于宫颈鳞-柱状上皮交接处退缩到宫颈管内,为了了解宫颈管情况,可行此项检查。先轻轻擦去宫颈表面的分泌物,然后用小型刮板进入宫颈管内,轻轻刮取一周做涂片。但最好使用"细胞刷"获取宫颈管上皮,取材效果优于棉拭子。方法是将"细胞刷"置于宫颈管内,达宫颈外口上方 10 mm 左右,在宫颈管内旋转360°后取出,旋转"细胞刷"将附着于小刷子上的细胞均匀地涂于玻片上,立即固定或洗脱于保存液中。目前常采用的薄层液基细胞学检测技术(Thinprep-Cytologic Test,TCT),从根本上解决了常规脱落细胞制片假阴性率高、丢失细胞率高和涂片质量差等技术难题,使宫颈癌的阳性检出率达95%以上,同时还能发现部分癌前病变,微生物感染如霉菌、滴虫、病毒、衣原体等。

(4)宫腔吸片 疑宫腔内有恶性病变时,可采用宫腔吸片,较阴道涂片及诊刮阳性率高。选择直径 1~5 mm 不同型号塑料管,一端连于干燥无菌的注射器,用大镊子将塑料管另一端送入宫腔内达宫底部,上下左右转动方向,同时轻轻抽吸注射器,将吸出物涂片、固定、染色。注意取出吸管时停止抽吸,以免将宫颈管内容物吸入。还可用宫腔灌洗法,即用注射器将 10 mL 无菌生理盐水注入宫腔,轻轻抽吸洗涤内膜面,然后收集洗涤液,离心后取沉渣涂片。

2. 染色方法 细胞学染色常用巴氏染色法,该法既可用于检查雌激素水平,也可用于筛查癌细胞。

(二)生殖道脱落细胞在内分泌检查方面的应用

临床上常用 4 种指数,即成熟指数、嗜伊红细胞指数、致密核细胞指数和角化指数来代表体内雌激素水平。成熟指数(maturation index,MI)是阴道细胞学卵巢功能检查最常用的一种。若表层细胞百分率高称右移,表示雌激素水平升高;若底层细胞百分率高称左移,提示雌激素水平下降。嗜伊红细胞指数(eosinophilic,EI)以鳞状上皮表层细胞红染的百分率来计数。因红染的表层细胞通常是在雌激素影响下出现,可表示雌激素的水平。指数越高,提示上皮细胞越成熟。致密细胞指数(karyopyknotic index,KI)以鳞状上皮细胞中表层致密核细胞的百分率来计数,它也表示雌激素的水平。指数越高,表示上皮越成熟。角化指数(cornification index,CI)以鳞状上皮细胞中表层嗜伊红致密核细胞的百分率来计数,表示雌激素的水平。

(三)生殖道脱落细胞涂片在妇科疾病诊断中的应用

1. 生殖内分泌疾病 功能失调性子宫出血,阴道涂片表现为中度至高度雌激素影响,但也有较长期处于低度至中度雌激素影响。闭经患者涂片表现不同程度雌激素低落,或持续雌激素轻度影响,提示垂体或下丘脑或其他全身性疾病引起的闭经。涂片见中层和底层细胞多,表层细胞极少或无,无周期性变化,提示病变在卵巢,如卵巢早衰。阴道涂片检查见有正常周期性变化,提示闭经原因在子宫及其以下部位,如子宫内膜结核、宫颈宫腔粘连等。

2. 生殖道感染性疾病 ①常见的有乳酸杆菌、球菌、放线菌和加德纳尔菌等。②特异性感染细胞:细菌性阴道病在涂片中可见炎性阴道细胞核呈豆状核,核破碎和核溶解,上皮细胞核周有空晕。衣原体性宫颈炎在宫颈涂片上可见感染细胞肥大多核,化生的细胞胞质内有球菌样物及嗜碱性包涵体。HPV 感染后的鳞状上皮细胞具有典型的细胞学改变,在涂片标本中见到挖空细胞、不典型角化不全细胞及反应性外底层细胞。

3.流产　先兆流产时 EI 于早孕期增高,治疗后下降,提示是由于黄体功能不足引起的先兆流产。稽留流产时 EI 升高,出现圆形致密核细胞,舟形细胞少,较大的多边形细胞增多。

(四)生殖道脱落细胞妇科肿瘤诊断中的应用

1.宫颈/阴道细胞学诊断的报告形式　主要有两种:分级诊断和描述性诊断。分级诊断即临床常用巴氏 5 级分类法,描述性诊断即 TBS 分类法及其描述性诊断内容,是目前我国多数医院采用的报告形式。

(1)巴氏分类法

巴氏Ⅰ级:正常。为正常阴道细胞涂片。

巴氏Ⅱ级:炎症。细胞核增大,核染色质分布尚均匀,但染色质较粗。

巴氏Ⅲ级:可疑癌。主要是有核异质现象,表现为核形不规则或双核,大而深染。对不典型细胞,性质尚难肯定。

巴氏Ⅳ级:高度可疑癌。细胞有恶性特征,但在涂片中恶性细胞较少。

巴氏Ⅴ级:癌。具有多量的典型癌细胞。

目前巴氏分级正在逐步被 TBS(the Bethesda system)分类法所取代,原因是以级别来表示细胞学改变的程度易造成假象,每个级别之间有严格的区别,使临床医师仅根据分类级别的特定范围处理患者,而事实上Ⅰ、Ⅱ、Ⅲ、Ⅳ级之间的区别并无严格的客观标准,主观因素存在较多;对癌前病变也无明确规定,可疑癌是指可疑浸润癌还是 CIN 不明确;不典型细胞全部作为良性细胞学改变也不合适;不能与组织病理学诊断名词相对应,也未包括非癌的诊断。

(2)TBS 分类法及其描述性诊断内容　1991 年国际癌症协会对宫颈/阴道细胞学的诊断报告正式采用了 TBS 分类法。我国近年来普遍推荐应用 TBS 分类法及其描述性诊断。TBS 描述性诊断报告主要包括以下内容:

1)感染　原虫、真菌、细菌、病毒等,提示诊断感染性疾病。

2)反应性细胞学改变　细胞对炎症、损伤、放疗和化疗的反应性改变;对激素治疗的反应性改变及对宫内节育器(intrauterine device, IUD)引起上皮细胞的反应性改变。

3)鳞状上皮细胞异常　①不典型鳞状上皮细胞(Typical squamous cells, ASC),包括无明确诊断意义的不典型细胞(Atypical squamous cells of undetermined significance, ASCUS)和不排除高级别鳞状上皮内病变不典型鳞状细胞(Atypical squamous cells-cannot exclude HIS, ASC-H)。②低度鳞状上皮细胞内病变(low-grade squamous intra-epithelial lesions, LSILs),宫颈上皮内瘤变(CIN)Ⅰ级。③高度鳞状上皮内病变(high-grade squamous intraepithelial lesions, HSILs):包括 CINⅡ级、CINⅢ级和原位癌。④鳞状细胞癌。

4)腺上皮细胞改变　①不典型腺上皮细胞(AGC);②腺原位癌(AIS);③腺癌。

5)其他　一些恶性肿瘤等。

2.PAPNET 电脑抹片系统　即计算机辅助细胞检测系统(computer-assisted

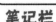

cytology test,CCT),近年在宫颈癌早期诊断中得到广泛应用。其原理是 PAPNET 系统将电脑及神经网络软件结合,可以通过经验来鉴别正常与不正常的巴氏涂片。当计算机阅读数千个正常与异常细胞图片后,便能检出它从未见过的异常细胞。在检测中心,计算机筛选出最可疑细胞由细胞学专职人员做出最后诊断。

课后小结:

1. 阴道涂片可了解卵巢及功能。

2. 宫颈刮片是筛查早期宫颈癌的重要方法。

3. 宫颈、阴道细胞学诊断的报告形式现多采用 TBS 分类法及其描述性诊断。

第二节　宫颈脱落细胞 HPV DNA 检测

人乳头瘤病毒(human papilloma virus,HPV)感染能够导致子宫颈上皮内瘤变(CIN)及子宫颈癌的发生,不同型别 HPV 致病能力不同,持续感染高危型 HPV 是促使子宫颈癌发生的最主要因素。因此,HPV 感染的早期发现、准确分型和病毒定量对于子宫颈癌防治具有重要意义。目前,检测 HPV 感染已作为子宫颈癌及其癌前病变的常规筛查手段在临床推广。

(一)HPV 的生理特性

HPV 属于乳头多瘤空泡病毒科乳头瘤病毒属,是一种环状的双链 DNA 病毒,有多种基因型,目前已确定的有 120 余种基因型,其中与生殖道感染有关的约 30 种。不同类型的 HPV 感染可导致不同临床病变。根据其生物学特征和致癌潜能将 HPV 分为高危型和低危型。高危型与癌及癌前病变相关,如 HPV16、HPV18、HPV31、HPV33、HPV35、HPV39、HPV45、HPV51、HPV52、HPV56、HPV58、HPV59、HPV66、HPV68 等,低危型主要与轻度鳞状上皮损伤和泌尿生殖系统疣、复发性呼吸道息肉相关,如 HPV6、HPV11、HPV42、HPV43、HPV44 等。

HPV 适于在温暖、潮湿的环境生长,主要感染人体特异部位皮肤、黏膜的复层鳞状上皮。性接触为其主要的传染途径,性活跃妇女的 HPV 感染率最高,感染的高峰年龄在 18～28 岁。但大部分妇女的感染期较短,多 8～10 个月便自行消失,只有 10%～15% 的 35 岁以上的妇女呈持续感染状态,这种持续感染的妇女将有更高的宫颈癌风险。

(二)HPV 感染与宫颈癌及其癌前病变的关系

目前,国内外已公认高危 HPV 持续感染是子宫颈癌发生的必要条件。高危型 HPV E6、HPV E7 基因编码的原癌蛋白在细胞周期调控及凋亡调节中起重要作用,是宫颈癌发生、发展的主要原因。HPV16、HPV18 亚型与宫颈癌的关系最为密切,其对宫颈移行带具高度的亲和力,HPV16 型与宫颈鳞癌相关,HPV18 型与宫颈腺癌相关性较大。

(三)HPV 检测方法

大部分的 HPV 感染无临床症状或为亚临床感染,不能通过常规筛查发现,只能采用 HPV 检测发现。HPV 不能体外培养,不能用简便的血清学检测进行诊断和分型。

临床常用免疫组化、原位杂交、核酸印迹或 PCR 等方法进行检测。

传统检测方法主要通过形态学和免疫学方法进行检测,但特异度和灵敏度均不理想,存在较高的假阳性率和假阴性率,且不便于对 HPV 进行分型,目前应用较少。

PCR 检测技术通过 HPV 通用引物 PCR 扩增待测基因片段使信号放大,再利用特异性探针(或引物)与扩增产物杂交判断型别(分型),不仅可检测出低水平的病毒感染,而且可对 HPV 感染状态进行较准确的分类,是实验室和流行病学研究的理想工具。但缺点是它的灵敏性高,易因样品的交叉污染造成假阳性。新型集成技术应用 PCR 的高灵敏性、导流杂交技术的高特异性,并通过多重定性的检测提高准确性。该方法提供 HPV16 型、HPV18 型和其他 12 型共 14 种高危 HPV 型别(HPV31、HPV33、HPV35、HPV39、HPV45、HPV51、HPV52、HPV56、HPV58、HPV59、HPV66 和 HPV68)的结果,将 HPV16 型、HPV18 型两种高危型单列,有助于初筛过程中分层分析和进一步筛查处理。

杂交捕获 HPV DNA 分析法有较好的特异度和灵敏度,可进行分型,各种核酸杂交检测法各有优缺点。核酸印迹原位杂交适用 HPV 分型和 HPV DNA 分子量鉴定,虽然灵敏度高,但操作复杂,需要新鲜组织标本,不利于临床大规模使用。斑点印迹法较核酸印迹原位杂交法的敏感度和特异度均低,虽然经济实用,但实验过程存在放射性污染。原位杂交法通过非放射性探针对石蜡组织进行检测,能做定位检测,假阳性率低,但灵敏度不高,临床使用价值不大。杂交捕获法是目前临床使用的一种检测 HPV DNA 的非放射性技术。第二代杂交捕获法可同时检测 13 种高危型 HPV(16、18、31、33、35、39、45、51、52、56、58、59 和 68),其检测的灵敏度和异度分别为 95% 和 85%,目前广泛地应用于子宫颈癌的筛查和复查。

病理组织学检查结合原位杂交技术应用组织或细胞在病理切片上和分子探针进行 HPV 杂交,不仅可观察组织学形态变化,也可进行分型检测,是较理想的病理学检测及研究方法。但目前国内尚缺乏稳定的探针,且操作较复杂,不适于大规模筛查。

(四) HPV 检测的临床意义

高危型 HPV 感染的检测对于预防和早期发现子宫颈癌及其癌前病变有非常重要的意义。体现在以下几个方面。

1. 可与细胞学检查联合或单独使用进行子宫颈癌的初筛,有效减少细胞学检查的假阴性结果,适用于大面积普查,初筛并聚焦高风险人群。宫颈细胞学筛查,尤其是传统的宫颈巴氏涂片检查,存在相当比例的假阴性结果。将细胞学和 HPV 检测联合使用可达到极高的灵敏度和几乎 100% 的阴性预测值,细胞学和 HPV 均阴性者,发病风险较低,可适当延长筛查间隔时间,降低检测费用。

2. 预测受检者患子宫颈癌的风险。HPV 感染型别与宫颈病变的级别存在一定关系,不同型别对宫颈上皮的致病力亦不相同。如 HPV16 或 HPV18 阳性患者其 ASCUS 或 LSIL 转变为 CINⅢ级的概率远高于其他型别阳性或未检测出者;而细胞学阴性而高危型阳性者,一般不做处理,但发病风险较高,对这类人群要坚持定期随访。

3. 对未明确诊断意义的不典型鳞状上皮细胞或腺上皮细胞(ASCUS),应用 HPV 检测可进行有效的分流。HPV 检测可将从细胞学结果为未明确诊断意义的非典型鳞状细胞/腺细胞中有效检出,仅高危型 HPV 检测阳性者要进一步进行阴道镜及活检,对 HPV 检测为阴性患者进行严密随诊,避免因过度诊断和治疗给患者及医生造成

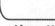

负担。

4. HPV 检测可做宫颈病变手术治疗后的疗效判断和随访监测的手段,预测其病变恶化或术后复发的风险。宫颈手术后检测 HPV 阴性,提示病灶切除干净。若术后 HPV 检测阳性,提示有残余病灶及有复发可能,需严密随访。

(五)HPV 检测的推荐筛查策略

年轻妇女 HPV 感染非常普遍,但大多数为一过性感染,所以不推荐对年轻妇女特别是青春期女性进行 HPV 检测初筛。世界卫生组织推荐对 30～65 岁之间的妇女进行高危型 HPV 筛查,高危人群起始年龄应提前。临床上将感染、器官移植、长期应用皮质激素的妇女定义为高危妇女人群。尽管 30 岁以下妇女患子宫颈癌的危险性较低,但考虑到高危人群起始年龄应提前,因此,具有高危因素、乙烯雌酚暴露史或细胞学结果在 ASCUS 级别以上的年轻妇女应进行 HPV DNA 检测,同时建议应从 25～30 岁开始初筛检测。细胞学及高危型 HPV DNA 检测均为阴性者,表明其发病风险很低,可将筛查间隔延长到 3～5 年。细胞学阴性而高危型 HPV DNA 阳性者发病风险增高,可 1 年后复查细胞学和高危型 HPV DNA 检测,若 HPV16/HPV18 型检测阳性,即使细胞学阴性也应该进一步行阴道镜检查,若为阴性,则 1 年后复查。

不发达地区,妇女应在性活跃及生育年龄期至少进行 1 或 2 次 HPV 检测,并对检测结果阳性的妇女进一步行细胞学检查。而在医疗发达地区,联合细胞学检查的筛查检测策略更为推荐。

课后小结:

1. 高危 HPV 持续感染是子宫颈癌发生的必要条件,HPV16、HPV18 亚型与宫颈癌的关系最为密切。

2. 第二代杂交捕获法可同时检测 13 种高危型 HPV,目前广泛地应用于子宫颈癌的筛查和复查。

3. HPV 检测可与细胞学检查联合或单独使用进行子宫颈癌的初筛,有效减少细胞学检查的假阴性结果;预测受检者患子宫颈癌的风险;对未明确诊断意义的不典型鳞状上皮细胞或腺上皮细胞(ASCUS),应用 HPV 检测可进行有效的分流;HPV 检测可做宫颈病变手术治疗后的疗效判断和随访监测的手段,预测其病变恶化或术后复发的风险。

4. 在医疗发达地区,HPV 检测联合细胞学检查的筛查检测为宫颈癌筛查的最佳策略。

第三节　女性内分泌激素测定

女性生殖内分泌激素包括下丘脑、垂体、卵巢分泌的激素。下丘脑-垂体-卵巢轴是一个完整的神经内分泌系统,各器官间的激素水平相互调节、相互制约。因此,测定下丘脑-垂体-卵巢轴各激素的水平,对于某些疾病的诊断、疗效的观察、预后的估计以及生殖生理和避孕药物作用机制的研究具有重要意义。

一、下丘脑促性腺激素释放激素测定

下丘脑合成释放促性腺激素释放激素(gonadotropin-releasing hormone, GnRH)。由于外周血流中 GnRH 的含量很少,半衰期又短,故测定 GnRH 有困难,目前主要采用

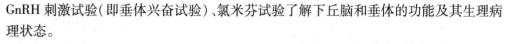

GnRH 刺激试验(即垂体兴奋试验)、氯米芬试验了解下丘脑和垂体的功能及其生理病理状态。

(一)GnRH 刺激试验

【原理】

黄体生成素释放激素(luteinizing hormone releasing hormone,LHRH)能刺激垂体合成释放促性腺激素。给受试者注射外源性 LHRH 后在不同时相抽取外周血测定促性腺激素含量,可以了解垂体功能。促性腺激素水平升高,说明垂体功能良好;促性腺激素水平不升高或延迟升高,说明垂体反应性差,功能不良。

【方法】

LHRH 100 g 溶于生理盐水 5 mL,上午 8 时静脉注射,于注射前、注射后的 15 min、30 min、60 min 和 90 min 分别取静脉血 2 mL,测定 LH 水平。

【结果分析】

1. 正常反应　LH 水平比基础值上升 2~3 倍,15~30 min 出现高峰。
2. 活跃反应　高峰值达基础值的 5 倍。
3. 延迟反应　高峰出现时间比正常反应延迟。
4. 无反应或低弱反应　LH 水平始终处于低水平或稍有上升但不足 2 倍。

【临床意义】

1. 青春期延迟　试验呈正常反应。
2. 下丘脑功能减退　可能出现正常反应或延迟反应。
3. 垂体功能减退　试验呈无反应或低弱反应。见于希恩综合征、垂体手术或放射治疗垂体组织遭到破坏。
4. 卵巢功能不全　GnRH 兴奋试验呈活跃反应,卵泡刺激素((follicle stimulating hormone,FSH)、黄体生成素(LH)基值均>30 U/L。
5. 多囊卵巢综合征　GnRH 兴奋试验呈现活跃反应,LH/FSH≥3。

(二)氯米芬试验

【原理】

氯米芬又称克罗米芬,具有较强的抗雌激素作用和较弱的雌激素活性,在下丘脑可与雌、雄激素受体结合,阻断性激素对下丘脑和腺垂体促性腺激素细胞的负反馈作用,刺激内源性 GnRH 释放,促进垂体分泌 FSH 及 LH,诱发排卵。氯米芬试验可用以评估闭经患者下丘脑-垂体-卵巢轴的功能,鉴别下丘脑和垂体病变。

【方法】

月经来潮第 5 日开始每日口服氯米芬 50~100 mg,连服 5 d,服药后 LH、FSH 水平升高,停药后下降。若以后再出现 LH 上升达排卵水平,排卵一般出现在停药后的第 5~9 日。若停药后 20 d 不再出现 LH 上升为无反应。分别在服药第 1、3、5 日测 LH、FSH,第 3 周或经前抽血测孕酮。

【临床意义】

下丘脑病变时对 GnRH 刺激试验有反应,而对氯米芬试验无反应。另外,可通过

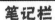

GnRH 兴奋试验判断青春期延迟是否为下丘脑或垂体病变所致。

二、垂体促性腺激素测定

【来源及生理作用】

促卵泡激素(FSH)和黄体生成激素(LH)是腺垂体分泌的促性腺激素。FSH 的生理作用主要是促进卵泡成熟及分泌雌激素。LH 的生理作用主要是促进排卵和黄体生成,以促使黄体分泌孕激素和雌激素。

【临床应用】

1. 测定 LH 峰值　可以了解排卵情况,估计排卵时间,有助于不孕症的治疗。

2. 测定 LH/FSH 比值　如 LH/FSH≥2～3,可以协助诊断多囊卵巢综合征。

3. 协助判断闭经原因　FSH 及 LH 水平低于正常值,提示闭经原因在腺垂体或下丘脑。FSH 及 LH 水平均高于正常,病变在卵巢。

4. 诊断性早熟　有助于区分真性和假性性早熟。真性性早熟由促性腺激素分泌增多引起,FSH 及 LH 呈周期性变化。假性性早熟的 FSH 及 LH 水平较低,且无周期性变化。

三、垂体催乳激素测定

【来源及生理作用】

催乳激素(prolactin,PRL)由腺垂体催乳激素细胞分泌。受下丘脑催乳素抑制激素(主要是多巴胺)和催乳素释放激素的双重调节。PRL 的主要功能是促进乳房发育及泌乳,与卵巢类固醇激素共同作用促进分娩前乳房导管及腺体发育。PRL 还参与机体的多种功能,特别是对生殖功能的调节。

【正常值】

不同时期血 PRL 正常范围为:非妊娠期<1.14 mmol/L;妊娠早期<3.64 mmol/L;妊娠中期<7.28 mmol/L;妊娠晚期<18.20 mmol/L。

【临床应用】

1. 垂体肿瘤患者伴 PRL 异常增高时,应考虑有垂体催乳激素瘤。

2. 闭经、不孕及月经失调患者,需除外高催乳激素血症,故无论有无泌乳均应测 PRL。

3. PRL 水平升高还见于长期哺乳、性早熟、卵巢早衰、黄体功能欠佳、原发性甲状腺功能低下、神经精神刺激、药物作用(如避孕药、大量雌激素、氯丙嗪、利血平等)因素等。

4. PRL 水平降低多见于垂体功能减退、单纯性催乳激素分泌缺乏症等。

四、雌激素测定

【来源及生理作用】

妇女未妊娠时体内雌激素主要由卵巢产生,妊娠后体内雌激素主要由卵巢、胎盘产生,少量由肾上腺产生。雌激素(estrogen,E)有三种:雌酮(estrone,E_1)、雌二醇(estradiol,E_2)及雌三醇(estriol,E_3)。雌激素中 E_2 活性最强,是卵巢产生的主要激素之一;绝经后妇女体内的雌激素以雌酮为主;E_3 是雌酮和雌二醇的降解产物,妊娠期间胎盘产生大量 E_3,测血或尿中 E_3 水平可了解胎儿-胎盘功能状态。

青春期前少女体内雌激素处于较低水平,随年龄增长自青春期至性成熟期女性雌激素水平不断增高。在正常月经周期中,雌激素水平随着卵巢周期性变化而变化。卵泡早期雌激素水平最低,以后逐渐上升,至排卵前达高峰,以后又逐渐下降,至排卵后达低点,随后又开始上升,在排卵后 7~8 d 达到第二个高峰,但低于第一个峰,后迅速降至最低水平。绝经后妇女卵巢功能衰退,雌激素水平低于卵泡期早期,雌激素主要来自雄烯二酮的外周转化。

【临床应用】

1. 监测卵巢功能　测定血 E_2 或 24 h 尿总雌激素水平。

(1)诊断无排卵　雌激素无周期性变化,常见于无排卵性功能失调性子宫出血、多囊卵巢综合征、某些绝经后子宫出血。

(2)判断闭经原因　①雌激素水平呈正常的周期性变化,表明卵泡发育正常,提示为子宫性闭经;②若雌激素水平偏低,闭经原因可能是卵巢功能低下,考虑原发或继发性卵巢功能低下或受药物影响而抑制,也可见于高催乳激素血症、下丘脑-垂体功能失调等。

(3)监测卵泡发育　应用药物诱导排卵时,测定血中 E_2 水平是监测卵泡发育、成熟的指标之一,用以指导 HCG 用药及确定取卵时间。

(4)诊断性早熟　临床多以 8 岁以前出现第二性征发育诊断性早熟,血 E_2 水平升高>275 pmol/L 为诊断性早熟的激素指标之一。

2. 监测胎儿-胎盘单位功能　正常妊娠 29 周尿雌激素迅速增加,足月妊娠 E_3 排出量平均为 88.7 nmol/24 h 尿。若妊娠 36 周后尿中 E_3 排出量连续多次均<37 nmol/24 h 尿或骤减>30%~40%,提示胎盘功能减退。若 E_3<22.2 nmol/24 h 尿或骤减>50%,提示胎盘功能显著减退。

五、孕激素测定

【来源及生理作用】

人体孕激素由卵巢、肾上腺皮质和胎盘产生。孕激素含量随着月经周期性变化而变化,卵泡期孕激素水平极低,排卵后卵巢黄体产生大量孕激素,孕激素水平迅速上升,在月经中期 LH 峰后的第 6~8 天血浓度达高峰,月经前逐渐下降至卵泡期水平。妊娠 6 周内孕激素主要来自卵巢黄体,妊娠中晚期则主要由胎盘分泌,妊娠期间血清孕酮水平随孕期增加而稳定上升。

孕酮的作用主要是进一步使子宫内膜增厚,血管和腺体增生,有利于胚胎着床;抑制子宫收缩,有利于胚胎及胎儿在宫腔内生长发育;降低母体免疫排斥反应。同时孕酮还能促进乳腺腺泡发育,为产后泌乳做准备。

【临床应用】

1. 了解黄体功能　黄体功能不足时,黄体期血孕酮水平低于生理值;黄体萎缩不全时,月经来潮 4~5 d 血孕酮仍高于生理水平。

2. 监测排卵　血孕酮水平>15.9 nmol/L,提示有排卵。孕酮水平下降,见于无排卵性月经或无排卵性功能失调性子宫出血、原发性或继发性闭经、多囊卵巢综合征、口服避孕药或长期使用 GnRH 激动剂。

3. 观察胎盘功能　妊娠期胎盘功能减退时,血中孕酮水平下降。先兆流产时,孕酮值若有下降趋势则有可能流产。单次血清孕酮水平≤15.6 nmol/L(5 ng/mL),提示为死胎。

4. 孕酮替代疗法的监测　孕早期切除黄体侧卵巢后,应用天然孕酮替代疗法时应监测血清孕酮水平。

六、雄激素测定

【来源及生理作用】

女性体内的雄激素主要有睾酮和雄烯二酮,大部分来自肾上腺皮质,小部分来自卵巢。睾酮主要由卵巢和肾上腺分泌的雄烯二酮转化而来,其生物活性介于活性很强的睾酮和活性很弱的脱氢表雄酮之间。血清中的脱氢表雄酮主要由肾上腺皮质产生。绝经前,血清睾酮是卵巢雄激素来源的标志,绝经后雄激素主要来自肾上腺皮质。

【临床应用】

1. 多囊卵巢综合征　患者血清雄激素可能正常,也可能升高。若治疗前雄激素水平升高,治疗后应下降。可作为评价疗效的指标之一。

2. 高催乳激素血症　有雄激素过多症状和体征,常规雄激素测定在正常范围者,应测定血清催乳激素水平。

3. 应用雄激素制剂或具有雄激素作用的内分泌药物　如达那唑等,用药期间有时需做雄激素测定。

4. 卵巢男性化肿瘤　可在短期内出现进行性加重的雄激素过多症状。

5. 女性多毛症　测血清睾酮水平正常时,多系毛囊对雄激素敏感所致。

6. 肾上腺皮质增生或肿瘤　血清雄激素异常升高。

7. 两性畸形的鉴别　女性假两性畸形,睾酮水平在女性正常范围内;男性假两性畸形及真两性畸形,则在男性正常范围内。

七、人绒毛膜促性腺激素测定

【来源及生理作用】

人绒毛膜促性腺激素(human chorionic gonadotropin,HCG)由合体滋养层细胞产生,少数情况下肾上腺、肺及肝肿瘤也可产生 HCG。

正常妊娠时,排卵后的第 6 日受精卵滋养层形成时开始产生 HCG,约 1 d 后能测到血浆 HCG,以后迅速升高,在排卵后 14 d 约达 100 U/L,妊娠 8~10 周达峰值(50 000~100 000 U/L),之后迅速下降,在妊娠中晚期,HCG 仅为高峰时的 10%。

临床常测定特异的 β-HCG 浓度。

【临床应用】

1. 诊断早期妊娠　临床上常用于早早孕诊断。当血 HCG 定量测<3.1 mg/L 为妊

娠阴性,血浓度>25 U/L 为妊娠阳性。目前应用广泛的早早孕诊断试纸方便、快捷。此法可检出尿中 HCG 最低量为 25 U/L。具体操作步骤如下:留被检妇女尿(晨尿最佳)于小尿杯内,用带有试剂的早早孕诊断试纸条(试纸条上端为对照测试线,下端为诊断反应线),将标有 MAX 的一端插入尿液中,尿的液面不得越过 MAX 线。1~5 min 即可观察结果,10 min 后结果无效。结果判断:仅在白色显示区上端呈现一条红色线,则为结果阴性;在白色显示区上下呈现两条红色线则为结果阳性,提示妊娠。试纸反应线因标本中所含 HCG 浓度多少可呈现出颜色深浅的变化。若试纸条上端无红线出现,表示试纸失效或测试方法失败。

2.滋养细胞肿瘤的诊断和监测　葡萄胎时血 HCG 浓度经常>100 kU/L,且子宫≥妊娠 12 周大,HCG 维持高水平不降。葡萄胎清宫后 HCG 应大幅度下降,若 HCG 下降缓慢或下降后又上升;或足月产、流产和异位妊娠后 4 周以上,HCG 仍持续高水平或一度下降后又上升,在排除妊娠物残留后,可诊断妊娠滋养细胞肿瘤。妊娠滋养细胞肿瘤治疗有效时,HCG 水平下降,因此在化疗过程中,应每周检测一次,连续 3 次阴性,则可停止化疗。

3.异位妊娠　血、尿 β-HCG 维持在低水平,每隔 2~3 d 测定 β-HCG 一次,无成倍上升应怀疑异位妊娠。

4.性早熟和肿瘤　下丘脑或松果体胚细胞的绒毛膜瘤或肝胚细胞瘤及卵巢无性细胞瘤、未成熟畸胎瘤分泌 HCG 可导致性早熟,其中血清甲胎蛋白升高是肝胚细胞瘤的标志。肠癌、肺癌、肝癌、胰腺癌、卵巢腺癌、胃癌亦可分泌 HCG 导致成年妇女月经紊乱,故成年妇女突然发生月经紊乱伴 HCG 升高时,应注意考虑上述肿瘤。

八、人胎盘生乳素测定

【来源及生理变化】

人胎盘生乳素(human placebtal lactigen,HPL)是与胎儿生长发育有关的重要激素,由胎盘合体滋养细胞产生、贮存及释放。其生理作用主要为促进胎儿生长及母体乳腺腺泡发育等。

HPL 自妊娠 5 周始即能从孕妇血中测出。随妊娠进展,水平逐渐升高,于孕 39~40 周时达高峰,产后迅速下降。

【临床应用】

妊娠晚期连续动态观察 HPL,可以监测胎盘功能。于妊娠 35 周后,多次测定血清 HPL 值均在 4 mg/L 以下或突然下降 50% 以上,提示胎盘功能减退。HPL 水平与胎盘大小呈正比,如糖尿病合并妊娠时胎儿较大,胎盘也大,HPL 值可能偏高。因此,临床应用时还应结合其他监测指标综合分析,以提高判断的准确性。

课后小结:

1.采用 GnRH 刺激试验(即垂体兴奋试验)、氯米芬试验可了解下丘脑和垂体的功能及其生理病理状态。

2.垂体促性腺激素测定可以测定 LH 峰值,判断闭经原因,有助于诊断性早熟及多囊卵巢综合征。

3.垂体催乳激素测定可用于诊断垂体催乳激素瘤、高催乳素血症、性早熟、垂体功能减退等。

4.雌激素水平测定可用于判断闭经原因、诊断有无排卵、性早熟,监测卵泡发育及胎儿-胎盘单位功能。

5.孕激素水平测定可用于监测排卵、胎盘功能、了解黄体功能及孕酮替代疗法监测。

6.HCG监测可用于诊断早孕、异位妊娠、滋养细胞疾病的诊断及监测等。

第四节　产前筛查及产前诊断常用检查方法

产前诊断又称出生前诊断或宫内诊断,指在出生前对胎儿的先天性缺陷和遗传性疾病进行诊断,包括一些相应的疾病筛查,对胎儿宫内治疗及选择性流产具有一定的指导意义。

一、产前筛查技术

(一)非整倍体染色体异常的筛查

非整倍体染色体异常产前筛查的目的是通过检验孕妇的血液来判断胎儿患病的危险程度,如为高风险就应当进行确诊检查。

1.筛查标志物　产前筛查孕妇血清甲胎蛋白(alpha-fetoprotein,AFP)、人绒毛膜促性腺激素(human chorionic gonadotropin,HCG)、游离雌三醇(unconjugated estriol,uE_3)、抑制素A(inhibin A)、妊娠相关性血浆蛋白(pregnancy associated plasma protein-A,PAPP-A)等。

2.早孕期筛查　早孕期筛查可联合检测孕妇血清β-HCG、PAPP-A以及超声监测胎儿颈项后透明带厚度(nuchal translucency,NT)。早孕期筛查时间为10~14周。

3.中孕期筛查　我国多采用三联生化检查,即在孕中期(孕龄16~21周)检测孕妇血清AFP、HCG、uE_3。将血生化检查结果、实际孕龄(实际孕龄根据标准超声切面测量的胎儿双顶径进行测算)、孕妇年龄、体重、孕产次、有无吸烟史等信息,采用专用分析软件进行综合分析,计算胎儿患唐氏综合征的危险度。血清生化指标中增加inhibin A可能有助于提高检出率。

(二)胎儿畸形超声筛查

产前超声检查的目的主要是排除大部分胎儿畸形,检查内容围绕不同时期胎儿生长的结构情况及最佳观察时期来设置,胎儿畸形超声筛查通常是指妊娠18~24孕周的系统胎儿超声检查,条件允许的医院在妊娠9~14周可进行胎儿颈项透明层、胎儿鼻骨及其他严重畸形的筛查。

目前超声主要用于检查有无下列异常:①中枢神经系统发育异常,如脑积水、无脑儿、脊柱裂、脑膜膨出、脊膜膨出、小头畸形等;②消化系统发育异常,如腹裂畸形、脐膨出、消化道闭锁(食管闭锁、幽门狭窄或闭锁、肛门闭锁)等;③泌尿系统发育异常,如多囊肾、肾发育不全、肾盂积水、肾缺如等;④心血管系统发育异常,如室间隔缺损、房间隔缺损等;⑤胎儿骨骼发育异常,多指(趾)畸形、短肢畸形、无指(趾)畸形、缺指(趾)畸形等;⑥羊水过多、羊水过少、胎儿水肿等;⑦胎儿唇裂、腭裂、眼距宽、小下颌等。

应注意的是,某些部位如果显示欠佳,可在其后 2~4 周内再复查;因胎位、羊水、母体等因素的影响,在超声检查中不能很好地显示清楚,超声报告应说明哪些结构显示欠佳;胎儿畸形的产前超声图像种类繁多,同一畸形在不同的妊娠时限,其声像也可能不同,再加上仪器的局限性和胎儿、母体方面的影响因素,因此,漏诊往往不可避免,要做到胎儿畸形筛查和诊断的知情同意。

(三)无创产前检查技术

孕妇的外周血血清中含有胎儿游离 DNA,对胎儿 DNA 进行测序分析,是无创产前检查技术(non-invasive prenatal testing,NIPT)的基础。首先抽取孕妇的外周血,提取游离胎儿 DNA,利用高通量 DNA 测序技术,诊断染色体倍数异常和基因突变。目前临床用来诊断的疾病有 13、18、21-三体等染色体异常。适用于以下几种情况:①年龄≥35 岁,不愿选择有创产前诊断的孕妇;②早孕期 B 超胎儿 NT 值增高或其他解剖结构异常,不愿选择有创产前诊断的孕妇;③唐氏筛查结果为高风险,不愿选择有创产前诊断的孕妇;④不适宜进行有创产前诊断的孕妇,如胎盘前置、Rh 血型阴性、先兆流产或珍贵儿、病毒携带者等;⑤羊水穿刺细胞培养失败不愿意再次接受;⑥自愿选择行无创产前检测的孕妇。但不适用于孕妇有染色体异常、多胎等情况。

二、产前诊断常用技术

目前,染色体疾病的产前诊断主要依靠细胞遗传学方法,获取胎儿细胞和胎儿的染色体是重要环节,需进行宫内取材。宫内取材应慎重,应有明确的适应证,并在知情同意的基础上进行。因为该操作具有一定的创伤性,可能导致羊膜腔感染、胎儿丢失等并发症,绒毛取材还可能导致胎儿肢体畸形。检查完毕后应注意观察胎心变化和产兆,必要时使用宫缩抑制剂。

1. 绒毛穿刺活检 一般选择孕龄 10~13 周在超声引导下经宫颈或经腹腔进入宫腔穿刺取材。检查内容:①细胞遗传学检查,如唐氏综合征等;②基因病诊断,如苯丙酮尿症等;③酶学检查:先天性代谢病;④宫内感染病原学检查。

2. 羊膜腔穿刺术 羊膜腔穿刺术是经羊膜腔穿刺取羊水进行羊水成分分析的一种出生前的诊断方法,一般在妊娠 16~21 周进行。通过羊水检查可判断胎儿性别、了解胎儿有无遗传性或先天性疾病,还可了解胎儿各脏器的成熟度等。

3. 脐血穿刺术 一般选择孕龄 18 周后,在超声引导下对胎儿、胎盘、脐带准确定位,确定穿刺点后穿刺取材,孕龄 22~25 周时穿刺成功率最高。检查内容同绒毛检查。

4. 胎儿组织检查 多在孕龄 18~20 周进行。胎儿镜经腹壁进入羊膜腔,可观察胎儿外形和体表结构,并可进行胎血采集和胎儿组织活检,进行产前诊断或宫内输血治疗。因流产率较高,应严格掌握适应证。

5. 胚胎植入前诊断 对于某些遗传性病,为达到减少人工流产率和预防遗传病的目的,利用体外受精的方法,在植入前进行遗传学诊断,如常见的染色体数目异常、囊性纤维变性、脆性 X 综合征、假肥大型营养不良症等。

课后小结:

1. 产前筛查常采用抽取孕妇外周血进行标记物筛查、胎儿畸形超声筛查及无创 DNA 筛查等方

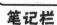

法进行。

2. 产前诊断常采用绒毛穿刺活检、羊水成分分析、脐带血检测、胎儿组织检查及胚胎植入前诊断等方法进行。

第五节　羊水检查

羊水检查是经羊膜腔穿刺取羊水进行羊水成分分析,利用羊水细胞可以进行胎儿性别判断、羊水细胞培养行染色体核型分析、酶的分析、宫内感染病原体检测、胎儿血型判断等。目前常用于产前诊断、胎儿成熟度判断和宫内感染病原体检测。

1. 适应证

(1)产前诊断　细胞遗传学检查(染色体核型分析)及先天性代谢异常的产前诊断。

(2)判断胎儿肺成熟度　用于高危妊娠引产前胎儿成熟度的判定,便于选择分娩的最佳时机。

(3)宫内感染病原体检测　如风疹病毒、巨细胞病毒或弓形虫感染。

2. 检查方法　经腹壁羊水穿刺术。

3. 临床应用

(1)细胞遗传学及先天性代谢异常的检查　多在妊娠 16~21 周进行。

1)染色体异常　利用羊水细胞培养做染色体核型分析,可诊断染色体数目异常或结构异常。如常见的染色体异常 13、18、21-三体,性染色体异常如特纳综合征等。

2)基因病　目前已能用合成 DNA 化学、分子克隆和重组 DNA 技术等相互结合作遗传病的基因诊断。从羊水细胞提取胎儿 DNA,针对某一基因做直接或间接分析。现能进行产前诊断的基因病包括苯丙酮尿症、血友病甲及乙、地中海贫血、假肥大型进行性肌营养不良症等。

3)先天性代谢异常　先天性代谢病涉及各代谢系统,如脂代谢病、氨基酸代谢病、碳水化合物代谢病等,是由于遗传密码发生突变而引起某种蛋白质或酶的异常或缺陷。经羊水细胞培养做某些酶的测定,可诊断因遗传基因突变引起的某种蛋白质或酶的异常或缺陷。如因某种酶的缺陷,不能代谢半乳糖,可致半乳糖血症;氨基己糖酶 A 活力不足,中枢神经系统有类脂物质蓄积引起的黑蒙性家族痴呆病等。

(2)胎儿肺成熟度检查

1)卵磷脂与鞘磷脂比值(L/S)测定　胎儿肺泡 Ⅱ 型上皮细胞分泌的表面活性物质,能使胎肺表面张力减低,可预防新生儿呼吸窘迫综合征的发生。肺泡表面活性物质主要成分是磷脂,维持肺泡在呼气终末时不会完全塌陷。卵磷脂与鞘磷脂在妊娠 34 周前含量相似,鞘磷脂含量在整个孕期变化不大,而卵磷脂于妊娠 35 周开始迅速合成,至 37 周达高峰,羊水中的含量随之急剧增多。当羊水中 L/S 比值≥2 时,提示胎儿肺已成熟。对高危妊娠需提前终止妊娠者,测定羊水中 L/S 比值,以了解胎儿肺的成熟程度,对防治新生儿呼吸窘迫综合征、降低围生儿死亡率有重要意义。

2)磷脂酰甘油测定　是肺泡表面活性物质中磷脂成分之一,约占总磷脂的 10%。妊娠 35 周后会突然出现,代表胎儿肺已成熟,以后继续增长至分娩。磷脂酰甘油测定在判断胎儿肺成熟度优于 L/S 比值法,磷脂酰甘油出现一般不会发生新生儿呼吸窘迫综合征,而阴性时,即使 L/S 比值≥2,仍有发生新生儿呼吸窘迫综合征的可能。

(3)检测宫内感染　孕妇有风疹病毒等感染时,可行羊水的病原体或特异性的生物标志物检测。如羊水白细胞介素-6(IL-6)升高,可能存在亚临床的宫内感染,可导致流产或早产。

(4)协助诊断胎膜早破　对可疑胎膜早破者,可用 pH 试纸检测阴道内排液的 pH 值。胎膜早破时,因羊水偏碱性,pH 值应>7。亦可取阴道后穹窿处液体一滴置于玻片上,烘干后在光镜下检查,胎膜早破时可见羊齿植物叶状结晶和少许毳毛。

(5)胎儿血型预测　有助于新生儿 ABO 溶血病的诊断、预防和治疗。抽取羊水检查血型物质,预测胎儿血型。若胎儿与母体血型相同或胎儿为 O 型,不会发生新生儿溶血。若诊断为 ABO 血型不合,应加强产前监测与娩出后新生儿的抢救准备。

课后小结:

羊水检查是经羊膜腔穿刺取羊水进行羊水成分分析,目前常用于产前诊断、胎儿成熟度判断和宫内感染病原体检测。

第六节　女性生殖器官活组织检查

生殖器官活组织检查简称活检,是自生殖器官病变处或可疑部位取小部分组织做病理学检查。常用的取材方法有局部活组织检查、诊断性刮宫、诊断性宫颈锥切术。绝大多数的活检可以作为诊断的最可靠依据。

一、活组织检查

1.外阴活组织检查

(1)适应证　①外阴部赘生物或久治不愈的溃疡需明确诊断及排除恶变者;②外阴特异性感染,如尖锐湿疣、结核等;③确定外阴色素减退疾病的类型及排除恶变者。

(2)禁忌证　①月经期;②外阴急性化脓性炎症;③可疑恶性黑色素瘤。

(3)方法　患者取膀胱截石位,常规消毒铺盖无菌巾,以 0.5% 利多卡因在取材部位做局部浸润麻醉。小赘生物可自蒂部剪下或用活检钳钳取,局部压迫止血,病灶面积大者行部分切除。标本置 10% 甲醛溶液中固定后送病检。

2.阴道活组织检查

(1)适应证　阴道赘生物、阴道溃疡灶。

(2)禁忌证　急性外阴炎、阴道炎、子宫颈炎、盆腔炎。

(3)方法　患者取膀胱截石位,阴道窥器暴露活检部位并消毒。活检钳钳取可疑部位组织,肿物表面有坏死的,要取至深层新鲜组织。无菌纱布压迫止血,必要时阴道内放置无菌带尾纱布或棉球压迫止血,嘱其 24 h 后自行取出。活检组织置 10% 甲醛溶液中固定后送病理检查。

3.宫颈活组织检查

(1)适应证　①宫颈脱落细胞学涂片检查巴氏Ⅲ级或Ⅲ级以上;宫颈脱落细胞学涂片检查巴氏Ⅱ级,经抗感染治疗后仍为Ⅱ级;TBS 分类鳞状上皮细胞异常者。②阴

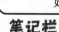

道镜检查时阳性或反复可疑阳性者。③疑有宫颈癌或慢性特异性炎症,需进一步明确诊断者。

(2)方法　患者取膀胱截石位,阴道窥器暴露宫颈,将宫颈黏液及分泌物用干棉球揩净,局部消毒。用活检钳在宫颈外口鳞-柱状上皮交接处、病变处或可疑病变处取材,可疑宫颈癌者选 3、6、9、12 点 4 处取材。为提高取材准确率,可在阴道镜检下行定位活检,或在宫颈阴道部涂以碘溶液,在碘不着色区取材。局部用带尾棉球压迫止血,嘱患者24 h 后自行取出。标本置10% 甲醛溶液中固定后送检。

(3)注意事项　①月经前期不宜做活检,以免与活检处出血相混淆,且月经来潮时创口不易愈合,有增加内膜在切口种植的机会。②妊娠期原则上不做活检,以避免发生流产或早产,但临床高度怀疑宫颈恶性病变者仍应检查。③患有阴道炎症者应治愈后再取活检。

4.子宫内膜活组织检查　可直接反映子宫内膜病变,间接反映卵巢功能;判断有无宫颈管及宫腔粘连及子宫发育程度,是妇科临床常用的辅助诊断方法。

(1)适应证　①鉴别月经失调类型;②检查不孕症病因;③排除子宫内膜器质性病变。

(2)禁忌证　①生殖道急性、亚急性炎症,严重急性全身性疾病;②可疑妊娠;③体温>37.5 ℃者。

(3)取样时间及部位　①鉴别有否排卵:应于月经前 1~2 d 或月经来潮6 h 内取材,如为分泌相内膜,提示有排卵,内膜仍呈增生期改变则提示无排卵。②子宫内膜不规则脱落:应于月经第 5~7 日取材。③卵巢功能检查:可在月经期前 1~2 d 取材,常在月经来潮 6 h 内取材,自宫腔前、后壁各取一条内膜,闭经排除妊娠后可随时取样。④子宫内膜结核:应于经前 1 周或月经来潮 6 h 内诊刮。诊刮前后应给抗结核治疗,以防诊刮导致结核病灶扩散。⑤子宫内膜癌:随时取检。

(4)方法　①排空膀胱后,取膀胱截石位,检查子宫大小及位置。②常规消毒铺巾。窥器暴露宫颈,并行宫颈及宫颈外口消毒。③以宫颈钳固定宫颈,探针测宫颈管及宫腔深度。④专用活检钳取适量子宫内膜组织。若无专用活检钳可用小刮匙代替,将刮匙送达宫底部,自上而下沿宫壁刮取并夹出组织,置于无菌纱布上,再取另一条。⑤术毕,取下宫颈钳,10% 甲醛溶液固定组织送检。检查申请单要注明末次月经时间。

二、诊断性刮宫

诊断性刮宫简称诊刮,是刮取子宫内膜和内膜病灶行活组织检查,做出病理学诊断,是诊断宫腔疾病最常采用的方法。同时怀疑宫颈管有病变时需分段诊刮,即对宫颈管及宫腔分别进行诊断性刮宫。

1.一般诊断性刮宫

(1)适应证　①不孕症或闭经,了解子宫内膜改变。②怀疑子宫内膜结核者,诊刮有助于确诊。③子宫异常出血或阴道排液需证实或排除宫颈管癌、子宫内膜癌等。④功能失调性子宫出血长期多量出血或流产宫腔内有组织残留时,彻底刮宫有助于诊断,并有迅速止血效果。

(2)禁忌证　各种病原体所致的急性阴道炎、急性宫颈炎,急性或亚急性盆腔炎性疾病。

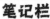

（3）方法　受检者排尿后，取膀胱截石位，消毒外阴、宫颈及宫颈外口。用宫颈钳夹持宫颈前唇或后唇，用探针测量宫颈管及宫腔深度。将刮匙送达子宫底部，自上而下沿宫壁刮取内膜组织（避免来回刮），夹出组织，置于无菌纱布上。收集全部组织，固定于10%甲醛溶液中送检。检查申请单要注明末次月经时间。

2.分段诊断性刮宫

（1）适应证　区分子宫内膜癌及宫颈管癌。分段诊刮适用于绝经后子宫出血或老年患者疑有子宫内膜癌，或需要了解宫颈管是否被侵犯时。

（2）方法　先不探查宫腔深度，以免将宫颈管组织带入宫腔混淆诊断。用小刮匙自宫颈内口至外口顺序刮宫颈管一周，将所刮取组织置纱布上，然后刮匙进入宫腔刮取子宫内膜。刮出的宫颈管组织及宫腔内膜组织分别装瓶、固定，送病理检查。

3.诊刮时注意事项

（1）不孕症或功能失调性子宫出血患者，应选在月经前或月经来潮6 h内刮宫，以判断有无排卵或了解黄体功能。

（2）疑子宫内膜结核者，应于经前1周或月经来潮6 h内取材。刮宫时要特别注意刮取子宫两角部内膜，因该部位阳性率较高。

（3）术者在操作时应注意避免过度刮宫伤及子宫内膜基底层，造成子宫内膜炎或宫腔粘连，甚至导致闭经。

（4）刮宫的主要并发症有出血、感染和子宫穿孔。术中严格无菌操作，动作轻柔，术后2周内禁性生活及盆浴，以防感染。

（5）若刮出物肉眼观察未见明显癌组织时，应全面刮宫，以防漏诊。若肉眼观察高度怀疑为癌组织时，刮出物以够用为度，不应过度刮宫，以防出血、癌扩散或子宫穿孔。

三、诊断性宫颈锥切术

1.适应证　①宫颈刮片细胞学检查多次找到恶性细胞，而宫颈多处活检及分段诊刮病理检查均未发现癌灶者。②宫颈活检为CIN Ⅲ级需要确诊，或可疑为早期浸润癌，为明确病变累及范围及确定手术范围时。

2.禁忌证　①急性、亚急性生殖道炎症；②凝血功能异常者。

3.方法

（1）受检者在硬膜外或蛛网膜下腔阻滞麻醉下取膀胱截石位，外阴、阴道常规消毒铺巾。

（2）导尿后，阴道窥器暴露宫颈并消毒阴道、宫颈及宫颈外口。

（3）宫颈钳钳夹宫颈前唇并向外牵引，扩张宫颈管并做宫颈管搔刮术。宫颈涂碘液在病灶外或碘不着色区外0.5 cm处，以尖刀在宫颈表面做环形切口，深约0.2 cm，包括宫颈上皮及少许皮下组织。按30°~50°向内做宫颈锥形切除。根据不同的手术指征，可深入宫颈管1~2.5 cm，呈锥形切除。也可采用环行电切除术行锥形切除。

（4）于切除标本的12点处做一标志，以10%甲醛溶液固定，送病理检查。

（5）创面用无菌纱布压迫止血。若有动脉出血，可缝扎止血，也可加用明胶海绵、凝血酶等止血。

（6）需行子宫切除者，子宫切除手术最好在锥切术后48 h内进行，可行宫颈前后

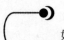

唇相对缝合封闭创面止血。若不能在短期内行子宫切除或无须做进一步手术者,则应行宫颈成形缝合术或荷包缝合术,术毕探查宫颈管。

4.注意事项　①用于诊断者,不宜用激光刀、电刀,以免破坏边缘组织影响诊断;②用于治疗者,应在月经干净后3~7 d内施行;③术后用抗生素预防感染;④术后6周探查宫颈管有无狭窄;⑤2个月内禁性生活及盆浴。

课后小结:

1.活组织检查可作为病变诊断的可靠依据。

2.诊断性刮宫可刮取子宫内膜和内膜病灶进行活组织检查。考虑宫颈管病变时,需分段诊刮,即对宫颈管及宫腔分别进行诊断性刮宫。

3.诊断性宫颈锥切术适用于细胞学检查阳性而宫颈活检阴性,判断宫颈病变范围及严重程度时。

第七节　常用穿刺检查

一、经阴道后穹窿穿刺术

经阴道后穹窿穿刺术(culdocentesis)是妇产科常用的辅助诊断方法。阴道后穹窿顶端与直肠子宫陷凹贴接,直肠子宫陷凹是腹腔的最低部位,腹腔内的积液(血液、脓液、渗出液)易积于该处,可经阴道后穹窿穿刺抽取积液检查,协助诊断。

【适应证】

1.疑盆腔内有积液、积脓、积血者,穿刺抽液检查了解积液性质。

2.位于直肠子宫陷凹内的肿块,可经后穹窿穿刺抽吸肿块内容物检查以明确肿块性质。若怀疑恶性肿瘤需明确诊断时,可行细针穿刺活检,送组织学检查。

3.各种助孕技术取卵时,可在B型超声引导下经阴道后穹窿穿刺进行。

4.在B超声引导下进行卵巢子宫内膜异位囊肿或输卵管妊娠部位注药治疗。

5.盆腔脓肿穿刺引流及局部注射药物。

【禁忌证】

1.严重盆腔粘连,尤其疑有子宫后壁与肠管粘连。

2.较大肿块,完全占据直肠子宫陷凹并已凸向直肠。

3.准备采用非手术治疗的异位妊娠不宜穿刺,以免引起感染。

【方法】

1.患者排空膀胱后取膀胱截石位。

2.常规消毒外阴,铺无菌孔巾。

3.行妇科检查,了解阴道后穹窿是否膨隆及子宫、附件情况。

4.放置阴道窥器,充分暴露宫颈及阴道后穹窿并消毒。

5.宫颈钳钳夹宫颈后唇,暴露阴道后穹窿后再次消毒。

6.用22号穿刺针接5~10 mL注射器,确定针头无堵塞,在后穹窿中央与宫颈管平行刺入,当有落空感(进针深约2 cm)后立即抽吸,必要时可适当改变方向(朝向可疑病变处)或深浅度,如无液体抽出,可边退针边抽吸。行细针穿刺活检时采用特制的穿刺针,方法相同。

7. 穿刺结束,拔出穿刺针。穿刺点如有活动性出血,可用棉球压迫止血。血止后取出阴道窥器。

【注意事项】

1. 掌握好穿刺方向,不可过分向前或向后,以免损伤直肠和子宫。

2. 穿刺深度一般以 2 ~ 3 cm 为宜,不可刺入过深,以免超过液平吸不出积液而延误诊断。

3. 宫外孕内出血量少、血肿位置高或与周围组织粘连时,可能抽不出血液。故阴道后穹窿穿刺未抽出血液,不能完全排除宫外孕。

4. 必要时可先行 B 型超声检查,协助诊断直肠子宫陷窝有无液体及液体量,以提高穿刺的准确度。

5. 抽吸物若为血液应放置 5 min,若凝固则为血管内血液;或滴在纱布上出现红晕,为血宫内血液,放置 6 min 后仍不凝固,可判定为腹腔内出血。

6. 抽出的液体应根据初步诊断,分别进行涂片、常规检查、药敏试验、细胞学检查等,组织送组织学检查。

二、经腹壁腹腔穿刺术

妇科病变主要位于盆腔及下腹部,故可通过腹腔穿刺明确盆、腹腔积液性质或查找肿瘤细胞,达到诊断目的,兼有治疗作用。细针穿刺活检用于盆腔及下腹部肿块的组织学确诊,应在超声引导下进行。抽出的液体应观察其颜色、性状,并根据病史决定送检项目。

【适应证】

1. 用于明确诊断腹腔积液的性质。

2. 鉴别靠近腹壁的盆腔及下腹部肿块性质。

3. 腹水过多者,穿刺放出部分腹腔积液,降低腹压、减轻腹胀、暂时缓解临床不适症状,必要时可向腹腔内注药行腹腔内灌注化疗。

4. 腹腔穿刺注入二氧化碳气体,拍摄腹部 X 射线片,盆腔器官可清晰显影。

【禁忌证】

1. 可疑腹腔内严重粘连。

2. 可疑为巨大卵巢囊肿者。

3. 大量腹腔积液伴有严重电解质紊乱者禁大量放腹腔积液。

4. 凝血功能异常者。

5. 中、晚期妊娠。

6. 精神异常或不能配合者。

【方法】

1. 腹部 B 型超声引导下穿刺,需充盈膀胱,确定肿块部位后排空膀胱,再进行穿刺。经阴道 B 型超声指引下穿刺,则在术前排空膀胱。

2.腹腔大量积液或进行囊内穿刺时患者采用仰卧位,积液量较少时可取半卧位或侧斜位。

3.穿刺部位常取脐与髂前上棘连线中外1/3交界处,囊内穿刺应在囊性感最明显处进行。

4.穿刺部位按常规消毒,铺无菌洞巾,术者需戴无菌手套。

5.一般情况下穿刺无须进行麻醉,精神过于紧张者,可用0.5%利多卡因行局部浸润麻醉。

6.持7号穿刺针从选定的穿刺点垂直刺入,通过腹膜时有抵抗消失感,拔去针芯,即有液体溢出,连接注射器,按需要抽取足够数量液体,并送化验或病理检查。

7.穿刺术毕拔出穿刺针,局部敷以无菌纱布固定。

【穿刺液性质和结果判断】

1.腹腔积液 有血性、黏液性、浆液性等。送常规化验,测比重、总细胞数、红细胞数、白细胞数、蛋白定量及细胞学检查等。必要时检查抗酸杆菌、结核杆菌。肉眼血性腹水者,应除外恶性肿瘤,需行癌细胞检查。

2.血液 ①鲜血液:放置后迅速凝固,多为刺伤血管,应重新穿刺或改变穿刺方向。②暗红色陈旧血液:放置10 min以上不凝固表明有腹腔内出血。常见于异位妊娠、卵巢黄体破裂或其他脏器破裂如脾破裂等。③小血块或不凝固陈旧性血液:如陈旧性宫外孕。④黏稠巧克力样液体:考虑卵巢子宫内膜异位囊肿破裂。

3.脓液 盆腔或腹腔内有化脓性感染或脓肿破裂时,可见黄色、黄绿色,质地稀薄或浓稠,有臭味的液体。应行细胞涂片、细菌培养及药敏试验。

4.炎性渗出液 盆腔及腹腔内有炎症时,可见粉红色、淡黄色混浊液体。应行细胞学涂片、细菌培养及药敏试验。

【注意事项】

1.术前注意患者生命体征。

2.严格无菌操作,避免腹腔感染。

3.控制针头进入深度,以免刺伤血管及肠管。

4.依据检查目的不同,抽取相应量的腹水,腹腔积液细胞学检查仅需100～200 mL,其他液体仅需10～20 mL。

5.大量放液时,针头必须固定好,以免针头移动损伤肠管;放液速度不宜过快,每小时放液量不应超过1 000 mL,一次放液量不应超过4 000 mL,并严密观察患者生命体征,控制放液量及放液速度;若出现休克征象,应立即停止放腹腔积液;放液过程中需腹带束腹,并逐渐缩紧腹带,以防腹压骤降,内脏血管扩张而引起休克。

6.向腹腔内注入药物应慎重,当行腹腔化疗时,应注意过敏反应等毒副反应。

7.术后卧床休息8～12 h,必要时给予抗生素预防感染。

三、经腹壁羊膜穿刺术

经腹壁羊膜穿刺术是在妊娠中晚期用穿刺针经腹壁、子宫壁进入羊膜腔抽取羊水用于临床分析诊断,或注入药物或生理盐水用于治疗。

【适应证】

1. 产前诊断　①需诊断羊水细胞染色体核型分析、基因及基因产物检测,通过检查以明确胎儿性别、确诊胎儿染色体病及遗传病等。常对产前筛查怀疑有异常胎儿的高危孕妇进行羊膜穿刺抽取羊水细胞检测。②需要羊水生化测定,如进行胎儿成熟度检测。③羊膜腔造影显示胎儿体表情况等。

2. 治疗

(1)促进胎儿肺成熟　胎儿未成熟,但必须在短时间内终止妊娠,常行羊膜腔内注入地塞米松 10 mg。

(2)引产终止妊娠　胎儿异常或死胎需做羊膜腔内注药(依沙吖啶等)引产。

(3)羊水异常　羊水过多而胎儿发育正常,需放出适量羊水以改善症状及延长孕期,提高胎儿存活率。羊水过少而胎儿发育正常,可间断向羊膜腔内注入适量生理盐水,以预防胎盘和脐带受压,减少胎儿发育不良或胎儿窘迫。

(4)促进胎儿发育　用于治疗胎儿生长受限者,如向羊膜腔内注入氨基酸等治疗。

(5)宫内输血　母儿血型不合需给胎儿输血。

【禁忌证】

1. 产前诊断　①孕妇存在流产征兆;②术前 24 h 内 2 次体温在 37.5 ℃以上。

2. 引产终止妊娠　①心、肝、肺、肾疾病在活动期或严重功能异常;②有急性生殖道炎症;③各种疾病的急性期;④术前 24 h 内 2 次体温在 37.5 ℃以上。

【术前准备】

1. 孕周选择　胎儿异常引产者,宜在妊娠 16～26 周之内;产前诊断者,宜在妊娠 16～22 周,此时子宫轮廓清楚,羊水量相对较多,易于抽取,不易伤及胎儿,且羊水细胞易存活,培养成功率高。

2. 刺部位选择

(1)手法定位　助手固定子宫,于宫底下 2～3 横指中线或两侧选择囊性感明显部位作为穿刺点。

(2)B 型超声定位　可在 B 型超声引导下直接穿刺。也可在穿刺前先行胎盘及羊水暗区定位标记后操作,穿刺时尽可能避开胎盘,在羊水量相对较多的暗区进行。

3. 中期妊娠引产术前准备　检测患者生命体征,进行全身检查及妇科检查,注意有无盆腔肿瘤、子宫畸形及宫颈发育情况;测血、尿常规,出凝血时间,血小板计数和肝、肾功能。

【方法】

1. 孕妇排尿后取仰卧位,腹部皮肤常规消毒,铺无菌孔巾。

2. 在选择好的穿刺点用利多卡因行局部浸润麻醉。

3. 用 22 号或 20 号腰穿针垂直刺入腹壁,穿刺阻力首次消失表示进入腹腔,继续进针阻力消失表示进入宫壁,阻力再次消失表示已达羊膜腔。拔出针芯可见羊水溢出。抽取所需羊水量或注入药物。

4. 将针芯插入穿刺针内,迅速拔针,敷以无菌干纱布,加压 5 min 后胶布固定。

【注意事项】

1. 为避免感染,应严格无菌操作。

2. 进针不可过深过猛,尽量一次成功,避免多次操作。最多不得超过两次。

3. 穿刺前应查明胎盘位置,应尽量避开胎盘。经胎盘穿刺者,经穿刺孔羊水可进入母体血液循环而发生羊水栓塞。应警惕羊水栓塞发生的可能,穿刺与拔针前后应注意孕妇有无呼吸困难、发绀等异常。

4. 羊水中的有形物质阻塞针头可能抽不出羊水,有针芯的穿刺针可避免该情况的发生。必要时调整穿刺方向、深度即可抽出羊水。

5. 抽出血液,出血可来自腹壁、子宫壁、胎盘或刺伤胎儿血管,应立即拔出穿刺针并压迫穿刺点,加压包扎。若胎心正常,可于一周后再行穿刺。

6. 术后应严密观察受术者穿刺后反应。

课后小结:

1. 阴道后穹窿穿刺可了解盆腔积液的性质,进行诊断和治疗。

2. 经腹腹壁穿刺术可了解盆腹腔积液的性质、查找肿瘤细胞,既可用于诊断又可用于治疗。

3. 经腹羊膜腔穿刺可抽取羊水用于胎儿宫内治疗和产前诊断。

第八节　输卵管通畅检查

一、输卵管通液术

输卵管通液术是通过导管向宫腔内注入液体,根据注液阻力大小、有无回流及注入液体量和患者的感觉等判断输卵管是否通畅。此方法既可检查输卵管是否通畅,又对轻度的输卵管粘连有一定的治疗功效。由于操作简便,无须特殊设备而广泛应用于临床。

【适应证】

1. 不孕症患者,疑有输卵管阻塞者。

2. 检验和评价输卵管再通术或输卵管成形术的效果。

3. 对输卵管黏膜轻度粘连有疏通作用。

【禁忌证】

1. 内外生殖器炎症急性期。

2. 体温高于 37.5 ℃。

3. 月经期或有不规则阴道流血。

4. 严重的全身性疾病,如心、肺功能异常等。

5. 可疑妊娠。

【术前准备】

1. 时间:月经干净后 3~7 d。

2. 术前 3 d 禁性生活。

3. 术前半小时肌内注射阿托品 0.5 mg,以预防输卵管痉挛。

4.患者排空膀胱。

【方法】

1.患者取膀胱截石位。

2.双合诊了解子宫位置及大小,常规消毒外阴、阴道,铺无菌巾。

3.放置阴道窥器充分暴露宫颈,再次消毒阴道穹窿及宫颈。

4.以宫颈钳钳夹宫颈前唇,沿宫腔方向置入宫颈导管,并使其与宫颈外口紧密相贴。

5.用"Y"形管将宫颈导管与压力表、注射器相连,压力表应高于"Y"形管水平,以免液体进入压力表。

6.将注射器与宫颈导管相连,并使宫颈导管内充满 0.9% 氯化钠注射液或抗生素溶液(庆大霉素 8 万 U、地塞米松 5 mg、透明质酸酶 1 500 U、注射用水 20 mL,可加用 0.5% 利多卡因 2 mL 以减少输卵管痉挛)。排出空气后沿宫腔方向将其置入宫颈管内,缓慢推注液体,压力不超过 160 mmHg。

7.观察推注时阻力大小、经宫颈注入的液体是否回流、患者下腹部是否疼痛等。

【结果评定】

1.输卵管通畅 顺利推注液体 20 mL,无阻力,压力维持在 60 ~ 80 mmHg 及以下;或开始稍有阻力,随后阻力消失,无液体回流,患者也无不适感。

2.输卵管通而不畅 注射液体有阻力,再经加压静脉注射又能注入,说明有轻度粘连已被分离,患者感轻微腹痛。

3.输卵管阻塞 注入液体 5 mL 即感有阻力,压力持续上升而不见下降,患者感下腹胀痛,停止注射后液体又回流至注射器内。

【注意事项】

1.所用无菌液体温度以接近体温为宜,以免液体过冷造成输卵管痉挛。

2.注入液体时必须使宫颈导管紧贴宫颈外口,防止液体外漏。

3.术后 2 周禁盆浴及性生活,酌情给予抗生素预防感染。

二、子宫输卵管造影

子宫输卵管造影(hysterosalpingography,HSG)是通过导管向宫腔及输卵管注入造影剂,行 X 射线透视及摄片,根据造影剂在宫腔、输卵管及盆腔内的显影情况了解宫腔形态、输卵管是否通畅或阻塞部位。该检查损伤小,诊断准确率达 80%,且具有一定的治疗作用。

【适应证】

1.了解宫腔形态,确定有无子宫黏膜下肌瘤、子宫内膜息肉,有无宫腔粘连及异物,有无子宫畸形及宫颈内口是否松弛等。

2.了解输卵管是否通畅及其形态、阻塞部位。

3.内生殖器结核非活动期。

【禁忌证】

1.内、外生殖器急性或亚急性炎症。

2.严重的全身性疾病,如心、肺功能异常等。

3.妊娠期,月经期,产后、流产后、刮宫术后6周内。

4.碘过敏者。

【术前准备】

1.造影时间:月经干净后3~7 d。

2.术前3 d禁性生活。

3.做碘过敏试验。

4.术前半小时肌内注射阿托品0.5 mg。

5.术前排空膀胱,便秘者术前行清洁灌肠,以使子宫保持正常位置,避免出现外压假象。

6.造影剂:目前常用碘造影剂:76%泛影葡胺和40%碘化油。76%泛影葡胺为水剂,吸收快,检查时间短,但子宫输卵管边缘部分显影欠佳,细微病变不易观察,有的患者在注药时有刺激性疼痛;40%碘化油为油剂,刺激小,过敏少,密度大,显影效果好,但吸收慢,检查时间长,易引起异物反应,形成肉芽肿或形成油栓。

【方法】

1.患者取膀胱截石位,常规消毒外阴、阴道,铺无菌巾。

2.检查子宫位置及大小。以阴道窥器扩张阴道,充分暴露宫颈,再次消毒宫颈及阴道穹窿,用宫颈钳钳夹宫颈前唇,探针探查宫腔。

3.将40%碘化油充满宫颈导管,排出宫颈导管内空气,沿宫腔方向将其置入宫颈管内。缓慢推注碘化油,在X射线透视下观察碘化油流经宫腔及输卵管情况并摄片。24 h后再摄盆腔平片,以观察腹腔内有无游离碘化油。若用泛影葡胺液造影,应在注射后立即摄片,10~20 min后第二次摄片,观察泛影葡胺液流入盆腔情况。

【结果评定】

1.正常子宫、输卵管 宫腔呈倒三角形,双侧输卵管显影形态柔软,24 h后摄片盆腔内见散在造影剂。

2.宫腔异常 子宫黏膜下肌瘤可见宫腔充盈缺损;子宫内膜结核内膜呈锯齿状不平,宫腔失去原有的倒三角形态;子宫畸形时有相应显示。

3.输卵管异常 输卵管发育异常,可见过长或过短的输卵管、异常扩张的输卵管、输卵管憩室等;输卵管不通,24 h后盆腔X射线摄片盆腔内未见散在造影剂;输卵管积水见输卵管远端呈气囊状扩张;输卵管结核时显示输卵管形态不规则、僵直或呈串珠状,有时可见钙化点。

【注意事项】

1.宫颈导管插入不要太深,以免损伤子宫,甚至导致子宫穿孔。

2.碘化油充盈宫颈导管时必须排尽空气,以免空气进入宫腔造成充盈缺损,引起误诊。

3.碘化油注射时不可过快,用力不可过大,防止损伤输卵管。

4.注入碘化油后,如果子宫角圆钝,输卵管不显影,则考虑输卵管痉挛,可保持原位,肌内注射阿托品0.5 mg或针刺合谷、内关穴,20 min后再透视、摄片;或停止操作,下次摄片前先使用解痉药物。

5. 如果发现造影剂进入异常通道,同时患者出现咳嗽,要警惕发生油栓的可能,应立即停止操作,取头低脚高位,严密观察。

6. 术后 2 周禁盆浴及性生活,可酌情给予抗生素预防感染。

三、妇科内镜输卵管通畅检查

近年随着妇科内镜的临床应用,逐渐开展了腹腔镜直视下输卵管通液检查、宫腔镜下经输卵管口插管通液检查和腹腔镜联合检查等方法,其中腹腔镜直视下输卵管通液检查准确率达 90% ~ 95%,但腹腔镜仍是创伤性手术,故并不推荐作为常规检查方法。

课后小结:

1. 输卵管通液术通过导管向宫腔内注入液体,可根据注液阻力大小、有无回流及注入液体量和患者的感觉等判断输卵管是否通畅。

2. 子宫输卵管造影通过导管向宫腔及输卵管注入造影剂,行 X 射线透视及摄片,根据造影剂在宫腔、输卵管及盆腔内的显影情况了解宫腔形态、输卵管是否通畅或阻塞部位。

第九节　妇科肿瘤标志物检查

肿瘤标志物(tumor marker)是肿瘤细胞异常表达所产生的蛋白抗原或生物活性物质,可在肿瘤患者的组织、血液或体液及排泄物中检测出,有助于肿瘤诊断、鉴别诊断及监测。

1. 癌抗原125　CA125 在多数卵巢浆液性囊腺癌表达阳性,阳性准确率可达80%以上,是目前世界上应用最广泛的卵巢上皮性肿瘤标志物,在临床上广泛应用于鉴别诊断盆腔肿块,检测卵巢癌治疗后病情进展及判断预后等,特别在监测疗效方面相当敏感。常用血清检测阈值为 35 kU/L。

CA125 对宫颈腺癌及子宫内膜癌的诊断也有一定敏感性。子宫内膜异位症患者血 CA125 水平增高,但很少超过 200 kU/L。治疗有效时 CA125 降低,复发时又升高。

2. 甲胎蛋白　甲胎蛋白(alpha-fetoprotein, AFP)是胚胎期的蛋白产物,但在出生后某些器官恶性病变时可以恢复合成 AFP 的能力,如肝癌细胞和卵巢的生殖细胞肿瘤。AFP 对卵巢恶性生殖细胞肿瘤尤其是内胚窦瘤的诊断及监视有较高价值。血清正常值为<10 μg/L。

3. 癌胚抗原　癌胚抗原(carcinoembryonic antigen, CEA)属于一种肿瘤胚胎抗原,多种妇科恶性肿瘤如宫颈癌、子宫内膜癌、卵巢上皮性癌、阴道癌及外阴癌等,CEA 均表达阳性,因此 CEA 对肿瘤类别无特异性标记功能。但借助 CEA 测定手段,动态监测跟踪各种妇科肿瘤的病情变化和观察治疗效果有较高的临床价值。血浆正常阈值因测定方法不同而有出入,一般不超过 2.5 μg/L,当 CEA>5 μg/L 时视为异常。

课后小结:

1. CA125 在多数卵巢浆液性囊腺癌表达阳性,对宫颈腺癌及子宫内膜癌的诊断也有一定敏感性。

2. AFP 对卵巢恶性生殖细胞肿瘤尤其是内胚窦瘤的诊断及监视有较高价值。

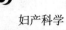

3.CEA 在多种妇科恶性肿瘤如宫颈癌、子宫内膜癌、卵巢上皮性癌、阴道癌及外阴癌等均可阳性表达。

第十节　超声检查

超声检查因其诊断准确且对人体损伤小、可重复,广泛应用于妇产科领域。

一、超声检查的种类

(一)B 型超声检查

B 型超声检查是应用二维超声诊断仪,将探头所在部位脏器或病灶的断面形态及其与周围器官的关系,以强弱不等的光点、光团、光环或光带,显示在荧屏上,并可做动态观察和照相。有经腹壁超声检查及经阴道超声检查两种。

1.经腹壁超声检查　检查时要求膀胱适度充盈,形成良好的"透声窗",便于观察盆腔内脏器和病变。

2.经阴道超声检查　经阴道超声检查不必充盈膀胱,图像分辨率高,尤其对肥胖患者或盆腔深部器官的观察,阴道超声效果更佳。但对较大的超出盆腔的包块无法获得完整图像。无性生活史者不宜选用。

(二)彩色多普勒超声检查

彩色多普勒属于脉冲波多普勒,是一种面积显像技术,在同一面积内有很多声束发射和被接收回来,用计算机编码技术,构成一幅血流显像图。在妇产科领域中常用 3 个指标来评估血管收缩期和舒张期血流状态,即阻力指数(resistance index,RI)、搏动指数(pulsation index,PI)和收缩期/舒张期(systolic plase/diastolic phase,S/D)。

(三)三维超声诊断法

三维超声诊断法(3-dimenasion ultrasound imaging,3-DUI)可显示超声的立体图像,使胎儿表面结构显示更清晰更直观,并能得到传统 2D 超声不能获得的切面。三维超声诊断法对心脏、大血管等许多脏器在方位观察上有突出的优越性。

二、超声检查在产科领域中的应用

1.B 型超声检查　通过 B 型超声可以检测胎儿发育是否正常,有无胎儿发育畸形,可确定胎盘位置、检测胎盘成熟度及羊水量等。

(1)早期妊娠　妊娠 5 周时宫腔内可见圆形光环,为妊娠囊。妊娠 5~6 周时,在妊娠囊内可见强回声光环,为卵黄囊。妊娠 6~7 周时,妊娠囊内见胚芽,胚芽径线 2 mm 时可见原始心管搏动。妊娠 8 周胚胎初具人形,此时可测量顶臀长(crown-rump length,CRL),以估计胎儿的孕周。

(2)中晚期妊娠

1)胎儿主要的生长径线测量　表示胎儿生长发育的径线有双顶径(biparietal diameter,BPD)、胸径(thoracal diameter,TD)、腹径(abdominal diameter,AD)和股骨长

度(femur length,FL)等,其中 BPD 表示胎儿总体发育情况。若 BPD≥8.5 cm,提示胎儿成熟。

2)估计胎儿体重　体重是判断胎儿成熟度的一项重要指标。很多超声仪器中带有根据多参数(BPD、AC、FL)推算胎儿体重的公式。

3)胎盘定位及成熟度检查　妊娠12 周后胎盘显示为轮廓清晰的半月形弥漫光点区。根据胎盘发育成熟中结构的变化,将胎盘成熟度进行分级:0 级为未成熟,多见于中孕期;Ⅰ级为开始趋向成熟,多见于孕29～36 周;Ⅱ级为成熟期,多见于孕36 周以后;Ⅲ级为胎盘已成熟并趋向老化,多见于孕38 周以后。

4)检测羊水量　单一羊水最大暗区垂直深度>8 cm 时为羊水过多;<2 cm 为羊水过少。羊水指数法(amniotic fluid index,AFI),则为测量四个象限最大羊水深度相加之和,若 AFI>25 cm 为羊水过多;AFI<5 cm 为羊水过少。

(3)异常妊娠　①鉴别胎儿是否存活:若胚胎停止发育则见妊娠囊变形,胚芽退化枯萎;胎死宫内表现为无胎心及胎动,胎儿轮廓不清,脊柱变形,颅骨重叠,羊水暗区减少等。②判断异位妊娠:宫腔内无妊娠囊,在一侧附件区探及形状不规则、边界不十分清楚的包块。若在包块内探及圆形妊娠囊,囊内见到胚芽或原始心管搏动,则能在破裂或流产前确诊。若已破裂或流产,则直肠子宫陷凹或腹腔内可见液性暗区。③诊断葡萄胎和多胎妊娠。④判断前置胎盘和胎盘早剥。

(4)诊断胎儿畸形　可探测无脑儿、脑积水、唇裂、脊柱裂、多囊肾等。

2.彩色多普勒超声检查

(1)母体血流　子宫动脉血流阻力升高预示子宫-胎盘血流灌注不足。

(2)胎儿血流　若脐动脉血流阻力升高,提示胎儿窘迫、胎儿生长受限,或与子痫前期有关;若脐动脉血流在舒张末期消失进而出现舒张期反流,提示胎儿处于濒危状态。

(3)胎儿心脏超声　彩色多普勒可以从胚胎时期原始心管一直监测到分娩前的胎儿心脏。

3.三维超声扫描技术　利用三维超声扫描技术,可以观察胎儿发育,诊断胎儿异常。有助于诊断胎儿唇裂、腭裂、脑畸形、耳朵和颅骨异常、心脏异常等。三维超声透明成像模式可以显示脊柱连续性和生理弯曲。此外,三维超声可以用于测量胎儿器官体积大小和估计胎儿体重。

三、超声检查在妇科领域的应用

1.B 型超声检查

(1)子宫肌瘤　目前腹部超声能分辨直径 0.5 cm 的子宫前壁肌瘤,并可对肌瘤进行较精确定位。

(2)子宫腺肌病和腺肌瘤　子宫腺肌病的声像图像呈现为子宫均匀性增大,子宫断面回声不均;子宫腺肌瘤,呈现子宫不均匀增大,其内散在小蜂窝状无回声区。

(3)卵巢肿瘤　经阴道超声检查可发现盆腔深部小肿块,显示其内部细微结构方面有明显优势,已成为早期筛查卵巢癌的重要辅助项目。

(4)盆腔炎性疾病　盆腔炎性包块与周围组织粘连,境界不清;积液或积脓时为无回声或回声不均。

（5）监测卵泡发育　正常卵泡每日增长 1.6 mm，排卵前卵泡直径约达 20 mm。通常自月经周期第 10 日开始连续监测卵泡大小，以了解卵泡发育及排卵情况。

（6）探测宫内节育器　能准确显示宫内节育器在宫腔内的位置及节育器的形状。

（7）介入超声的应用　在阴道超声引导下对盆腔囊性肿块进行穿刺；对成熟卵泡进行采卵；选择性胚胎减灭术。

2.彩色多普勒超声检查　彩色多普勒超声能很好判断盆、腹腔肿瘤的边界，显示肿瘤内部血流分布，尤其是卵巢恶性肿瘤及滋养细胞肿瘤，其内部血流信息明显增强，有助于诊断。

3.三维超声扫描技术　可以较清晰地显示盆腔脏器及可能病变组织的立体结构，图像逼真、清晰，有助于盆腔脏器疾患的诊断，特别是良、恶性肿瘤的诊断和鉴别诊断。

课后小结：

1.B 型超声可以检测胎儿发育是否正常，有无胎儿发育畸形，可确定胎盘位置、检测胎盘成熟度及羊水量等。

2.B 型超声可用于诊断子宫肌瘤、子宫腺肌病、卵巢肿瘤、卵泡的检测及盆腔炎性疾病等。

第十一节　内镜检查

内镜检查是用连接于摄像系统和冷光源的内窥镜，窥视人体体腔及脏器内部，已用于妇产科疾病的诊断和治疗。常用的内镜有阴道镜、宫腔镜、腹腔镜，此外还有胎儿镜、输卵管镜和羊膜镜。

一、阴道镜检查

阴道镜检查是利用阴道镜将被观察的局部上皮放大 10～40 倍，以观察肉眼看不到的微小病变，在可疑部位行定位活检，以提高宫颈疾病确诊率，也用于外阴皮肤和阴道黏膜的相应病变和相关疾病的观察。阴道镜分为光学阴道镜和电子阴道镜两种。

【适应证】

1.宫颈刮片细胞学检查巴氏Ⅲ级或Ⅲ级以上，或 TBS 提示 AGS 阳性以上和（或）高危型 HPV–DNA 阳性者。

2.肉眼观察有可疑癌变，可疑病变处指导性活检。

3.有接触性出血，肉眼观察宫颈无明显病变者。

4.阴道和外阴病变：阴道和外阴上皮内瘤样变、早期阴道癌、阴道腺病、梅毒、结核、尖锐湿疣等。

5.宫颈、阴道及外阴病变治疗后复查和评估。

【禁忌证】

1.外阴、阴道、宫颈急性炎症期。

2.局部活动性出血。

【检查方法】

1.阴道镜检查前应排除阴道感染性疾病。检查前 24 h 内应避免阴道、宫颈操作及治疗。

2.患者取膀胱截石位,将镜头放置距外阴10 cm的位置,镜头对准宫颈,先用低倍镜观察宫颈外形、颜色、血管及有无白斑。

3.用3%醋酸(蒸馏水97 mL+纯冰醋酸3 mL)棉球浸湿宫颈表面,可更清楚地观察病变表面的形态和境界。

4.碘试验:涂复方碘液(碘30 g、碘化钾0.6 g,加蒸馏水至100 mL),使富含糖原的正常鳞状上皮着色,呈深棕色,称为碘试验阳性;柱状上皮、未成熟化生上皮、不典型增生上皮及癌变上皮不含糖原,涂碘后均不着色,称为碘试验阴性。观察不着色区域的分布,在可疑病变部位或异常图像部位取多点活检送病理检查。

5.40%三氯醋酸(蒸馏水60 mL+纯三氯醋酸40 mL):使尖锐湿疣呈刺状突起,与正常黏膜界限清楚。

【结果判断】

异常阴道镜图像几乎均出现在转化区内,碘试验均为阴性。

1.上皮变化　若出现白色上皮、白斑,应常规取活组织检查,病理学检查可为化生上皮、不典型增生或有恶性病变。

2.血管改变　血管异常增生可发现点状血管、镶嵌、异型血管等图像,病理学检查可以从不典型增生至原位癌。

3.早期宫颈浸润癌　醋白上皮增厚,结构不清;局部血管异常增生,管腔扩大,走向紊乱,形态特殊;涂3%醋酸后,表面呈玻璃样水肿或熟肉状。碘试验阴性或着色极浅。

二、宫腔镜检查与治疗

宫腔镜是一种用于宫腔及宫颈管疾病检查和治疗的内镜。宫腔镜检查是应用膨宫介质扩张宫腔,通过光导玻璃纤维束和柱状透镜将冷光源经宫腔镜导入宫腔内,直视下观察宫颈管、宫颈内口、子宫内膜及输卵管开口,以便针对病变组织直观准确取材并送病理检查。大多数宫腔和宫颈病变可以在宫腔镜下同时进行手术治疗。

【适应证】

1.异常子宫出血的诊断。

2.不孕症、复发性流产寻找宫内因素。

3.宫腔粘连、宫颈管异常的治疗。

4.子宫腔内异物取出,如嵌顿性节育环、流产残留等。

5.子宫黏膜下肌瘤、子宫内膜息肉、子宫内膜及子宫纵隔切除。

【禁忌证】

1.绝对禁忌证　①生殖道急性感染;②心、肝、肾衰竭急性期及其他不能耐受手术者;③近3个月内有子宫手术史或子宫穿孔史者。

2.相对禁忌证　①月经期及活动性子宫出血者;②宫颈裂伤或松弛,灌流液大量外漏者;③宫颈瘢痕,不能充分扩张者。

【操作步骤】

1.检查时间　以月经净后1周内为宜;术前禁食6~8 h。

2. 膨宫液　使用单极电切或电凝时,膨宫液体必须选用非导电的5%葡萄糖注射液,双极电切或电凝则可选用0.9%氯化钠注射液,后者可减少过量低渗液体灌注导致的过度水化综合征。

3. 体位与操作　受检者取膀胱截石位,消毒外阴、阴道、宫颈。宫颈钳夹持宫颈,探针了解宫腔方向和深度,扩张宫颈至大于镜体外鞘直径半号。排空灌流管内气体后,边向宫腔内冲入膨宫液(5%的葡萄糖注射液),边将宫腔镜缓缓插入宫腔。冲洗宫腔内血液至液体清净,调整液体流量,使宫腔内压达到所需压力,宫腔扩展即可看清宫腔和宫颈管。

【术后随访及处理】

1. 宫腔镜检查可在门诊进行,术后观察30 min,酌情给予抗生素预防感染。

2. 宫腔镜手术后,按硬膜外或静脉麻醉术后常规处理。注意阴道流血情况,流血多者,静脉注射或静脉滴注缩宫素;应用抗生素3~5 d以预防感染。

【并发症】

1. 损伤和出血　警惕宫颈裂伤、子宫穿孔和出血。一经发现,应立即处理。

2. 低钠水中毒　大量葡萄糖液吸收入血液循环,导致血容量过多及低钠血症,严重者可引起死亡。手术过程中,必须严格测量出入宫腔的液体量,进入血液循环量不应超过1 L。

3. 其他　心脑综合征、术后宫腔粘连等。

三、腹腔镜检查与治疗

腹腔镜手术是在密闭的盆、腹腔内进行检查或治疗的内镜手术。20世纪80年代后期,由于腹腔镜设备、器械不断更新,腹腔镜手术范围逐渐扩大,有诊断性腹腔镜手术和手术性腹腔镜手术。

【适应证】

1. 怀疑子宫内膜异位症,腹腔镜是确诊的金标准方法。并可行病灶电凝或切除,剥除卵巢巧克力囊肿,分离粘连等。

2. 不明原因的急、慢性腹痛和盆腔痛的诊断。

3. 了解腹盆腔肿块部位、性质或取活检诊断。

4. 不孕、不育查找病因及治疗。

5. 输卵管妊娠的治疗。

6. 双侧输卵管结扎术。

7. 卵巢良性肿瘤、子宫肌瘤切除手术。

8. 多囊卵巢综合征:行卵巢打孔术替代楔形切除术。

9. 子宫切除手术。

【禁忌证】

1. 绝对禁忌证　①严重心肺功能不全,不能耐受麻醉者;②凝血系统功能障碍;③大的腹壁疝或膈疝;④绞窄性肠梗阻;⑤弥漫性腹膜炎;⑥腹腔内广泛粘连;⑦腹腔内大出血。

2. 相对禁忌证　①过度消瘦或过度肥胖;②既往有腹膜炎病史或下腹部手术史;③盆腔肿块过大,超过脐水平;④妊娠时间超过 16 周。

【术前准备】

1. 肠道、泌尿道、阴道准备、腹部皮肤准备,尤应注意脐孔的清洁。

2. 麻醉选择:诊断性腹腔镜可选用局麻或硬膜外麻醉,手术性腹腔镜多采用静脉全麻。

【操作步骤】

患者取仰卧位,常规消毒腹部及外阴、阴道,放置导尿管和举宫器(无性生活史者不用举宫器)。切开脐孔下缘皮肤 10 ~ 12 mm,用气腹针穿刺进入腹腔,充入 CO_2,使腹腔内压力达 12 mmHg,拔去气腹针。用套管针从切口处穿刺,将腹腔镜自套管针鞘送入腹腔,即可见盆腔内器官。按顺序常规检查盆腔内各器官。检查后根据盆腔疾病进行输卵管通液、病灶活检等进一步检查。如需行腹腔镜手术,根据不同的手术种类选择下腹部不同部位穿刺,形成 2 ~ 3 个放置手术器械的操作孔,插入必要的器械进行操作。

【并发症】

1. 出血性损伤　术中出血、腹壁血管损伤、腹膜后大血管损伤。

2. 脏器损伤　主要是肠管、膀胱及输尿管损伤。

3. 与气腹相关的并发症　如皮下气肿、气胸和气体栓塞等。

4. 其他并发症　腹腔镜切口疝、体位摆放不当导致的神经损伤等。

以上并发症多因手术操作不熟练、电器械使用不当或周围组织粘连导致解剖结构异常等所致,手术者应熟悉手术操作和解剖,若损伤,应及时发现并进行处理。

四、胎儿镜检查与治疗

胎儿镜检查是用直径(0.5 ~ 2.0 mm)的光学纤维内镜经母体腹壁穿刺,经子宫壁进入羊膜腔,观察胎儿外形、抽取脐血、取胎儿组织活检及对胎儿进行宫腔内治疗的方法。目前临床上尚未普及应用。

【适应证】

1. 胎儿体表畸形　观察胎儿有无明显的体表先天畸形,如唇腭裂、四肢的多指(趾)、并指(趾)、腹部脐疝、背部脑脊膜膨出、外生殖器异常等。

2. 抽取脐带血　协助诊断胎儿有无地中海贫血、镰状细胞贫血、血友病、代谢酶缺陷和遗传性免疫缺陷等遗传性疾病,进行胎儿血型鉴别等。

3. 胎儿组织活检　如皮肤活检可发现大疱病、鱼鳞病等遗传性皮肤病。

4. 选择性减胎　多胎妊娠时,可利用胎儿镜对先天异常胎儿选择性的减胎,保留正常胎儿。

5. 宫内输血　利用胎儿镜经脐静脉对严重溶血性贫血的胎儿进行宫内输血治疗。

6. 双胎输血综合征　在胎儿镜下对吻合支血管进行激光凝固。

【胎儿镜检查时间】

检查时间根据羊水量、脐带粗细、胎儿大小和检查目的而定。妊娠 15 ~ 17 周时,

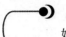

羊水量充足,胎儿相对较小,适宜进行胎儿外形观察。妊娠18~22周时,羊水继续增多,脐带增粗,适宜进行脐血取样及胎儿宫内治疗。妊娠22周后,羊水透明度下降,不利于观察胎儿外形。

【操作步骤】

1. 术前按下腹部手术常规备皮,排空膀胱,术前10 min肌内注射哌替啶50 mg。手术者常规洗手,严格保持无菌操作。

2. 选择穿刺点前采用B型超声检查,选择穿刺点,要求套管刺入子宫时避免贯穿胎盘,并尽可能靠近脐带,可选择子宫体前壁、侧壁或宫底部的无胎盘附着区,但一般不选择子宫下段,因此处收缩性差,穿刺后创口不易闭合。胎盘附着在子宫后壁时,虽无贯穿胎盘的顾虑,但以子宫前壁中央部位为好,便于胎儿镜上、下、左、右移动;胎盘附着在子宫前壁时可选择无胎盘附着区穿刺。还需注意穿刺点下的羊水量,便于顺利刺入羊膜腔。

3. 于选择的穿刺点进行局部浸润麻醉,尖刀片做2 mm切口,深达皮下,切口应与子宫表面垂直。

4. 助手协助固定子宫,套管针在皮肤切口垂直穿刺进入羊膜腔,后抽出针芯,见羊水流出,换上胎儿镜。

5. 接通冷光源,观察胎儿外形,如面部、手指、生殖器官等。根据检查目的抽取脐带血,应该强调的是刺入时进针迅速,并掌握穿刺深度。进行胎儿组织活检时,应先取出胎儿镜,置入活检钳,超声引导下进行胎儿组织活检。

6. 检查结束后,将胎儿镜连同套管同时取出,腹壁穿刺点用纱球压迫5 min,覆盖敷料。

7. 平卧3~5 h,观察母体血压、脉搏、胎心率、子宫收缩及有无羊水渗漏及出血。一般不用抑制宫缩药物,因为子宫肌松弛,不利于宫壁创面闭合,容易发生羊水渗漏,导致流产。

【注意事项】

1. 严格掌握适应证。

2. 操作要轻柔、仔细。

3. 胎儿镜检查为有创检查,容易引起羊膜腔出血、感染、胎盘及胎儿损伤、流产及胎死宫内等并发症,操作前应与孕妇及家属充分沟通,理解手术风险及可能出现的并发症。

【并发症】

1. 出血 胎儿镜检查时,损伤腹壁或子宫壁血管可引起出血。手术后出血,患者常表现为腹部疼痛。依据出血量的情况,采取相应的处理措施。

2. 感染 胎儿镜是有创的检查方法,镜子进入羊膜腔可引起母体和胎儿的感染。手术后可能出现孕妇或胎儿感染的征兆,如发热、腹部疼痛、血白细胞升高,甚至羊水细菌培养阳性。明确诊断后,立即给予抗生素治疗。

3. 流产、早产或胎儿死亡 流产、早产或胎儿死亡多由手术过程中损伤胎盘、脐带或造成羊水渗漏所导致。

4. 羊水渗漏 羊水由穿刺点漏出羊膜腔外,沿羊膜-子宫壁间隙渗出,经宫颈、阴道流出。若术后阴道排液增多,应考虑羊水渗漏可能,用 pH 试纸对阴道后穹窿处液体进行检测,如 pH 值>7 即可诊断,临床上可按胎膜早破保守治疗。

5.周围脏器损伤　如肠管损伤等。

课后小结:

1.阴道镜检查可将被观察的局部上皮放大 10～40 倍,观察肉眼看不到的微小病变,在可疑部位行定位活检,用于提高宫颈疾病确诊率,也用于外阴皮肤和阴道黏膜的相应病变和相关疾病的观察。

2.宫腔镜检查利用膨宫介质扩张宫腔,直视下观察宫颈管、宫颈内口、子宫内膜及输卵管开口,可对病变组织直观准确取材并送病理检查。宫腔镜下可对大多数宫腔和宫颈病变进行手术治疗。

3.腹腔镜可进行盆、腹腔疾病的诊断和手术治疗,如子宫内膜异位症、异位妊娠、不孕症的诊断和治疗。

4.胎儿镜检查经母体腹壁穿刺,经子宫壁进入羊膜腔,可观察胎儿外形、抽取脐血、取胎儿组织活检及对胎儿进行官腔内治疗的方法。

同步练习

1.阴道涂片细胞学检查时,取材部位正确是　　　　　　　　　　　　　( )

  A.阴道穹窿部　　　　　　　　　　　B.阴道侧壁上 1/3

  C.阴道前壁上 1/3　　　　　　　　　D.阴道侧壁下 1/3

  E.阴道侧壁中 1/3

2.有关黄体生成素错误的是　　　　　　　　　　　　　　　　　　　( )

  A.在卵泡早期处于低水平,排卵前达到高峰

  B.至排卵前 24 h 左右与 FSH 同时出现高峰

  C.黄体生成素高峰为较 FSH 更高的陡峰

  D.排卵期出现的 LH 陡峰是预测排卵的重要指标

  E.黄体生成素的主要作用是促进卵泡成熟

3.雌激素临床应用不正确的论述是　　　　　　　　　　　　　　　　( )

  A.检测雌激素水平可判断闭经原因

  B.检测雌激素水平可判断有无排卵及检测卵泡发育情况

  C.可作为诊断性早熟的激素指标之一

  D.雌激素中以雌三醇活性最强,是卵巢产生的主要激素之一

  E.测定孕妇尿 E_3 含量可反映胎儿胎盘功能状态

4.对孕激素生理作用论述错误的是　　　　　　　　　　　　　　　　( )

  A.人体孕激素主要是由卵巢、胎盘和肾上腺皮质产生

  B.卵泡期极低,排卵后卵巢黄体产生大量孕激素

  C.早中期妊娠主要来自卵巢黄体,晚期妊娠主要由胎盘分泌

  D.孕激素能促进乳腺腺泡发育

  E.孕激素有利于胚胎着床、防止子宫收缩、降低母体免疫排斥反应

5.关于人绒毛膜促性腺激素下列论叙正确的是　　　　　　　　　　　( )

  A.人绒毛膜促性腺激素是由合体滋养层细胞产生

  B.人绒毛膜促性腺激素是一种甾体激素

  C.人绒毛膜促性腺激素主要受卵巢分泌的雌、孕激素的影响

  D.子宫蜕膜的维持主要依靠人绒毛膜促性腺激素

E. 孕妇尿中人绒毛膜促性腺激素随月份增加

6. 外阴活组织检查的禁忌证有　　　　　　　　　　　　　　　　　　（　　）
　　A. 确定外阴色素减退疾病的类型及排出恶变者
　　B. 外阴部赘生物
　　C. 外阴久治不愈的溃疡
　　D. 疑外阴恶性黑色素瘤
　　E. 外阴特异性感染

7. 下列哪项不是诊断性刮宫的适应证　　　　　　　　　　　　　　　（　　）
　　A. 子宫异常出血
　　B. 月经失调,需了解子宫内膜变化及其对性激素的反应
　　C. 继发性闭经
　　D. 宫腔内有组织残留
　　E. 功能性子宫出血

8. 以下哪项不是诊断性刮宫的并发症　　　　　　　　　　　　　　　（　　）
　　A. 出血　　　　　　　　　　　　　　B. 子宫穿孔
　　C. 继发性闭经　　　　　　　　　　　D. 感染
　　E. 功能性子宫出血

9. 关于输卵管通液术论述正确的是　　　　　　　　　　　　　　　　（　　）
　　A. 可用来检验和评价输卵管绝育术、再通术和成形术的效果
　　B. 术后应注意排卵期行性生活促进受孕
　　C. 所用生理盐水以 25 ℃ 左右为宜
　　D. 手术日期应选择在月经周期 3～7 d
　　E. 对输卵管黏膜轻度粘连者无治疗作用

10. 子宫输卵管造影注意事项中下列哪项论述不正确　　　　　　　　（　　）
　　A. 透视下发现造影剂进入异常通道,同时患者出现咳嗽,应警惕发生油栓,应立即停止操作
　　B. 碘化油注入时要用力快推,可治疗输卵管黏膜粘连
　　C. 碘化油充盈宫颈导管时,必须排尽空气,以免空气进入宫腔造成充盈缺损,引起误诊
　　D. 宫颈导管不要插入过深,以免损伤子宫
　　E. 宫颈导管应与宫颈紧贴,以防碘化油流入阴道内

11. 产前诊断行羊膜穿刺术最适宜的孕周是　　　　　　　　　　　　（　　）
　　A. 14～16 周　　　　　　　　　　　B. 16～22 周
　　C. 14～20 周　　　　　　　　　　　D. 18～24 周
　　E. 20～24 周

12. 关于羊水检查的论述错误的是　　　　　　　　　　　　　　　　（　　）
　　A. 可判定胎儿成熟度　　　　　　　　B. 可进行先天异常的产前诊断
　　C. 可协助诊断母儿血型不合　　　　　D. 可检测胎儿有无宫内感染
　　E. 羊膜穿刺应选在妊娠末期进行

13. 关于 CA125 临床意义下列论述不正确的是　　　　　　　　　　　（　　）
　　A. 在多数卵巢浆液性囊腺癌表达阳性,一般阳性准确率可达 80% 以上
　　B. 子宫内膜异位症患者 CA125 水平增高,但很少超过 200 kU/L
　　C. CA125 对宫颈鳞癌的诊断也有一定的敏感性
　　D. CA125 是目前应用最广泛的卵巢上皮性肿病的标志物
　　E. 在临床上广泛应用于鉴别诊断盆腔肿块

14. 一患者闭经一年,抽血行垂体促性腺激素测定发现 FSH、LH 值均高于正常水平,说明其闭经

原因为 （ ）

A.下丘脑性闭经　　　　　　　　B.垂体性闭经

C.卵巢性闭经　　　　　　　　　D.子宫性闭经

E.精神因素所致闭经

15.某患者月经不规律,要了解其卵巢功能,行子宫内膜或组织检查,一般多在什么时间内行诊

刮术 （ ）

A.月经期前 2~3 d　　　　　　　B.月经来潮 6 h 内

C.月经前 6 h 内　　　　　　　　D.月经第 2 天

E.月经第 5~7 日

16.某患者60岁,绝经8年,阴道分泌物稍多,妇科检查宫颈肥大,Ⅰ度糜烂。行宫颈刮片,结果

为巴氏Ⅲ级 （ ）

A.正常宫颈　　　　　　　　　　B.宫颈炎

C.可疑宫颈癌　　　　　　　　　D.高度可疑宫颈癌

E.宫颈癌

17.某患者48岁,不规则出血一年,此次阴道流血12 d,量仍较多,妇科检查子宫正常大小,双侧

附件无异常,血红蛋白70 g/L,最正确的处理是 （ ）

A.雌激素止血治疗　　　　　　　B.诊断性刮宫

C.雌、孕激素止血　　　　　　　D.孕激素止血

E.子宫切除术

18.患者,绝经6年,白带增多1个月,妇科查体宫颈肥大,轻度糜烂,宫颈刮片巴氏Ⅲ级,此患者

应进一步做哪种检查 （ ）

A.宫颈管搔刮术　　　　　　　　B.阴道B型超声

C.阴道镜检查,宫颈活检　　　　D.诊断性刮宫

E.宫腔镜检查

参考答案:1.C　2.E　3.D　4.C　5.A　6.D　7.C　8.E　9.A　10.B　11.B　12.E　13.C

14.C　15.B　16.C　17.B　18.C

（南阳医学高等专科学校　王运贤）

笔记栏

参考文献

[1]谢幸,苟文丽.妇产科学[M].8 版.北京:人民卫生出版社,2013.

[2]茅清,李丽琼.妇产科学[M].7 版.北京:人民卫生出版社,2014.

[3]丰有吉,沈铿.妇产科学[M].2 版.北京:人民卫生出版社,2011.

[4]杨慧霞,狄文.妇产科学[M].北京:人民卫生出版社,2016.

[5]曹泽毅.中华妇产科学(临床版)[M].北京:人民卫生出版社,2010.

[6]华克勤,丰有吉.实用妇产科学[M].3 版.北京:人民卫生出版社,2013.

[7]黄会霞,冯玲.妇产科学[M].北京:人民卫生出版社,2016.

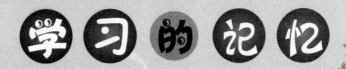

小事拾遗：..

....

....

....

....

....

学习感想：..

....

....

....

....

....

　　学习的过程是知识积累的过程，也是提升能力、稳步成长的阶梯，大家的注释、理解汇集成无限的缘分、友情和牵挂，请简单手记这一过程中的某些"小事"，再回首时定会有所发现、有所感悟！

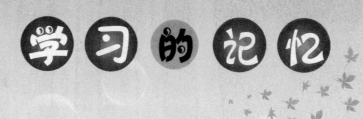

学习的记忆

姓名：_____

本人于20____年____月至20____年____月参加了本课程的学习

此处粘贴照片

任课老师：_____ _____　　班主任：_____

班长或学生干部：_____ _____ _____

我的教室（请手写同学的名字，标记我的座位以及前后左右相邻同学的座位）